U0396276

肛肠病

诊疗的理论与实践

主　编：郑雪平

副主编：谭妍妍　刘　飞　樊志敏

东南大学出版社
SOUTHEAST UNIVERSITY PRESS
·南京·

图书在版编目(CIP)数据

肛肠病诊疗的理论与实践 / 郑雪平主编. — 南京 :
东南大学出版社，2022.6

ISBN 978-7-5641-9851-0

Ⅰ.①肛… Ⅱ.①郑… Ⅲ.①肛门疾病-诊疗 ②直肠疾病-诊疗 Ⅳ.①R574

中国版本图书馆 CIP 数据核字(2021)第 245992 号

肛肠病诊疗的理论与实践

Gangchangbing Zhenliao De Lilun Yu Shijian

主　　编 郑雪平

责任编辑 褚　蔚

责任校对 子雪莲　**封面设计** 毕　真　**责任印制** 周荣虎

出版发行 东南大学出版社

社　　址 南京市四牌楼 2 号(邮编:210096　电话:025-83793330)

经　　销 全国各地新华书店

印　　刷 南京工大印务有限公司

开　　本 700mm×1000mm　1/16

印　　张 30.25

字　　数 627 千字

版　　次 2022 年 6 月第 1 版

印　　次 2022 年 6 月第 1 次印刷

书　　号 ISBN 978-7-5641-9851-0

定　　价 158.00 元

编委会名单

目录

CONTENTS

第一篇　肛肠生理与解剖

第一章　肛肠组织胚胎学 …… 002

　第一节　肛肠组织学 …… 002

　第二节　肛肠胚胎学 …… 007

第二章　肛肠解剖学 …… 009

　第一节　肛管直肠解剖 …… 009

　第二节　结肠解剖 …… 053

第三章　肛肠生理学 …… 070

　第一节　大肠生理 …… 070

　第二节　肛门自制 …… 080

第二篇　肛肠病的检查

第一章　结肠镜检查 …… 086

第二章　肛肠病放射影像学检查 …… 097

第三章　直肠腔内超声检查 …… 105

第四章　肛管直肠压力测定 …… 118

第三篇　肛肠各类疾病的诊断与治疗

第一章　痔 …… 122

第一节　痔的流行病学及病因病理 …… 122

第二节　诊断与鉴别诊断 …… 125

第三节　非手术治疗 …… 128

第四节　手术治疗 …… 133

第二章　肛裂 …… 141

第三章　肛瘘 …… 157

第四章　肛门直肠脓肿 …… 186

第五章　肛周坏死性筋膜炎 …… 203

第六章　直肠阴道瘘 …… 210

第七章　骶尾藏毛窦 …… 217

第八章　骶尾部肿瘤 …… 224

第九章　直肠肛管外伤 …… 232

第十章　肛周皮肤病变 …… 242

第一节　肛门瘙痒症 …… 242

第二节　肛周化脓性汗腺炎 …… 248

第三节　肛门湿疹 …… 255

第四节　肛门皮肤结核 …… 261

第五节　肛周尖锐湿疣 …… 265

第十一章　结直肠肛管肿瘤 …… 273

第一节　直肠癌 …… 273

第二节　结肠癌 …… 286

第三节　肛管癌 …… 304

第四节　肛门部少见肿瘤 …… 312

第十二章　排便功能障碍性疾病 …… 329

第一节　肛门失禁 …… 329

第二节　功能性便秘 …… 345
第三节　先天性巨结肠 …… 359
第四节　直肠脱垂 …… 381
第五节　功能性肛门直肠痛 …… 395
第十三章　肠道炎症性疾病 …… 408
第一节　溃疡性结肠炎 …… 408
第二节　克罗恩病 …… 420
第三节　缺血性肠炎 …… 434

第四篇　名中医郑雪平肛肠病临证经验与学术研究

第一章　痔病临证经验与学术研究 …… 442
第一节　对痔病本质的认识 …… 442
第二节　对常用痔病手术方法的点评 …… 444
第三节　痔的治疗应符合微创理念 …… 447
第四节　痔病治疗中存在的问题 …… 449
第五节　中医疗法“简、廉、效”，应予首选 …… 450
第六节　各种微创方法经验总结 …… 454
第二章　高位肛瘘手术及术后管理相关研究 …… 462
第一节　高位复杂性肛瘘治疗经验 …… 462
第二节　高位复杂性肛瘘相关临床研究 …… 466

第一篇
肛肠生理与解剖

第一章　肛肠组织胚胎学

第一节　肛肠组织学

一、结肠组织学

（一）结肠壁的组织结构

结肠壁由内向外可分为黏膜层、黏膜下层、肌层和浆膜层四层(图 1－1－1)。

1. 黏膜层

(1) 上皮　黏膜表面覆以单层柱状上皮(simple columnar epithelium)。上皮由柱状细胞和杯状细胞(goblet cell)组成,有分泌和吸收功能。柱状细胞间有许多散在的杯状细胞,形态像高脚酒杯,是一种腺细胞,能分泌黏液,润滑上皮表面和保护上皮。上皮下陷到固有层形成结肠腺,结肠腺的基底部尚有少数未分化细胞和内分泌细胞。

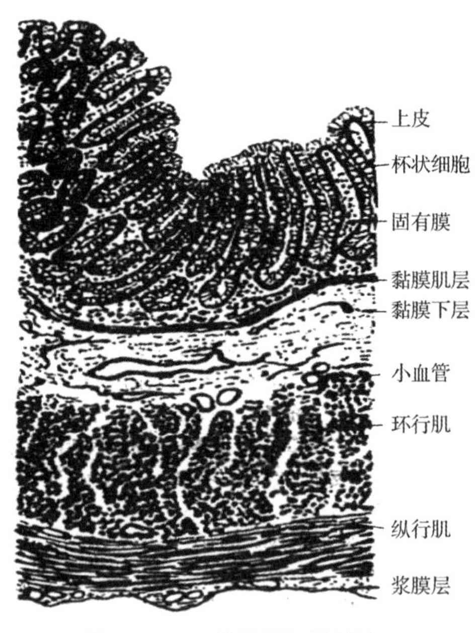

图 1－1－1　结肠纵切(低倍)

微绒毛是上皮细胞游离面伸出的细小指状突起,排列整齐,长 0.5～1.5 cm,直径 80～90 nm。微绒毛内有微丝(micro-filaments)纵行排列,一端附着于微绒毛顶端,另一端下伸到细胞顶部,附着于此部胞质中终末网(Terminal web)上。

(2) 固有层　该层为疏松结缔组织,富有细胞成分,填充于肠腺之间,有散在的孤立淋巴小结,并常越过黏膜肌层,突入黏膜下层,它们对机体抵抗细菌、病毒或肠腔的其他抗原物质起着重要的作用。

（3）黏膜肌层　黏膜肌由内环行和外纵行平滑肌组成，其中环肌较发达，可分出少量细长的肌纤维束伸向黏膜浅部。

2. 黏膜下层　该层由疏松结缔组织构成，含有血管、淋巴管、神经纤维及黏膜下神经丛（Meissner 神经丛），并有一些脂肪细胞。

3. 肌层　肌层的平滑纤维呈内环行和外纵行排列。内环肌层通常很薄，分布不均匀，但是在两个结肠袋之间，环肌纤维比较集中，在结肠腔中形成隆起。外纵肌层分布于结肠肌层的最外面，这层平滑肌形成三条增厚的结肠带，带间的纵肌很薄。外纵、内环肌层间有肌间神经丛（Auerbach 神经丛）。

4. 浆膜层　结肠外面大部覆以浆膜即腹膜脏层，由间皮和结缔组织构成，结缔组织中常有由脂肪细胞集聚而成的肠脂垂。

（二）结肠黏膜的组织结构

结肠表面平滑，不形成环行皱襞，无绒毛，有许多肠腺的开口。黏膜表面覆以单层柱状上皮，由吸收细胞与大量杯状细胞组成。结肠腺呈直管状，长达 0.5 mm，腺上皮由未成熟的吸收细胞、杯状细胞、未分化细胞和内分泌细胞构成。

1. 吸收细胞（absorptive cell）　数量多，呈柱状，上皮细胞核呈卵圆形，靠近基底部，细胞和基底面比较平坦，基膜较薄，细胞极性分布明显，如高尔基体位于核上方，较发达。滑面内质网多见于胞质的基部，线粒体散在分布。溶酶体主要位于细胞的终末网上下。吸收细胞的游离面可有少量微绒毛，形成光镜下的纹状缘（striated border），细胞衣十分明显。柱状上皮相邻细胞之间有清晰的细胞连接复合体，即光镜下的闭锁堤（terminal bar）。结肠腺中的吸收细胞顶面的微绒毛相对较短，在顶端胞质中含有大而清亮的小泡。当吸收细胞迁移到黏膜表面时，小泡消失。接受肠腺开口处的吸收细胞纹状缘呈碱性磷酸酶阳性反应。微绒毛增多、变长，至黏膜表面时已完全成熟。结肠吸收细胞的主要功能是吸收水分和电解。

2. 杯状细胞（goblet cell）　散在分布于吸收细胞间，由盲肠至直肠愈来愈多，特别是在结肠腺上皮中的数量较多。杯状细胞因形似高脚杯而得名，其顶部膨大，充满黏原颗粒。底部纤细，有较小而深染的不规则形核与少量嗜碱性胞质。电镜下，细胞游离面的微绒毛短而小，高尔基体较发达，有丰富的粗面内质网；黏原颗粒大，电子密度低，有薄包膜。许多黏原颗粒紧密相贴，以致融合成巨大的分泌泡；杯状细胞以胞吐方式排出黏液，分泌后细胞顶部常见较深的凹陷，但表面质膜保持完整，杯状细胞分泌的大量黏稠的液体可润滑黏膜表面，利于粪便运行，亦可保护肠壁免受细菌的侵蚀。

3. 未分化细胞（undifferentiated cell）　分布于肠腺的下半部，散在于其他细胞间，分裂间期的未分化细胞呈柱状，胞质嗜碱性，核位于近基底面。电镜下细胞游离面的微绒毛比吸收细胞的短而少，细胞衣极薄，终末网不发达。吸收细胞与杯状细胞均由未分化细胞增殖分化而来，其移行至黏膜表面脱落，寿命约为 6 天。内分泌细胞亦来源于未分化细胞。

4. 内分泌细胞　大肠的内分泌细胞多以单个细胞为单位分布于黏膜上皮细胞中，其中以分布于阑尾黏膜内的单位面积数量最多。大肠内分泌细胞多呈不规则的圆锥形，其底部附着于基膜，基底侧突与邻近细胞相接触，核多为圆形，异染色质较多，胞质中有粗面内质网与高尔基体，但细胞器多不发达，与周围的上皮细胞相比，内分泌细胞多较清亮。大肠内分泌细胞最显著的形态特点是基底部胞质中含有大量分泌颗粒，故又称基底颗粒细胞(basal granular cell)。分泌颗粒的大小、形状、数量与电子密度，以及免疫组化特征等依细胞类型而异，绝大部分的内分泌细胞具有面向管腔的游离面，这类细胞被称为“开放型”内分泌细胞。电镜下开放型内分泌细胞游离面的微绒毛较毗邻细胞长且粗，提示可能像味觉细胞一样具有化学感受器的功能，故又称为“消化道味觉细胞”，但在其基底面未见神经末梢与之形成突触。此型细胞可接受肠内容成分的变化及神经刺激，引起激素释放活动变化。少数细胞呈圆形，位于上皮细胞基部之间，顶部被毗邻细胞覆盖，这类细胞被称为“封闭型”内分泌细胞，主要接受胃肠运动的机械刺激或其他激素的调节而改变其内分泌状态。

目前，大肠黏膜内分泌细胞已确定的类型有四种常见类型和三种少见类型。

(1) *EC 细胞*　EC 细胞又名嗜铬细胞，分泌 5-羟色胺(5-HT)与 P 物质(substance P，SP)，是胃肠道中唯一的亲银细胞，也是消化道数量最多的内分泌细胞，分泌颗粒直径 250～300 nm，呈圆形、椭圆形、梨形或不规则形，这种形态上的差异与颗粒中 5-HT 的含量有关。1974 年皮尔斯(Pearse)发现了含有 SP 的 EC 细胞，将其命名为 EC_1 细胞。EC_1 细胞分布于全肠道，占大肠内分泌细胞总数的 60%，EC 细胞分泌的 5-HT 能刺激平滑肌，与小肠的分节运动有关。SP 的生理作用还不明确，可能刺激平滑肌收缩，增强胃肠蠕动，促进唾液与胰液的分泌。

(2) *L 细胞*　L 细胞分泌肠高血糖素或高血糖素样免疫反应物[葡萄糖依赖性促胰岛素多肽(glucose-dependent insulinotropic polypeptide，GIP)]，又称 EG 细胞。L 细胞广泛分布于肠道内，在回肠中的数量较多，占大肠中内分泌细胞的 21.3%。乙状结肠和直肠内的数目比盲肠和升结肠内多，L 细胞常伸出较长的突起与相隔一定距离的细胞接触，故可能有旁分泌功能。肠高血糖素的生理作用还不清楚，可能有较弱的胰高血糖素的生物活性。

(3) *D_1 细胞*　D_1 细胞被认为是变形的 D 细胞，故称 D_1 细胞。D_1 细胞分泌血管活性肠肽(vasoactive intestinal peptide，VIP)，分布于整体胃肠道，分泌颗粒较小，仅 16 nm，有薄晕轮。有的学者认为在大肠中的同种细胞为 H 细胞，大肠中的 D_1 细胞量较少，仅占 3.2%；盲肠、升结肠中分布的数量多于乙状结肠和直肠。

VIP 可刺激小肠液的分泌，抑制肠肌的紧张性，使肠蠕动减慢。小肠壁中含有 VIP 神经纤维，主要分布于肌间神经丛与黏膜下神经，其神经纤维广泛分布于平滑肌、肠腺周围和小血管壁，主要参与调节平滑肌的舒张，血管扩张，增强肠道分泌活动。

(4) D 细胞　D 细胞分泌生长抑素(somatostatin)，广泛分布于胃肠道，在结肠中的数目较少。D 细胞与胰岛 D 细胞形态相似，分泌颗粒 300～400 nm，弱嗜碱性，电子密度较低。

(5) PP 细胞　PP 细胞又称 F 细胞，分泌胰多肽(pancreatic polypeptide，PP)，主要分布于结肠，在乙状结肠和直肠的数量较直肠和升结肠为多。细胞形态不规则或三角形核呈锯齿状，分泌颗粒 180 nm，均质或有空白区，中等电子密度，近年发现 PP 对胰腺有细胞保护作用。

(6) N 细胞　N 细胞分泌神经降压素(neurotensin，NT)，分布于黏膜固有层中，分泌颗粒 200～500 nm，电子密度高，NT 可抑制胃肠运动和胃液分泌。

(7) P 细胞　P 细胞分泌颗粒小，100～140 nm，有薄晕轮，对 Crime lins 银反应弱，在正常消化管组织中数量少。P 细胞分泌蛙皮素(bombesin)。

二、直肠、肛门组织学

(一) 直肠壁的组织结构

直肠壁的组织结构大致与结肠相似，直肠壁全层由内向外可分为黏膜层、黏膜下层、肌层、外膜(浆膜)四层(图 1-1-2)。

1. 黏膜层　黏膜较结肠肥厚，分为黏膜、黏膜固有层和黏膜肌层(又称黏膜肌板)，由 2～3 层纵行平滑肌构成。黏膜上皮为单层柱状上皮，有柱状细胞、杯状细胞和少量内分泌细胞。杯状细胞特别多，胞体较大，分泌的黏液为黏蛋白型糖蛋白。固有层结缔组织中有丰富的单管状肠腺，为上皮下陷深入固有层中而形成的，其结构与上皮一致。黏膜固有层有小支静脉丛，为子痔区，是消痔灵四步注射法的第三步。黏膜肌层为内环、外纵两层平滑肌。

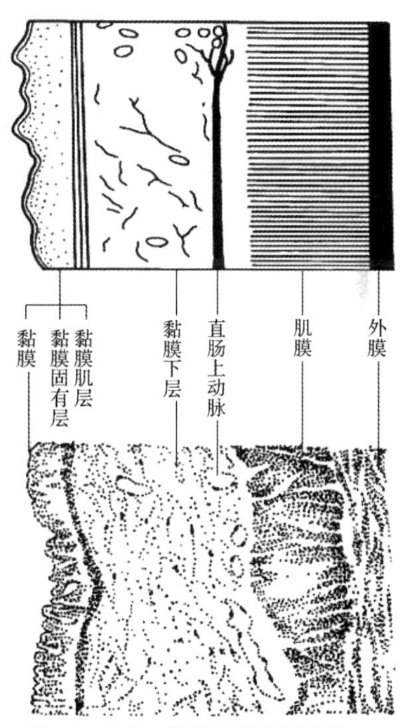

图 1-1-2　直肠壁的组织结构

2. 黏膜下层　此层极为松弛，易与肌层分离。内有疏松结缔组织，较厚，血管、淋巴管和神经分布其间，还含有脂肪细胞。齿线附近含丰富的窦状静脉丛，为母痔区，是消痔灵四步注射法的第二步。

3. 肌层　直肠的肌层为不随意肌，是结肠的内环行平滑肌、外纵行平滑肌的延续。内环行平滑肌在直肠上段较薄，在相当于耻骨直肠肌下缘平面形成逐渐增厚的内括约肌，向下延续至括约肌间沟(内括约肌最肥厚部分在齿线上 0.5 cm，至终末长约 1.5 cm)。外纵肌前、后壁较厚，两侧壁薄，向下分出一束肌肉，组成联合纵肌的内侧纵肌，进入外括约肌间隙，内侧纵肌是直肠黏膜下脓肿的通道。

4. 外膜　直肠外膜是浆膜，即腹膜脏层。直肠上段的前壁、两侧壁和中段的前壁有腹膜覆盖，其他部位的直肠外侧壁为结缔组织构成的外膜。Ⅰ期内痔是齿线上方黏膜下层的窦状静脉淤血扩张。Ⅱ期内痔是黏膜下层痔团扩大，黏膜固有层也有痔变。Ⅲ期内痔是Ⅱ期内痔的扩大，上端已扩延到终末直肠的黏膜下层和黏膜固有层，下端已扩延至齿线下方的肛管。Ⅳ期内痔呈混合痔病变，其内痔已不再向上发展，向下发展是因联合纵肌的内侧和下行分支松弛，使内痔与肛门静脉串通。肛管和肛缘皮下有明显外痔团块(平时痔脱出肛外)。

(二) 肛管的组织结构

肛管是消化管的末端，其上皮来源于两个胚层，由黏膜皮肤层、黏膜表皮下层、肌层和外膜构成(图 1-1-3)。

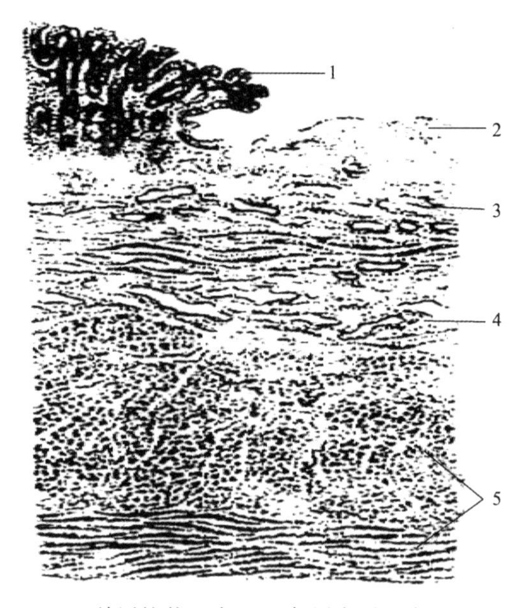

1. 单层柱状上皮；2. 复层扁平上皮；3. 静脉丛；4. 黏膜表皮下层；5. 肌层

图 1-1-3　肛门齿线部

1. 黏膜皮肤层　齿线以上为黏膜层，由单层柱状上皮、固有层和黏膜肌层组成。上皮中夹有大量杯状细胞。在齿线处单层柱状上皮转变成复层立方上皮及未角化的复层扁平上皮，在肛梳(痔环)以下则为角化的复层扁平上皮。固有层含有肠腺，于齿线以下消失。肛门周围有环肛腺(大汗腺)和孤立淋巴小结。固有层疏松结缔组织中有丰富的静脉丛，容易发生淤血而形成痔。

2. 黏膜表皮下层　黏膜表皮下层富含疏松结缔组织。复层扁平上皮的基底面凹凸不平，表皮下层的结缔组织突入复层扁平上皮形成乳头。乳头中有丰富的血管、淋巴管，对上皮起营养、代谢作用。表皮下层有一些分支状管腺，称为肛腺。

3. 肌层　肛管肌层由内环肌和外纵肌组成，均为平滑肌。内环肌是直肠环肌的向下延续，特别增厚，形成肛门内括约肌；外纵肌是直肠外纵肌的向下延续，薄而均匀地包绕肛管。

4. 外膜　肛管外膜为纤维膜，由结缔组织构成。

第二节　肛肠胚胎学

原始肛管发源于卵黄囊顶部的内胚层。从发育第三周开始，分成三个区域：前肠在头褶内；后肠及其腹侧的外生尿囊自较小的尾褶内生长出来；两者之间是中肠，在该阶段自腹侧开口于卵黄囊(图 1-1-4)。经过“生理性脐疝的形成”“返回腹腔”及“固定”阶段后，中肠在主胰乳头下方发育成小肠、升结肠及近端 2/3 的横结肠。该结段由中肠(肠系膜上)动脉供应，伴有相应的静脉和淋巴回流。中肠和后肠的交感神经支配源于 T8～L2，经内脏神经和腹盆腔自主神经丛。中肠的副交感传出神经来自脑干神经节节前细胞体的第 10 对脑神经(迷走神经)。

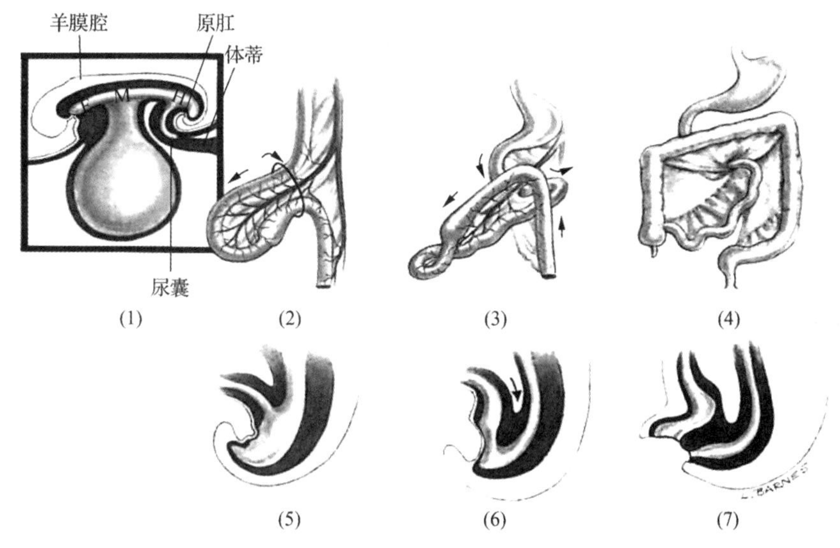

(1) 在发育的第 3 周，原始肠段分成三部分：前肠在头褶内，后肠及其腹侧的外生殖囊位于尾褶，中肠介于两者之间。(2) 生理性脐疝形成。(3) 返回腹腔。(4) 固定。(5) 第 6 周，尿生殖膈向尾侧迁移，将肠道和泌尿生殖管道分开[(6)(7)]。

图 1-1-4　大肠胚胎学

远端结肠(横结肠远端 1/3、降结肠、乙状结肠)、直肠和齿线以上肛管部分都来自后肠。因此，该结段由后肠(肠系膜下)动脉供应，伴有相应的静脉及淋巴回流。它的副交感传出神经来自 L2、L3 和 L4，经由内脏神经。

齿线代表内胚层和外胚层的融合，即后肠末端或泄殖腔与向内生长的肛道融合。泄殖腔起源于耻骨尾骨线以下的直肠部分，而后肠起源于耻骨尾骨线之上。发育第5周之前，肠道、泌尿生殖道与泄殖腔的联合中断。在第6周，尿直肠隔向尾侧迁移，这两个管道分开。肛管的泄殖腔部分具有内脏层和外胚层两种成分，在肛膜破裂后形成肛门移行区。发育至第7周时，后肠和尿囊相交接处的中胚层皱襞形成并向尾侧方向生长，即Tourneux皱襞，同时其间质从两侧壁向腔内生长，即Rathke皱襞，两者于腔中央部融合成尿直肠膈，使肠道和尿生殖道完全分开，将泄殖腔分隔成前后两腔，前者为尿生殖窦，后者即为直肠和肛管上部。在泄殖腔分隔过程中，泄殖腔膜亦被分为前部的尿生殖膜和后部的肛膜两部分，两膜之间的部分成为将来的会阴。在第8周，原肛部出现凹陷并不断向头侧发展，逐渐接近直肠后肛膜破裂，原肛遂与直肠相通，原肛的开口为肛门。第10周，肛门结节(一对围绕肛道的外胚层隆起)的背侧融合形成马蹄状结构，前面形成会阴中心腱(会阴体)。泄殖腔括约肌被会阴中心腱分为尿生殖部和肛门部(肛门外括约肌)。肛门内括约肌的形成较晚(第6～12周)，其来自直肠环肌层增大的纤维。随着会阴中心腱发育增长，至胚胎第16周时，肛门即后移至正常位置。括约肌在它们的发育过程中明显迁移，外括约肌向头侧迁移，而内括约肌向尾侧移动。同时，纵肌下降进入括约肌间平面。以齿线为标志，齿线以下肛管上皮属于外胚层来源，而齿线以上直肠末端部分的上皮属于内胚层来源。若胚胎发育过程中发生障碍，则可形成肛门直肠畸形。

会阴部的肌肉包括肛门外括约肌，均起源于局部的间充质，人体胚胎发育第三个月时已出现皮肌的形态，名为泄殖腔括约肌。在第三个月时，这个皮肌分化为肛门外括约肌和尿生殖窦括约肌。当外生殖器形成后(第4～5个月)，尿生殖窦括约肌又分出尿道膜部括约肌、坐骨海绵体肌、会阴浅筋膜等，以后再分出会阴深横肌。外括约肌和肛提肌的发育是各自独立的，前者来自泄殖腔括约肌后部，后者来自脊柱尾部肌节。

参考文献

[1] 皮执民，刘栋才，赵华. 肛肠外科·手术学[M]. 北京：军事医学科学出版社，2008.

[2] 科曼. CORMAN结直肠外科学：第6版[M]. 傅传刚，汪建平，王杉，译. 上海：上海科学技术出版社，2016.

[3] 王业皇，郑雪平. 实用肛瘘治疗学[M]. 南京：东南大学出版社，2014.

[4] 李春雨，汪建平. 肛肠外科手术技巧[M]. 北京：人民卫生出版社，2013.

[5] Levi A C, Borghi F, Garavoglia M. Development of the anal canal muscles[J]. Diseases of the Colon & Rectum, 1991, 34(3): 262-266.

[6] Nobles V P. The development of the human anal canal[J]. JAnat, 1984, 138: 575.

第二章　肛肠解剖学

第一节　肛管直肠解剖

一、肛管解剖

（一）Minor 三角和肛尾韧带

1. Minor 三角　外括约肌的浅部呈梭形，其上下面由呈环形的皮下部和深部夹着，因而在浅部附着于尾骨部分形成三角形间隙，即 Minor（或 Brick）三角，习惯上亦称肛周，中间是肛门（图 1-2-1）。肛门是消化道末端的开口，即肛管的外口，位于臀部正中线，在 Minor 三角之中（平时紧闭呈前后纵行，排便时张开呈圆形，直径可达 3 cm）。Minor 三角在肛门后壁正中，与括约肌间沟相对应。由于此三角区的存在，肛门后方不如前方保护严密，肛门过度扩张时后方易于裂伤，尤其是肛管后壁为隐窝炎的好发部位，持续性的炎症造成组织脆弱，使其易为硬便擦伤，形成

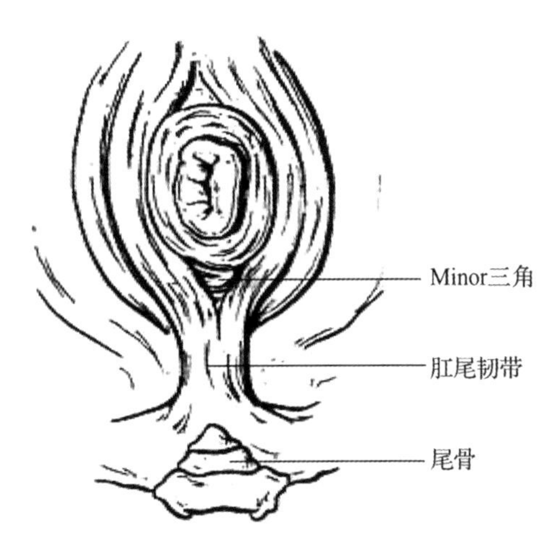

图 1-2-1　Minor 三角和肛尾韧带

肛门溃疡。溃疡底部深向三角区的凹窝内，伴有粪便杂质的潴留，外括约肌皮下部收缩可阻止其引流，以致溃疡经久不愈而成慢性炎症。此外，肛门后方由外括约肌和肛提肌双重固定于骶尾骨，较前方缺乏移动性；加之耻骨直肠肌牵引肛管上部向前，外括约肌拉肛门向后，致使直肠下部和肛管的长轴形成突向前的角度，肛管后壁凸向肠腔，因此排便时后壁受到的碰击和摩擦力较大，易发生创伤。肛门后壁上的肛隐窝（肛窦）因损伤而患隐窝炎的机会也较多，因而肛周脓肿和肛瘘的原发部位80%处于肛管后壁。肛门皮肤比较松弛而富有弹性，手术时容易牵起，因而切除过多肛门皮肤易造成肛门狭窄。肛门部神经丰富，感觉敏锐，手术时疼痛明显。

2. 肛尾韧带　肛尾韧带为尾骨尖与肛门之间的纤维性结缔组织束（图1-2-1），从种系发生上看，它是低等动物的尾巴，含有下列成分：

（1）外括约肌深部有少量纤维，但不恒定；

（2）外括约肌浅部止于尾骨的肌束；

（3）后三角间隙浅层的蜂窝组织；

（4）会阴浅筋膜和皮肤；

（5）有时外括约肌皮下部有少量纤维参加。

肛尾韧带对保持直肠与肛管尖的正常角度十分重要，手术时若切断肛尾韧带，可造成肛门向前移位，影响正常排便。因此，手术时尽量做放射状切口，以免损伤这些组织及皱皮肌纤维。

肛尾韧带有时与尾骨体相混淆。尾骨体或称Luschka腺，很小，直径约3 mm，位于尾骨尖的下方，可能是胚胎剩件，与骶中动脉的终末分支、嗜铬神经以及尾肠有关，在解剖学上或临床上无重要意义。在极少见的情况下，尾骨体与此区的先天性肿瘤的病因有关。

（二）肛管

肛管是直肠壶腹下端至肛门之间的狭窄部，成人肛管平均长3～4 cm，平均2.5 cm，前壁较后壁稍短。由于括约肌常处于收缩状态，故管腔呈前后位纵裂状，排便时则扩张成管状。肛管的上界平面：在男性，与前列腺尖平齐；在女性，与会阴中心腱平齐。肛管周围包有内、外括约肌、联合纵肌、肛提肌。肛管的长轴指向脐，它与直肠壶腹之间形成向后开放的夹角，即肛直角，为90°～100°。手术中要特别注意保护肛管皮肤。我国成人肛管周长约10 cm，至少应保留2/5，否则会造成肛门狭窄、黏膜外翻、腺液外溢。

1. 肛管毗邻

肛管的两侧为坐骨肛门窝（坐骨直肠窝）。前方与会阴中心腱接触：在男性，借会阴中心腱与尿道膜部、尿道球和尿生殖膈后缘相邻；在女性，借会阴中心腱与阴道前庭、阴道下 1/3 部相邻。后方借肛尾韧带连于尾骨。

2. 肛管境界

肛管的境界存在两种不同的说法：一种指的是齿线以下至肛缘的部分，称为解剖学肛管，因管腔内覆以移行皮肤，故又称为皮肤肛管或固有肛管，临床上较常用；另一种指的是肛管直肠环上缘下至肛缘的部分，即从齿线向上扩展约1.5 cm，称为外科学肛管，因管壁由全部内、外括约肌包绕，故又称为肌性肛管或临床肛管，临床上较少用。外科学肛管平均长(4.2±0.04) cm，男性[(4.4±0.05) cm]较女性[(4.0±0.05) cm]稍长。解剖学肛管平均长(2.1±0.03) cm，男性[(2.2±0.05) cm]也较女性[(2.0±0.04) cm]长。但是，解剖学肛管长度与外科学肛管长度并不相关，即长的解剖学肛管并不意味着外科学肛管将相应地延长；反之亦然。

上述肛管的分界，解剖学肛管与外科学肛管的区别在于是否把末端直肠包括在肛管之内。解剖学肛管从发生上来看，此部是胚胎期的原肛发育而成，来自外胚层，与人体的皮肤为同一来源，它不包括末端直肠。外科学肛管是从临床的角度出发提出来的，其范围较解剖学肛管大，包括了末端直肠，实际上是解剖学肛管+末端直肠，其理由是：① 肛管直肠肌环附着线以上肠腔呈壶腹状膨大，而线以下的肠腔(外科学肛管)呈管状狭小，两者的分界线在直肠指诊时易被明确辨认，直肠癌的部位(下缘)与肛提肌之间距离也易以测量；② 肛管直肠肌环附着线以下有耻骨直肠肌，肛门内、外括约肌呈圆筒状包绕，故外科学肛管的括约功能容易理解，便于施行括约肌保留手术。

沙菲克(Shafik)认为应把肛提肌内侧缘至齿线的一段称为直肠颈，把齿线至肛门的一段称为解剖肛管，把直肠与直肠颈交界处称为直肠颈内口，把肛管外口称为肛门(图 1-2-2)。

3. 肛管的“四线三带”

肛管腔内有四条线，由远端至近端依次为：肛皮线、肛白线、齿线及肛直线。四条线把管腔分隔成三条带：皮带位于肛白线与肛皮线之间；痔带位于齿线与肛白线之间；柱带位于肛直线与齿线之间(图 1-2-3)。

(1) 肛皮线　平常称肛门口、肛缘，是胃肠道最低的界限。

(2) 肛白线　又称 Hilton 线，是肛管中下部交界线，正对内括约肌下缘与外括约肌皮下部的交界处。指诊可触到一个明显的环形沟，此沟称为括约肌间沟(亦称肛白线)(图 1-2-4)。括约肌间沟是一个重要的临床标志，用手指抵在肛管内壁逐渐向下，可在后外侧摸到此沟。沟的上缘即内括约肌下缘，沟的下缘即外括约肌皮下部的上缘。外括约肌皮下部多呈前后椭圆形，故沟的前后部不易触知。沟的宽度 0.6～1.2 cm，距肛门口上方约 1 cm，肉眼并不能辨认。外括约肌皮下部与内

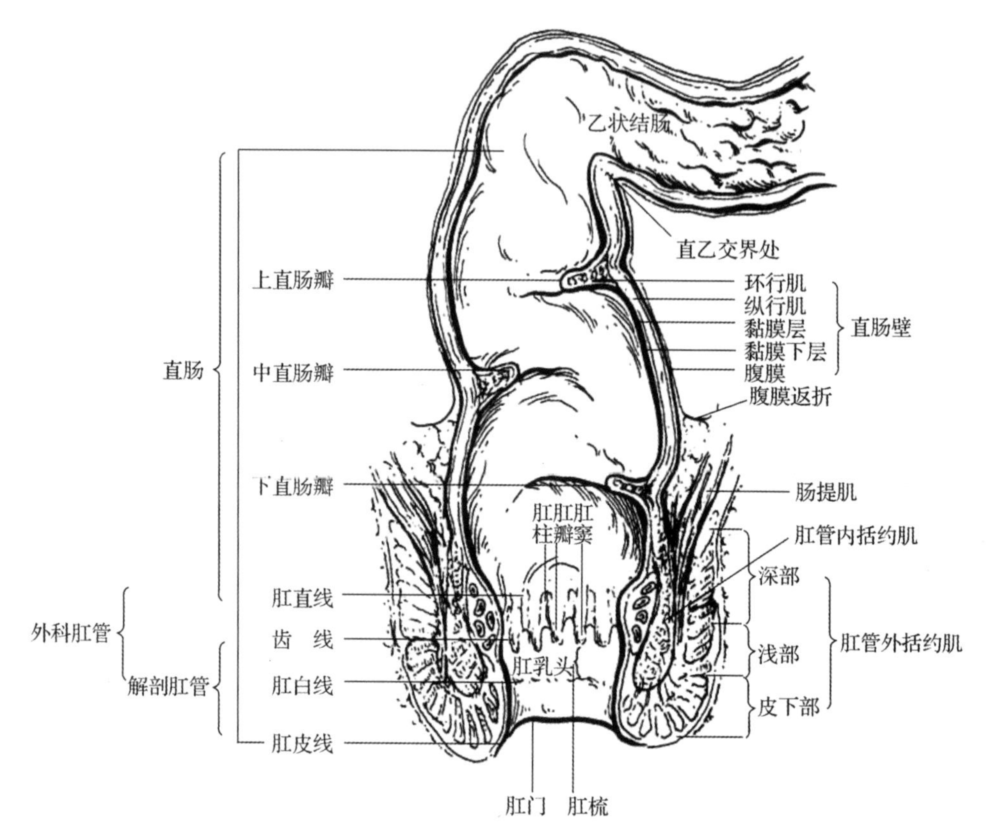

图 1-2-2 直肠与肛管冠状切面

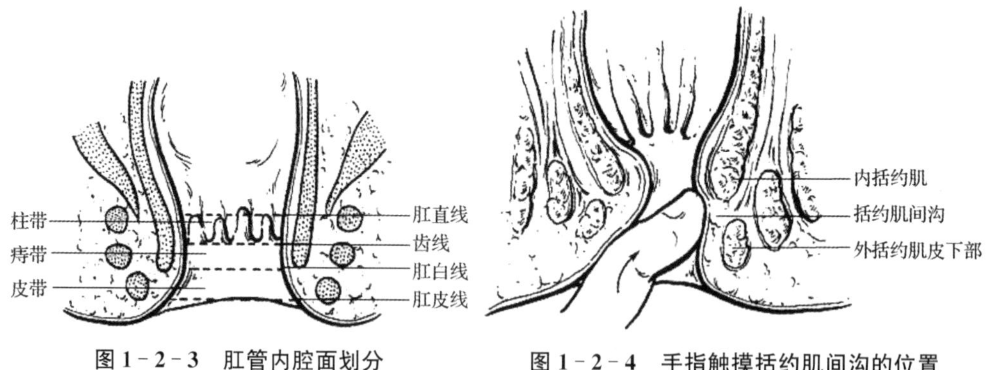

图 1-2-3 肛管内腔面划分

图 1-2-4 手指触摸括约肌间沟的位置

括约肌之间的间隙很小，有来自联合纵肌的纤维在此呈放射状附着于肌间沟附近的皮肤，故该处皮肤较固定，起支持肛管防止直肠黏膜脱垂的作用。行内括约肌松解术时，以此沟为标志，切开肛管移行皮肤，挑出内括约肌在明视下切断。肛管移行皮肤切除过多，易致肛门狭窄，需要注意。

(3) 齿线　在肛白线上方，距肛缘2～3 cm，肛管皮肤与直肠黏膜交界处，有一条锯齿状的环形线，称为齿线(dentate line)或梳状线(pectinate line)，是由肛瓣的游离缘联合而成。此线以上是直肠，以下是肛管；上方属于内胚层，下方属于外胚层。它是皮肤黏膜的分界线，又是原始肛膜的附着线，是重要的解剖学标志(图1-2-5)。85%以上的肛门直肠疾病起源于此，具有重要的临床意义。

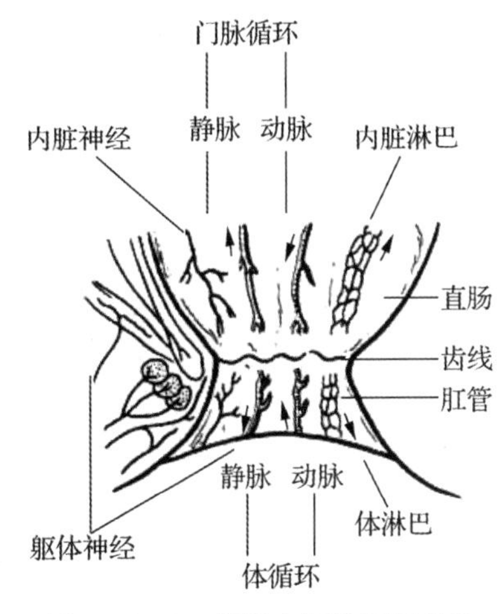

图1-2-5　齿线上下的不同结构

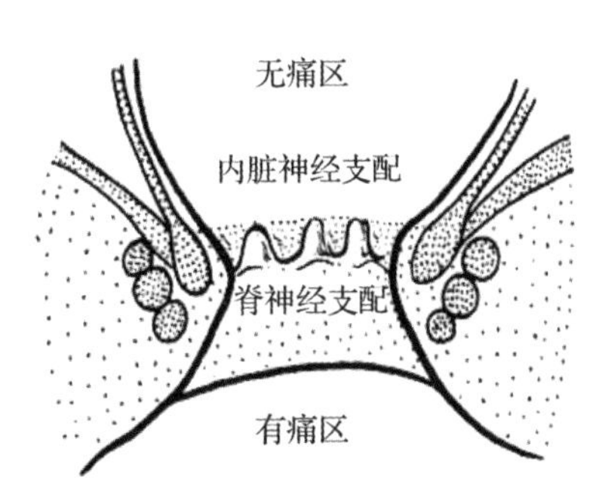

图1-2-6　齿线上下的神经分布

齿线上、下的上皮、神经、血管、淋巴均不相同。

① 上皮　齿线以上是直肠，肠腔内壁覆盖黏膜，为覆层立方上皮；齿线以下是肛管，肛管覆盖皮肤，为移行扁平或复层扁平上皮。齿线以上的痔为内痔，以下的痔为外痔；齿线以上的息肉、肿瘤附以黏膜，多数是腺瘤；齿线以下的肿瘤附以皮肤，是皮肤癌等。

② 神经　齿线以上为内脏神经支配，没有明显痛觉，故内痔不痛，手术时为无痛区；齿线以下为躯体支配，痛觉灵敏，故外痔、肛裂非常痛，手术时为有痛区，凡是疼痛的肛门病都在齿线下(图1-2-6)。

③ 血管　齿线以上有直肠上动脉分布，其静脉与门静脉系统相通；齿线以下有肛门动脉分布，其静脉属下腔静脉系统。在齿线附近，门静脉与体静脉相通。

④ 淋巴　齿线以上的淋巴向上回流，汇入腰淋巴结(内脏淋巴结)；齿线以下的淋巴向下回流，经大腿根部汇入腹股沟淋巴结(躯体淋巴结)。所以，肿瘤转移，齿线上向腹腔转移，齿线下向大腿根部转移。

由此可见，齿线是胚胎内、外胚层交会处，所以几乎所有肛门、直肠先天性畸形(如锁肛等)都发生在齿线。

齿线还是排便反射的诱发区。齿线区分布着高度特化的感觉神经终末组织，当粪便由直肠达到肛管后，齿线区的神经末梢感觉到刺激，就会反射地引起内、外括约肌舒张，肛提肌收缩，使肛管张开，粪便排出。如手术中切除齿线，就会使排便反射减弱，出现便秘或感觉性失禁。齿线上下结构的区别见表1－2－1。

表1－2－1　齿线上、下结构的比较

项目	齿线上部	齿线下部	临床应用
来源	内胚层、后肠	外胚层、原肠	肛管直肠分界
覆盖上皮	覆层立方上皮(黏膜)	复层扁平上皮(皮肤)	皮肤黏膜分界
动脉来源	直肠上、下动脉	肛门动脉	与痔的好发部位有关
静脉回流	肠系膜下静脉(属门静脉系)	阴部内静脉(属下腔静脉系)	与痔的好发部位有关；与直肠癌转移至肝有关
淋巴回流	入腰淋巴结	入腹股沟淋巴结	肛管癌转移至腹股沟；直肠癌转移至腹腔内
神经分布	内脏神经(痛觉迟钝)	躯体神经(痛觉敏锐)	齿线上方为无痛区，齿线下为有痛区

(4) 肛直线　又称直肠颈内口，是肛柱(直肠柱)上端水平线，亦称Herrmann线，是直肠颈内口与直肠壶腹部的分界线，在肛管直肠环的平面上，又是肛提肌的附着处。指诊时，手指渐次向上触及狭小管腔的上缘，即达该线的位置。通常是临床上扩展的肛管，肛直线将肛管的上界延至齿线以上1.5 cm处。这一水平正是肛管直肠环的位置，对于肛瘘手术有重要的临床意义。

4. 肛管皮肤

肛管皮肤特殊，上部是变移上皮(移行上皮)，下部是鳞状上皮，表面光滑色白，没有汗腺、皮脂腺和毛囊，即"三无"皮肤。手术中被切除后，会造成肛管皮肤缺损、黏膜外翻和腺液外溢的后果。

5. 肛管内壁形态结构(图1－2－7)。

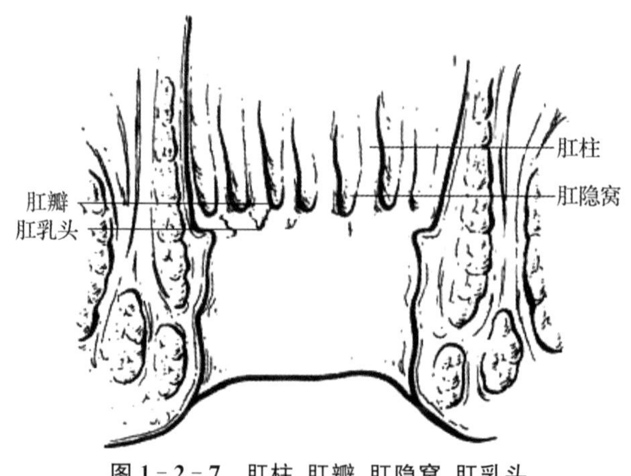

图1－2－7　肛柱、肛瓣、肛隐窝、肛乳头

（1）齿线上区

① 肛柱（Morgagni 柱）　肛柱为肠腔内壁的黏膜折成隆起的纵行皱襞，有 6～14 个，长 1～2 cm，宽 0.3～0.6 cm，儿童的比较明显。肛柱是肛门括约肌收缩的结果，在排便或直肠扩张时此柱可消失。肛柱上皮对触觉和温觉刺激的感受甚至比齿线下部肛管更敏锐。各柱的黏膜下均有独立的动脉、静脉和肌肉组织。肛柱越向下越显著，向上渐平坦。

② 肛瓣（anal valve）　各肛柱底部之间借半月形的黏膜皱襞相连，这些半月形的黏膜皱襞为肛瓣，有 6～12 个，肛瓣是比较厚的角化上皮，它没有“瓣”的功能。当大便干燥时，肛瓣会因硬粪的损伤而撕裂。

③ 肛隐窝（Morgagni 隐窝）　是位于肛柱之间肛瓣之后的小憩室，又称肛窦。它的数目、深度和形态变化较大，一般有 6～8 个，呈漏斗形，口朝上向直肠腔内上方，窝底伸向外下方，深 0.3～0.5 cm。有导管与肛腺相连，是肛腺分泌腺液的开口，肛腺液在隐窝内储存，排便时直肠收缩，肛腺液与直肠黏膜下肠腺液混合，润滑粪便，使之易于排出肛外。当大便干燥，用力排出时擦破肛瓣，或腹泻时稀便进入隐窝内，发生肛隐窝炎，再经导管蔓延成肛腺炎，继而扩散至肛管直肠周围各间隙形成脓肿，或沿肛管移行皮肤向下蔓延破溃后发生肛裂，再向下蔓延形成裂痔，破溃后形成裂瘘。所以肛隐窝又是感染的门户。当行肛周脓肿和肛瘘手术时，应查看肛隐窝有无红肿、硬结、凹陷和溢脓，以确定原发感染隐窝内口。肛瓣和肛隐窝数目与肛柱相同，多位于后正中部，所以 85％的肛隐窝炎发生在后部。

④ 肛腺（anal gland）　是一种连接肛隐窝下方的外分泌腺。连接肛隐窝与肛腺的管状部分叫肛腺导管（图 1－2－8）。个体差异和自身变异很大，成人肛腺数量为 4～10 个，新生儿可达 50 个。每一个肛腺开口于一个肛隐窝内；2～4 个肛腺同时开口于一个肛隐窝内者也不少见。肛隐窝并不都与肛腺相连，有半数以上（60％）的肛隐窝内没有肛腺开口，有少数肛腺可直接开口于肛管和直肠壁。肛腺多集中在肛管后部，两侧较少，前部缺如。腺管长 2～8 mm，

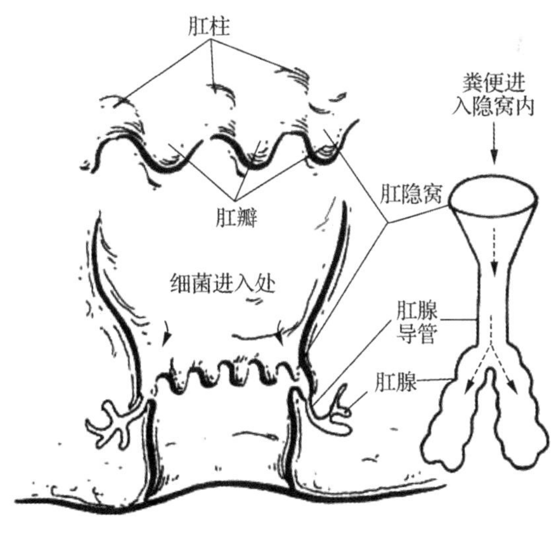

图 1－2－8　肛腺、肛柱、肛瓣、肛隐窝

由肛隐窝底开口处向下延伸1～2 mm，即沿各个方向呈葡萄状分支。据统计，肛腺导管与齿线呈垂直状排列者占65%，不与齿线垂直者占35%；其中导管走向在齿线下方者占68%，在齿线上方者占28%，部分在齿线上，部分在齿线下者占4%。肛腺和肛隐窝在外科上的重要性在于它们是感染侵入肛周组织的门户，95%的肛瘘均起源于肛腺感染。

(2) 齿线下区

① 肛乳头(anal papilla)　是肛管与肛柱连接的部位，沿齿线排列的三角形上皮小隆起，多为2～6个，基底部发红，尖端灰白色，高0.1～0.3 cm，大小不一，肥大时可达1～2 cm。肛乳头由纤维结缔组织组成，含有毛细淋巴管，表面覆以皮肤。肛乳头的出现率为13%～47%，多数人缺如。舒特(Schutte)认为其可能是外胚层遗迹，或是后天产生的。还有人认为它是肛膜消失的痕迹。当肛管处有感染、损伤及长期慢性刺激时，肛乳头可增生变大，形成肛乳头肥大或肛乳头瘤，常被误认为息肉和外痔。正常的肛乳头不需要积极治疗，肛裂手术时应一并切除。

② 栉状膜(pecten)　齿线与括约肌间沟之间的环形平滑区，称为栉状膜区，亦称梳状区。此区域内的肛管上皮组织及皮下结缔组织称为栉状膜，亦称肛梳，宽0.5～1.5 cm(图1-2-2)，是皮肤与黏膜的过渡地区，皮薄而致密，色苍白而光滑。上皮是变移上皮，固有层内没有皮肤的附属结构，如毛囊、皮脂腺和汗腺等。

在临床上栉状膜的含义不仅包括此区的上皮，还包括上皮下的结缔组织，其中有来自联合纵肌纤维参与组成的黏膜下肌，有肛腺及其导管以及丰富的淋巴管、静脉丛和神经末梢。栉状膜区还是肛管的最狭窄地带，先天或后天造成的肛管狭窄症、肛管纤维样变、肛梳硬结和肛裂等均好发于此。因此，栉状膜区不论在解剖学上或在临床上都具有重要意义。

栉状膜带(pecten band)是60年前迈尔斯(Miles)为肛裂的病因学说而提出来的。他设想，由于某些慢性炎症对肛门的刺激，栉状膜区上皮之下结缔组织增生，形成一条环形纤维组织带，束缚着肛门括约肌，使之失去弹性，在外力作用下可形成肛裂。迈尔斯称此纤维组织带为“栉状膜带”。目前，实验证明，栉状膜带实际上是不存在的，是对痉挛的内括约肌下缘的误解。

6. 上皮下血管及支持结构

齿线上区的黏膜下组织非常厚，内有大量血管，包括静脉丛及动静脉吻合形式的窦状血管。上皮下结缔组织包括支持性结缔组织与稳定性结缔组织两种：前者指黏膜下的固有成分；后者指联合纵肌穿经内括约肌进入黏膜下层的纤维，在内括约肌的内侧面形成一层由胶原纤维、弹性纤维和平滑肌纤维相混合的纤维肌性组织，通常称为肛门黏膜下肌，亦名肛管肌或Treitz肌。

Treitz肌的起源、形状及分布如下：

（1）其起源，主要来自联合纵肌穿经内括约肌的结合纤维及联合纵肌绕内括约肌下端的逆行纤维，还有内括约肌及肛管直肠环的结合纤维参加。

（2）形状大致分为四种：① 棒状形；② 三角形；③ 纺锤形；④ 线状形。其中棒状形较少见，其他三种的出现率相同。

（3）分布方式有四种：

① 呈网状，缠绕内痔血管，构成痔静脉丛的支架。

② 绕内括约肌下缘或穿经其最下部肌束与联合纵肌再次联合。

③ 部分来自联合纵肌的纤维经内括约肌直接附着于齿线以下的栉状膜区皮肤。帕克斯(Parks)称此种纤维为“黏膜悬韧带”，其作用是将肛管皮肤固定于内括约肌上。悬韧带将栉状膜下层分隔为上、下两部：上部为黏膜下间隙，内含内痔丛；下部为肛周间隙，内含外痔丛。

④ 终末部纤维沿内括约肌和外括约肌皮下部的内侧下行，附着于肛周皮下；或穿入内括约肌下部肌束间（约有 10 支），或穿入外括约肌皮下部的肌束间形成网状，附着于肛周皮肤（图 1－2－9）。

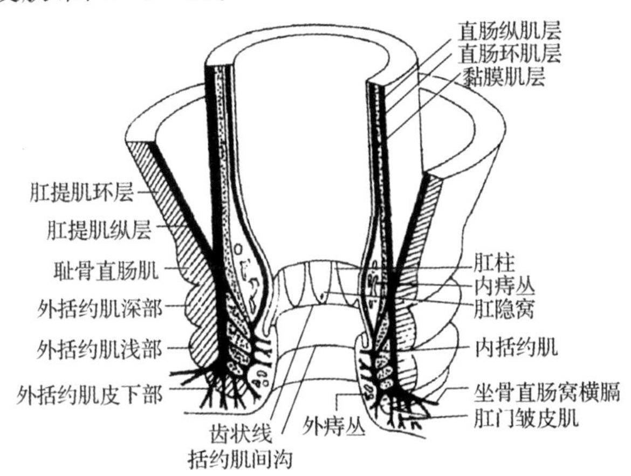

图 1－2－9　直肠、肛门和盆膈纵剖面

肛管上皮下由黏膜下肌、扩张的血管及结缔组织共同构成较厚的组织板，其特性与海绵体或勃起组织相似，故有人称此部黏膜为“直肠海绵体”或“肛门血管衬垫”（简称“肛垫”）。肛垫以“Y”形裂沟分为右前、右后和左侧三块。正常情况下，肛门关闭时，它像环状气垫一样，可协助括约肌密闭肛管内腔，有维持肛门自制的作用。如果黏膜下支持组织变形或过度用力排便，则可引起肛垫的部分或全部下移而成痔。原发性内痔的好发部位多呈右前、右后及左侧位，是与三叶状肛垫的位置是一致的。

痔的成因学说有很多，目前多数学者认为，痔的形成与上皮下支持组织的破坏、变性和老化有密切关系。

(三) 肛垫

肛垫(anal pads)是直肠末端的唇状肉赘,指肛管内齿线与肛直线之间宽为1.5～2.0 cm的环状区,又称为痔区。该区厚而柔软,黏膜呈紫红色,有光泽、表面有纤细的横行皱纹,有12～14个肛柱纵列于此,为一高度特化的血管性衬垫。肛垫是由扩张的静脉窦、平滑肌(Treitz肌)、弹性组织和结缔组织构成(图1-2-10)。其在人出生后就存在,不分年龄、性别和种族,每个正常人(既无痔的体征又无肛门症状者)在肛门镜检查时均可见数目不等、大小不一的肛垫凸现于肛腔内,多呈右前、右后、左侧三叶排列,它宛如海绵状结构,类似勃起组织。其表面为单层柱状上皮与移行上皮,有丰富的感觉神经,是诱发排便的感觉中心,起到诱发排便感觉、闭合肛管、节制排便的作用。正常情况下肛垫疏松地附着在肛管肌壁上。当括约肌收缩时,它像一个环状气垫,协助括约肌维持肛管的正常闭合,是肛门自制功能的重要部分。1975年汤姆森(Thomson)在他的硕士论文中首次提出"肛垫"的概念,并认为因肛垫内动静脉吻合调节障碍和Treitz肌退行性变性,肛垫肥大后脱出即成内痔。根据这一新的观点,国内外学者设计了Treitz肌或肛垫保存根治术。注射硬化剂是硬化萎缩痔静脉,并使肛垫粘连固定内痔消失而愈合。肛垫内的血管和支持组织:

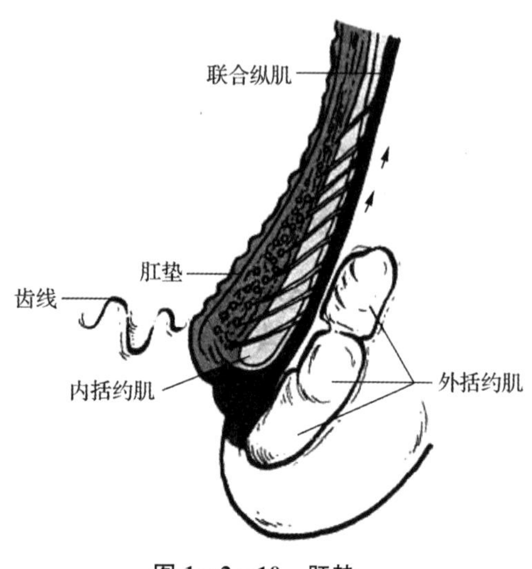

图1-2-10　肛垫

(1) 动静脉吻合　是指小动脉和小静脉的直接吻合管。血液可不经毛细血管直接从动脉流向静脉。肛垫区的供血量之所以远远超过该区相应组织正常代谢的需要,肛垫组织之所以具有勃起组织的特性,就是因为有动静脉吻合存在之故。吻合管壁内有丰富的特殊感觉神经末梢器,提示它是一个复杂的调节系统,即肛垫血管内压调节器,或肛垫血量调节器。

(2) Treitz肌　是位于内括约肌侧面的一层特殊的纤维肌性组织,厚度为1～3 mm,含有弹性纤维组织。其起源是多元性的。部分来自联合纵肌的上部纤维,穿经内括约肌近侧端肌束之间,斜向内下行进入肛垫区黏膜下层;还有部分纤维来自联合纵肌的最下部,穿过或绕过内括约肌的远侧端,呈"U"形逆行进入黏膜下层与前者共同汇集于内括约肌的内表面,结合形成弓状结构,在齿线区最为密集。Treitz肌是肛垫的网络和支持结构,有向上悬吊和支持肛垫的作用,可防止黏膜脱垂。

若 Treitz 肌断裂，支持组织松弛，则会发生肛垫回缩障碍，肛垫从原来固定于内括约肌的位置下降，使内痔脱出或痔黏膜糜烂并发生出血，从而形成痔(图 1－2－11)。

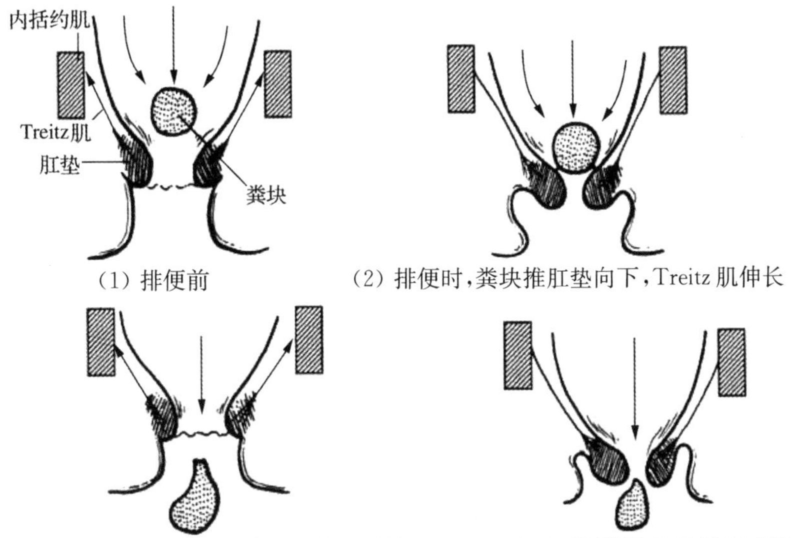

图 1－2－11　Treitz 肌的功能

二、 直肠解剖

直肠位于盆腔内，上端在第三骶椎平面与乙状结肠相接，沿骶椎腹面向下，穿过盆膈(盆底)移行于肛管。成人的直肠长 12～15 cm。以盆膈为界，通常将直肠分为两部，即盆膈以上部分称直肠盆部或直肠壶腹；盆膈以下部分称直肠会阴部，亦称肛管。

(一) 直肠的形态结构特征

1. 直肠乙状部

乙状结肠下端 2～3 cm 一段的解剖特点与直肠上端类似，两者无明显的分界线，故临床上称此过渡区为直肠乙状部。其位置通常是由骶骨岬至第三骶椎平面，距齿线上方 13～18 cm。此下常有一明显的弯曲，乙状结肠下端先向后向上，再沿骶曲急转向下移行于直肠。如果乙状结肠较短，此弯曲就不存在。直肠乙状部的形态结构特征为：

(1) 乙状结肠系膜消失：此部肠管前面及两侧覆有腹膜，后面无腹膜，直接附着于骶骨前面。

(2) 无结肠袋、结肠带和肠脂垂：结肠纵肌聚集形成的三条结肠带，在乙状结肠末端会合而成两条较宽的肌束，下行至此部即均匀分散于肠壁。结肠带消失而代之以直肠纵肌，失去了结肠的特征。

(3) 肠腔直径狭小。

(4) 血供改变:直肠上动脉在此部发出左、右两主支。

(5) 黏膜皱襞明显地变为平滑黏膜。

直肠乙状部在临床上很重要,是癌肿的好发部位,在此处常可看到溃疡性结肠炎和息肉病的明显改变。病人呈仰卧式手术时,乙状结肠由盆腔上移,直肠乙状结肠曲消失,分不清两者界限。此时要确定肿瘤部位,常以骶骨岬作标志,将乙状结肠由盆腔牵出,拉紧直肠,如肿瘤在骶骨岬以下即直肠肿瘤,如在骶骨岬以上即乙状结肠肿瘤。

2. 直肠曲

直肠的行程并不是笔直的。在矢状面和冠状面上都有不同程度的弯曲。在矢状面上,沿着骶尾骨的前面下行,形成一个弓向后方的弯曲,称直肠骶曲。进一步直肠绕过尾骨尖,转向后下方,又形成一个弓向前的弯曲,称为直肠会阴曲(图 1-2-12)。在行乙状结肠镜检查时必须注意这两曲的解剖特点。直肠在冠状面上还有三个侧曲:上方的侧曲凸向右;中间的凸向左,是三个侧曲中最显著的一个;而最后直肠又超过中线形成一个凸向右的弯曲。因而,直肠侧曲呈"右—左—右"的形式。

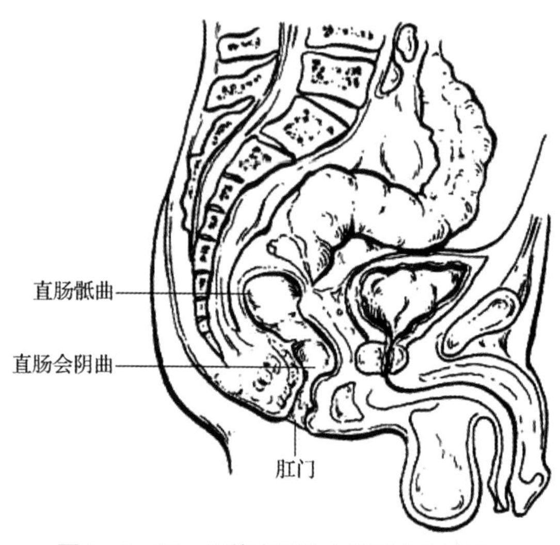

图 1-2-12 肛管直肠的大体形态和弯曲

3. 肛直角

直肠骶曲和直肠会阴曲在此与肛管形成一个 90°～100°的角称肛直角(ARA),此角度对排便起重要作用(图 1-2-13)。其正常值:排便前平均为 91.96°(±1.052 SEM),排便时为 136.75°(±1.51 SEM),比排便开始时增大 44.79°。正常情况下,肛直角至肛门上方为(2.74±0.78) cm,距尾骨尖为(1.87±0.4) cm。盆底肌痉挛综合征患者,其肛直角至尾骨尖的距离[(11.0±0.4) cm]比大便失禁患者[(6.4±0.5) cm]要大。

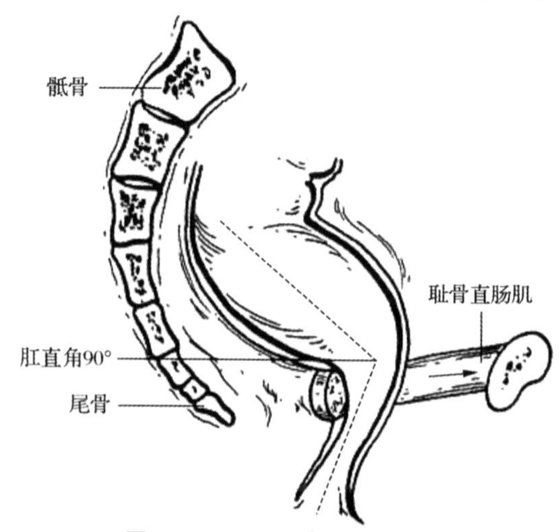

图 1-2-13 肛直角的形成

肛直角是由“U”形的耻骨直肠肌悬吊而成。排便时，耻骨直肠肌放松，肛直角增大，肛管开放，以利粪便排出。耻骨直肠肌收缩时，肛直角减小，呈锐角，使局部造成一机械性高压，能有效地阻止粪便下行，起到控制排便的作用。因此，肛直角的变化反映了耻骨直肠肌的活动情况。

肛直角的维持与直肠尿道肌、直肠尾骨肌和肛尾韧带的联合作用是分不开的。

直肠尿道肌来自肛直角处直肠前壁的纵肌层，呈上、下两条肌束(图 1-2-14、图 1-2-15)，水平向前，附着于尿道膜部、前列腺尖或阴道的后面，其位置恰夹在两个耻骨直肠肌内侧缘之间。经会阴作直肠切除时，在分离耻骨直肠肌后切断此肌。直肠尾骨肌起自肛直角处直肠后壁的纵肌层，向后连于尾骨前韧带，作用是当排便时使直肠下端固定不动。直肠尿道肌将肛直角固定于前方，而直肠尾骨肌和肛尾韧带将肛门向后拉，两者反方向的牵引和固定是肛直角维持正常形态的基础。

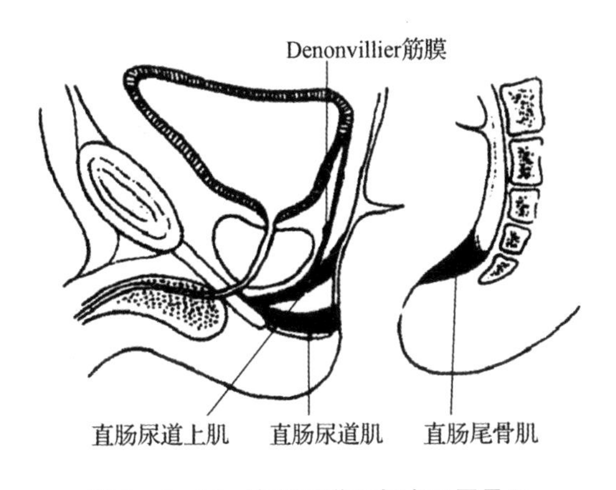

图 1-2-14　直肠尿道肌与直肠尾骨肌

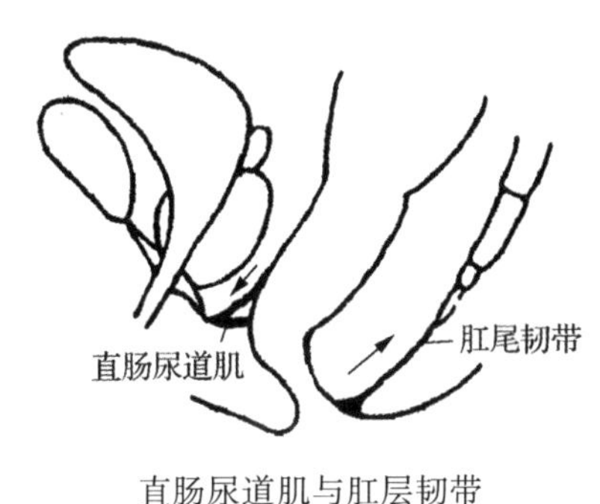

直肠尿道肌与肛层韧带
反向牵引，维持肛直角

图 1-2-15　直肠尿道肌与肛尾韧带

4. 直肠瓣

直肠瓣是直肠壶腹内呈半月形的黏膜横襞，1830 年由休斯敦(Houston)首次提出，故又称 Houston 瓣。直肠瓣宽度 1.4 cm(0.8～1.6 cm)；长度为 3 cm(1.6～5.6 cm)，相当于直肠圆周的 2/3。它由黏膜、环肌和纵肌共同构成，纵肌发育良好者，于直肠壁的表面，约当直肠瓣处可出现显著的凹沟。直肠瓣的数目不定，可出现 2～5 个不等(图 1-2-16)，一般为 3 个。直肠瓣最上方的一个接近于直肠与乙状结肠交界处，位于直肠的左侧壁，距肛门约 11.1 cm。该瓣偶尔可环绕肠腔一周，在这种情况下，肠腔会不同程度地被缩窄。中间的一个直肠瓣又叫 Kohlrausch 瓣，最大，位置恒定，壁内环肌特别发达，有人称之为第三括约肌，位于直肠壶腹稍上方的前右侧壁上，距肛门约 9.6 cm，相当于腹膜由直肠前壁返折到膀胱或子宫的水平。因此，通过乙状结肠镜检查确定肿瘤与腹膜腔的位置关系时，常以此瓣为标志。最下方的一个，位于中瓣的稍下方，位置最不恒定，一般位于直肠的左侧壁，距肛门约 7.9 cm。当直肠充盈时，该瓣常可消失，而排空时则较显著。直肠检查时可用手指触知，易将其误认为新生物。

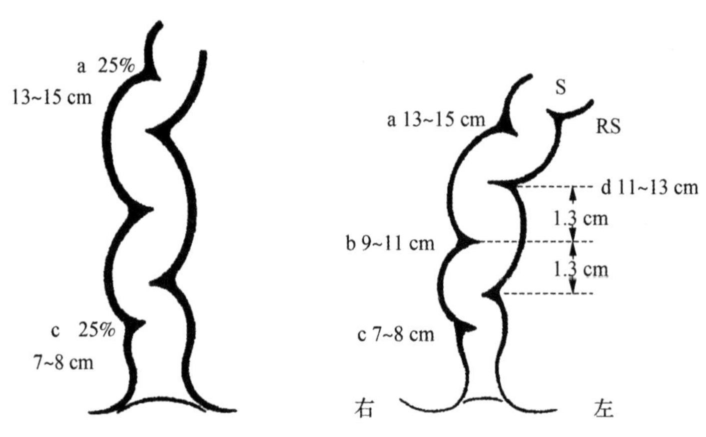

（1）右上瓣、右下瓣偶尔出现　　（2）直肠瓣一般排列式样和距离

S—乙状结肠；RS—直肠乙状部

a—右上瓣；b—右中瓣；c—右下瓣；d—左上瓣；e—左下瓣

图 1－2－16　直肠瓣数目的变异

直肠瓣的功能尚未肯定，可能是支持直肠内的粪块，使粪便回旋下行以减少其运行至肛门的时间。在直肠镜检查时，可见正常的直肠瓣边缘锐利；当黏膜水肿时边缘即变钝，溃疡时粗糙不平；若直肠瓣萎缩，常表示过去有慢性感染史。了解直肠瓣的数目、位置、大小及距肛缘的距离，有助于做乙状结肠检查时避免损伤此瓣。从直肠瓣的改变，还可初步判断直肠黏膜炎症的程度。

（二）直肠的毗邻

直肠上前方有腹膜返折，在男性，腹膜返折线以下的直肠前面相邻的器官，由下向上是：前列腺、精囊腺、输精管壶腹、输尿管和膀胱壁。所以外科常通过直肠指诊，隔着直肠前壁，触摸上述诸器官以诊断疾病。腹膜返折线以上的直肠前面，隔着直肠膀胱陷凹与膀胱底的上部及精囊腺相邻，有时回肠袢和乙状结肠沿着直肠壁伸入直肠膀胱陷凹内。在女性，腹膜返折线以下，直肠直接位于阴道后壁的后方；腹膜返折线以上，直肠隔着直肠子宫陷凹与阴道后穹窿及子宫颈相邻，陷凹内还常有回肠袢和乙状结肠伸入。

直肠上后方为骶骨，直肠和骶骨之间有直肠固有筋膜（深筋膜）鞘，包括血管、神经和淋巴等，如直肠上动脉、骶前静脉丛、骶神经丛。

直肠上两侧有输尿管，下前方在男性为前列腺，女性为子宫颈和阴道后壁，下后方有直肠后间隙、尾骨和耻骨直肠肌。直肠的最末端被外括约肌深层肌肛提肌围绕(图 1－2－17)，因此，在注射硬化剂时，不能注射得太深、太多，否则会损伤前列腺，发生血尿和尿痛，或损伤直肠阴道隔，造成其坏死或穿孔，发生直肠阴道瘘。

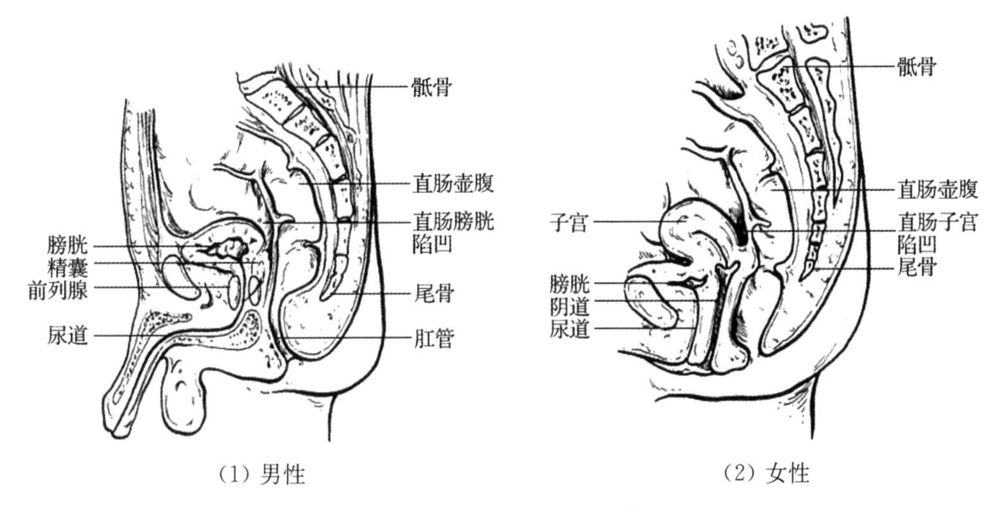

(1) 男性　　(2) 女性

图 1－2－17　直肠的毗邻(骨盆和直肠矢状切面)

(三) 直肠与腹膜的关系

腹膜仅覆盖于直肠上 1/2 或 1/3 段。大约在距肛门 12.5 cm 处开始，直肠的前面和两侧被腹膜覆盖；向下至第四或第五骶椎平面，腹膜仅覆盖于直肠的前面；直肠下 1/3 段完全在腹膜之外，无腹膜覆盖。直肠上部与腹膜结合较紧，向下由于脂肪组织增多而两者结合逐渐疏松。据上所述，临床上常依靠腹膜与直肠的关系，将直肠分为腹膜内直肠和腹膜外直肠，或高位直肠或低位直肠两部分。

1. 直肠膀胱陷凹

在男性，直肠前面的腹膜在距肛门 8～9 cm 处，向前返折到膀胱的上面及侧面，形成直肠膀胱陷凹。

2. 直肠子宫陷凹

在女性，在距肛门 5～8 cm 处，直肠前面的腹膜向前返折于阴道后壁，转而向上覆盖于子宫表面，形成直肠子宫陷凹，即 Douglas 腔。

腹膜的返折位置有明显的个体差异，没有一个固定的标志。女性的腹膜返折位置较男性低，直肠全脱垂的女性患者，直肠子宫陷凹可异常地深，甚至突入直肠由肛门脱出。直肠指诊时上述两个陷凹均可探到。

三、 肛管直肠周围肌肉

肛管直肠周围有两种功能的肌肉:一种为随意肌,位于肛管之外,即肛门外括约肌与肛提肌;另一种为不随意肌,在肛管壁内,即肛门内括约肌。中间肌层为联合纵肌,既有随意肌又有不随意肌纤维,但以后者较多。以上肌肉能维持肛管闭合及开放。这些肌肉可分为:肛门内括约肌、肛门外括约肌、肛提肌、耻骨直肠肌、联合纵肌和肛管直肠环(图 1-2-18)。

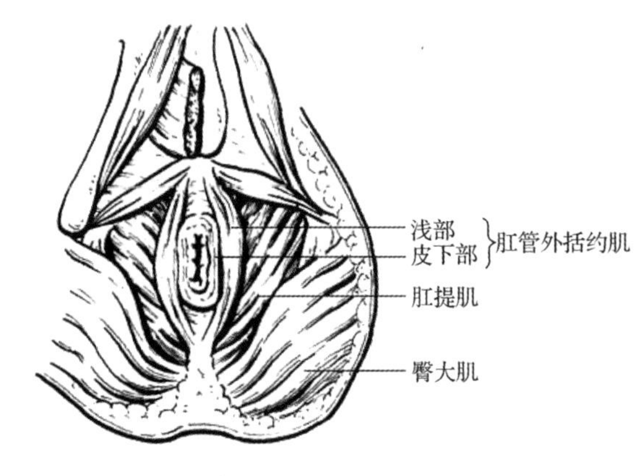

(1) 下面观

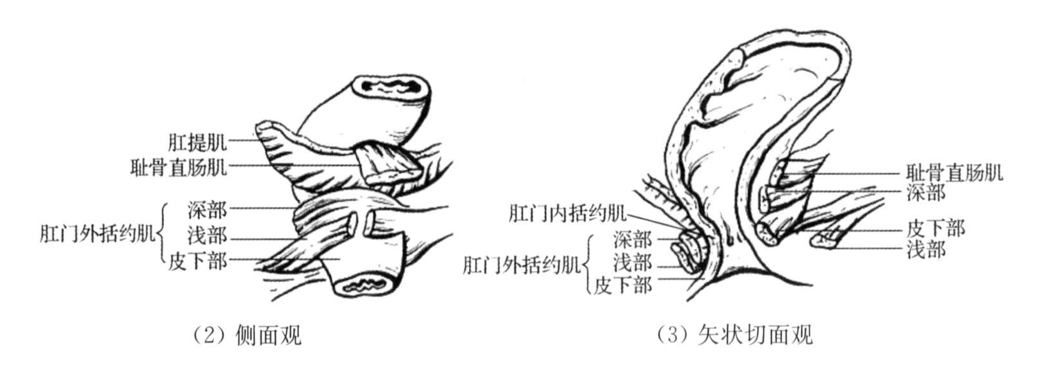

(2) 侧面观　　(3) 矢状切面观

图 1-2-18　肛管括约肌及肛管直肠环

(一) 肛门内括约肌(internal anal sphincter,IAS)

1. 内括约肌的形态

内括约肌是肛管直肠环延续到肛管部增厚变宽而成,珠白色,肌束为椭圆形,连续重叠呈覆瓦状排列(图 1-2-19)。上起自肛管直肠环平面,下达括约肌间沟,环绕外科学肛管上 2/3 周。上部纤维斜向内下,中部逐渐呈水平,下部有些纤维稍斜向上,上端最肥厚,形成一条清楚的环状游离缘,居齿线以下 1.0～1.5 cm 处。

内括约肌的高度为(2.32±0.65) cm;其厚度全周并不一致,一般为(0.54±0.56) cm,应在肛管不同部位分别测量。老年和慢性便秘患者内括约肌较肥大。

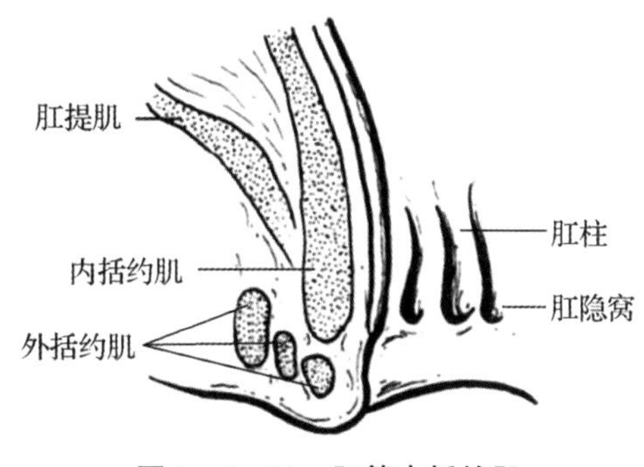

图 1-2-19 肛管内括约肌

2. 内括约肌的特性

(1) 内括约肌是不随意肌,无肌内神经节,只要极少的能量就能维持长时间的收缩状态而不疲劳,即使部分切断也不影响它的肛门自制功能。

(2) 直肠充胀时可迅速引起反射性松弛,即直肠—内括约肌松弛反射。此反射是正常排便反射的重要组成部分,也是反映内括约肌功能的重要指标。

(3) 在外来刺激的作用下(如胃肠胀气或稀便刺激直肠壶腹)或附近随意肌(外括约肌、耻骨直肠肌)的收缩,均能反射性地引起内括约肌的肌张力增强。

(4) 扩肛作用　内括约肌借其平滑肌特有的延展性,充分松弛时能保证肛管有足够程度的扩张为排便做准备。中止排便时,内括约肌收缩使肛管排空。其强有力的游离下缘可产生逆蠕动波,将残留粪便向上推入直肠。肛管松弛时最大的扩张度可达直径 3.8 cm。

(5) 内括约肌具有消化道环肌层的固有特性,即易痉挛。特别是肛管正处于消化道出口处,一般有害刺激,如药物灌肠、肛隐窝炎、痔核以及直肠炎等,易影响此暴露部分,都能引起长时间的痉挛。长期痉挛的话,就会发生内括约肌失弛缓症,导致出口梗阻型便秘,手术时切除部分内括约肌,才能治愈。如果持续性痉挛,肌肉组织的结构会发生改变,从而导致永久性痉挛及肛裂、肛门狭窄等病理变化。

(6) 内括约肌除有机械性关闭肛门的作用外,尚参与随意性抑制作用(图 1-2-20)。排便时,外括约肌随意性收缩,阻止内括约肌放松;后者通过神经反射抑制直肠收缩,使粪便潴留在直肠内,从而达到肛门自制的目的,此种过程称随意性抑制作用。如果破坏了内括约肌,则外括约肌收缩时就不能引起上述的反射活动,直肠就会持续收缩,而外括约肌将因此不能持久收缩(因系横纹肌)而疲劳,导致肛门失禁。因此,内括约肌不仅有非随意性自制作用,而且在随意自制作用中扮演着不可忽视的重要角色。

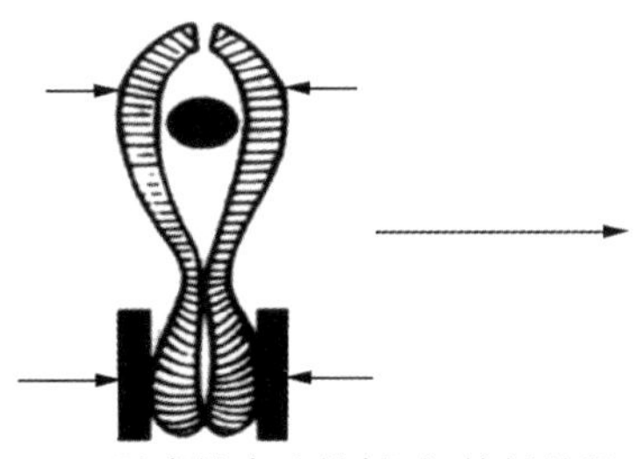

(1) 随意性中止排便时,外括约肌与直肠同处于收缩状态

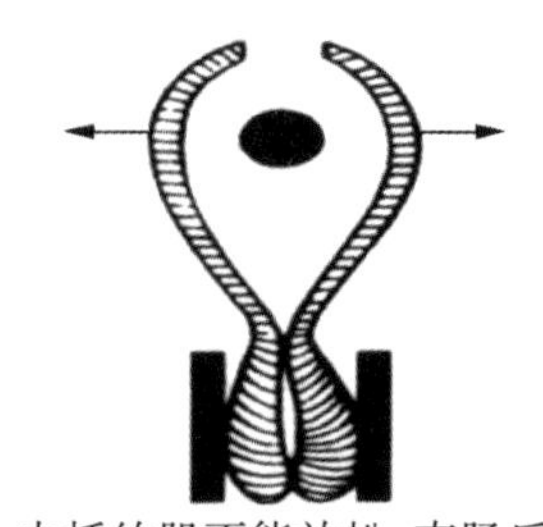

(2) 内括约肌不能放松,直肠反射性扩张,粪便贮积在直肠内

图 1-2-20 随意性抑制作用

3. 内括约肌的神经支配

内括约肌内无神经节细胞,但缠绕肌细胞的神经纤维较多。内括约肌受交感神经和副交感神经的双重支配,同样也有感觉神经,但这方面的研究还不多。

(1) 交感神经　内括约肌的交感神经来自腹下神经。实验证明:内括约肌含去甲肾上腺素的浓度较结肠平滑肌高 2 倍,交感神经兴奋或去甲肾上腺素能使内括约肌收缩。有人对脊髓麻醉下(或阻断阴部神经)的患者进行观察,此时外括约肌已麻痹,而内括约肌的自主神经支配未受影响。在静息状态下交感神经强力性兴奋传向内括约肌,如果兴奋被清除,肛管压力可下降 50%,对健康志愿者注射 α-肾上腺素受体激动药甲氧明(美速克新命),可使括约肌压力持续增高。实验还证明,交感神经的兴奋性效应是靠其节后神经末梢所释放的去甲肾上腺素,并通过去甲肾上腺素能的 α-受体,直接作用于平滑肌细胞引起的。

(2) 副交感神经　内括约肌的副交感神经来自盆神经(S1～S2),其末梢纤维与壁内神经丛的突触后神经元相接触。实验证明,副交感神经具有明显的抑制作用,电刺激盆神经,内括约肌表现松弛。阿姆德森(Amdersen)和布卢姆(Bloom)等刺激骶神经观察脑肠肽(brain gut hormone)中的血管活性肠肽(vasoactive intestinal polypeptide, VIP)和 P 物质的变化及其对内括约肌的作用,发现 VIP 对内括约肌有抑制作用,对 P 物质有兴奋作用,胃肠道非肾上腺素能非胆碱能神经(NANC)所释放的递质一氧化氮(NO)可使内括约肌呈浓度依赖性松弛反应。

(二) 肛门外括约肌(external anal sphincter, EAS)

肛门外括约肌被直肠纵肌和肛周纤维穿过,分为皮下部、浅部和深部三部分,属于横纹肌,为随意肌,围绕外科学肛管一周。起自尾骨尖背侧及肛门尾骨韧带,向前向下,到肛门后方分为两部,围绕肛管两侧到肛门前方又合二为一,再向前止于会阴。临床上将外括约肌分为外括约肌皮下部、外括约肌浅部、外括约肌深部,实际上三者之间的绝对分界线并不是非常清楚。受第二至四骶神经的肛门神经及会阴神经支配(图 1-2-21)。其作用是在静止时呈持续性收缩,闭合肛管,防止外物进入,在排便时肌肉松弛,使肛管扩张,协助排便或随意控制,切断粪便,终止排便。

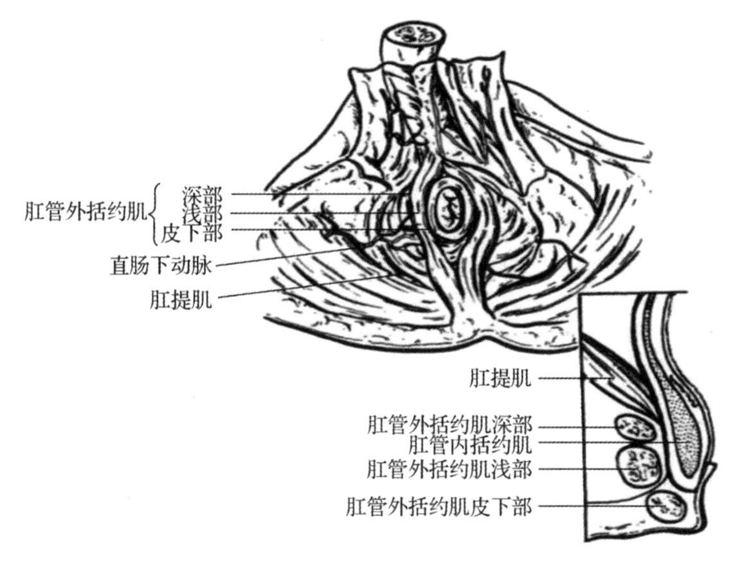

图 1-2-21 肛管外括约肌

1. 外括约肌三部分

(1) 皮下部　肛门外括约肌皮下部宽 0.3～0.7 cm,厚 0.3～1.0 cm,为环形肌束,位于肛管下方皮下,肛门内括约肌的下方。前方肌纤维附着于会阴中心腱,后方纤维附着于肛尾韧带。此肌被肛门皱皮肌纤维(联合纵肌分支纤维)贯穿,外括约肌皮下部分被此纤维紧密地隔成 3～4 小块肌肉。皱皮肌纤维止于肛缘皮下,此肌前部分纤维交叉与外括约肌浅部连接,后方较游离,无肌性和骨性连接。此肌束上缘与内括约肌下缘相邻,形成括约肌间沟,直肠指诊可摸到。外痔手术切开皮肤时,可见白色纵行致密纤维即是皱皮肌,再切开皱皮肌纤维显露出外括约肌皮下部内缘,向上剥离,才能顺利地剥离出外痔血管丛,这样可减少手术中出血。肛瘘手术时切断外括约肌皮下部,不会影响肛门括约肌的功能。

(2) 浅部　肌门外括约肌浅部宽 0.8～1.5 cm,厚 0.5～1.5 cm,位于外括约肌皮下部外侧稍上方、内括约肌外侧,在皮下部与深部之间,呈梭形环绕外科学肛管中部。它与肛管的关系不如其他两部那样密切紧贴,为外括约肌中最大最长和收缩力最强的部分。其前方肌束与会阴浅横肌连接,止于会阴中心腱;后方两股肌束附着于尾骨后外侧面,构成肛尾韧带的重要成分。外括约肌浅部与深部被联合纵肌分支纤维贯穿,手术时不易分清,需根据切开的宽度和深度判断外括约肌浅部是否切开。如同时切开两侧外括约肌浅部，虽不会致完全肛门失禁，但可产生肛门松弛。

（3）深部　肛门外括约肌深部宽 0.4～1.0 cm，厚 0.5～1.0 cm，位于浅部的外上方，为环形肌束，环绕内括约肌及直肠纵肌层外部。其后部肌束的上缘与耻骨直肠肌后部接触密切，两者常难以分开。外括约肌深部前方游离，有部分纤维交叉向外延伸与会阴深横肌连续，止于坐骨结节。大部分肌束与耻骨尾骨肌沿着直肠前壁延伸的纤维（Luschka 纤维）联合，构成肛管直肠环的前部。手术时切断一侧不会导致肛门失禁。

传统的外科学和解剖学观念认为，外括约肌皮下部和深部前后方无附着点，只有浅部后方附着于尾骨。近年来的研究逐渐显示，外括约肌各部的附着点非常广泛，按照括约肌肌力的作用方向可以归纳为三大类。后方附着点：肛尾韧带、尾骨尖两侧、肛门尾骨沟处皮肤；前方附着点：会阴中心腱、肛门至阴囊处皮肤、尿道球中隔；侧方附着点：球海绵体肌、会阴浅横肌、两侧坐骨结节。

肛门括约功能或自制力的维持与其附着点的有效保存有密切的关系。例如：切断外括约肌的后部，会造成肛门向前移位，并丧失括约功能。故肛门后侧应采用后中线纵形切口，避免损伤肛尾韧带。外侧切口必须与外括约肌纤维平行做弧形切口，其后端可达外括约肌的附着点的外侧缘，勿损伤外括约肌浅部。

外括约肌是受脊神经支配的随意肌，排便时可随便意舒张，排便后可人为地收缩，使残便排净。当直肠内蓄存一定量的粪便，产生便意时，如无排便条件，外括约肌在大脑皮层控制下可随意地抑制排便，加强收缩，阻止粪便排出，并使直肠产生逆行蠕动，将粪便推回乙状结肠，便意消失。若外括约肌受损或松弛，这种随意自控作用就会减弱。全部切断外括约肌，会引起肛门完全失禁，失去对粪便和气体的控制。切断外括约肌皮下部和浅部，一般不影响排便的自控作用。

2. 三肌袢（triple loop）系统

1980 年埃及学者沙菲克（Shafik）根据肌束方向、附着点和神经支配的不同，将肛门外括约肌分为三个“U”形肌袢（图 1-2-22、图 1-2-23），即尖顶袢、中间袢、基底袢。

（1）尖顶袢　为外括约肌深部与耻骨直肠肌融合而成，绕过肛管上部的后面，向前止于耻骨联合，由肛门神经（痔下神经）支配。

（2）中间袢　即外括约肌浅部，绕过肛管中部的前面，向后止于尾骨尖，由第四骶神经的会阴支支配。

（3）基底袢　即外括约肌皮下部，绕过肛管下部的后侧面，向前止于近中线的肛周皮肤，支配神经为肛门神经。

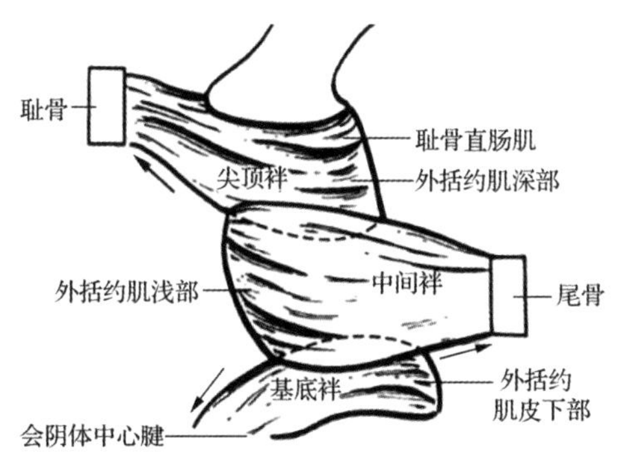

图 1-2-22　肛管外括约肌三肌袢系统

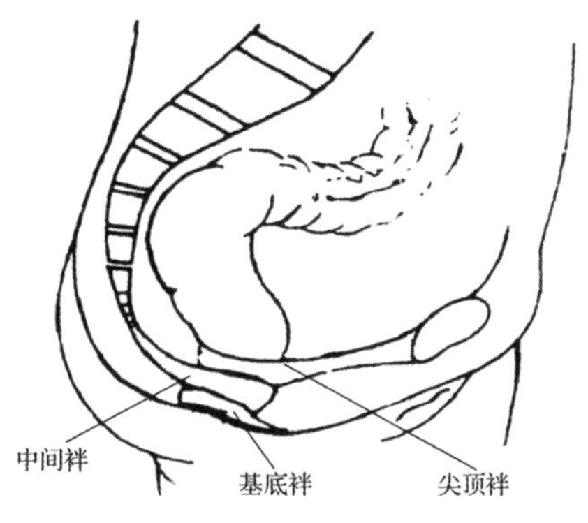

图 1-2-23　外括约肌三肌袢系统

三肌袢的重要作用，表现在闭合肛管、蠕动性排便和单袢节制三个方面（图 1-2-24）：

① 闭合肛管：由于三个肌袢肌束方向的明显不同，收缩时三个肌袢各以相反的方向压缩和闭合直肠颈和固有肛管。

② 蠕动性排便：由于三个肌袢各自的支配神经不同，故可以交替收缩，向下推移粪便，将粪便推出体外，如果要中断排便，则三肌袢可以产生逆行蠕动。

③ 单袢节制：由于外括约肌的三个肌袢各自有其独立的附着点、肌束方向和支配神经，并且分别包在各自的筋膜鞘内，任何一个肌袢被全部破坏，但只要保留其中一个肌袢，就不会出现大便失禁，故有人提出了“单袢节制学说”。过去许多学者认为，耻骨直肠肌和外括约肌深部（尖顶袢）对大便节制功能起重要决定性作用，手术中如果切断尖顶袢会不可避免地引起大便失禁，其实这是由于手术者在切断尖顶袢的同时也将中间袢和基底袢一并切断造成的。如果能够将三肌袢加以分离，单独切断其中任何一袢，对肛门自制功能并无严重影响。但也有人对三肌袢学说持否定态度。

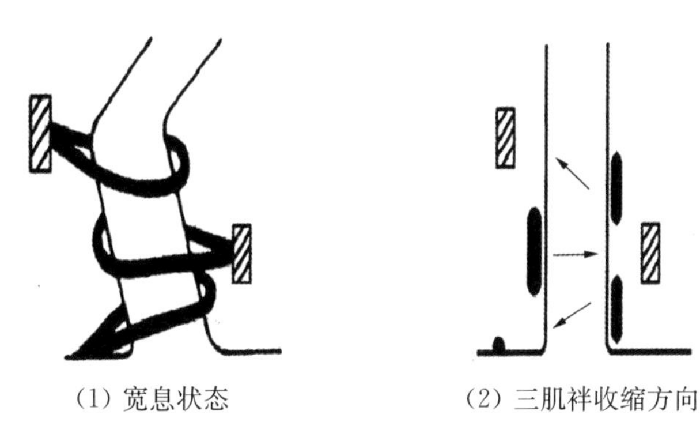

（1）宽息状态　　（2）三肌袢收缩方向

图 1-2-24　三肌袢作用示意图

3. 外括约肌的神经支配(图 1-2-25)

支配外括约肌的神经有四种,根据它们的起源和走行可分为下列两组:

(1) S4 会阴支和肛尾神经　起自第 4 骶骨至尾骨,垂直穿过尾骨肌与肛提肌之间的裂隙,沿肛尾韧带外侧 10 cm 处下行至肛门后端。

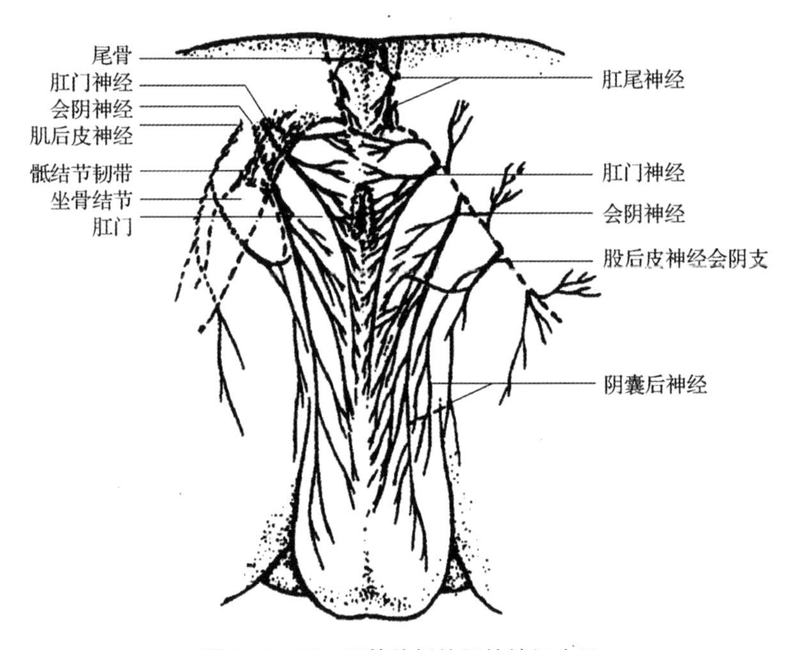

图 1-2-25　肛管外括约肌的神经支配

(2) 肛门神经和会阴神经　支配外括约肌的主要神经是肛门神经,它多数在外括约肌区穿入肌内;而会阴神经多在肛提肌区穿入肌后,下行一段距离进入外括约肌。两者均有分支支配外括约肌。其分布区是:会阴神经支配外括约肌的前 1/2～1/4,肛门神经支配后 1/2～3/4,两者有部分重叠。根据神经干的数目及其与起始神经的关系,肛门神经可分为:单干型(75%),直接起自阴部神经或会阴神经,或以 2 根形式分别起自阴部神经和会阴神经;双干型(20.8%):可共同起自阴部神经或会阴神经,或一支起自阴部神经,而另一支起自会阴神经;三干型(4.2%),全部起自会阴神经。上述各型中,以单干起自会阴神经者的单干型出现率最高,占 45.8%。肛门神经的分支多在外括约肌的外侧缘入肌,其入肌点的体表投影位置分别是:① 内侧支,距肛尾缝中点(1.42±0.31) cm;② 中间支,距肛缘外侧中点(3.31±0.75) cm;③ 外侧支,距肛门前端(2.10±0.66) cm。神经入肌后,由上外方向下内方依次穿经外括约肌深部、浅部和皮下部,呈阶梯状下行分布。神经穿通外括约肌后,发出若干小支,在联合纵肌层内形成神经丛,经外括约肌皮下部与内括约肌之间(括约肌间隙),分布于肛管的上皮下。

肛门神经与其邻近神经间存在着广泛联系,吻合神经的出现率为63%。其中与臀下皮神经、股后皮神经会阴支吻合者居多数,占38%;与会阴神经吻合者占21%;与肛尾神经吻合者占4%。较多的神经吻合是肛门区麻醉效果常不够理想的原因所在。

外括约肌内有种种神经吻合,括约肌后端双侧神经有交互吻合现象。Kuzuhara等证实,切断一侧的神经,外括约肌张力不消失。外括约肌的中枢神经元胞体在S2脊髓前角,在鼠、猫、犬中均已证实其局部位置,并证明其纤维是交叉支配的。

(三) 肛提肌

过去认为肛提肌由耻骨直肠肌、耻骨尾骨肌、髂骨尾骨肌三部分组成,是附着于骨盆内壁的成对薄片状肌群,是封闭骨盆下口的主要肌肉。近年来,有的学者提出,肛提肌主要是由耻骨尾骨肌和髂骨尾骨肌两部分组成(图1-2-26)。肛提肌左右各一,联合成盆膈,是随意肌。上面盖以盆膈筋膜,使之与膀胱、直肠或子宫隔离;下面覆以肛门筋膜,并成为坐骨肛门窝的内侧壁。就像一把倒置张开的伞,伞把相当于直肠,肛提肌像伞布呈扇形围绕骨盆下口。受第二至四骶神经的肛门神经及会阴神经的支配。其作用是:两侧肛提肌联合组成盆膈,承托盆腔脏器;收缩时可提高盆膈,压迫直肠帮助排便;保持肛管直肠的生理角度,增强肛门的括约功能。

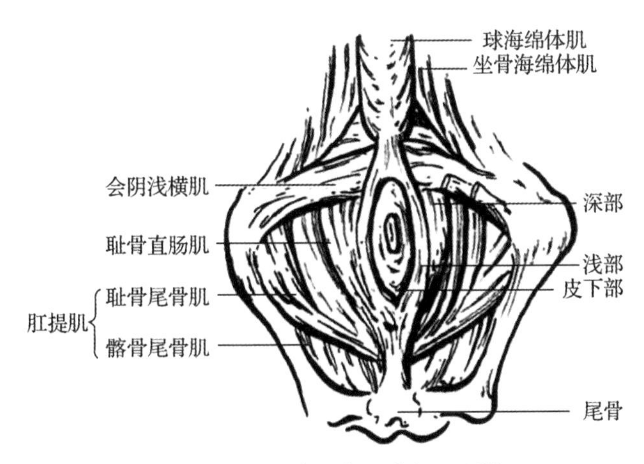

图1-2-26 会阴部肌肉(下面观)

(1) 髂骨尾骨肌 简称“髂尾肌”,主要起自盆筋膜腱弓后部和坐骨棘。有时起始的腱弓与闭孔内肌之间形成很大的裂隙(盆外侧裂隙);在该肌前缘与耻骨尾骨肌后缘之间,也可能有一仅为结缔组织填充的裂隙。内侧和盆筋膜腱弓的后部,作扇形展开。其前部肌束，在肛尾缝处与对侧相连；中部肌束附着于肛门和尾骨之间的肌束，附着于髂骨下端。其向下、向后与对侧联合，组成盆膈的前部。髂骨尾骨肌对于人类来说是退化性器官，一般比较薄弱，甚至完全缺如，或大部分被纤维组织代替。

(2) 耻骨尾骨肌　简称“耻尾肌”，是肛提肌中最大、最重要的肌肉，也是盆底肌的重要肌肉之一，起自耻骨弓后面和盆筋膜腱弓前面，呈扇形向后、向内、向下绕尿道、前列腺或阴道，止于直肠下段和骶骨下部。此肌内侧部纤维向后行，外侧部纤维向后内行。其最内侧肌束，在男性经前列腺两侧止于会阴中心腱，亦名耻骨前列腺肌。女性此肌沿尿道和阴道两侧行，围绕阴道形成“U”形袢，有纤维止于阴道壁，也有纤维止于会阴中心腱。此种肌束称为耻骨阴道肌，可牵引阴道后壁向前，协助阴道括约肌使阴道口缩小。耻骨尾骨肌又分为提肌板、肛门悬带两部分(图 1－2－27)。

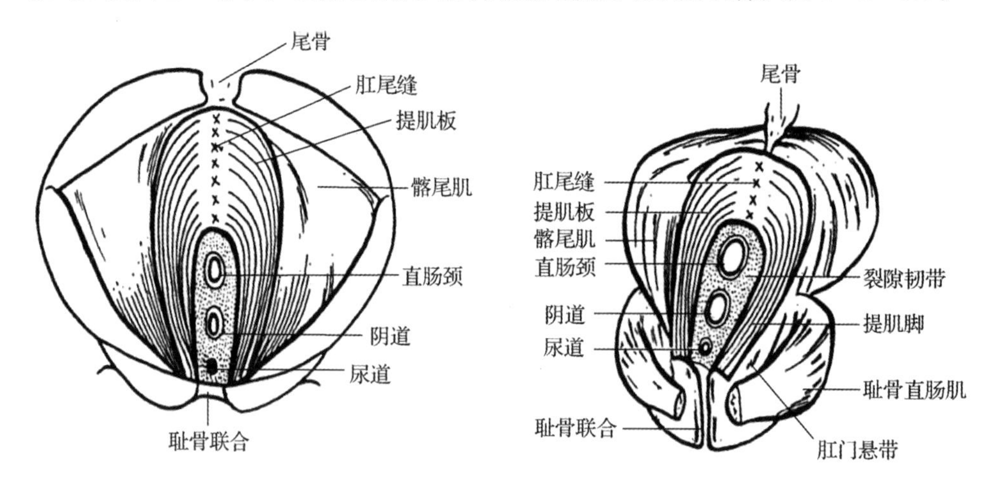

图 1－2－27　提肌板和肛门悬带

① 提肌板：又分为内、外两部，其内部称提肌脚，提肌脚的内缘呈“U”形，围成提肌裂隙，并与裂隙内的直肠颈，借裂隙韧带相连。提肌脚的后方有肛尾缝(ACR)，是左右肛提肌缝纤维的交叉线。因此，两侧肛提肌，不是分隔独立的存在，而是呈“二腹肌”样，可同时收缩，肛尾缝在排便过程中起重要作用，因肛尾缝如同“宽紧带”一样。提肌脚收缩时变窄拉长，使提肌裂隙扩大，拉紧裂隙韧带，间接地开放直肠颈内口，使直肠膨大部内的粪便进入直肠颈内。

② 肛门悬带：提肌板在提肌裂隙的周缘急转而下形成垂直方向的“肌轴”(图 1－2－28)，称肛门悬带。它包绕直肠颈和解剖学肛管，下端穿外括约肌皮下部，附着于肛周皮肤。提肌板收缩时，肛门悬带相应地向外上方回缩，上提并扩大直肠颈和解剖学肛管；外括约肌皮下部也被拉至内括约肌下端的外侧，肛门张开，以利排便。

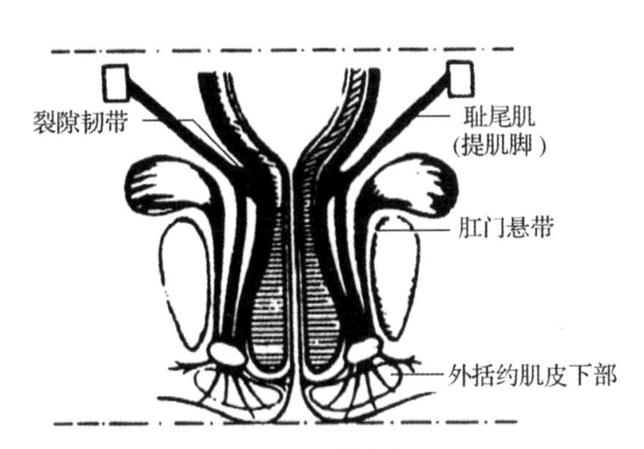

(1) 未排便时

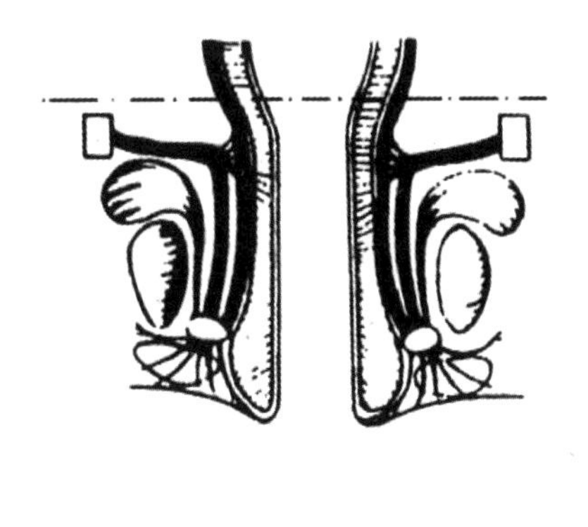

(2) 排便时

图 1-2-28 肛门悬带的作用图解

提肌脚、肛尾缝、肛门悬带、提肌裂隙、裂隙韧带以及提肌隧道等结构总称为肛提肌复合体,对肛管的固定起重要作用。肛管在隧道内主要是借裂隙韧带对肛管提供水平方向的支持。当用力排便时,裂隙韧带紧张可密闭提肌裂隙,防止腹内压通过该薄弱点作用于肛管,故裂隙韧带有维持隧道内压的作用。如果腹内压超过其负荷的生理极限,则将导致肛尾缝过度伸展。提肌裂隙扩大,裂隙韧带拉长并松弛,肛门悬带变位,肛提肌下陷,因而肛管与隧道之间的稳定性遭到破坏,直肠和肛管因失去了支持而极易发生脱垂。此类患者的肛提肌萎缩下陷呈垂直位,排便时不仅不能开放肛管上口,反可将其拉向下移;若排便继续用力,可使肛管上口在下降粪块的前方关闭,结果粪块梗阻在直肠下端。粪块梗阻后,排便强力收缩,则可进一步引起直肠肛管套叠。肛尾缝的类型和提肌脚的样式与直肠脱垂的发生有密切关系;三交叉型的肛尾缝以及重叠型或剪刀型的提肌脚有利于肛管位置的固定;而单交叉型的肛尾缝和非交叉样式的提肌脚对腹内压增高有敏感性,易发生直肠脱垂。由于肛提肌(排便肌)及括约肌(自制肌)两者是相互支持的,若一组肌肉功能紊乱,将影响另一组肌肉的功能。肛提肌功能不全,必将影响肛门自制,故直肠脱垂患者常有肛门失禁现象。从上述情况来看,脱垂的原因主要是肛提肌复合体功能障碍所致。

(四) 耻骨直肠肌

在形态、功能及神经支配方面,耻骨直肠肌均与肛提肌不同,库特尼(Courtney)和劳森(Lawson)主张将其归属于外括约肌,但从胚胎学上看,两者并非同一起源。其对肛肠疾病具有重要意义,所以耻骨直肠肌从肛提肌分出来,成为独立的肌肉,作为专题研讨。

耻骨直肠肌是维持肛门自制的关键性肌肉,是肛门括约肌群中最重要的组成部分。其位于耻骨尾骨肌内侧部的下面,联合纵肌的外侧,外括约肌深部上缘。它起自耻骨下支的背面及其邻近的筋膜，越过尿生殖膈上筋膜并与其附着，除少量纤维进入会阴中心腱外，大部分肌束向下行至耻骨联合下缘下方约 2.0 cm 处，改为水平方向绕直肠外侧向后与对侧会合，形成一个“U”形悬带(图 1－2－29)，像一条吊带将直肠肛管交界处向前上方牵拉形成肛直角(图 1－2－30)，对括约肛门有重要作用。耻骨直肠肌在行进中还分出纤维至盆膈裂孔内器官，参与构成各器官的括约肌，如尿道外括约肌、阴道括约肌、肛门外括约肌深部及前列腺肌等。

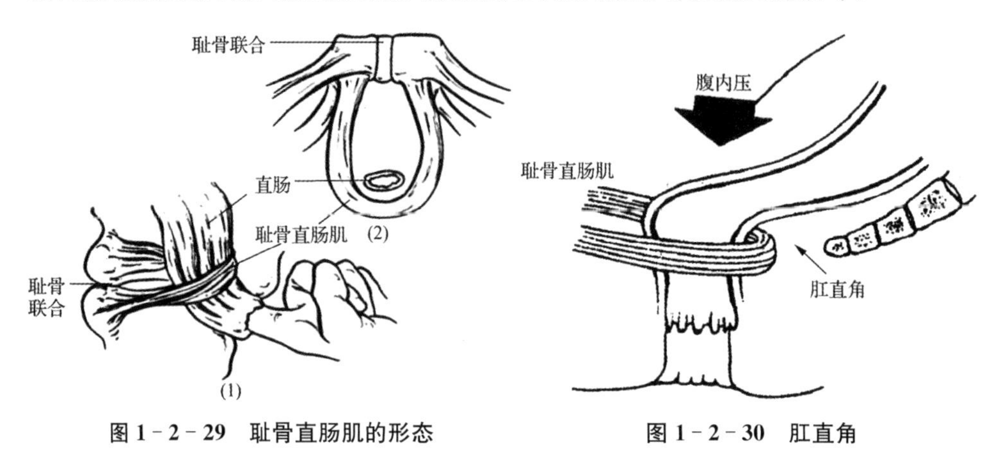

图 1－2－29　耻骨直肠肌的形态　　图 1－2－30　肛直角

耻骨直肠肌的“U”形孔穴，一般为椭圆形。横径：成人(2.40±0.05) cm，小儿(1.82±0.06) cm。前后径：(3.53±0.64) cm，小儿(2.72±0.90) cm。

有的学者认为耻骨直肠肌是独立的肌肉，依据是：

① 位置不同，耻骨直肠肌居耻尾肌下面，两者之间有间隔。

② 肌纤维方向不同，耻尾肌呈漏斗状，耻骨直肠肌呈 U 形。

③ 形成结构不同，两侧耻尾肌纤维交叉形成肛尾缝，而耻骨直肠肌的两侧肌束直接连接。

④ 功能不同，耻尾肌收缩时扩大肛管，而耻骨直肠肌收缩时关闭肛管。

⑤ 神经支配不同，耻骨直肠肌由痔下神经支配，耻尾肌由第四骶神经会阴支支配。

耻骨直肠肌的作用有两个方面：一方面，它提托支持着肛管直肠，使肛管直肠固定于一定位置和角度，对粪便下降起着机械屏障作用；另一方面，它收缩可将肛管向外、向上提拉，使肛管张开，粪便排出，它舒张可使肛管紧闭，暂时使粪便蓄存，从而随意控制排便。若术中误伤耻骨直肠肌，会造成肛管后移、肛门失禁和直肠脱垂的后果。所以，手术中不能切断耻骨直肠肌。

（五）联合纵肌

直肠穿过盆膈时，其纵肌层与肛提肌、耻骨直肠肌及其筋膜会合，走行于内、外括约肌间隙，包绕肛管，形成一个含有平滑肌、横纹肌和筋膜纤维混合的筒状纤维肌性复合体(图 1－2－31)。平滑肌纤维来自直肠壁外层纵肌，横纹肌纤维来自耻骨直肠肌。联合纵肌在成人长 2～3 cm、宽 0.2 cm。在齿线平面以上，联合纵肌以平滑肌和横纹肌为主；由齿线向下这两种肌纤维逐渐减少，至内括约肌下缘平面以下，除少量纤维仍为平滑肌外，绝大部分为结缔组织纤维所代替，形成中央腱。中央腱位于联合纵肌的下端与外括约肌皮下部之间的环行间隙内，分出内侧分支纤维、下行分支纤维和外侧分支纤维，向内止于肛管皮肤，向外进入坐骨直肠间隙(坐骨肛门窝)，向下穿过外括约肌皮下部，止于肛周皮肤。

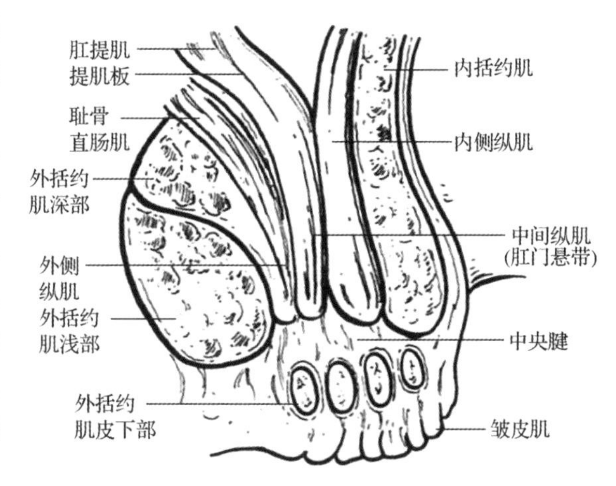

图 1－2－31　联合纵肌及肌间隙

1. 肌肉成分

联合纵肌的肌肉成分，根据起源不同可分内侧、中间和外侧三层(图 1－2－32)。

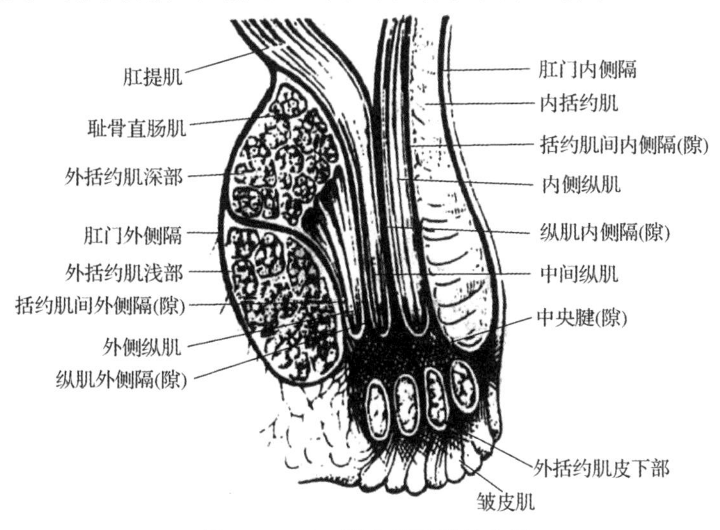

图 1－2－32　联合纵肌鞘的分层

(1) 内侧纵肌　是直肠纵肌层的延续部分,属平滑肌,与内括约肌相邻,有些纤维穿行于内括约肌之间并与其融合,形成“结合纤维”。

(2) 中间纵肌　是提肌脚下延为肛门悬带的部分,属横纹肌。此层上半部位于外括约肌深部与内侧纵肌之间;下半部在内、外侧纵肌之间。

(3) 外侧纵肌　是耻骨直肠肌与外括约肌深部向下延伸部分,属横纹肌,位于外括约肌浅部与中间纵肌之间。

2. 纤维成分

(1) 环状筋膜隔　联合纵肌的纤维成分,主要来自盆膈上、下筋膜与直肠固有筋膜。这些筋膜纤维向下延伸,穿插分隔各肌层,形成以下 6 个环状筋膜隔(图 1-2-32):

① 肛门内侧隔:即肛管黏膜下层,是直肠黏膜下组织的直接延续。

② 肛门外侧隔:位于外括约肌的外侧面,为肛提肌下面筋膜的直接延续。

③ 括约肌间内侧隔:为直肠纵肌和环肌之间筋膜层的延续部分,位于内括约肌与内侧纵肌之间。

④ 括约肌间外侧隔:位于联合纵肌的外侧面,是肛门外侧隔向内侧的延伸部分,最初穿行于外括约肌深、浅层之间,以后沿外括约肌浅部与外侧纵肌之间下降。

⑤ 纵肌内侧隔:是直肠固有筋膜的直接延续,沿内侧纵肌和中间纵肌之间下降。

⑥ 纵肌外侧隔:为肛提肌下面筋膜的直接延续,其上部在中间纵肌与外括约肌深部之间,下部在中间纵肌与外侧纵肌之间。

(2) 分支纤维　联合纵肌的纤维成分下降后分出内侧分支纤维、下行分支纤维和外侧分支纤维三种。

① 内侧分支:呈扇状走向。以齿线平面为界,又分为内上分支和内下分支。

A. Treitz 韧带:是联合纵肌的内上分支纤维,曾用过“肛门黏膜肌上行纤维”和“黏膜下肌”等名称,但定名不够准确,易与黏膜肌层混淆。特雷茨(Treitz)曾具体描述过此韧带的定位和走向,比较准确,故命名为 Treitz 韧带。此韧带来自联合纵肌的分支纤维,呈扇状穿过内括约肌入黏膜下层,与黏膜层相连,以右前、右后、左侧比较致密,其作用是固定直肠末端各层组织。此韧带纤维之间含有丰富的窦状静脉。当便秘和排便时间过长,直肠内压增高,粪便通过直肠末端狭窄部,引起黏膜下移,Treitz 韧带松弛撕裂使窦状静脉淤血扩张而形成内痔。

B. 肛管悬韧带:又称肛管皮肤外肌、黏膜肛管悬韧带。帕克斯(Parks)于 1956 年曾提出此纤维分为上、下两部分。上部为黏膜下纤维,即 Treitz 韧带;下部为肛管上皮下纤维,即肛管悬韧带,故亦名为 Parks 韧带。长期以来对栉状膜争论不休,实际上栉状膜就是肛管皮肤和肛管悬韧带。肛管悬韧带是由联合纵肌分支纤维构成的,位于肛管皮肤和内括约肌之间，上端与 Treitz 韧带连接，下端与括约肌间隔相连。其呈白色肌性结缔组织，成人长约 1.5 cm，厚 0.1 cm。此纤维是由贯穿内括约肌分支和括约肌间隔逆行向上呈扇状分布于肛管皮肤下的纤维共同组成。对连接、固定肛管上皮和内括约肌有重要作用。Ⅲ期内痔此韧带松弛，而发展到齿线以下成混合痔。

② 下行分支：有括约肌间隔纤维和皱皮肌。

A. 括约肌间隔纤维：是联合纵肌末端向内括约肌下缘与外括约肌皮下部之间分出的致密分支纤维。其对肛管上皮有固定作用。此间隔纤维松弛时，可使内痔发展到Ⅲ期。

B. 皱皮肌：联合纵肌下行呈扇状分支纤维，以多束纤维贯穿外括约肌皮下部，将皮下部分成 3～5 块，其纤维止于肛门皮下。皱皮肌有协助括约肌闭合肛门的作用。外观上可见肛门皮肤两侧有数条放射状皱襞，婴幼儿较明显。皱襞消失则有Ⅲ期、Ⅳ期内痔或混合痔。

③ 外侧分支：其纤维穿入耻骨直肠肌、外括约肌深部和浅部，将外括约肌深部和浅部网状交织，难以分开，并以纤维筋膜包绕耻骨直肠肌和外括约肌。外侧分支纤维延伸到坐骨直肠间隙的脂肪组织内。

3. 作用

联合纵肌及其分支纤维的作用，是参与和辅助外科学肛管。

(1) 固定肛管　联合纵肌是肛管结缔组织系统的中轴，其上方固定于盆膈及其筋膜，下方固定于肛周皮肤，其中部发出大量离心纤维穿入内、外括约肌内，通过结缔组织网将内外括约肌、耻骨直肠肌和肛提肌联合箍紧在一起，并将其向上外方牵拉，而且牢牢地固定在纵肌本身，所以联合纵肌就成了固定肛管的重要肌束(图 1－2－33)。如果联合纵肌松弛或断裂，就会引起肛管外翻和黏膜脱垂。所以，联合纵肌可看作肛管的“骨骼”系统，括约装置的重要支柱，其产生闭合肛管的水平向心力。

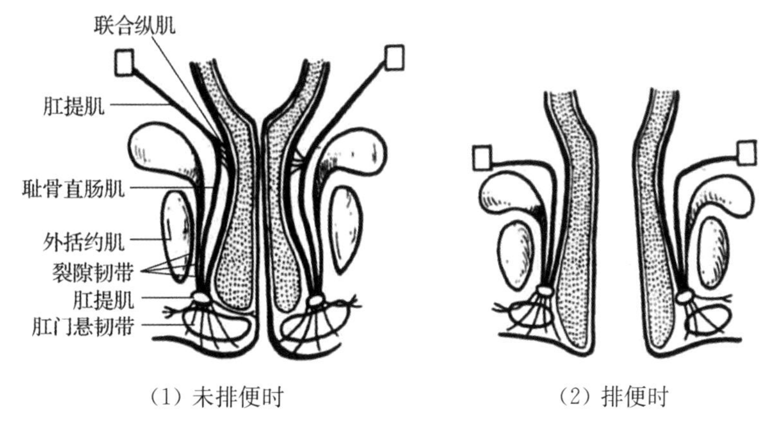

(1) 未排便时　　(2) 排便时

图 1－2－33　联合纵肌固定作用

(2) 协调排便　联合纵肌有直肠纵肌和肛提肌部分纤维参加，是排便的控制肌群。排便时，上述二肌收缩，必将使肛管上缩，管腔扩大，肛周皮肤外翻，肛门张开，此即排便前的准备动作(图 1-2-34)。但是，当中止排便时，外括约肌收缩，其皮下部由外上方滑向内下方，牵动中央腱间接地拉紧了联合纵肌，给内括约肌施加了侧压力，阻止该肌放松。按照直肠—内括约肌的逆向反射原理，必然引起直肠扩张，粪便滞留，排便得到控制(图 1-2-35)。因此联合纵肌可间接地增强外括约肌的随意性抑制作用，协助外括约肌维持肛门自制。所以，联合纵肌在排便过程中起着统一动作、协调各部的作用，可以说是肛门肌群的枢纽。

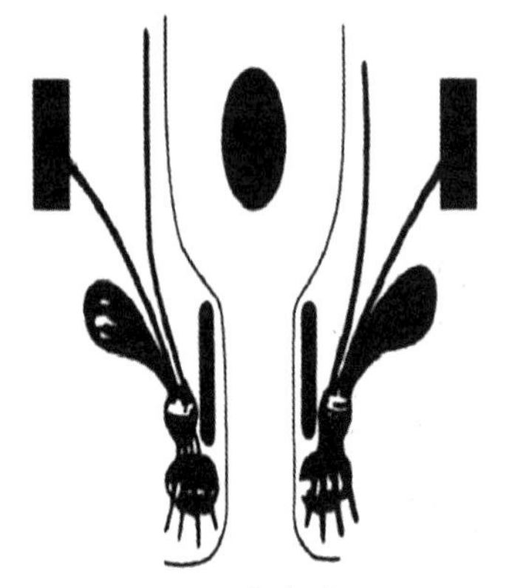

(1) 宽息时

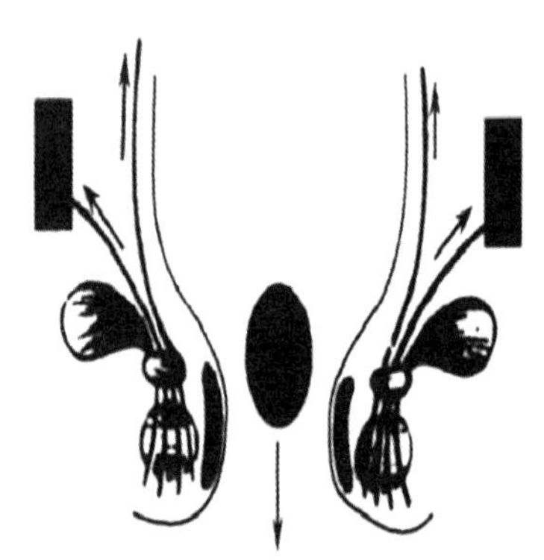

(2) 排便时，直肠纵肌和肛门悬韧带收缩引起肛管上提，肛门外翻，外括约肌皮下部外移并上提

图 1-2-34　联合纵肌支持作用

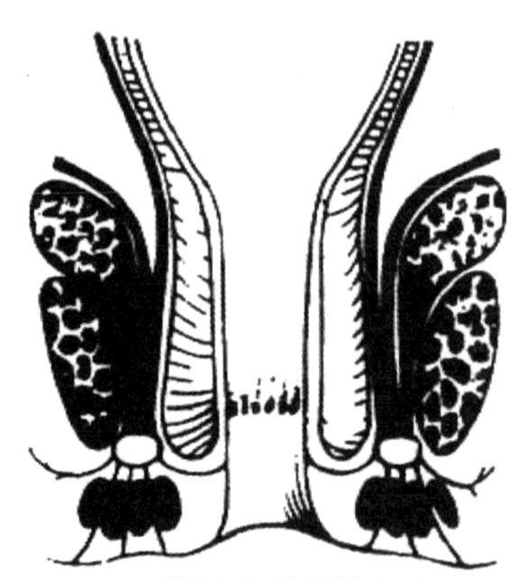

(1) 排便时，外括约肌皮下部在内括约肌的外下方

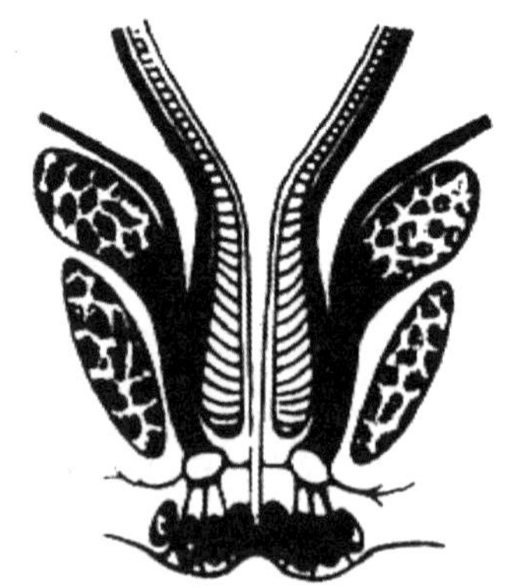

(2) 中止排便时，外括约肌收缩，皮下部滑向内下方，牵动中央腱拉紧联合纵肌，挤压内括约肌，反射性地抑制直肠收缩

图 1-2-35　联合纵肌自制作用

(3) 疏导作用　联合纵肌分隔各肌间后在肌间形成了间隙和隔膜，这就有利

于肌群的收缩和舒张运动，但也给肛周感染提供了蔓延的途径。

联合纵肌之间共有四个括约肌间间隙：最内侧间隙借内括约肌的纤维与黏膜下间隙交通；最外侧间隙借外括约肌中间袢经过的纤维与坐骨直肠间隙交通；内层与中间层之间的间隙向上与骨盆直肠间隙直接交通；外层与中间层之间的间隙向外上方与坐骨直肠间隙的上部交通。所有括约肌间间隙向下均汇总于中央间隙。括约肌间间隙是感染沿直肠和固有肛管蔓延的主要途径。

(六) 肛管直肠环

肛管直肠环(简称“肛直环”)并不是一个独立的肌群，它是由外括约肌浅部与深部、耻骨直肠肌、联合纵肌、内括约肌的一部分环绕肛管直肠连接处形成的强有力的纤维肌环(图 1－2－36)。此环的前部与后部相比：前部较薄弱、短窄，其位置较后部低 0.7～0.8 cm；后部肌束粗大，直接与外括约肌深部接触，有移动性，容易触知。指诊时，手指由括约肌间沟沿内括约肌向上移动，至肛管上端突然向后触到一清楚的边缘，即为此环的正常位置。在此平面以上手指稍向后即可钩住这个肌环，后侧及两侧有“U”形绳索感。如令被检者做收缩肛门动作，则手指钩住肌环的感觉更为明显。该环向肛管两侧延伸而逐渐变为不明显，至前壁则有松软感。

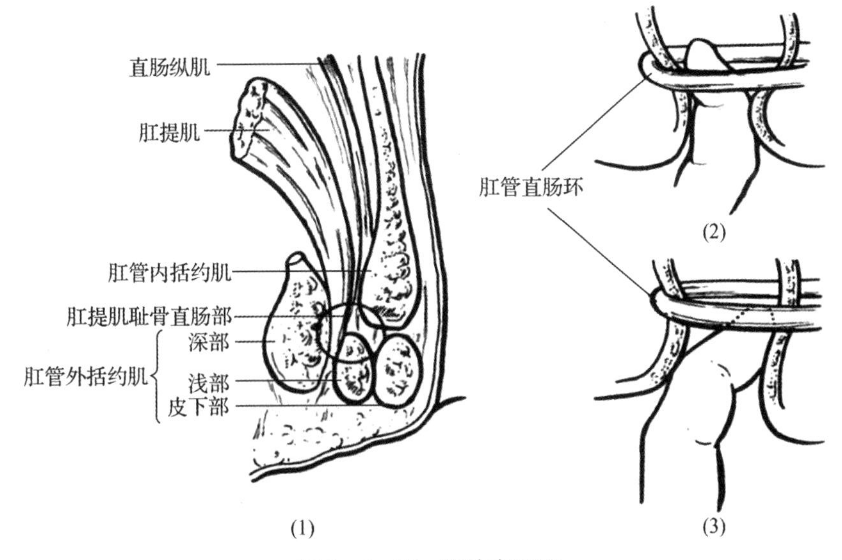

图 1－2－36　肛管直肠环

肛管直肠环对维持肛门自制起重要作用，它可以控制排便。平时肛管直肠环处于收缩状态，排便时松弛，便后又收缩回去。传统的观念认为，手术中如完全切断肛管直肠环，必将引起肛门失禁；如果保留了此环，即使牺牲了全部括约肌，肛门自制功能也无重大影响，故手术时应特别注意保护此环。若手术中必须切断此环，可有两种选择:最好的途径是循肛管后正中线,正对着尾骨沿肛尾韧带纵行切开。这是因为肛管外括约肌浅部、肛管外括约肌深部及耻骨直肠肌均有一部分肌纤维附着于肛尾韧带,耻骨直肠肌的部分纤维还与耻骨尾骨肌相交错,因此循肛尾韧带纵行切开肛管直肠环时,切断的肌纤维还与肛尾韧带相连接,不至于大幅度地回缩,术后可恢复肛管直肠环的完整性,不会造成严重的肛管闭合不全,可以减少术后发生肛门失禁的可能性。假如术中必须在其他部位切断肛管直肠环,应在需要切断的部位垂直切断肌纤维,且最好分期部分切断,这样可以避免损伤过多的肌纤维。不可一次切断全部肌纤维,否则将造成严重的肛门失禁。对女性患者,不可在前正中线切断肛管直肠环,以免造成会阴结构薄弱。

四、肛管直肠周围间隙

肛管直肠周围有许多潜在性间隙,对肛管直肠周围炎症的发生和扩散以及手术处理具有重要意义(图 1-2-37、图 1-2-38)。间隙中充满脂肪结缔组织,并由很多纤维肌隔将其分成许多小房,当发生化脓性感染时,脂肪很快坏死,且再生作用较慢,因而影响组织愈合。间隙中神经分布很少,感觉迟钝,故发生感染时,病人一般无剧烈疼痛,就医较晚,由于解剖上的位置与结构关系,容易发生肛周脓肿和肛周直肠瘘。

以肛提肌为界,肛管直肠周围间隙可分为肛提肌上间隙与肛提肌下间隙两组。在肛提肌上方的间隙(高位)有骨盆直肠间隙、直肠后间隙、黏膜下间隙等,形成的脓肿称为高位脓肿。在肛提肌下方的间隙(低位)有坐骨直肠间隙和肛管后间隙、皮下间隙等,形成的脓肿称为低位脓肿。

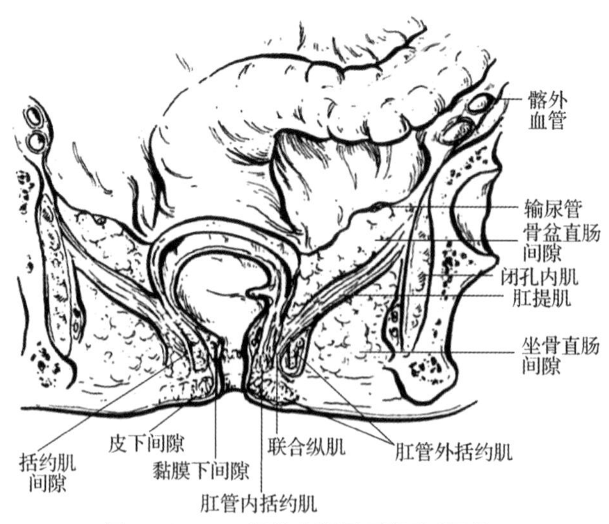

图 1-2-37 肛管直肠周围间隙(冠状面)

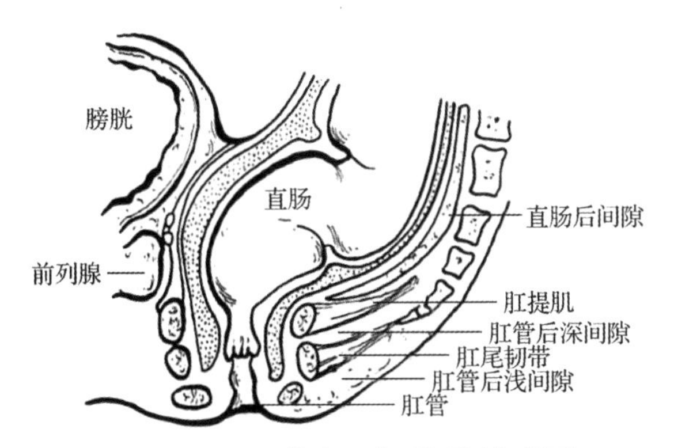

图 1－2－38　肛管直肠前后间隙(矢状面)

(一) 肛提肌上间隙(高位间隙)

(1) 骨盆直肠间隙　位于肛提肌上方，腹膜之下和直肠两侧，左右各一。在男性，此间隙前方有膀胱、前列腺；在女性，此间隙前有子宫和子宫阔韧带。此间隙积脓容积可以很大，若有脓肿，不及时引流，积脓可以穿入直肠、膀胱或阴道，也可以穿破肛提肌，进入坐骨直肠间隙。

由于该间隙位置高，而其顶部及内侧又为软组织，处于自主神经支配区，痛觉不敏感，所以感染化脓后，即使是大量的，症状也比较隐蔽，常常不易被发现。虽全身感染症状明显，但局部症状不明显，因而容易误诊。必须行直肠指诊，可触到波动性肿块而确诊。

(2) 直肠后间隙　又称骶前间隙，位于上部直肠固有筋膜与骶前筋膜之间，上为腹膜返折部，下为肛提肌，前为直肠，后为骶前筋膜。故直肠后脓肿易于向前溃入直肠，或向下穿破肛提肌，很少向外蔓延到其他间隙。由于直肠后间隙上方是开放的，故此间隙如发生感染，可向腹膜后间隙扩散。此间隙与两侧骨盆直肠间隙相通、与直肠侧韧带相邻。脓液可向骨盆直肠间隙蔓延，形成高位蹄铁形脓肿。

直肠后间隙内含有骶神经丛、交感神经支及骶中与痔中血管等。

(3) 直肠黏膜下间隙　位于齿线上的直肠黏膜下层与肛管直肠环肌之间。间隙内有痔静脉丛、毛细淋巴丛和痔上动脉终末支等。发生直肠黏膜脱垂时，点状注射硬化剂在此间隙内，可使痔静脉丛硬化萎缩，黏膜与肌层粘连固定。此间隙感染后可形成黏膜下脓肿，发生脓肿时症状不明显，指诊可触到突向肠腔有波动的肿块。

(二) 肛提肌下间隙(低位间隙)

(1) 黏膜下间隙　位于肛管齿线以上的黏膜与内括约肌之间，向上与直肠的黏膜下层连续。间隙内有来自动静脉吻合网的痔内静脉丛、弹性纤维结缔组织、淋巴管丛、黏膜下肌等。

(2) 皮下间隙　位于外括约肌皮下部与肛周皮肤之间。该间隙内有皱皮肌、痔外静脉丛、浅淋巴管、神经丛以及脂肪组织。间隙向上与中央间隙相通,向外与坐骨直肠间隙直接相通。

(3) 坐骨直肠间隙　亦称坐骨肛门窝,位于直肠与坐骨结节之间,为成对楔状腔隙,其容积 60～90 ml,是肛提肌下间隙中最大、最重要的间隙。间隙的尖向上,为盆膈下筋膜与闭孔筋膜的会合处;底为肛门三角区的皮肤和浅筋膜;外侧壁为坐骨结节、闭孔内肌及其筋膜;内侧壁为肛门外括约肌、肛提肌、直肠尾骨肌及盆膈下筋膜;后壁为臀大肌和骶结节韧带;前壁为尿生殖膈。

坐骨直肠间隙内、外两侧壁的前后端均以锐角相接,形成前后两个隐窝。前隐窝位于肛提肌与尿生殖膈之间,后隐窝在直肠尾骨肌、骶结节韧带和臀大肌之间。左、右坐骨直肠间隙的内侧壁在后方相连续,借肛管后深间隙相交通。坐骨直肠间隙的顶部,即在盆筋膜腱弓与闭孔筋膜之间,有时出现一潜在性的裂隙,称 Schwalbe 裂隙。其临床意义是,坐骨直肠间隙脓肿可能经此途径蔓延到肛提肌上间隙。盆腔腹膜也可能经此裂隙形成坐骨直肠窝疝。

坐骨直肠间隙的前、后径平均为 6～8 cm,宽 2～4 cm,深 6～8 cm。在临床上,如肛门周围感染,此间隙内极易发生脓肿。如积脓过多而致间隙张力过高,脓液可穿破肛提肌进入骨盆直肠间隙内。由于肛提肌上、下两个间隙内的脓肿较大,而连通的瘘管一般较细,就形成所谓的"哑铃形"脓肿。坐骨直肠间隙与皮下间隙直接交通,还可沿联合纵肌的中央腱纤维隔与中央间隙相通,通过纵肌外侧隔或括约肌间外侧隔或外括约肌浅部肌束间纤维与括约肌间间隙交通。此间隙还可向前延伸至尿生殖膈以上,向后内侧经肛管后深间隙与对侧的坐骨直肠间隙相通。

(4) 肛管后间隙　位于肛门及肛管后方,以肛尾韧带为界将此间隙分为深、浅两个间隙,与两侧坐骨直肠间隙相通。

① 肛管后深间隙:即 Courtney 间隙。位于肛尾韧带的深面,上为肛提肌、下为外括约肌浅部,与两侧坐骨直肠间隙相通,脓液可从一侧的坐骨直肠间隙经此通道侵入对侧,形成后蹄铁形脓肿或瘘管。

② 肛管后浅间隙:位于肛尾韧带的浅面与肛管皮下之间。此间隙常是肛裂引起皮下脓肿的所在位置。此处感染只限于皮下组织,不会影响到肛管、坐骨直肠间隙及肛管后深间隙。间隙内因含有骶神经后支的扣环状神经末梢,故慢性肛裂时此处特别疼痛。

(5) 肛管前间隙　位于肛门及肛管前方,又可分为肛管前深、浅两个间隙。

① 肛管前深间隙:位于会阴肌深面,下为外括约肌浅部附着于会阴肌和中央腱上,上界可伸展于直肠阴道隔,后为外括约肌浅部,成为尿生殖膈。此间隙后侧与两侧坐骨直肠间隙相通,故可发生前蹄铁形脓肿,但在临床上"前蹄铁形脓肿"远

较后方少见。如前、后同时发生蹄铁形脓肿,可以称为环形脓肿,临床少见,一旦发生应与急性坏死性筋膜炎做鉴别。

② 肛管前浅间隙:位于会阴肌的浅面,与肛管后浅间隙相同,一般感染只限于邻近的皮下组织,不蔓延。

(6) 括约肌间间隙　位于联合纵肌的内、外括约肌之间,共有四个间隙(图 1-2-39):

① 内侧纵肌内侧隙:位于内侧纵肌与内括约肌之间,该间隙借穿内括约肌纤维与肛—直肠黏膜下间隙交通。

② 中间纵肌内侧隙:位于中间纵肌与内侧纵肌之间,该间隙向上与骨盆直肠间隙直接交通,是骨盆直肠间隙感染蔓延的主要途径。

③ 中间纵肌外侧隙:位于中间纵肌与外侧纵肌之间,该间隙外上方与坐骨直肠间隙的上部交通。

④ 外侧纵肌外侧隙:位于外侧纵肌与外括约肌浅部之间,该间隙借穿外括约肌浅部的纤维与坐骨直肠间隙交通。

上述四个括约肌间间隙向下均汇总于中央间隙。括约肌间间隙是感染沿肛管扩散的重要途径,骨盆直肠脓肿向下沿此间隙可至肛周皮肤,而中央脓肿或皮下脓肿也可经此途径向上蔓延至骨盆直肠间隙。

(7) 中央间隙　位于联合纵肌下端与外括约肌皮下部之间,环绕肛管下部一周(图 1-2-39)。间隙内有联合纵肌的中央腱,中央间隙借中央腱的纤维隔直接或间接地与其他间隙交通:向外通坐骨直肠间隙、向内通黏膜下间隙、向下通皮下间隙、向上通括约肌间间隙并经此间隙与骨盆直肠间隙交通。

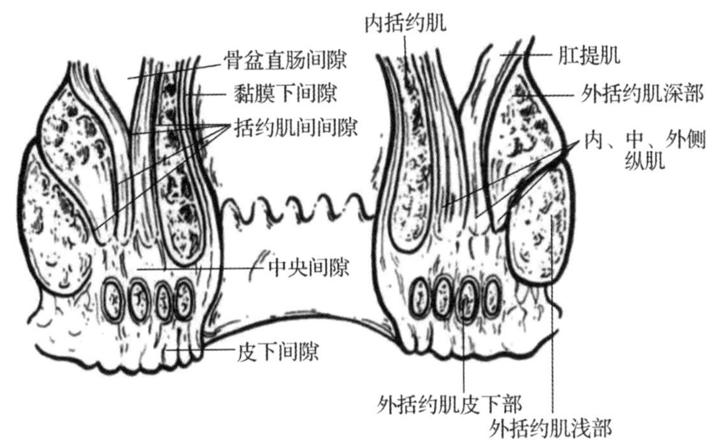

图 1-2-39　中央间隙与括约肌间间隙

中央间隙与肛周感染关系极为密切,间隙内脓液可沿上述途径蔓延至其他间隙;反之,来自其他间隙的脓液在未侵及皮肤和肛管之前均先汇总于中央间隙。即肛周脓肿和肛瘘形成的第一阶段是在中央间隙内先形成中央脓肿,脓肿继沿中央腱各纤维隔蔓延各处,形成不同部位的肛周脓肿或肛瘘:向下至皮下间隙形成皮下脓肿,向内形成瘘管入肛管,向外至坐骨直肠间隙引起坐骨直肠间隙脓肿,向上经括约肌间间隙形成括约肌间脓肿,脓液可沿此间隙上达骨盆直肠间隙,引起骨盆直肠间隙脓肿。在临床上,中央脓肿常易被误诊为皮下脓肿。

中央间隙内侧邻括约肌间沟,该处缺乏肌肉支持,皮肤借纤维隔与中央腱直接相连,较坚硬,缺乏弹性;因此中央间隙相邻的肛管皮肤最易外伤感染(如硬便擦伤)。细菌侵入中央间隙后,感染可短期地局限于该间隙内,如果此时被忽视或误诊,即可发生向其他间隙蔓延的可能。特别在排便和自制作用下,肛门肌肉频繁收缩会加速感染的扩散。

(三) 肛周感染播散的走向与各间隙的关系

1. 纵向播散

括约肌间脓肿及中央脓肿可向上、向下播散,最常见的是向下至肛周皮下间隙,导致皮下脓肿或瘘。偶尔,脓液可向上播散进入肛管直肠环肌和纵肌之间(壁内脓肿)呈一盲管或溃破入直肠;也有可能进入直肠壁外的骨盆直肠间隙内,形成肛提肌上脓肿或瘘,临床上称为高位肌间脓肿(瘘),较少见。有学者认为,这种罕见的高位肛瘘并不来源于肛腺感染或括约肌间脓肿,而来源于盆腔炎的弥漫性直肠外病变。肛提肌上脓肿位置隐深,因其顶部(盆腔腹膜)及内侧(直肠壁)均为软组织,故即便是大量积脓,平常也不易发现。虽全身感染症状明显,但局部症状轻微,因而常易被误诊,脓肿最后可向肠腔溃破形成内瘘。

2. 水平播散

括约肌间脓肿可水平穿经外括约肌不同平面到达坐骨直肠间隙(窝),而中央脓肿可不穿肌肉,经外括约肌浅部和皮下部之间进入间隙,继发坐骨直肠窝脓肿。坐骨直肠窝位于肛—直肠两侧,呈圆锥形,其前后径平均为 6～8 cm,宽 2～4 cm,深 6～8 cm,其潜在容积为每侧 50 ml,充满脓液的脓腔上端可高出肛管直肠环平面,从外口探查瘘管可以深达 5～6 cm。坐骨肛门窝脓肿可向下播散穿透皮肤。向上经窝顶 Schwalbe 裂隙或穿透肛提肌播散至肛提肌上间隙,这是肛提肌上脓肿形成的另一途径。由于肛提肌上、下两个脓肿较大,其间连通的瘘管较细,形状如哑铃,故称"哑铃形脓肿"。此种高位继发性肛瘘诊断困难,治疗棘手。汤姆森(Thomson)曾强调指出,手术治疗前需查明:肛提肌上脓肿是来源于括约肌间脓肿,抑或是继发于坐骨直肠窝脓肿。如是前者,应将脓肿直接引流进入直肠;若是后者,应经皮肤将脓肿引流至体外。

中央脓肿的脓液可水平向后穿过 Minor 三角，分别至肛尾韧带上、下方的肛管后浅、深两间隙，形成脓肿。其中肛管后深间隙脓液可向一侧或两侧坐骨直肠窝播散，或一侧坐骨直肠窝脓肿经此通道侵入对侧形成后蹄铁形瘘，此类肛瘘比较少见，约占 3.86%。

中央脓肿的脓液可水平向前，分别侵入会阴中心腱浅、深面的肛管前浅、深两间隙，形成脓肿。肛管前浅脓肿一般仅局限于邻近的皮下组织，深脓肿虽然也可进入两侧坐骨直肠窝，但在临床上前蹄铁形瘘远较后者少见。

3. 环状播散

肛门直肠周围有许多环状的筋膜间隙，如黏膜下间隙、皮下间隙、中央间隙、括约肌间间隙、坐骨直肠间隙、骨盆直肠间隙等，这些间隙为肛瘘或脓肿的环状播散提供了条件，也为治疗增添了难度。除上述两侧坐骨直肠窝脓肿通过 Courtney 间隙可形成环状的后蹄铁形瘘以外，同样，两侧肛提肌上脓肿可经直肠后间隙形成环状播散。直肠后间隙位于骶尾及骶前筋膜前面，又称骶前间隙。直肠后脓肿常继发于括约肌间脓肿、坐骨直肠窝脓肿、直肠损伤或骶尾骨炎症，发病率为 11.7%。由于直肠后间隙是开放的，故脓肿可向壁膜后间隙播散；向一侧或两侧肛提肌上间隙环状播散，或一侧肛提肌上脓肿经此通道侵入对侧，其发生率为 68.4%。

五、肛管直肠周围血管

（一）动脉

肛管直肠血管主要来自直肠上动脉，其次是直肠下动脉、肛门动脉和骶中动脉，其动脉之间有丰富的吻合支。直肠上动脉和骶中动脉是单支，直肠下动脉和肛门动脉左右成对（图 1-2-40）。

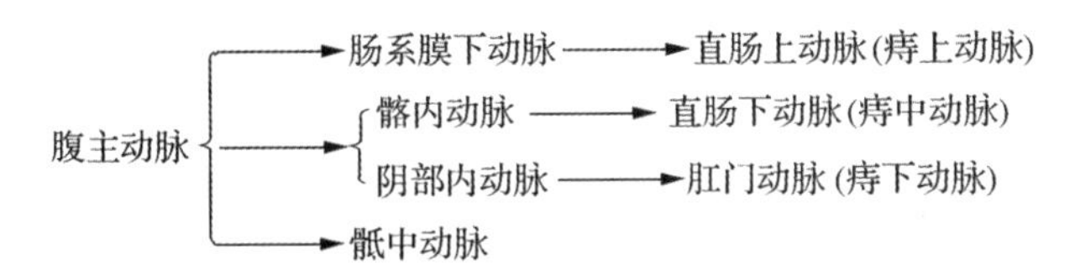

1. 直肠上动脉（痔上动脉）

它来自肠系膜下动脉，是肠系膜下动脉的终末血管，即肠系膜跨越左髂总动脉以下的部分，是直肠血管最大、最主要的一支。该动脉的起点平面多数平第一骶椎（占 53.3%）。主干经乙状结肠系膜的两层间进入盆腔，约至第三骶椎高度在直肠后壁的中部分为左右两支，动脉分支水平可有个体差异。直肠上动脉的分支最初在直肠的后面，以后绕至外侧，每支再分数支穿直肠壁达黏膜下；其终末支互相吻合，并与直肠下动脉、肛门动脉的分支在齿线以上有吻合。齿线上右前、右后和左侧有三个主要分支，传统观点认为是内痔的好发部位(图 1－2－41)。直肠上动脉左、右支之间没有肠壁外吻合，即直肠的前、后壁中线各有一乏血管区，这可能是直肠低位前切除时肠瘘发生率高的原因所在。

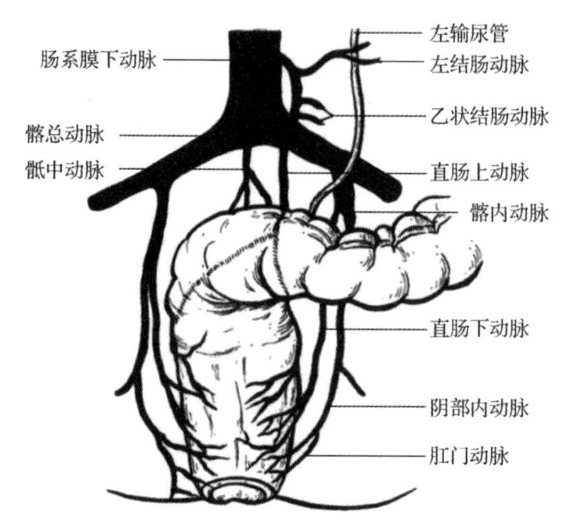

图 1－2－40　直肠肛管动脉供应

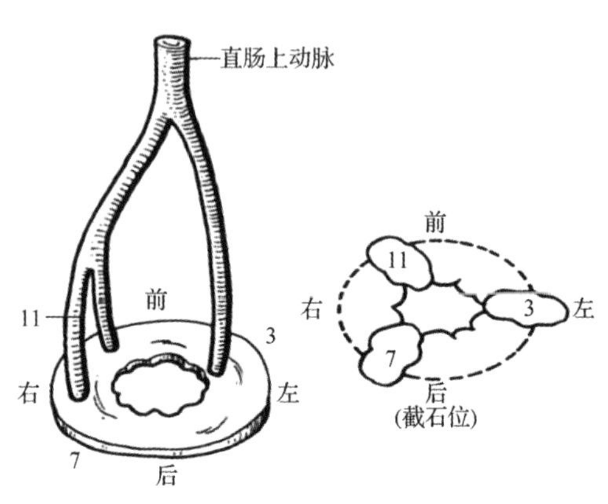

图 1－2－41　直肠上动脉在内痔好发部位分支示意

2. 直肠下动脉(痔中动脉)

它位于骨盆两侧，来自髂内动脉，在腹膜下向前内行，在骨盆直肠间隙内沿直肠侧韧带分布于直肠前壁肌肉，在黏膜下层与直肠上动脉、肛门动脉吻合。

动脉的变异很大，两侧直肠下动脉很少出现对称性起源、同等的长度和一样的行程或两侧数目相等的情况，有时甚至缺如或多达 2～3 支。直肠下动脉主要供血给直肠前壁肌层和直肠下部各层。动脉管径一般很小(0.1～0.25 cm)，断裂后不致引起严重出血，但有 10％的病例也可能出血很剧烈，故手术时应予以结扎。

3. 肛门动脉(痔下动脉)

它起自阴部内动脉，在会阴两侧，经坐骨直肠间隙外侧壁上的 Alcock 管至肛管，主要分布于肛提肌、内外括约肌和肛周皮肤，也分布于下段直肠。肛门动脉可分成向内、向上、向后三支(图 1－2－42)。各分支通过内外括约肌之间或外括约肌的深浅两部之间，到肛管黏膜下层与直肠上、下动脉吻合，但一般很细小。坐骨直肠间隙脓肿手术时，常切断肛门动脉分支，一般不会引起大出血。

约有 85.4％的人两侧肛门动脉在肛后联合处无吻合，致使该处组织的血管密度较前联合和两侧低，形成乏血管区；内括约肌内血管呈垂直方向进入肌纤维，内括约肌痉挛性收缩时可压迫血管，更易加重肛后联合的缺血现象。故肛门动脉的局部供血特点，可能是原发性慢性肛裂好发于肛后联合的原因之一。

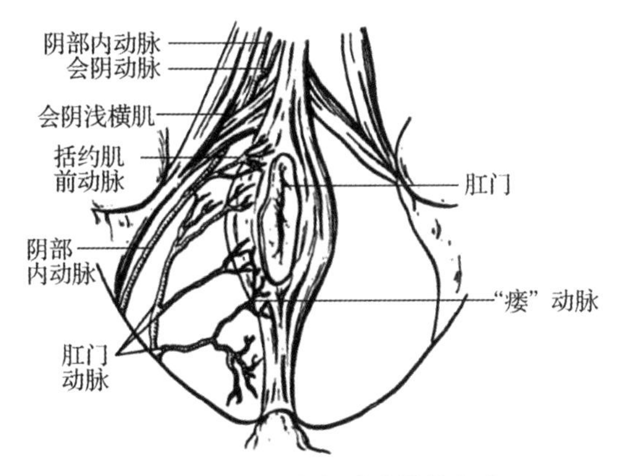

图 1-2-42　肛门动脉及其分支

4. 骶中动脉

骶中动脉由腹主动脉分叉部上方约 1 cm 处的动脉后壁发出，沿第四至第五腰椎和骶尾骨前面下行，行于腹主动脉、左髂总静脉、骶前神经、痔上血管和直肠的后面，其某些终末分支可沿肛提肌的肛尾缝下降至肛管和直肠。有细小分支到直肠，与直肠上、下动脉吻合。日本的宫岐治男于 1975 年报道：直肠上动脉、直肠下动脉和肛门动脉的终末走向都集中在齿线上方的窦状动脉直接吻合。窦状静脉丛的血液成分主要是动脉血，窦状静脉淤血扩张是内痔发生的血管学基础(图 1-2-43)。

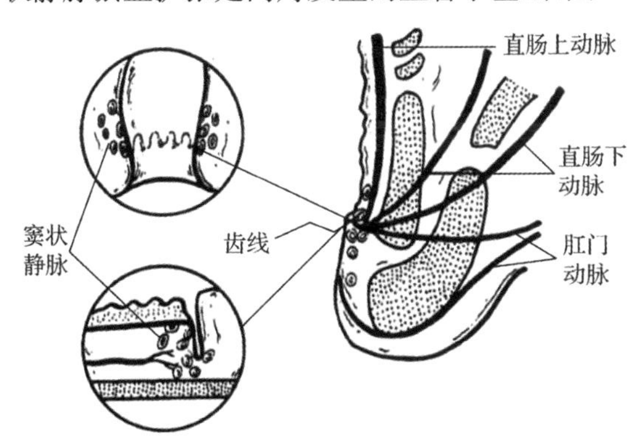

图 1-2-43　直肠下动脉终末分支与窦状静脉

骶中动脉在外科上的意义是：切除直肠时将直肠由骶骨前面下拉，并在与尾骨分离时，切断此动脉有时会引起止血困难。

(二) 静脉

肛管直肠静脉与动脉并行，以齿线为界分为两个静脉丛：痔上静脉丛和痔下静脉丛，分别汇入门静脉和下腔静脉(图 1-2-44、图 1-2-45)。痔上、下静脉丛在肛门白线附近有许多吻合支，使门静脉与体静脉相通。程序如下所示：① 痔上静脉丛→直肠上静脉→肠系膜下静脉→脾静脉→门静脉；② 痔下静脉丛→肛门静脉→阴部内静脉→髂内静脉→下腔静脉。

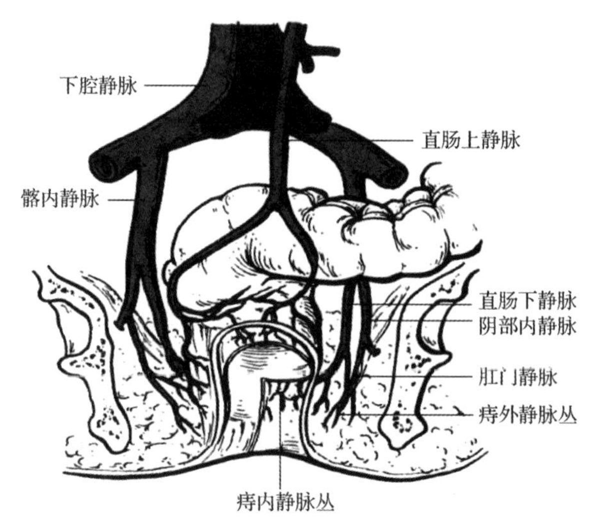

图 1－2－44　肛管直肠的静脉

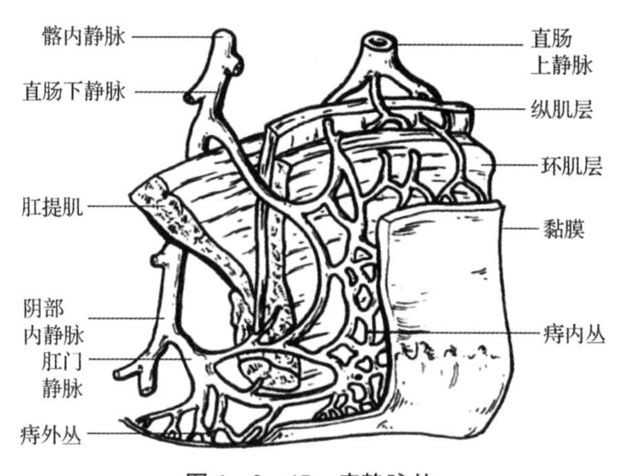

图 1－2－45　痔静脉丛

1. 痔内静脉丛

痔内静脉丛又叫直肠上静脉丛。在齿线上方，为窦状静脉丛，起于黏膜下层内微小静脉窦，汇集直肠黏膜的静脉，形成数支小静脉，至直肠中部穿过肌层，汇入直肠上静脉入门静脉。这些静脉无瓣膜，不能阻止血液逆流，因此，穿过肌层时易受压迫而淤血扩张，这是形成痔的内在因素。该静脉丛在右前、右后、左侧三处比较丰富，是内痔的原发部位，俗称母痔区；另外还有 3～4 个分支，是继发内痔的部位，称子痔区。在直肠上静脉丛发生的痔，称内痔。

2. 痔外静脉丛

痔外静脉丛又叫直肠下静脉丛。在齿线下方，肛门皮下组织内，沿外括约肌外缘形成边缘静脉干，汇集于肛管静脉。其上部汇入直肠下静脉，入髂内静脉；下部汇入肛门静脉，入阴部内静脉，最后入下腔静脉。在直肠下静脉丛发生的痔，称外痔。

近年来，痔的血液充分研究表明：内痔血液是动脉血，与直肠上静脉无静脉瓣和门脉高压无关，因此内痔“静脉扩张”的病因学说遭到某些人的否认。

六、肛管直肠淋巴引流

(一) 肛管淋巴

肛管的淋巴引流是以齿线为界，分上、下两组。

1. 上组

上组包括肛管黏膜部与内、外括约肌之间的淋巴网。向上与直肠淋巴网，向下与肛门周围淋巴网相连，其中以肛柱内的淋巴网最密集。此组淋巴管的走行有三个方向：

(1) 多数沿直肠上血管向上行，汇入该动脉起始部的淋巴结。

(2) 少数沿骶外侧动脉向外上方走行，入髂内淋巴结。

(3) 齿线稍上方的淋巴管向外行，沿肛门动脉经坐骨直肠间隙入阴部内动脉周围的淋巴结。

2. 下组

下组包括肛周皮肤和肛管皮肤部的淋巴管网。由该网发出的淋巴管向前外经会阴及大腿内侧部的皮下组织，注入腹股沟浅淋巴结。

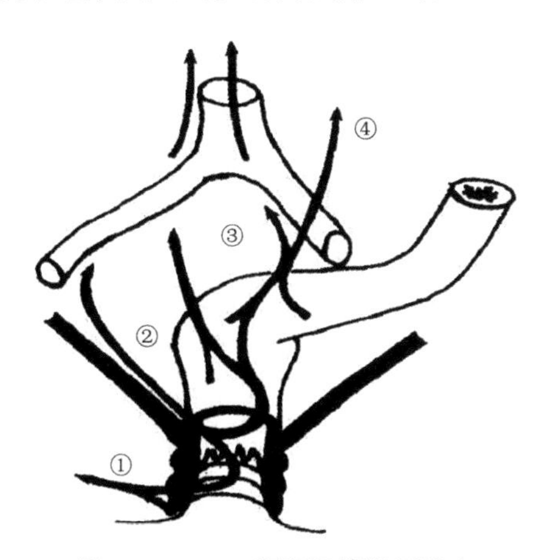

图 1-2-46　直肠肛管淋巴流向

直肠会阴部(肛管)的淋巴主要沿肛门血管和阴部注入腹股沟淋巴结①，直肠盆部的下部淋巴主要沿直肠下血管入髂内淋巴结②③，直肠上部淋巴结沿直肠上血管入主动脉旁淋巴结④。

Goodsall 法则——肛门、肛周及会阴区的淋巴流向法则，即：以肛门口为中心画条横线，若肛瘘口位于横线的背侧，则肛管中央线的背侧一定有内口，且瘘管为曲线；若瘘口在横线腹侧，则瘘管为直线，这与肛周浅淋巴流向腹股沟淋巴结的方向有关。

(二) 直肠淋巴

1. 壁内系统

直肠壁内淋巴系统位于黏膜、黏膜下、肌间和外膜下。壁内各淋巴管丛相互连通，出肠壁后在直肠外面形成广泛交通的淋巴管丛，汇入壁外系统(图 1-2-47)。

直肠以中直肠瓣为界分为上、下两部：下部直肠因失去腹膜，原浆膜下丛为直肠淋巴窦所代替，并与盆脏筋膜各部密切联系，对直肠、乙状结肠的淋巴引流特别重要。此区壁内丛淋巴可沿上、中、下三条途径回流，而上部直肠的壁内丛淋巴仅经上行路回流。此种差异对直乙结肠(直肠、乙状结肠)部癌肿的转移和手术有重要意义。例如中直肠瓣以上的直肠癌，通常沿直肠上动脉向上转移；而中直肠瓣区的低位直肠癌则沿直肠下动脉向外侧转移。

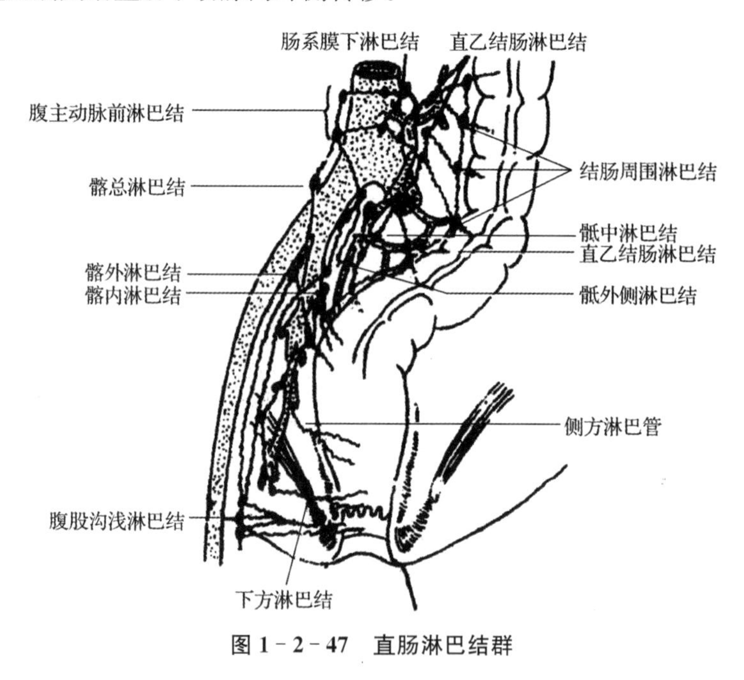

图 1-2-47 直肠淋巴结群

2. 壁外系统

直肠壁外淋巴管主要沿以下三个方向走行：

(1) 上行路　是最重要的走行方向，引流上部直肠、乙状结肠和降结肠下部的淋巴，主要淋巴管及淋巴结沿肠系膜下血管及其分支排列。重要的淋巴结群有：

① 位于直肠上动脉的左、右两支处的淋巴结群，即直肠旁淋巴结或 Gerota 淋巴

结，上部直肠的淋巴主要汇入此群，所以它是癌肿上行扩散的最重要的淋巴结群。

② 位于肠系膜下动脉的直肠上动脉及最后乙状结肠动脉处的淋巴结群。上部直肠及下部乙状结肠的淋巴汇入此群。

③ 位于肠系膜下动脉的左结肠动脉处的淋巴结群，有人称之为直乙结肠群(rectosigmoidocolic group)，它引流大部分大肠的淋巴，是癌转移的重要场所。

(2) 侧行路　淋巴管位于腹膜下沿血管神经鞘向两侧走行。重要的淋巴结群位于血管的分歧处。淋巴管在侧行路中又有三个方向的走行：

① 向前外侧沿直肠两侧入直肠生殖膈，继沿前列腺、精囊腺或阴道外侧缘，汇入髂内淋巴结，偶尔可入髂外淋巴结。此组淋巴管与沿直肠下动脉或骶外侧动脉走行的淋巴管相吻合。

② 向外侧，经直肠侧韧带沿直肠下动脉入闭孔淋巴结或髂内淋巴结。对这条路径临床上较重视，癌的外侧转移多沿此路。

③ 向后，沿骶中动脉入骶岬附近的淋巴结(骶淋巴结)。沿骶外侧动脉入髂总动脉分歧部和髂内动脉附近的淋巴结。

(3) 下行路　引流末端直肠的淋巴向下穿行肛提肌，与坐骨直肠窝内的淋巴管相交通，入髂内淋巴结。

七、肛管直肠神经支配

(一) 直肠神经

直肠神经为自主神经。以齿线为界，齿线以上，由交感神经与副交感神经双重支配(见图 1-2-48)，称无痛区。

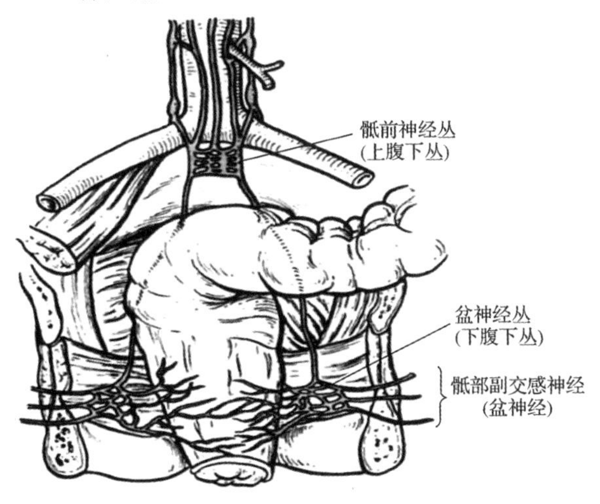

图 1-2-48　直肠的神经支配

1. 交感神经

其主要来自骶前(上腹下)神经丛。该丛位于骶前,腹主动脉分叉下方。在直肠固有筋膜外形成左右分支,向下走行到直肠侧韧带两旁,与来自骶交感干的节后纤维和第三至第四骶神经的副交感神经形成盆(下腹下)神经丛。骶前神经损伤可使精囊、前列腺失去收缩能力,不能射精。

2. 副交感神经

其对直肠功能的调节起主要作用,来自盆神经,含有连接直肠壁便意感受器的副交感神经。直肠壁内的感受器在直肠上部较少,愈往下部愈多,直肠手术时应予以注意。第二至第四骶神经的副交感神经形成盆神经丛后分布于直肠、膀胱和海绵体,是支配排尿和阴茎勃起的主要神经,所以又被称为勃起神经。在盆腔手术时,要注意避免损伤该神经。

(二) 肛管神经

位于齿线以下,其感觉纤维异常敏锐,为有痛区。主要分支有肛门神经、前括约肌神经、会阴神经和肛尾神经。在这组神经中,对肛门功能起主要作用的是肛门神经(图 1－2－49)。肛门神经起自阴部神经(S2～S4 后支组成),与肛门动脉伴行,通过坐骨直肠窝,分布于肛提肌、外括约肌以及肛管皮肤和肛周皮肤。

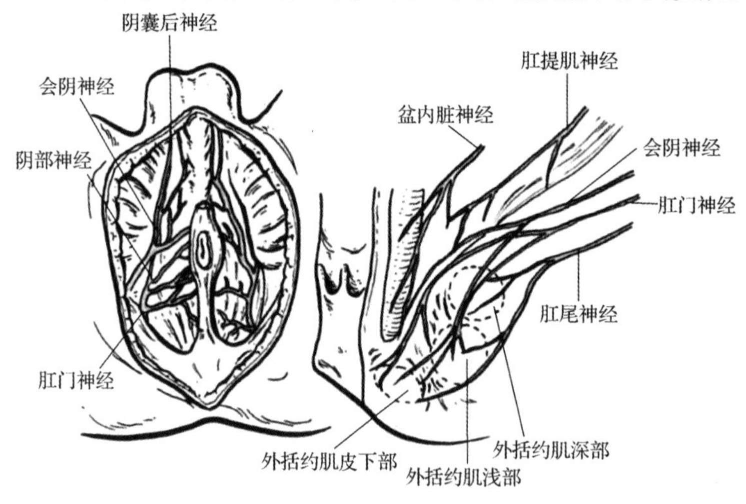

图 1－2－49　肛管的神经支配

肛管和肛周皮肤神经丰富,痛觉敏感,炎症或手术刺激肛周皮肤,可使外括约肌和肛提肌痉挛收缩,引起剧烈疼痛,因此肛门部手术应尽量减少皮肤和外括约肌损伤,减少缝线、结扎或钳夹等刺激,以免手术后疼痛。肛周浸润麻醉时,特别要在肛管的两侧及后方浸润完全。肛门神经是外括约肌的主要运动神经,损伤后会引起肛门失禁。

第二节 结肠解剖

结肠起自回盲瓣，止于乙状结肠与直肠交界处，在腹腔内沿腹后壁外围成“冂”形，依次为盲肠、升结肠、横结肠、降结肠和乙状结肠(图1-2-50)。结肠的长度存在一定差异，成人结肠全长平均150 cm(120～200 cm)。结肠各部直径不一，盲肠直径7.5 cm，向远侧逐渐变小，乙状结肠末端直径仅有2.5 cm。从发生学上，结肠可分为左右两半：由横结肠中部至盲肠的一段为右半结肠，来源于中肠，由肠系膜上动脉分布；由横结肠中部至直肠的一段为左半结肠，来源于后肠，由肠系膜下动脉分布。

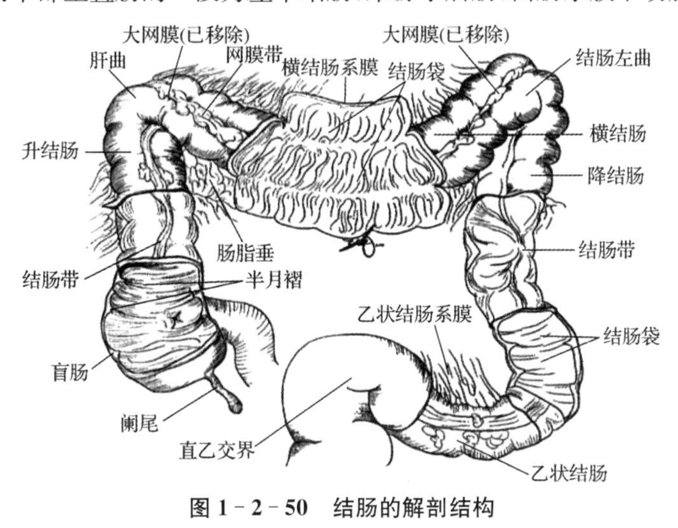

图1-2-50 结肠的解剖结构

一、结肠的各部

(一) 盲肠

盲肠长约6 cm，直径约7 cm，是结肠壁最薄、位置最浅的部分。正常位于右髂窝，腹股沟韧带外侧半的上方，偶见于肝下或盆腔内，形成游离盲肠。回肠进入盲肠的开口处，称回盲瓣，其作用为防止结肠内容物反流入小肠。在盲肠与升结肠连接处有回盲瓣，其顶端内侧有阑尾，其长5～7 cm，最长可达15 cm，短者仅0.2 cm，也有双阑尾畸形。阑尾为腹膜内位器官，常见位置有回肠下位、盲肠后位、盲肠下位和回盲前位。

(二) 升结肠

升结肠长12～20 cm，直径为6 cm。位于腹腔右侧，是盲肠的延续，上至肝右叶下方，向左弯成结肠右曲(肝曲)而移行于横结肠。升结肠较降结肠稍接近躯干正中线，下端平右髂嵴，上端在右第十肋处横过腋中线，其在背部的投影相当于腰椎的横突附近。

升结肠一般仅前面及两侧有腹膜覆盖，其后面借疏松结缔组织与腹后壁相贴，位置较固定。如有外伤造成升结肠的后壁破溃，可引起严重的腹膜后感染，但在腹前壁不易发现腹膜炎的体征。据报道有少数人的升结肠全部包有腹膜而游离于腹膜腔中，此种现象在男性约占 16.7%，女性约占 11.7%。另有人统计，约 1/4 的人有升结肠系膜，成为活动性的升结肠，可引起盲肠停滞，或可向下牵引肠系膜上血管蒂使十二指肠受压，造成十二指肠下部梗阻。

结肠右曲（肝曲）在右侧第九和第十肋软骨的深面，其后面与右肾下外侧部相邻；上面与前外侧和肝右叶的下面接触；内侧前方紧靠胆囊底，胆石有时可穿破胆囊到结肠内。内侧后方有十二指肠降部，在行右半结肠切除术时，应注意防止十二指肠的损伤，尤其在粘连时更应注意。

（三）横结肠

横结肠长 40～50 cm，直径为 5.2 cm。自结肠右曲开始横位于腹腔中部，于脾门下方弯成锐角，形成结肠左曲（脾曲），向下移行于降结肠。横结肠完全包以腹膜并形成较宽的横结肠系膜。此系膜向肝曲及脾曲逐渐变短，而中间较长，致使横结肠做弓状下垂。其下垂程度可因生理情况的变化而有所差别，如当肠腔空虚或平卧时，肠管向下的凸度较小，位置较高；肠腔充盈或站立时，则肠管向下的凸度较大，其最低位可达脐下，甚而可下降至盆腔。女性横结肠位置较低，容易受盆腔炎症侵犯，也易发生盆腔器官粘连。横结肠上方有胃结肠韧带连于胃大弯，下方续连大网膜，手术时易辨认。横结肠系膜根部与十二指肠下部、十二指肠空肠曲和胰腺关系密切，在行胃、十二指肠及胰腺等手术时，应注意防止损伤横结肠系膜内的中结肠动脉，以免造成横结肠缺血坏死。分离横结肠右半时，应防止损伤十二指肠和胰腺。

横结肠的体表投影一般相当于右第十肋软骨前端和左第九肋软骨前端相连的弓状线上。

结肠左曲是大肠中除直肠外最为固定的部分，位置较结肠右曲高且偏后，约在第十、第十一肋平面。其侧方有膈结肠韧带将其悬吊于膈肌上；后方有横结肠系膜将其连于胰尾；前方有肋缘，部分被胃大弯掩盖。故结肠右曲的肿瘤有时易被忽视，手术进入也比较困难。由于脾曲位置较高且深，上方与脾、胰紧邻，因此在左半结肠切除时，须注意对脾、胰的保护。反之，在巨脾切除时，也应防止对结肠左曲的损伤。此外，结肠左曲弯曲的角度一般要比结肠右曲小，故在纤维结肠镜检查时，结肠左曲比结肠右曲更难通过。

（四）降结肠

降结肠长 25～30 cm，直径约 4.4 cm。自结肠左曲开始，向下并稍向内至左髂嵴平面移行于乙状结肠。降结肠较升结肠距正中线稍远,管径较升结肠小,位置也较深。腹膜覆盖其前面及两侧,偶见有降结肠系膜。降结肠的后面有股神经、精索或卵巢血管以及左肾等,内侧有左输尿管,前方有小肠。在降结肠切除术中,应注意防止左肾及输尿管的损伤。降结肠的下部由于肠腔相对狭小(2.2～2.5 cm),如有病变,易出现梗阻。该处肌层较厚,可因炎症及其他刺激而引起痉挛。

(五) 乙状结肠

乙状结肠是位于降结肠和直肠之间的一段大肠。乙状结肠的长度变化很大,有的长达 90 cm,短的长 10 cm,成人一般为 40 cm 左右;肠腔直径为 4.2 cm。乙状结肠上端位置多数在髂嵴平面上下各 0.5 cm 的范围内;下端位置最高在骶岬平面,最低在第四骶椎椎体上缘,其中以位于第一骶椎椎体下半和第二骶椎椎体上半范围者为数最多。乙状结肠通常有两个弯曲:由起端向下至盆腔上口附近,于腰大肌的内侧缘便转向内上方,形成一个弯曲。此弯曲的位置极不固定,一般大多在盆腔内。肠管向内上方越过髂总动脉分叉处,又转而向下,形成第二个弯曲。该弯曲的位置也不固定,多数可位于正中线的左侧(占 76.5%±4.20%)。从第二个弯曲下降至第三骶椎的高度时,便延续为直肠。

乙状结肠全部包以腹膜,并形成乙状结肠系膜。系膜长度平均为 8.9 cm,在肠管中部较长,向上、下两端延伸时则逐渐变短而消失。因此乙状结肠与降结肠和直肠相连处固定而不能移动,中部活动范围较大,可降入盆腔,或高置肝下,也可移至右髂部。小儿的乙状结肠系膜较长,最易发生乙状结肠扭转。乙状结肠系膜呈扇形,系膜根附着于盆壁,呈“人”字形;由腰大肌内侧缘横过左侧输尿管及左髂外动脉,向上向内至正中线,然后在骶骨前方垂直向下,止于第三骶椎前面。乙状结肠前方与膀胱或子宫之间有小肠,后方有左输尿管经过,手术时应避免损伤。乙状结肠是多种疾病的好发部位,也是人工肛门设置的部位,临床上极受重视。

(六) 回盲部

回盲部(图 1-2-51)是临床常用的一个名词,但其范围尚不够明确,似应包括:回肠末段(约 10 cm)、盲肠、阑尾和升结肠起始部(约 1/3 段)。回盲部是肠管炎症、结核、肿瘤、套叠和溃疡的好发部位,临床上极为重要。

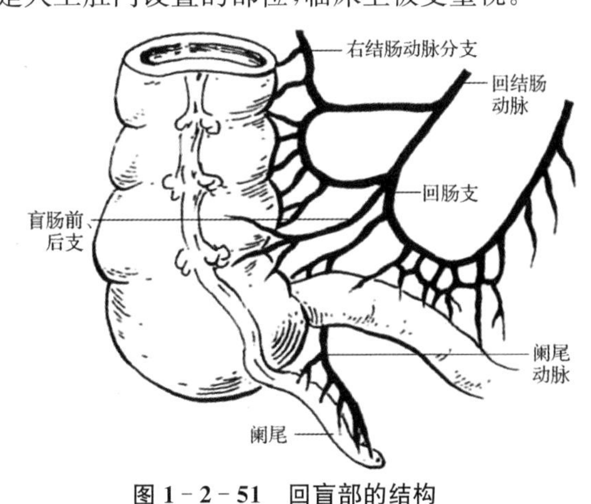

图 1-2-51 回盲部的结构

二、结肠的形态结构特征

(一)生理性狭窄

盲肠和结肠全长 120～200 cm(平均约 150 cm),约为小肠的 1/4。大肠宽度 5～7 cm,盲肠较宽,充盈时其内径约 8.5 cm,从右至左肠管逐渐变窄,至乙状结肠末端其内径仅约 2.5 cm。钡餐或钡灌肠做 X 线检查时,有时可见大肠有多个生理性狭窄,或称生理性收缩或生理括约肌收缩。其表现为收缩区局部一小段肠腔狭窄,数毫米至数厘米不等,短者似肠壁长出的薄隔膜,长者呈光滑长管状,但均可变,黏膜亦完整无损,不可误认为病变。大肠生理性狭窄常见者有 7 处:横结肠中段,直肠、乙状结肠交界处,乙状结肠、降结肠交界处,降结肠下段,结肠左曲远侧,升结肠近段及盲肠、升结肠交界处。

临床上有时可见细小结肠,有的细小结肠可在结肠左曲处终于一个扩大的盲囊。有的结肠管径特别细小,约相当于 12 号或 14 号探针的直径。这些多半属于先天性发育异常。有人报道,少数小肠肥大患者可并发细小结肠。

(二)结肠带、结肠袋和肠脂垂

结肠有三个解剖标志:结肠带、结肠袋和肠脂垂(图 1-2-52)。

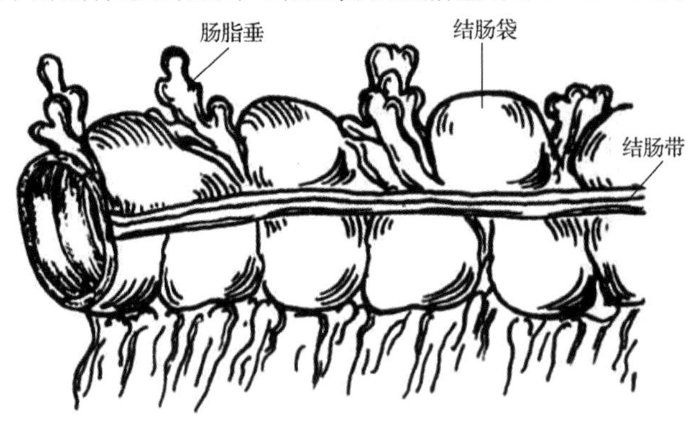

图 1-2-52 结肠的外部特征

1. 结肠带

结肠在外观上与小肠有明显的不同,其主要特征是纵肌层不像小肠分布那样均匀,而是集聚增厚,形成大约等距离的三条纵带,每条宽 0.5～1.0 cm,统称为结肠带。其中一条位于横结肠系膜附着处称系膜带;另一条在大网膜附着处,称网膜带。两者之间的一条为独立带。结肠带在盲肠、升结肠及横结肠处较为清楚,从降结肠至乙状结肠逐渐不甚明显,在乙状结肠与直肠的交界处三带消失而分散为直肠纵肌。结肠带较厚且坚韧,带与带之间的肠壁非常薄弱。

有人发现，在结肠带边缘的纵肌纤维突然改变方向，由纵行变为环行，在升结肠和横结肠近侧部更明显。两层肌肉在结肠带之间的连接可以说明与结肠袋的形成有关，也说明为何当结肠过度扩张时破裂常发生于结肠带之处。

结肠带有自发活动，各部结肠的结肠带自发活动不同，尤其是横结肠及降结肠。患降结肠癌和憩室病的病人，其结肠带的自发活动亦有不同。乙酰胆碱和氨甲酰胆碱以及新斯的明能使结肠带产生收缩反应，而东莨菪碱可对抗乙酰胆碱、氨甲酰胆碱和新斯的明的作用，这说明新斯的明的收缩反应可能是由释放内源性乙酰胆碱所致。以上实验结果说明，结肠带的生理及药理反应与局部以及病理因素有关，研究结肠疾病时应考虑这些病理、生理问题。

2. 结肠袋

由于结肠带比附着的结肠短 1/6，因而结肠壁缩成了许多大小不等的袋状突起，称结肠袋。各袋之间隔以横沟，横沟处肠壁的环形肌层较发达，向肠腔内深陷，致使肠黏膜向内面隆起，形成半月状皱襞，称结肠半月襞。在钡灌肠的 X 线照片上能清楚显示结肠袋，整个大肠表现为结构连贯、轮廓光滑、密度均匀的串珠状影。在盲肠、升结肠处结肠袋大而深，分布不太规则；在横结肠处，肠袋分布均匀而对称；至乙状结肠处则逐渐不明显。

3. 肠脂垂

在肠管表面，特别是沿独立带和网膜带的两侧，分布有许多大小不等、形状不定的脂肪小突起，名为肠脂垂。它是由肠壁浆膜下的脂肪组织集聚而成。在结肠壁上，尤其是在结肠带附近有多数肠脂垂，在乙状结肠处较多并有蒂。肠脂垂的外面为腹膜所包裹，有时内含脂肪量过多，可发生扭转，甚或陷入肠内引起肠套叠。

三、结肠与腹膜

1. 与结肠有关的腹膜间隙

与结肠有关的腹膜间隙见图 1-2-53。

(1) *右结肠外侧沟*　位于升结肠与腹外侧壁间的纵沟。向上可与结肠上区和肝下间隙交通。

(2) *左结肠外侧沟*　位于降结肠与腹外侧壁之间。上方有膈结肠韧带，向下经左髂窝入盆。

(3) *右结肠下间隙*　又称右肠系膜窦，位于升结肠、横结肠系膜及小肠系膜根之间。为一上宽下窄三角形区域。

(4) *左结肠下间隙*　又称左肠系膜窦，位于横结肠系膜、小肠系膜根和降结肠之间，围成斜方形。

左、右结肠下间隙借斜行的小肠系膜根从左上至右下隔开。左结肠下间隙向下可沿乙状结肠系膜入盆。

(5) 乙状结肠间隐窝　位于乙状结肠系膜与腹后壁腹膜之间，其大小深浅有明显的个体差异。常见于胎儿，儿童出现率高于成人。

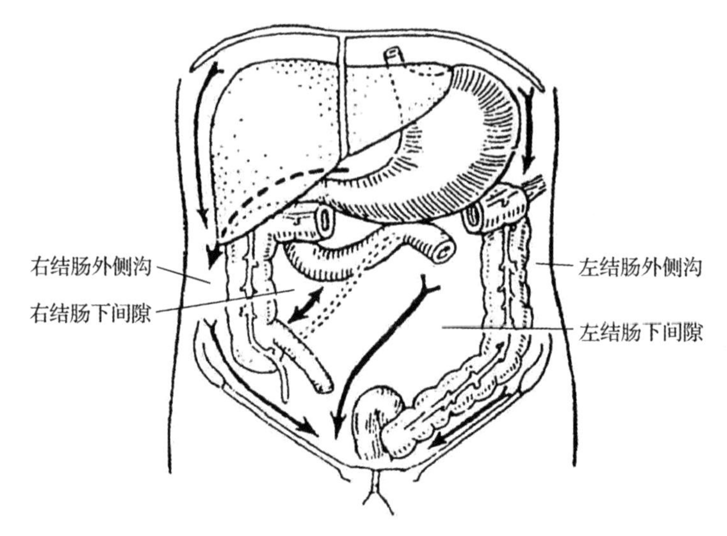

图 1-2-53　结肠下区腹膜间隙

2. 与结肠连接的系膜和韧带

(1) 横结肠系膜　此系膜自腹后壁垂至横结肠，系膜内有中结肠动脉。

(2) 乙状结肠系膜　其系膜根附着于左髂窝至骶骨岬之间，后面有输尿管下行进入盆腔。系膜内有乙状结肠动脉及直肠上动脉。

(3) 胃结肠韧带　大网膜在胃大弯和横结肠之间的部分。

(4) 膈结肠韧带　此韧带又名脾支持带，是由膈至结肠左曲的腹膜皱襞，犹如脾的吊床。

(5) 腹膜附加带或膜　其是由胎生时残留的原始肠系膜发育而成。与结肠有关的附加带或膜有以下几种：

① Lane 结肠膜：起于左髂窝，将降结肠和乙状结肠交接处固定于骨盆缘。

② Jackson 膜：是从升结肠右侧腹后壁向内、下延伸，超过盲肠或升结肠前面结肠带的腹膜壁上。此膜薄而透明。

③ 结肠间膜：分为两部分：一部分在结肠右曲，连接升结肠与横结肠；一部分在结肠左曲，连接横结肠与降结肠。

上述附加带可使结肠、回肠末端扭曲成角，导致大便不通。

四、结肠的动脉供应

结肠的动脉供应主要来自肠系膜上、下动脉(图 1－2－54)。右半结肠的动脉供应来自肠系膜上动脉分出的中结肠动脉右侧支、右结肠动脉和回结肠动脉。横结肠的血液供应来自肠系膜上动脉的中结肠动脉。左半结肠动脉供应来自肠系膜动脉分出的左结肠动脉和乙状结肠动脉。此处还有边缘动脉和终末动脉。

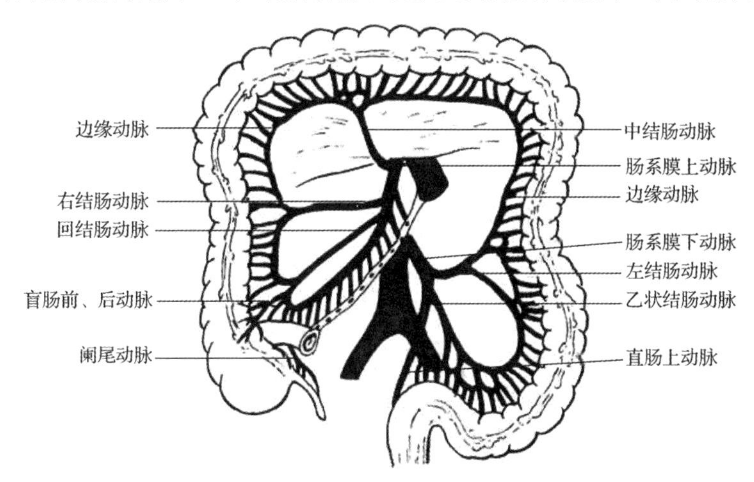

图 1－2－54　结肠的动脉

(一) 肠系膜上动脉

肠系膜上动脉起自腹主动脉，从十二指肠水平部与胰体下缘间穿出，在小肠系膜根部的两层腹膜中向右下方走行。其下行的过程呈轻度弯曲，弯曲的凸侧朝向左下方，弯曲的凹侧朝向右侧，肠系膜上静脉在其右侧伴行。弯曲的凸侧发出肠动脉 12～16 支供应小肠。而其凹侧则发出中结肠动脉、右结肠动脉及回结肠动脉供应结肠。

1. 中结肠动脉

中结肠动脉在胰腺下缘起于肠系膜上动脉右缘，自胃左后方进入横结肠系膜内，向下、向前、向后，分成左右两支：右支在结肠右曲附近与右结肠动脉的升支吻合，分布于横结肠右半部(或 1/3)；左支主要与左结肠动脉的外支吻合，分布于横结肠左半部(或 2/3)。因中结肠动脉主干多数由中线右侧进入横结肠系膜，故手术中切开横结肠系膜时，宜在中线的左侧进行。

中结肠动脉多数为 1 支(占 72.3％)，也可出现 2～3 支(占 24.9％)，有时尚可缺如(占 2.8％)。副中结肠动脉一般比较细小，多起于肠系膜上动脉的左侧壁，偏左进入横结肠系膜，行于系膜的左侧半。有的副中结肠动脉尚可起始于肠系膜下动脉的左结肠动脉。因此,手术时应注意副中结肠动脉的存在和位置,以免误伤(图 1-2-55)。

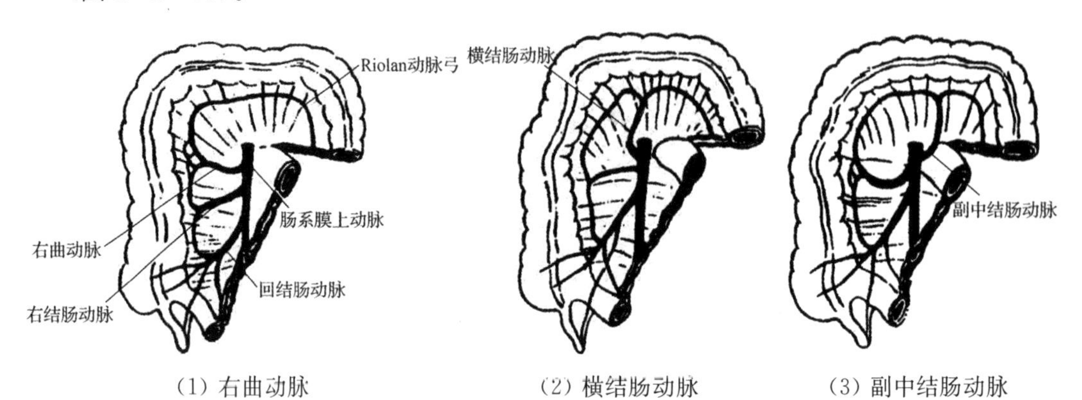

(1) 右曲动脉　(2) 横结肠动脉　(3) 副中结肠动脉

图 1-2-55　结肠中动脉的变异

2. 右结肠动脉

右结肠动脉在中结肠动脉起点下 1～3 cm 处起于肠系膜上动脉(占 40%);有时右结肠动脉与回结肠动脉共干起始(占 12%);该动脉缺如占 18%。右结肠动脉经腹后壁腹膜的深面横行向右,至升结肠附近分为升支和降支,分别与中结肠动脉右支和回结肠动脉的结肠支吻合,并沿途分支至升结肠。右结肠动脉供给升结肠和结肠右曲血液。

右结肠动脉多为一支,占 62.4%;两支者较少,占 13.7%;缺如者占 23.9%。

3. 回结肠动脉

回结肠动脉在右结肠动脉起点的下方,或两者共干起于肠系膜上动脉,经腹膜后向右下方斜行,至盲肠附近先分为上、下两干,由两干再发出:① 结肠支,多为上干的延续,转向上,与右结肠动脉的降支吻合,主要供应升结肠;② 盲肠支,起自回结肠动脉分歧部或上干,分为前、后两支,分布于盲肠。

(二) 肠系膜下动脉

肠系膜下动脉约在腹主动脉分叉处上方 3～4 cm,距骶岬上方 10 cm 处,起于腹主动脉前壁,有时有变异(图 1-2-56)。该动脉起始处常被十二指肠上部掩盖,所以直肠切除时,如在腹主动脉处高位结扎该动脉,须将十二指肠稍向上、向后移动。该动脉的走行呈弓状斜向左下方,跨经左髂总动脉,移行为直肠上动脉。其分支有左结肠动脉和乙状结肠动脉。

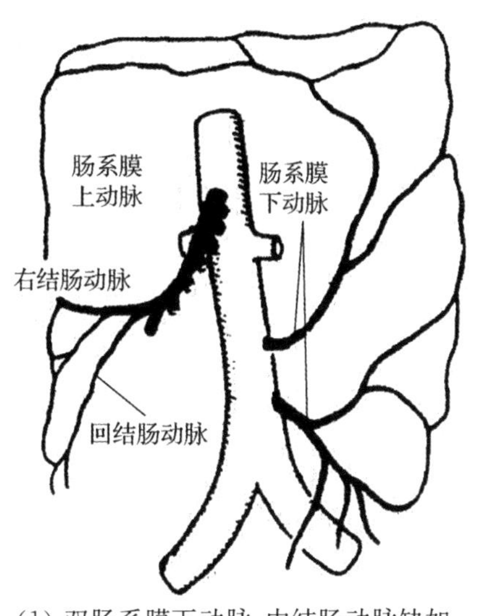

(1) 双肠系膜下动脉，中结肠动脉缺如，横结肠由副肠系膜下动脉分支分布

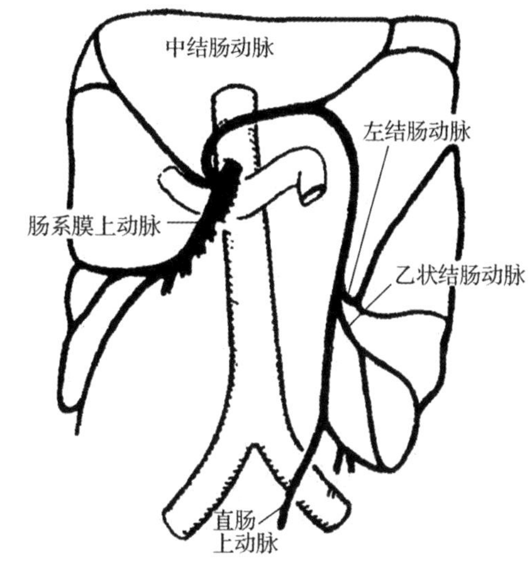

(2) 肠系膜下动脉缺如，左半结肠系膜上动脉分支分布

图 1-2-56　肠系膜下动脉的变异

1. 左结肠动脉

左结肠动脉在十二指肠下方由肠系膜下动脉左侧分出，起点距肠系膜下动脉根部为 2.5～3.5 cm，在腹膜后方向上、向外横过精索或卵巢血管、左输尿管及肠系膜下静脉，行向结肠左曲，主干分成升、降两支。升支向上横过左肾下极，进入横结肠系膜与中结肠动脉的左支吻合，供应降结肠上段、结肠左曲和左 1/3 横结肠血液；降支下行进入乙状结肠系膜与乙状结肠动脉吻合，供应降结肠下段和结肠左曲血液。有的左结肠动脉与中结肠动脉之间无吻合，边缘动脉也很少，此处称为 Pollan 点，手术时应注意。左结肠动脉多数为一支（占 94.95%），有时有两支。

2. 乙状结肠动脉

乙状结肠动脉数目不等，一般为 1～3 支，但也可多达 7 支，一般分为第一、二、三乙状结肠动脉。其起点也不一致，有的可自肠系膜下动脉先分出 1 个主支，再分成 2～4 个小支；或者几个小支均直接发自肠系膜下动脉。

乙状结肠动脉经腹膜深面斜向左下方，走行于乙状结肠系膜内，各分出升支和降支，它们彼此呈弓状吻合，分支分布于乙状结肠。最上一支乙状结肠动脉的升支与左结肠动脉的降支吻合；最下一支乙状结肠动脉与直肠上动脉缺乏边缘动脉。两动脉之间称 Sudeck 点，若在此点以下结扎直肠上动脉，将引起直肠上部坏死。

各结肠动脉间互相吻合形成的连续动脉弓被称为边缘动脉，由回盲部到直肠、乙状结肠接连处，与肠系膜边缘平行，肠系膜上、下动脉的血流借边缘和动脉互相交通。这种吻合可由单一动脉接连，或由一、二级动脉弓接连，对结肠系膜切除有重要关系。如边缘动脉完好，在肠系膜下动脉起点结扎、切断，仍能维持左半结肠血液供应。但边缘动脉保持侧支循环的距离不同：有的中结肠动脉与左结肠动脉之间缺乏吻合；有的右结肠动脉与回结肠动脉之间缺乏吻合。因此，结肠切除前应注意检查边缘动脉分部情况，如果结肠断端血供不良，则容易造成肠段缺血，导致吻合口瘘或肠坏死。

从边缘动脉至肠管的终末支被称为直动脉。直动脉有长支和短支两种(图 1-2-57)。长支在系膜缘(或系膜带)处，或在长支的起点附近又分为前、后两支，沿结肠的前、后面，经浆膜与肌层之间，至系膜缘的对侧缘，分布于对系膜面的 1/3 肠管，最后，前、后两支在独立带与网膜带之间构成极不充分的血管吻合，这是结肠血液供应的一个重要特点。短支起于边缘动脉或长支，一般 2～3 支，在系膜缘立即穿入肠壁，供系膜面的 2/3 肠管。短支和长支共同营养结肠壁的系膜部分，故此部肠壁血液供应相当丰富。而肠壁的其余部分仅由长支营养，血管是贫乏的，故在结肠壁作纵行切口时，宜在独立带与网膜带之间进行。有报道，损伤一长支可使肠管坏死约 2.5 cm，因此结肠切除时为了保留足够的直动脉，边缘动脉应

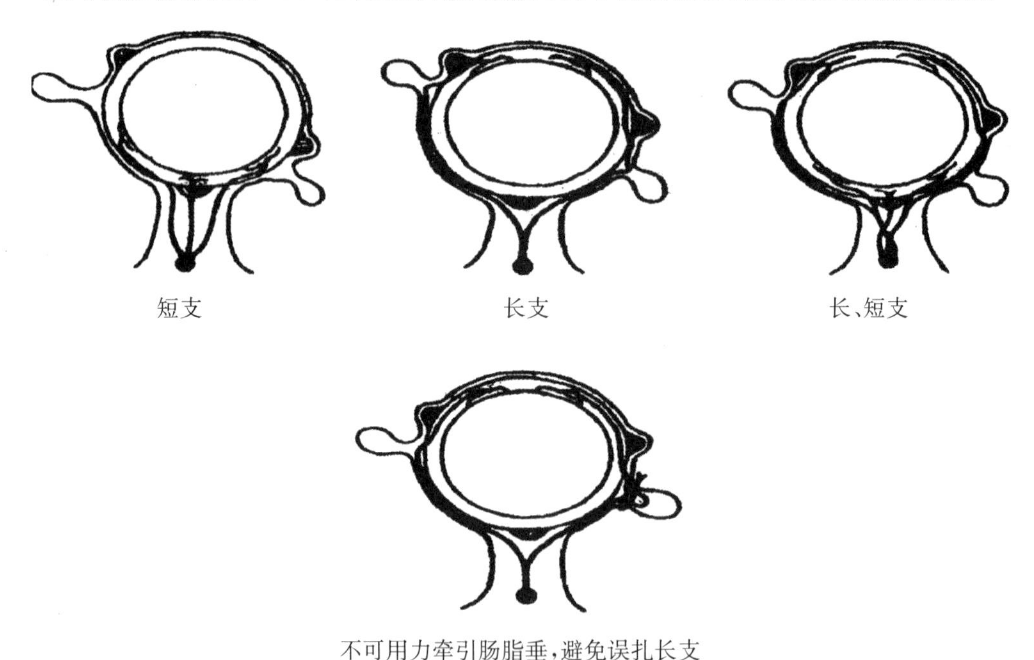

图 1-2-57　直动脉的分布

在肠管断端远 1 cm 处结孔。肠脂垂根部常伴有直动脉，切除肠脂垂时不可牵拉动脉，以免损伤。在行结肠与结肠吻合时，需切除两端结肠的终末支及系膜约 1 cm，保证吻合口浆膜层对合，防止吻合口瘘；如终末支结扎、切断过多，也会发生吻合口瘘。

五、结肠的静脉

结肠壁内静脉丛汇集成小静脉，在肠系膜会合成较大静脉，与结肠动脉并行，成为与结肠动脉相应的静脉。中结肠静脉、右结肠静脉和回结肠静脉合成肠系膜上静脉入门静脉。左半结肠静脉经过乙状结肠静脉和左结肠静脉，成为肠系膜下静脉，在肠系膜下动脉外侧向上到十二指肠空肠由外侧转向右，经过胰腺后方入脾静脉，最后入门静脉。

手术操作的挤压可促使癌细胞进入血流，经静脉回流而播散。为了预防手术操作引起血流播散，大肠癌手术时，要求早期结扎癌灶所在肠段的回流静脉。

六、结肠的淋巴引流

结肠的淋巴系统主要与结肠的动脉伴行。结肠淋巴组织以回盲部最多、乙状结肠次之、结肠右曲和结肠左曲较少、降结肠最少，分为壁内丛、中间丛和壁外丛(图 1-2-58)。

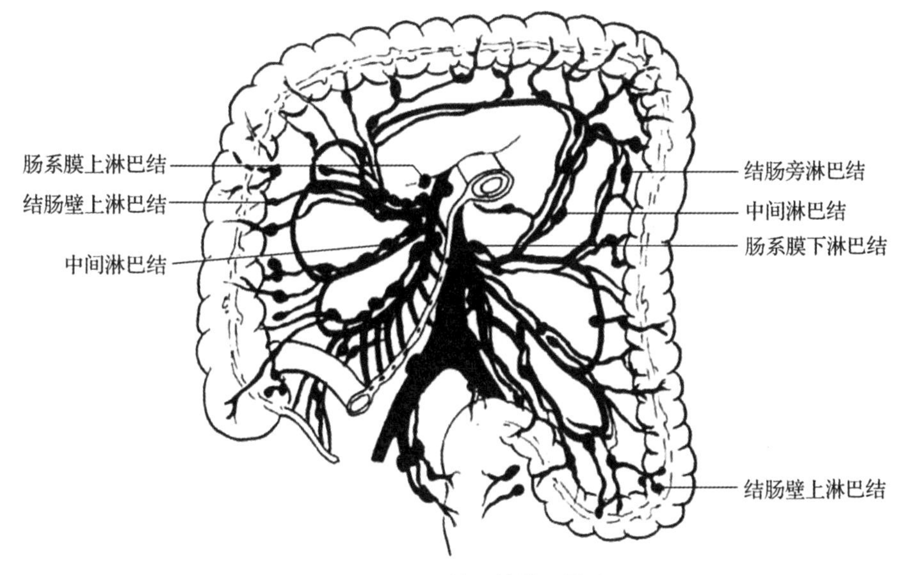

图 1-2-58 结肠的淋巴引流

(一) 壁内丛

壁内丛包括黏膜内丛、黏膜下丛、肌间丛和浆膜下丛。

1. 黏膜内丛

有些学者认为,大肠与肠道其他部分不同,其黏膜层内无淋巴管,故局限于黏膜层的大肠癌不会发生淋巴结转移。但是,库瓦哈拉(Kuwahara)和尼希(Nishi)用墨汁加硝酸银动脉注射法及淋巴管色素穿刺注射法,观察狗和人的大肠壁内淋巴管,结果证实大肠黏膜内有淋巴管。在人,至少在黏膜肌层表面淋巴管是存在的。而狗除了有黏膜肌层淋巴丛外,在黏膜表层也有淋巴丛,两丛均呈水平排列,其间借交通支垂直穿经黏膜固有层而相互移行。因此,黏膜内癌沿黏膜表层水平方向扩散或经淋巴结转移都是可能的。

2. 黏膜下丛

黏膜内毛细淋巴管穿越黏膜肌层,在黏膜下层内形成黏膜下丛。此处淋巴管较丰富,多沿血管走行。黏膜内癌一旦突破黏膜肌层进入黏膜下层,淋巴结转移的可能性极大。

3. 肌间丛

黏膜下淋巴管向外穿入肌层,在内环肌和外纵肌之间形成肌间丛。

4. 浆膜下丛

肌间丛的淋巴管斜穿外纵肌至浆膜下形成浆膜下丛,再由浆膜下丛离肠壁连于壁外丛的淋巴管。

大肠壁内丛的淋巴管上下交通不如环绕肠壁交通丰富,故肿瘤围绕肠壁环状蔓延较上、下纵行蔓延快,容易造成肠梗阻。

(二) 中间丛

中间丛为连接肠壁内丛和壁外丛的淋巴管。

(三) 壁外丛

1. 结肠壁外丛淋巴结

结肠壁外丛淋巴结可分为结肠上淋巴结、结肠旁淋巴结、结肠中间淋巴结以及主淋巴结(图 1-2-59)。

(1) 结肠上淋巴结(epicolic lymph nodes)　位于肠壁的浆膜下及肠脂垂中,是一些很小的淋巴结,沿结肠带最多,在乙状结肠最为显著。浆膜下及黏膜下淋巴管网在肌层内吻合后,首先汇入此群淋巴结。

(2) 结肠旁淋巴结(paracolic lymph nodes)　位于边缘动脉附近及动脉和肠壁之间,沿结肠系膜缘及边缘动脉排列。

（3）结肠中间淋巴结（intermediate lymph nodes）　位于结肠动脉周围，沿各结肠动脉排列。如沿回结肠动脉、右结肠动脉、中结肠动脉、左结肠动脉及乙状结肠动脉排列的淋巴结，分别称为：回结肠淋巴结、右结肠淋巴结、中结肠淋巴结、左结肠淋巴结及乙状结肠淋巴结等。

（4）主淋巴结（main lymph nodes）　或称中央淋巴结，位于结肠动脉根部及肠系膜上、下动脉周围，再引至腹主动脉周围腹腔淋巴结。如肠系膜上、下淋巴结和主动脉旁淋巴结（腰淋巴结）等。肿瘤转移可沿淋巴网转移至不同的淋巴结，转移至不同组淋巴结的肿瘤其预后差异较大。

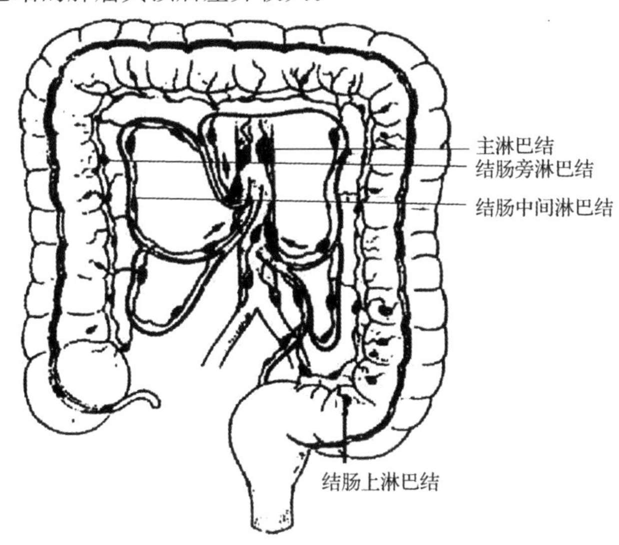

图 1-2-59　结肠的淋巴结群

2. 结肠各部淋巴流向

结肠淋巴引流方向有一定顺序，常由壁内丛至壁外丛到结肠上淋巴结，再到结肠旁淋巴结，然后经各结肠动脉附近的中间淋巴结至中央淋巴结。结肠各部淋巴管通常沿其结肠血管分别汇入有关的中间淋巴结，如：升结肠淋巴经其旁淋巴结注入回结肠及右结肠淋巴结，升结肠上部淋巴可经其旁淋巴结注入中结肠淋巴结，横结肠淋巴经其旁淋巴结亦注入中结肠淋巴结。但近结肠右曲（肝曲）者可注入右结肠淋巴结，近结肠左曲（脾曲）者则可注入左结肠淋巴结，降结肠和乙状结肠的淋巴经其旁淋巴结分别注入左结肠淋巴结与乙状结肠淋巴结。概括起来讲，即右半结肠（升结肠、肝曲以及横结肠右侧部）的淋巴管，大部伴随肠系膜上动脉的分支，终于肠系膜上淋巴结；左半结肠（横结肠左侧部及脾曲以下结肠）的淋巴管，主要终于肠系膜下淋巴结或腰淋巴结，它们最终到达主动脉周围淋巴结，所以大肠的淋巴可分为肠系膜上、下淋巴系和主动脉周围淋巴系。

(1) 肠系膜上淋巴系(图 1-2-60) 回盲部淋巴管沿回结肠动脉的回肠支和结肠支注入两支分歧部的淋巴结,其输出管沿回结肠动脉注入回结肠动脉根部的回结肠淋巴结。

升结肠和横结肠右半的淋巴管沿右结肠动脉和中结肠动脉注入该动脉根部淋巴结,其输出管入肠系膜上静脉右侧缘的淋巴结,有些淋巴管横越肠系膜上静脉至肠系膜上动脉前面的淋巴结。

总之,右半结肠的淋巴大部分注入右结肠淋巴结和中结肠淋巴结,继而注入肠系膜上静脉右缘的主淋巴结。

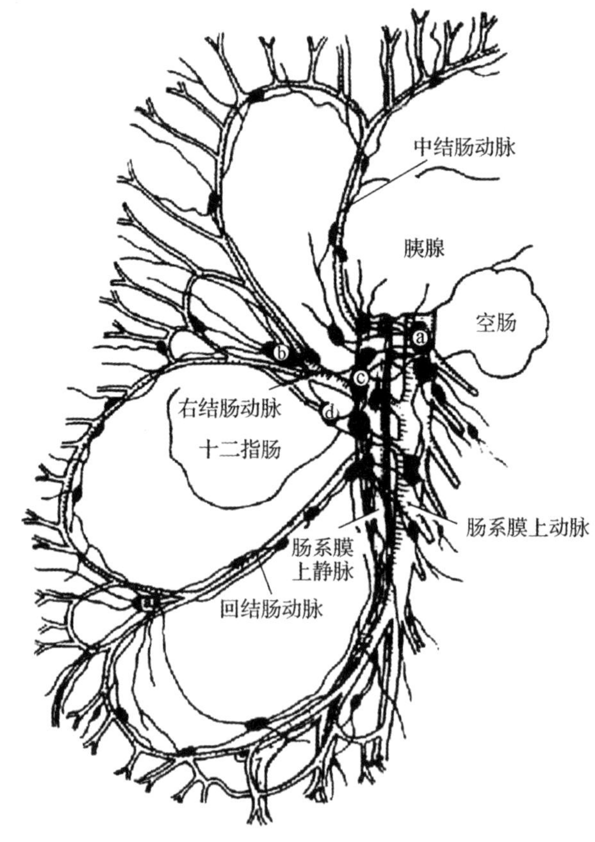

回盲部淋巴管沿回结肠动脉汇聚于该动脉的回肠支及结肠支分歧部淋巴结(a),升结肠和横结肠右半淋巴管沿右结肠动脉和中结肠动脉先入其共同干处淋巴结(b),继而入肠系膜上静脉右侧缘的淋巴结(c、d),随之横行于肠系膜上静脉前面至肠系膜上动脉前面的淋巴结(d)。

图 1-2-60 右半结肠淋巴系

(2) 肠系膜下淋巴系(图 1-2-61) 左半结肠的淋巴经肠系膜下淋巴结终于主动脉周围淋巴结,来自上、下、左、右四个方向的淋巴管汇集于此。

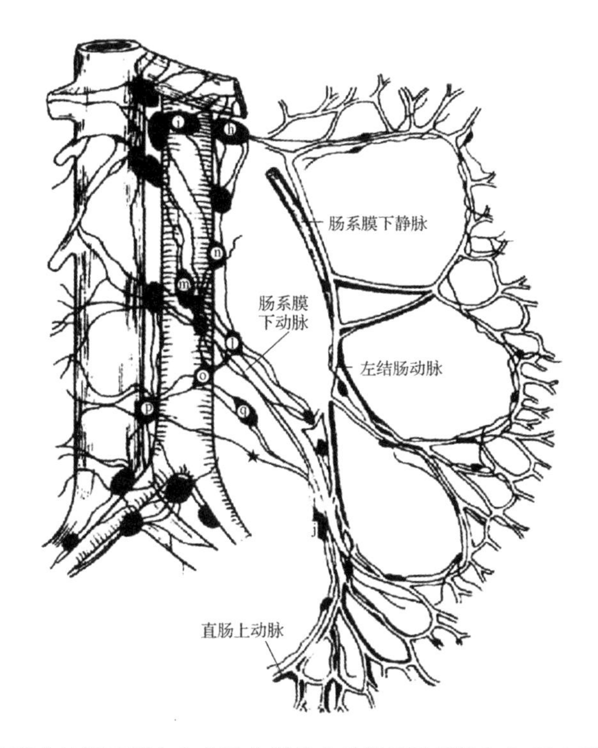

横结肠左半和脾曲的淋巴管入主动脉中部的主动脉前淋巴结(m),至主动、静脉间淋巴结的最上部淋巴结(i)、降结肠淋巴管上行至主动脉左侧的淋巴结(n)。

乙状结肠淋巴管至主动脉下方入肠系膜下动脉根部的淋巴结,其淋巴管途中右行至主动脉前淋巴结(o),与右侧主动、静脉间淋巴结(p)、左前下部的主动脉外侧淋巴结(q)相联系。

直肠上动脉起始部淋巴结(j)收集直肠淋巴,其输出管(★)横行于上腹下丛的前面至肠系膜下动脉根部下方的淋巴结(l)。

图 1-2-61　左半结肠淋巴系

右侧和上方来的淋巴管入主动脉前淋巴结,继而至主动脉和下腔静脉间淋巴结的最上部淋巴结。左侧来的淋巴管向上行至主动脉左侧的主动脉外侧淋巴结。下方来的淋巴管至肠系膜下淋巴结,有些淋巴管中途向右侧横行至主动脉前淋巴结与右侧主动脉淋巴结、下腔静脉间淋巴结、左侧最下部的主动脉外侧淋巴结相联系。这些由下方来的淋巴管是直肠上淋巴结的输出管,它们横越上腹下丛的前面而至肠系膜下动脉起始部下方的主动脉前淋巴结。

上方优位型淋巴结是主动脉、下腔静脉间最上部淋巴结群。下方优位型淋巴结是主动脉、下腔静脉间最下部淋巴结群。淋巴廓清术须注意上述问题。降结肠淋巴入上方优位型淋巴结,在此入下方优位型淋巴结,乙状结肠淋巴入中间型淋巴结。

(3) 主动脉周围淋巴系(图 1-2-61)　肠系膜上淋巴系最终汇入主动脉与

左、右肾动脉(左肾静脉)之间呈四角形排列的淋巴结群。肠系膜下淋巴系沿主动脉两侧由下而上行,终于左肾静脉下方的左、右淋巴结。右侧主动脉淋巴结、下腔静脉间淋巴结与左侧主动脉外侧淋巴结的输出管,主要形成左、右腰淋巴干,经主动脉后通过膈肌主动脉裂孔合成胸导管。

在肠系膜下动脉起始部和主动脉分歧部之间的区域内,左、右腰内脏神经在此合成上腹下丛(骶前神经),合成的位置恰在主动脉分歧部。若在此内清除主动脉周围淋巴结,极易损伤此神经而引起性功能障碍,故须特别注意。

七、结肠的神经支配

结肠的神经为自主神经,含有交感神经和副交感神经两种纤维。右半结肠和左半结肠的神经供应有所不同。右半结肠由迷走神经发出的副交感神经纤维和由肠系膜上神经丛发出的交感神经纤维供应。由肠系膜上神经丛发出的神经纤维,随结肠动脉及其分支分布于右半结肠的平滑肌和肠腺。左半结肠由盆神经发出的副交感神经纤维和肠系膜下神经丛发出的交感神经供应(图 1-2-62)。交感神经有抑制肠蠕动和使肛门内括约肌收缩的作用。副交感神经有增加肠蠕动、促进分泌、使肛门内括约肌松弛作用。肠感受器很多是副交感神经,有牵张、触觉、化学和渗透压感受器。

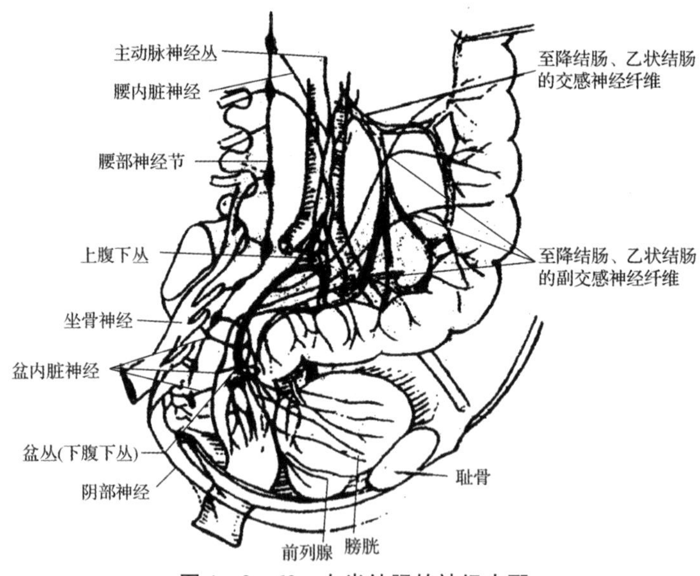

图 1-2-62　左半结肠的神经支配

(一) 交感神经

结肠的交感神经主要来自肠系膜上丛和肠系膜下丛。肠系膜上丛为腹腔丛向下的连续,位于肠系膜上动脉的根部。丛的上部有肠系膜上神经节,来自脊髓第十胸节至第三腰节侧角内的交感神经节前纤维至此节交换神经元，节后纤维形成次级的神经丛，伴随肠系膜上动脉的分支分布于盲肠阑尾、升结肠和横结肠右半（即右半结肠）。肠系膜下丛位于肠系膜下动脉根部，丛内有肠系膜下神经节。来自脊髓第一至第三腰节侧角的交感神经节前纤维至此交换神经元，节后纤维形成次级的神经丛，随肠系膜下动脉的分支分布于横结肠左半、降结肠、乙状结肠和直肠上部（即左半结肠）。

（二）副交感神经

右半结肠的副交感神经一般来自右迷走神经的腹腔支。该支参加腹腔丛和肠系膜上丛后，伴肠系膜上动脉及其分支，分布至盲肠阑尾、升结肠及横结肠右半。左半结肠的副交感神经来自脊髓第二至第四骶节侧角。经骶神经出脊髓后合成盆内脏神经至下腹下丛，与交感神经相混。这些神经纤维除分布于直肠、膀胱等盆腔器官外，其中部分纤维向上行，经上腹下丛到肠系膜下丛，伴肠系膜下动脉及其分支，分布于结肠左曲、降结肠、乙状结肠及直肠上部。

（三）结肠传入神经

结肠的传入神经纤维混合在交感与副交感神经（迷走神经或盆内脏神经）中，其神经细胞体在脊神经节或脑神经节内。一般来说，大肠的痛觉是经交感神经传导的，这种纤维的神经元在脊神经节内，并经后根入脊髓；结肠的痛觉传导纤维经胸、腰内脏神经。有人研究发现，切除右侧交感神经以后，刺激在正常时可引起疼痛的右半结肠，却发生痛觉丧失，向远侧可达横结肠中部，但在横结肠左半、结肠左曲及降结肠上部仍可引起疼痛。切除左侧交感神经以后则相反，牵拉髂嵴以上腹腔左侧的结肠不发生疼痛，而牵拉或电刺激右半结肠可引起疼痛，并在右下腹引起牵涉痛。在左侧交感神经切除后，降结肠以下的肠管痛觉丧失范围至肛门以上 16 cm 处（相当于直肠与乙状结肠接合部），在此平面以下则痛觉仍存在。这是因为直肠的痛觉纤维及反射性传入纤维均经盆内脏神经（副交感神经），而不是交感神经。

参考文献

[1] 张东铭. 大肠肛门局部解剖与手术学[M]. 3 版. 合肥：安徽科学技术出版社，2009.
[2] 王业皇，郑雪平. 实用肛瘘治疗学[M]. 南京：东南大学出版社，2014.
[3] 张东铭. 结直肠盆底外科解剖与手术学[M]. 合肥：安徽科学技术出版社，2013.
[4] 李春雨，汪建平. 肛肠外科手术技巧[M]. 北京：人民卫生出版社，2013.
[5] 李春雨，张有生. 实用肛门手术学[M]. 沈阳：辽宁科学技术出版社，2005.
[6] 汪建平，詹文华. 胃肠外科手术学[M]. 北京：人民卫生出版社，2005.
[7] 安阿玥. 肛肠病学[M]. 北京：人民卫生出版社，1998.

第三章 肛肠生理学

第一节 大肠生理

一、结肠动力学

1. 结肠运动的形态学基础

(1) 结肠壁平滑肌层肠壁的纵肌和环肌　纵肌在外，产生肌张力；环肌在内，产生位相性收缩（蠕动、分节运动）。环肌和纵肌由上而下依次发生的推进性收缩运动，将内容物推进直肠，排出体外。

(2) 肠肌运动的起搏器——Cajal 细胞　Cajal 细胞存在于环肌间，可控制肠壁平滑肌的收缩时机。

(3) 结肠壁内神经丛　包括黏膜下神经丛和肠肌神经丛（图 1－3－1）。壁内

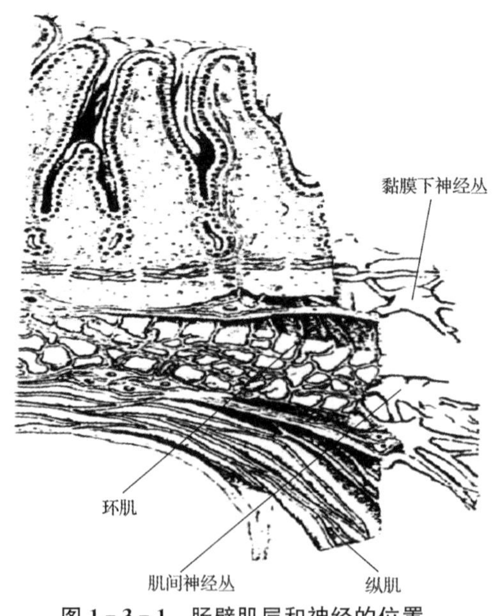

图 1－3－1　肠壁肌层和神经的位置

神经系是在形态和功能上都与自主神经系显然不同且相对独立的整合系统。它与中枢神经系在传递感觉信息和发放神经冲动以达到控制效应的协调一致方面是极为相似的，故有肠道“小型脑”之称。

2. 结肠运动的特点

(1) 兴奋性　结肠的运动少而缓慢，对刺激的反应较迟缓，其收缩需要较长时间，恢复至原来长度也极慢。这种特性有利于结肠吸收由小肠转运来的液体食糜中的水分、电解质、短链脂肪酸和细菌代谢产物，而且使结肠适合作为一个暂时性储存大便的场所。

(2) 紧张性　结肠平滑肌在静息时仍保持在一种微弱的持续收缩状态，使肠腔保持一定压力。这种紧张性是肌肉本身的特性，但在整体内受中枢神经系统和激素的调节。结肠的各种运动均在紧张性的基础上发生的。

(3) 自律性(也称自动节律性)　结肠平滑肌在离体状态仍能进行自律性运动，这种运动起源于肌肉本身，是肌源性的，不是结肠蠕动，在体内受中枢神经系统和体液因素的调节。

(4) 伸展性　结肠平滑肌与消化道其他部位平滑肌相似，可根据需要而较大地伸展。这种特性适合于结肠暂时贮存粪便。

(5) 对化学、温度和机械牵张刺激敏感　这是消化道平滑肌的共同特性，这种特性对于结肠内容物的推进有重要意义。

3. 结肠运动的形式

大肠是传输食物残渣至肛门，经一定时间储存后将其排出体外的器官，传输与储存是其基本功能。

结肠运动机能有两种。一种是肠肌自发的肌肉活动，叫肌动，由神经体液和生物生理作用管理；另一种叫蠕动，蠕动是使粪便在肠腔内向肛门推进的活动，由肠内固有神经支配，同时也受中枢神经的影响。结肠主要运动形式分为以下五种：

(1) 非推进性分结运动　又称袋状往返运动(图1-3-2)，这是由于结肠环肌无规则地收缩引起肠黏膜折叠成袋状的运动。这种收缩在不同部位交替反复发生，使肠内容物向近侧和远侧做短距离往返运动而并不向前推进，但使内容物受到缓慢揉搓、混合，并与肠黏膜接触，帮助吸收。空腹时此种运动形式多见。

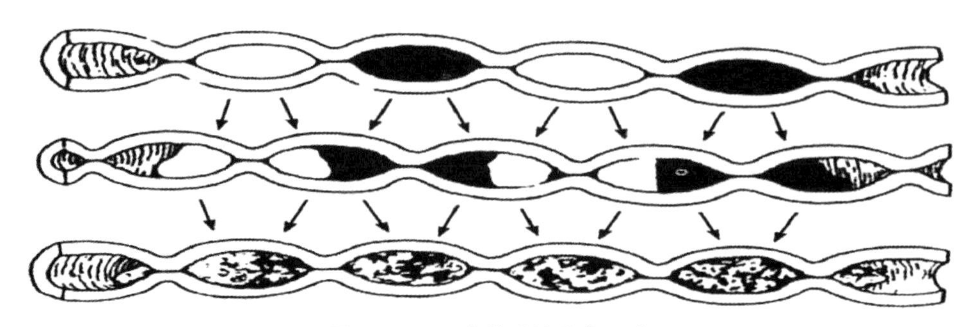

图 1-3-2 非推进性分节运动

(2) 推进性分节运动 是指一个结肠袋收缩,将其内容物推到下一段肠内,继续移向远侧,而不返回原处,接着远处结肠袋肌肉收缩,将肠内容物挤向远侧和近侧,出现逆向的机会是正向的 2/3,使粪便向远侧移动。分节收缩在胆碱能刺激、摄食时增强,睡眠时减弱。

(3) 多袋推进运动 邻近几段结肠大致同时收缩,将其中一部分或全部肠内容物推到远侧邻近的一段结肠内,并使袋形消失,随后,接受内容物的远段结肠也以同样的方式收缩,使肠内容物得到较大的推进。进食后多袋推进运动增多。

(4) 蠕动 结肠的蠕动波与小肠相似,但速度比小肠慢得多。结肠蠕动是由一些稳定向前推进的收缩波组成,几节肠段一致收缩,将粪便推进到远侧肠内(图 1-3-3)。这种蠕动以每分钟 1～2 cm 的速度向前推进。收缩波前面的肌舒张,舒张的肠段往往充有气体,收缩波后面保持收缩状态,使该段肠管排空并闭合,可持续 5 分钟到 1 小时之久。

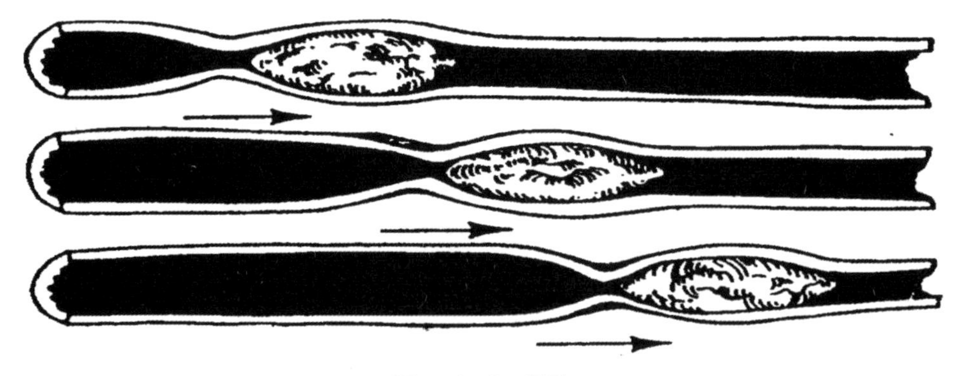

图 1-3-3 蠕动

(5) 集团运动 集团运动是一种进行很快(2～5 cm/min)、推进远(可达 15～20 cm)、收缩强烈的蠕动,每日有 3～4 次。常从结肠右曲开始,将大便推进到降结肠,如大便在乙状结肠,则可被推进直肠。此类运动一般在进食后和排便时发生。

进食后发生者又被称为“胃—结肠反射”，如果此反射过分敏感，则每餐之后均有排便活动，此多见于儿童，如果进食就卧床休息，结肠就很少发生集团推进运动，睡眠时集团推进运动消失。

正常人的结肠内容物向前运送速度为每小时约 5 cm，进食后为每小时 10 cm。钡餐后，4.5 小时入盲肠，约 6 小时到结肠右曲，9 小时到结肠左曲，11 小时到降结肠，18 小时到盆结肠，24 小时开始排出。但钡餐一般是空腹服下，且比重比食物大，而食物从摄入到肛门开始排出，吃纤维素食物者平均需 14.5 小时，吃低纤维素饮食者平均需要 28.4 小时。

结肠对其内容物的推进比胃—小肠慢得多。通过胃—小肠的时间不超过 12 小时，但通过结肠的时间则较长。一般 80％的结肠内容物在 3～4 天排出，少数可停留一周或更久。膳食的纤维含量对结肠推进有明显的影响。结肠推进如此缓慢的原因，除了结肠的蠕动比小肠慢外，还由于升结肠段常有逆向的运动，使肠内容物在盲肠中停留的时间较长。其次，结肠的分节运动引起肠内容物向前及向后往返，也阻碍了向前的推进速度。正常人结肠内容物向前移动的速度平均每小时为 8 cm，而向后返回的速度每小时为 3 cm。这样，实际向前推进的速度约为每小时 5 cm。

4. 结肠的运动调节

神经系统对结肠运动功能的整合过程是由三个环节的调节相互协调统一完成的。

第一环节是结肠壁内神经系构成一个完整的自主神经系统，执行任何外来神经所不具备的一种十分精细的调节。当然，内在神经受外来神经的控制。

第二环节的整合是在椎前神经，其节后纤维是外来神经支配的一部分，接受和处理来自内在神经系和中枢神经系的信息。

第三环节的整合是在中枢神经系。中枢神经通过自主神经系统的交感和副交感神经，将调节信息送至最后通路——壁内神经丛(节)。

近年来发现，结肠的自主神经除了胆碱能神经及肾腺能神经外还有肽能神经，它是含各种神经肽的神经的总称。神经肽或称肽类激素是非肾上腺素能非胆碱能神经末梢所释放的活性物质，如促胃液素可加强结肠运动和排空，可能与进食后引起的胃—结肠反射有关；5-羟色胺可使肠蠕动加强；前列腺素可加强结肠的推进性运动，排出内容物和气体；缩胆囊素可加强结肠运动；而促胰液素则使前者的加强效应受到抑制。

事实证明，神经和肽类激素与肠道运动的调控是密不可分的，它们共同构成一个精密的调控系统。研究肽类激素对结肠运动功能的调节，对认识某些疾病机制并进而提高诊断和治疗水平有重要意义。

5. 影响结肠运动的因素

(1) 进食对结肠运动的影响　食物进入人体后数分钟便可由胃进入小肠，然而到达结肠则需要数小时。因此，餐后结肠的反应可分为三部分：餐后即时反应、餐后早期反应和餐后晚期反应。在人类，有时餐后不久即有很强的便意，多数发生在早餐后，儿童较成人表现更明显，这是食物进胃后导致结肠或直肠、乙状结肠活动增加的结果，这种现象被称为胃—结肠反射。餐后便意感也可发生在全胃切除的患者。因此，食物直接进入十二指肠同样可以导致结肠的运动增加。不同食物成分含热量不同，对餐后运动有不同的影响。脂肪和碳水化合物有刺激作用，氨基酸和蛋白质则抑制大肠的运动。此外，不同的结肠节段对进餐的反应亦存在差别：近端结肠反应迅速，但持续时间短，有混合和储存食物的作用；远端结肠节段反应较慢，但持续较长时间，起着运输管道的作用，推动食物残渣到达直肠。

(2) 排便和排气　24 小时结肠动力记录发现，排便之前（大便排出 1 小时前）常出现高幅传输性收缩波（high-amplitute propagating contractions，HAPCs）的增强。而且，在结肠上段和肛门直肠之间的结肠段，还发现有协调性的动力运动模式，提示 HAPCs 与推进波廓清肠内容物后肛门括约肌的松弛有直接的关系。此外，肠道内气体的运输受 LAPCs 的介导，其机制类似于排便过程，在某种程度上还类似于吞咽过程。事实上，协调动力模式表现为朝向肠道远端的低幅传输性收缩波（low-amplitute propagating contractions，LAPCs），后者伴随早期肛门括约肌的松弛。

(3) 体育活动对结肠运动的影响　晨间起床和运动能使结肠运动显著增加；相反，长时间不活动的患者和缺乏活动的老年人容易发生便秘。体育活动能促发结肠的巨大移行性收缩、集团运动和排便。另外，剧烈的体育活动偶尔可导致腹泻。

(4) 年龄对结肠运动的影响　老年人结肠运动功能的主要问题是大便失禁和便秘。随着年龄增大，结肠环肌对化学和电刺激的最大反应减弱，导致结肠收缩力下降，转动时间延长。

(5) 性别　男性与女性的结肠转运速度具有明显差异。女性结肠转运较慢，平均为 46 小时，男性平均为 29 小时。

(6) 昼夜对结肠运动的影响　睡眠对节段性和推进性运动都有比较强的抑制作用，在夜间（尤其是睡眠时），结肠活动较弱，总体上表现为静止状态。在白天，节段性和推进性运动在餐后以及晨起时显著增强，尤其是早晨，这与许多人晨起后有便意相一致。测压也发现，结肠的最大收缩活动一般是在晨起后出现。

(7) 疾病对结肠运动的影响　手术后肠麻痹：手术后胃肠道运动功能暂时性抑制，抑制程度根据手术部位、术式、时间、损伤的严重程度而定。剖腹手术比非腹腔手术抑制程度强。剖腹手术中，胃、结肠受抑制时间长，胃手术后胃运动一般在

24～72 小时恢复，结肠手术后结肠运动一般要在 48 小时以后恢复。但是康登(Condon)、威尔逊(Wilson)等根据人和猴的实验研究，认为手术后肠麻痹持续时间、类型和手术范围、大小、手术持续时间无依赖关系。

手术后肠麻痹的机制并不明确，流行的假说是诱发交感神经过度兴奋，抑制肠运动。其他因素认为与异物或炎症引起腹膜刺激、电解质失衡特别是低钾血症有关，止痛药和麻醉剂作用等也与肠麻痹有关，通过交感神经系统或副交感神经系统引起肠麻痹。

另外，结肠憩室病、慢性溃疡性结肠炎、便秘与腹泻等，均可影响结肠运动。

(8) 药物对结肠运动的影响　泻药、吗啡、可待因、新斯的明等，可影响结肠运动。

二、水和电解质的吸收

大肠的主要功能之一是吸收水分和电解质，其吸收量可从测定每日由回肠进入结肠的液体量和成分，同时分析由粪中排出的量和成分计算出来。正常情况下，大肠每日约从内容物中吸收水分 1 350 ml、钠 200 mmol 和氯 150 mmol。这个数值相当于每日由回肠进入大肠的水分的 80%和氯化钠的 90%以上，而由粪便排出的仅含水分 100～200 ml 和少量电解质。这是就一般情况而言，实际上大肠的吸收能力比这大得多。据研究，大肠 24 小时内至少可吸收水分 2 500 ml，有的报道认为可以达到 5 000 ml。

大肠各部分的吸收能力大小不一。右结肠的吸收能力最大，其余依次为横结肠、降结肠，吸收能力逐渐减少，直肠的吸收能力已微不足道了。由于存在这种吸收能力的差别，因此临床上可观察到：回肠造瘘排出的大便成稀糊状，横结肠造瘘排出的大便即已成形，而乙状结肠造瘘排出的则为干燥大便。右半结肠切除后的病人由于水分吸收障碍，故术后常出现暂时性的腹泻，直到左半结肠吸收水分的功能代偿后才趋好转。全结肠切除后，吸收水分的功能则转移到回肠。末段 30 cm 回肠在水分的吸收上起重要作用，手术时应视情况予以保留。如家族性腺瘤病患者采用“全结肠切除，回肠造瘘”或“全结肠切除，回直肠吻合”治疗时，术中应尽可能保留此末段 30 cm 的回肠。术后其水分吸收的代偿机制为：肠管扩张，黏膜绒毛增生，运动迟缓。这种所谓的“小肠结肠化”过程，约需 18 个月才完成。

正常大肠对钠及氯离子有吸收功能，而钾和重碳酸盐则通过大肠排泄进入大肠腔内的粪流中。正常人每天从大肠吸收 55～70 mmol 钠，28～34 mmol 氯。直肠癌全盆腔清除时，如以乙状结肠代膀胱，术后尿液中排出的氯在乙状结肠可再吸收，故可能引起高氯性酸中毒。

大肠中细菌分解大便成分而产生的一些毒性产物，如吲哚、胺素、氨、酚、硫化氢等，也可在大肠被吸收，但在肝脏可被解毒。如果肝病患者肝脏解毒功能低下，或有毒物质产生过多时，就有可能产生如肝昏迷一类的自身中毒症状。

大肠的吸收受一些病理生理因素的影响，例如患溃疡性结肠炎和局限性结肠炎时，结肠对水和钠的吸收能力减低；有的研究显示，此时肠黏膜还主动分泌钠和氯。由于对水盐吸收不良，排出增多，患者常发生腹泻。

一些激素和体液因素，对结肠的吸收能力也有影响。醛固酮可促进结肠吸收水、钠和排泄钾。这与醛固酮对肾小管的作用相似。原发性醛固酮增多症患者对钠的吸收增加，此时测量其直肠黏膜电位增大，此法已被用于本病的诊断和普检。血管紧张素可促进结肠对钠的吸收。神经垂体释放的抗利尿激素则可抑制结肠对水和钠的吸收。这些作用可能与细胞外液量的保持和调节有关。此外，9-氟氢可的松也有促进结肠吸收钠和水的作用，至于其他肾上腺皮质激素是否也有影响，尚无定论。

大肠吸收水和电解质的机制有主动吸收和被动吸收两种。钠的吸收是个主动过程。结肠黏膜上的钠泵可以逆着浓度梯度和电位梯度把肠腔内的钠离子运到周围血液中，完成吸收过程。因此粪便中的钠浓度远低于血浆钠浓度。灌流实验证明，钠的吸收可以一直进行到灌流液的钠浓度减低到 15～25 mmol 时止。氯的吸收并非单纯地继发于钠的吸收之后，以保持电中性，它还包含一个主动吸收过程和与 HCO_3^-（碳酸氢根）交换的过程。氯从肠腔吸收入血液，与此同时，HCO_3^- 则通过黏膜分泌入肠腔，以进行交换。水的吸收是个被动过程，它继发于钠和氯的吸收之后。由于钠和氯等溶质吸收的结果，在肠黏膜的两侧形成渗透梯度，使水分从肠腔透过黏膜被吸收入血。

三、 大肠的分泌

结肠黏膜层表面光滑，没有绒毛，结肠黏膜含有隐窝，在隐窝中由表面柱状上皮细胞覆盖，隐窝和柱状上皮都有高度密集的含黏液的杯状细胞，分泌黏液，所以结肠的分泌物很少水样液体而富有黏液。再加上结肠对其内容物的重吸收活动，当分泌的液体留于结肠内与黏膜接触时，其液体部分被迅速重吸收，只留下浓厚的黏液，具有保护肠黏膜和润滑粪便的功能。

黏稠的液体仅含有 0.4% 新鲜的结肠分泌物，其中电解质包括 146～200 mmol/L 钾，3～10 mmol/L 钠，87～155 mmol/L 碳酸氢盐。大肠的黏膜在吸收氯离子的过程中与碳酸氢根交换，所以肠黏膜分泌钾离子、钠离子、碳酸氢盐，而碳酸氢盐为碱性物质，使结肠中的黏液为碱性，pH 8.3～8.4。碳酸氢盐可以中和粪便中的发酵产物，因此粪便表面为中性，而其中心的 pH 可达到 4.8。大肠分泌物中还含有溶菌酶、二肽酸和微量的淀粉酶，但不含有肠激酶、转化酶、脂肪酶或胰蛋白酶等活性物质，它们对物质的分解作用不大。

正常黏膜分泌少量黏液，但在某些病理情况下，如某些细菌毒素、泻剂、脱氧胆酸及鹅脱氧胆酸等游离胆酸以及未电离的有机酸根，刺激结肠黏膜，使其黏液分泌每日可达 500 ml 以上。结肠分泌增加还可能与胃肠激素或局部激素有关。血管活性肠肽（舒血管肠肽，VIP）和肠高血糖素免疫活性物质在大肠黏膜中有着较高浓度，VIP 对结肠转运电解质和水有很强的作用。在 VIP 刺激下，结肠黏膜中腺苷酸环化酶活性增强，cAMP 水平也升高，从而加强电解质和水的转运。

四、结肠内气体

正常人的消化道中，大约含 150 ml 气体，其中 50 ml 在胃内，100 ml 在大肠内，小肠内几乎没有气体。大肠内的气体 60％～70％是随饮食和呼吸吞入的空气，其余则为细菌的分解代谢及血液中气体扩散到肠腔而产生的。一般以氮气最多，其次为氢、甲烷、二氧化碳等。豆类、葱、蒜、白菜等食物中，含有能产生大量二氧化碳、氢气等的基质，所以食后会使气体含量大增，消化不良时，随着发酵可产生大量二氧化碳、氢气等，也会使人腹胀、屁多。据研究，平均每天约有 1 000 ml 的气体从排出肛门，如果某段大肠发生梗阻或蠕动停滞，则很快发生气体积存而引起气胀。

由于大肠细菌发酵产生的气体中含氢气及甲烷（浓度分别为 0.6％～47％及 0～26％），它们为易爆气体，两者在空气中可引爆的浓度分别为：4％～75％及 5.3％～14％。拉金斯（Ragins）测定 14 例未做肠道准备的病人直肠中的气体构成，结果发现：2 例含甲烷，而且均已达易爆浓度；6 例含氢气，其中 4 例达易爆浓度，故 42.8％被检者的直肠中含易爆浓度的气体。经结肠镜做电灼等操作时引起致命的爆炸事故已有许多报道，临床医师务必予以注意。拉金斯等发现，术前经过肠道准备（24 小时内服用不产气的清流质、泻药导泻或灌肠）的病人，其结肠中均未发现有爆炸性气体。他们在 900 余例结肠息肉病人中，术前先做肠道准备，在结肠镜行息肉电切时虽均未用 CO_2 吹张，但无一例发生爆炸。当然，如在电切前先吸净肠段腔内的气体，或者再注入一些 CO_2，则更可万无一失。

肠腔内气体的作用首先是刺激和加强肠的蠕动，推动粪便排出，帮助完成消化排泄。其次是给肠道需氧菌提供氧气，利于它们分解食物，帮助机体消化吸收某些营养素。当气体增加到一定量时，就会刺激肠腔使肠蠕动增加，产生腹胀、肠鸣，促使排气排便，排出后即可感到轻松。气体过多或肠梗阻使气体不能排出时，轻者腹胀、腹痛，重者可使膈肌升高妨碍呼吸及血液循环，手术后还可能使伤口裂开或影响愈合。

肠内含氧量极少，仅占肠腔内气体的 0.1％～2.3％，所以是厌氧菌及厌氧的寄生虫如蛔虫等生活的好地方。给肠腔注入大量氧气，可使这些寄生虫死亡，随大便排出体外，这就是临床上注氧驱蛔虫的原理。

五、结肠内细菌

大肠内的细菌主要来自空气和食物，并由口腔入胃，最后到达大肠。大肠内的酸碱度和温度等环境对一般细菌的繁殖极为适宜，所以细菌得以在这里大量繁殖。由于结肠内缺氧，因此细菌以厌氧性菌丛为主，其中无芽孢厌氧菌、杆菌占99%以上，主要为脆弱拟杆菌、成人双歧杆菌、好气真杆菌等，其余为大肠杆菌、草绿色链球菌、唾液链球菌、乳酸杆菌，此外还有少量的费隆球菌、杆菌、胨球菌、胨链球菌、梭状芽孢杆菌、粪链球菌以及大肠杆菌以外的肠杆菌，如克雷伯菌属变形杆菌等。

大肠内的细菌在肠腔外会造成严重的污染，但结肠有一个完整的机械和免疫防御系统，能防止肠道常驻菌对肠黏膜的破坏。同时大肠粪便中的细菌对结肠的生长和功能也是必要的。所谓正常的肠道结构与功能是指在正常肠道菌群的情况下，机体与细菌共生，保持一个生态平衡系统。正常生理情况下，肠道中的一些细菌可利用食物残渣合成人体所必需的维生素，如维生素 B_1、维生素 B_2 及叶酸等维生素B族和维生素K。当食物中缺乏维生素时，它们在大肠内的合成吸收常可予以补偿，因此对人体的营养具有重要意义。若长期使用广谱抗生素，肠内细菌被大量抑制和杀灭，就可能引起体内维生素B族和维生素K的缺乏。

有研究表明，大肠内某些细菌可能与大肠癌的发病有关。这些细菌产生的酶，如β-葡萄糖苷酸酶、β-葡萄糖苷酶、硝基还原酶、偶氮还原酶、7α-脱羟酶和胆固醇脱氢酶等，可作用于大肠内某些内容物或成分，可生成致癌物质，诱发大肠癌的发生。对一些地区的调查研究发现，结肠癌发病率高的人群，其大便中胆汁酸的浓度高，梭状芽孢杆菌的数量亦增多。

大肠菌群生态系统的稳定对保持正常的肠道功能起着非常关键的作用，因而不能轻易地破坏大肠的细菌稳定。

六、大肠的免疫功能

免疫组织细胞受抗原刺激产生免疫应答(immune response)。免疫应答是指免疫活性细胞识别抗原，然后自身活化、增生、分化，最终产生免疫效应的过程。其基本生物学含义是:保护机体免受抗原物质的侵害(如抗感染、抗癌肿等)，但在某些情况下也可对自身造成损害(如变态反应)。大肠的淋巴组织接受肠道抗原刺激后可产生局部的免疫应答，这种免疫应答主要发生在肠道局部，并局限在抗原刺激部位，一般不伴有或仅伴有较弱的全身性免疫应答。肠道局部免疫应答包括抗体介导的免疫应答和细胞介导的免疫应答。其中抗体介导的免疫应答在肠黏膜免疫防御系统中占极其重要的地位。

参与肠道局部免疫应答的抗体主要有分泌型IgA(SIgA)、IgM、IgA和IgG。

SIgA 在肠道中含量最高，又不易被肠道水解酶破坏，因此它是肠黏膜免疫防御系统中最重要的保护性抗体。SIgA 能阻抑细菌黏附在靶细胞上；能够覆盖于病毒表面，使其不能吸附于易感细胞；还可从 C3 旁路激活补体，发挥溶菌作用。此外，SIgA 能与消化道摄入的某些大分子抗原结合，阻止它们从黏膜吸入体内。SIgA 缺乏的病人，消化道肿瘤为正常人的 34 倍。SIgA 对抗大肠肿瘤的发生、发展起重要作用，IgM 的作用与 SIgA 类似，但它可以按经典途径激活补体而直接杀菌。肠液中的 IgA 的浓度比 SIgA 低 20 倍，因此其肠道保护作用不如 SIgA 重要。IgG 具有固定补体、杀菌、中和毒素以及调整作用。由于它在肠道内含量很低，而且易被肠道水解酶破坏，因此在生理情况下对肠道无重要保护作用。

抗体产生的调节影响局部免疫应答。肠道淋巴结在分泌型免疫球蛋白的合成中起着中枢调节作用。卵清蛋白、细菌内毒素可刺激肠黏膜，影响肠道淋巴结，使 IgA 产生细胞显著增多，IgG 和 IgM 产生细胞减少。在 IgA 分泌的调节中，抗原种类、特性及营养等因素有重要影响。特异性抗原不但能调节 IgA 分泌，而且能选择性地加快淋巴细胞再循环，使致敏淋巴细胞从淋巴结到胸导管，经血液循环再返回黏膜固有层，转化成 IgA 分泌细胞，并发挥免疫功能。

七、 直肠的运动形式

1. 张力性收缩

静息状态下，直肠有张力性收缩。直肠大多数时候呈空虚状态，此时有一种低张的腔内静息压，该压力值较低（5～25 cmH_2O），且大部分时间较为平稳。直肠的张力性收缩可使直肠保持一定的压力，阻碍大便进入直肠，从而使直肠保持空虚状态。

2. 时相性收缩

对正常人做连续直肠检测，可观察到以下几种类型的时相性收缩。

（1）孤立的长时相收缩　于 10～20 秒内压力轻度上升到 15 mmHg 左右，这类收缩主要出现于清醒状态下。

（2）丛集性收缩　进餐后，直肠肌以 5～6 次/分钟的频率周期性收缩，持续 1～2 分钟，其间隔时间为 20～30 分钟。

（3）直肠复合运动（rectal motor complex，RMC）　这是直肠的一种周期性运动变化，是一种频率为 2～3 次/分钟的直肠收缩活动，持续时间超过 3 分钟，波幅大于 5 mmHg。与移行性复合运动（MMC）不同，RMC 不因进食而停止，这可能是由于结肠一直处于消化期，很少排空。RMC 是独立于小肠的移行性复合运动，与其他结肠节段运动并无直接的关系，并伴有肛管压力的增加，其功能可能是防止直肠脱垂，维持排便节制。白天 RMC 90～300 分钟出现一次，夜间 50～90 分钟出现一次。RMC 的生理功能仍不清楚，一般认为其可能帮助保持直肠净空，尤其是在夜间。

第二节 肛门自制

肛门自制是指肛门有随意延缓排便、鉴别直肠内容物性质及保持夜间控制排便的能力。参与此项功能的因素很多，如肛门括约肌、肛门直肠感觉、直肠抑制反射、粪便的容积及稠度、直肠容量及可耐受量、远端结肠的推进力及直肠的顺应性等。肛门自制是由上述多种因素交互作用的结果，但要确定各自的关系却很困难。肛门自制的学说很多，现简要归纳如下。

一、贮袋功能

结肠可容许其中粪便体积和压力的增加，只有当其超过某一极点时，方激起蠕动，此即所谓贮袋作用(reservoir function)。此种功能的维持主要依赖于：① 机械性因素，乙状结肠外侧角和 Houston 瓣有阻止或延缓粪便前进速度的作用，粪便的重量可增强此角度的栏栅作用。② 生理性因素，直肠的运动频率和收缩波幅均较高于乙状结肠，这种反方向的压力梯度，可阻止粪便下降，对维持直肠经常处于空虚和塌陷状态是必要的，对少量稀便和气体的控制是重要的。若结肠的贮袋作用遭到破坏，则结肠内粪便不断进入直肠，而直肠内粪便又不能借逆蠕动返回结肠，势必造成直肠粪便堆聚，压力上升，排便反射及便意频频不断，而外括约肌和耻骨直肠肌收缩为时过久而不能坚持，则必然引起失禁。

二、直肠顺应性

实验证明，正常情况下，直肠内粪便容积大量增加时，肠腔内压下降或轻微上升，以维持肛门自制，此种特性称直肠的顺应性(compliancy)。它不但使直肠在排便前能贮存相当多的粪便，而且使排便动作推迟。顺应性过低可使便次增多甚至肛门失禁；顺应性过高可造成慢性便秘。正常人的直肠顺应性为 1.53±0.67 ml/kPa，最简单的方法是用直肠最大耐受量(maximum tolerance volume，MTV)来代表，即患者因痛要求停止操作前能注入直肠乳胶囊内的水或空气量。正常成人平均 MTV 为 406 ml(范围为280～540 ml)。临床证实，低位前切除术后排便异常的主要原因是顺应性降低，即贮袋作用和肠壁伸展性降低。术后临床排便状态的改善，显然是在吻合部以上肠管获得某种程度的适应性反应的结果。

三、排便感觉

临床发现，直肠由粪便或气囊充胀时，病人可感到直肠或骶区有特殊的感觉。

许多直肠脱垂的病人对脱垂物缺乏胀感，而对直肠气囊内注入足量空气时则可引起直肠胀感，所以排便感觉缺失是一部分人大便失禁的原因。

（一）肛管壁内感受器

从齿线以上10～15 mm，下至肛缘皮肤，上皮内感觉神经末梢极为丰富，例如游离神经末梢（痛觉）、Messner小体（触觉）、Krause终球（冷觉）、Pacinian小体和Golgi-Mazzoni小体（压觉或张力觉）、Genital小体（摩擦觉）以及许多无名的感受器。肛管不同区域的神经末梢密度是不一致的。游离的无包膜的神经末梢在齿线区较多，约2/3的感受器在栉状膜区。肛周皮肤的感觉神经末梢与他处皮肤类同。这些感受器有精细的辨别觉，有助于肛门自制。据推测，对直肠内容物性质的辨别可能是直肠内压的作用。静息时，直肠内容物不会很快进入肛管造成不同的压力与感受器接触；当粪便或气体充胀了直肠，反射性地引起肛内压下降（内括约肌宽息）时，内容物接触了感觉区，感受器方可对直肠内容物性质进行辨别，此即“试样反应”（sampling response）。

（二）壁外感受器

传统观点认为，排便感受器位于直肠壁内，但近年来已肯定其位于耻骨直肠肌或附近的结缔组织中。用指压法检查证实，多数人便意感在耻骨直肠肌区最明显。当直肠压力达2.8 kPa，容量达114.4 ml时，便意能持续1分钟，且伴有4.0±1.6次/min收缩波，其波幅与静息时的直肠蠕动波明显不同。若连续多次测定，则达到同一感觉的容量将越来越大，提示排便感受器具有“易疲劳性”。有一种肠道传输缓慢的便秘患者，其三种感觉的容量（阈值感觉容量、持续便意容量、最大耐受量）均明显增加，便意时直肠收缩波亦明显减少（1.7±0.6次/min）。

（三）感觉神经通路

实验表明，若切断双侧骶神经则排便感觉严重丧失，若保存双侧S1、S2神经，虽直肠充胀觉丧失，但内括约肌反射仍保存。保存S2神经，充胀直肠时能引起外括约肌肌电活动暂时增强。单侧切断骶神经，不出现排便感觉障碍。据此推测，排便感觉是通过骶神经传导的。

排便感觉对肛门自制的维持十分重要。对于一些直肠被全部切除或几乎全部切除的拖出术病人，或吻合口贴近肛管的前切除术病人，术后由于丧失了排便感受器，病人缺乏便意感觉，直到大便接触肛管皮肤病人方才察觉，此时主动收缩外括约肌方能阻止大便继续漏出，如果大便稀薄则常难于控制，因此病人均存在不同程度的大便失禁。但是病人在术后通过学习及反复实践，位于耻骨直肠肌中的感受器功能可逐渐代偿，从而重新建立起排便反射及获知便意。但过于年老的病人，或做了Bacon式拖出术的病人，则往往难以有令人满意的恢复。

四、压力差学说

肛管直肠内压测定的结果表明，肛管是个高压区，平均 3.3～16.0 kPa(25～120 mmHg)，它为对抗直肠内压[平均 0.7～2.7 kPa(5～20 mmHg)]提供了一个有效的屏障。据文献报道，维持肛门自制必需的肛管静息压不能低于 1.6 kPa(12 mmHg)，最高压力不能低于 3.3 kPa(25 mmHg)。若低于上述必需压力值，即发生肛门失禁。肛管静息压主要由内括约肌张力形成，约占 85%，外括约肌所致者仅占 15%。静息压的最高点距肛缘 2 cm 处，自此向上递减，可能与内括约肌上端较薄、下缘较厚的形态有关，其与直肠静息压构成一个向心型的渐降梯度，从而形成一个压力屏障，这对于维持肛门自制有重要意义。排便时，直肠压由 0.4 kPa(3 mmHg)升至 14.7 kPa(110 mmHg)，而肛管压由 6.8 kPa(51 mmHg)降至 3.1 kPa(23 mmHg)，使原来的压力梯度逆转，粪便在这一压力差下被驱出肛门。故此种“排便时直肠肛管压力梯度逆转”是正常排便的重要特征。出口阻塞综合征患者，排便时压力梯度不能逆转，排便异常困难。某些极度衰弱者，因不能有效升高直肠内压，亦可有排便困难。肛裂患者因内括约肌持续痉挛，可致肛管静息压升高；而肛门失禁患者，肛管静息压显著降低。

五、构筑学原理

肛直角(anorectal angle)是指直肠下段与肛管轴线形成的夹角，由耻骨直肠肌向前牵拉而成。肛直角静息时为 90°～105°，随意性停滞排便时为 60°～90°，排便时为 120°～180°；腹内压增高时，肛直角变得更小，因而增强了耻骨直肠肌收缩时产生的机械性瓣膜作用。排便时，该肌松弛，角度变钝，从而直肠肛管呈漏斗状，以利粪便排出。若该肌薄弱可导致会阴下降综合征。在盆膈下降和某些特发性肛门失禁的病人中，静息和排便时肛直角均明显变钝。而在盆膈痉挛和耻骨直肠肌肥厚等的便秘病人中，排便时其角度无变化，甚至变小。

目前多数学者认为，肛门自制的维持主要依赖于正常的肛直角。帕克斯(Parks)的拍击阀门(flap valve)学说认为：肛直角呈 90°时，直肠前壁黏膜覆盖肛管上口，腹内压愈大则肛管关闭愈紧；排便时，耻骨直肠肌放松，肛直角增大，肛门直肠开放呈漏斗状，此时腹内压升高，更有利于将粪便驱出。

六、肛门括约肌排列

据文献报道，肛管横纹肌纤维排列模式有三种：双套管式、三袢式及双“8”字形排列。肛门自制功能取决于括约肌纤维的解剖学排列。

七、直肠肛门抑制反射

直肠肛门抑制反射即直肠扩张时立刻引起内括约肌松弛的反射。此种反射是反映内括约肌功能的重要指标。内括约肌不能弛缓者，排便将十分困难，如先天性巨结肠患者，因内括约肌失弛缓而有严重便秘。目前已将该反射缺如作为诊断先天性巨结肠的重要指标，其准确性高达92%。直肠肛门抑制反射不仅呈“容量依赖性”，即在一定范围内，直肠扩张量越大，肛压下降越多，抑制时间越长；而且显示了“速度依赖性”，即直肠扩张越快，肛压下降越快，幅度越大。这种特性与正常排便或便秘均有密切关系。当粪便量多、进入直肠速度较快时，内括约肌迅速、充分松弛，粪块下降接触肛管上皮，引发“试样反应”，促进排便过程；而当直肠壶腹中粪便较少，或进入速度缓慢时，则不易引起排便反射。

在正常情况下，除直肠肛门抑制反射外，还有内括约肌收缩而直肠松弛的逆向反射。外括约肌随意性收缩通过内括约肌的逆向反射作用，使直肠扩张，粪便停滞，达到自制目的，此即所谓“随意性抑制作用”（亦称 Debray 肛直肠抑制反射）。因此，临床上对外括约肌损伤造成肛门失禁的患者，修复时应考虑内括约肌的重要性。同时，亦应注意：过分扩张内括约肌或将该肌全长切断1/2时，将损害对稀便和气体的精细控制。

膀胱肛门反射尿道和肛门括约肌的神经共同来自腹下神经、盆神经和阴部神经，即两者受同一神经支配。当排尿时，外括约肌电活动全部抑制，而内括约肌电活动增加。所以，内括约肌的活动对于在排尿时维持肛门自制起着特殊的重要作用。

盆底肌及外括约肌的反射性收缩对自制的维持不容忽视。咳嗽、讲话和改变体位都会兴奋这些肌肉的牵张感受器，反射性地引起肌张力增强。逐渐加大直肠的扩张度，可相应地使肛管内压升高至7.84～12.74 kPa（80～130 cmH_2O）水平，若继续扩张直肠刺激了括约肌随意性收缩，则肛管内压可高达39.23 kPa（400 cmH_2O）。直肠壁依从性扩张缓冲升高的压力，也可实现贮袋功能帮助肛门自制。但须注意，盆膈横纹肌（外括约肌、耻骨直肠肌）易疲劳，随意性收缩仅能维持40～60秒，这在正常情况下引起 Debray 肛直肠抑制反射，增大直肠顺应性是足够了；若患有直肠炎症或直肠壁纤维性变，则可引起直肠顺应性降低，影响自制。

八、肛门海绵体

斯特尔茨纳（Stelzner）将肛管黏膜下和皮下的血管组织称为“肛门海绵体”（corpus cavernosum of the anus，或名“肛垫”）。其有膨胀和缩小的功能，膨胀时三个肛垫犹如心脏的三尖瓣，可密闭肛管，提供最有效的肛门自制。有些痔切除的病人，术后出现失禁现象，可能是切除了肛门海绵体之故。黏膜切除过多不仅影响精细控制，而且破坏了感觉神经末梢和黏膜感受器。

综上所述，维持肛门自制的因素很多，它涉及随意性和非随意性自制，两者的区别点可能是粗、细之分：前者属粗控制，是指对大粪块、固体便的控制能力；后者属细控制，是指对小粪块、稀便和排气的控制能力。保证正常肛门自制的必备条件是：

（1）正常的解剖结构；

（2）完好的直肠顺应性；

（3）收缩良好和低疲劳率的横纹肌群；

（4）Debray 肛直肠抑制反射正常；

（5）稳定的脊髓和大脑反射；

（6）肛提肌内功能性的牵张感受器；

（7）肛管黏膜内有足量的感觉神经末梢；

（8）正常大小的肛垫。

参考文献

[1] 汪建平. 中华结直肠肛门外科学[M]. 北京：人民卫生出版社，2014.

[2] 皮执民，刘栋才，赵华. 肛肠外科・手术学[M]. 北京：军事医学科学出版社，2008.

[3] 张东铭. 大肠肛门局部解剖与手术学[M]. 3 版. 合肥：安徽科学技术出版社，2009.

第二篇
肛肠病的检查

第一章　结肠镜检查

一、适应证、禁忌证及检查前准备

结肠镜是诊断与治疗结直肠疾病最直接、最有效的手段。美国癌症流行病学研究发现,结直肠癌发病率、死亡率均位于前三位。近年来,我国结直肠癌发病率和死亡率均呈上升趋势,分别位于各类癌症的第 4 位和第 5 位,给社会和人民造成很大的疾病负担,因此积极进行结肠镜筛查对结直肠疾病预防及诊治具有重要作用。

结肠镜检查有比较严格的适应证及禁忌证,应熟练掌握,才能更好地服务于临床。

(一) 结肠镜适应证

(1) 有下消化道症状,如腹泻、便秘、大便习惯改变、腹痛、腹胀、腹部肿块等,诊断不明确;

(2) 原因不明的下消化道出血,包括显性出血和隐性出血;

(3) 低位肠梗阻及腹部肿块不能排除肠道疾病者;

(4) X 线钡剂灌肠检查结果阴性,但有明确的肠道症状,尤其疑似有恶变者,或 X 线钡剂检查正常,但不能定性者;

(5) 大肠息肉和早期癌需要内镜下治疗者;

(6) 大肠炎症性疾病需要做鉴别诊断或需要明确病变范围、病期、严重程度、追踪癌前病变的程度;

(7) 大肠癌术后或息肉术后复查随访者;

(8) 研究大肠息肉或炎性肠病的自然发展史;

(9) 不明原因的消瘦、贫血;

(10) 结肠切除术后,需要检查吻合口情况者;

(11) 需行结肠腔内治疗者;

(12) 直肠异物;

(13) 大肠癌高危人群普查。

(二) 结肠镜禁忌证

(1) 肛门、直肠有严重的化脓性炎症或明显的病灶,如肛周脓肿、肛裂等;

(2) 各种急性肠炎、严重的缺血性疾病及放射性肠炎，如细菌性痢疾活动期、溃疡性结肠炎急性期等；

(3) 妇女妊娠期，曾做过盆腔手术及盆腔炎患者，应严格掌握适应证，慎重进行，妇女经期一般不宜做检查；

(4) 腹膜炎、肠穿孔、腹腔内广泛粘连以及各种原因导致的肠腔狭窄者；

(5) 肝硬化腹水、肠系膜炎症、腹部大动脉瘤、肠管高度异常屈曲及恶性肿瘤晚期伴有腹腔内广泛转移者；

(6) 体弱、高龄以及有严重的心脑血管、肺部疾病，对检查不能耐受者；

(7) 精神异常及昏迷患者；

(8) 有严重出血倾向或凝血功能严重障碍的患者。

(三) 检查前准备

结肠镜是诊断和筛查结肠病变的重要手段，其诊断准确性和治疗安全性很大程度上取决于肠道清洁程度。理想的结肠镜肠道准备方法应具备以下特点：① 能在短时间内排空结肠内粪便；② 不引起结肠黏膜改变；③ 不会引起患者不适，依从性好；④ 不导致水电解质紊乱；⑤ 价格适中。

肠道准备的效果评价目前多采用国际上公认的波士顿或渥太华肠道准备评分量表，两者均将结肠分为三段(直肠—乙状结肠，横结肠—降结肠，升结肠—盲肠)进行评分。波士顿评分按最差—清洁分为 4 级(0～3 分)，总分 0～9 分；渥太华评分按清洁—最差分为 5 级(0～4 分)，并加入全结肠内液体量评分(少量、中量、大量分别为 0、1、2 分)，总分 0～14 分。

目前结肠镜检查前准备方法很多，就国内外常用的检查前准备方法介绍如下：

1. 饮食准备

患者通常在结肠镜检查前 1～2 天进食清淡少渣饮食，前一晚进流质饮食，检查当日早晨禁食。仅仅控制饮食虽然不能达到清洁肠道的目的，却是其他肠道准备最基础的辅助方法。但也有研究证实，只要按照要求分次口服导泻药物，检查前一天的饮食对清肠效果没有任何影响。

2. 口服泻药

(1) 聚乙二醇　是目前国内应用最为普遍的肠道清洁剂，作为容积性泻剂，通过大量排空消化液以清洁肠道，不影响肠道的吸收和分泌，因此不会导致水电解质紊乱。如有严重腹胀或不适，可减慢服用速度或暂停服用，待症状消失后再次服用，直至排泄物为清水样。一般服用方法为：一半剂量在肠道检查前一日晚上服用，另一半剂量在当日肠道检查前 4～6 小时服用，也可采用一次性大剂量聚乙二醇清肠，但耐受性较分次口服差。有研究证明，分次口服聚乙二醇与检查当日顿服比较,肠道清洁效果更好,且耐受性和安全性更高。聚乙二醇的口感对于患者的依从性尤为重要,近年来国内研发的聚乙二醇新制剂,如不含硫酸钠的聚乙二醇,由于钾含量降低以及完全去硫酸钠而改善了聚乙二醇的气味,患者耐受性和安全性更好,使用人群更广泛;也有新剂型对聚乙二醇的口味进行了改良,改良后的溶液口感好,更好地提高了患者依从性。目前还有临床研究,将聚乙二醇与无渣饮料混合服用以改善口感的使用方法,进一步提高了舒适度。聚乙二醇常见的不良反应是腹胀、恶心和呕吐,罕见过敏性反应如荨麻疹。特殊人群(如电解质紊乱、晚期肝病、充血性心力衰竭和肾功能衰竭患者)服用该溶液是安全的,孕妇和婴幼儿肠道准备首选聚乙二醇。

(2) 硫酸镁　硫酸镁是传统的肠道准备清洁剂,因其服用水量少,可随后增加饮水量,患者依从性好,而且价格低廉,国内应用较为普遍。高渗的硫酸镁溶液将水分从肠道组织吸收至肠腔中,刺激肠蠕动而排空肠内容物。由于镁盐有引起肠黏膜炎症反应和溃疡的风险,有造成黏膜形态改变的可能性,故不推荐确诊及可疑炎性肠病患者服用,对于慢性肾病患者也不推荐使用。

(3) 磷酸钠盐　主要成分是磷酸氢二钠和磷酸二氢钠。高渗的磷酸钠溶液将水分从肠道组织吸收至肠腔中,与聚乙二醇相比,肠道清洁效果类似,但口服磷酸钠溶液饮水量少(1 500 ml),患者依从性好,腹胀、恶心、呕吐等胃肠道不良反应少,在镁盐、聚乙二醇无效或不可耐受的情况下可以选用。建议分 2 次服用,每次间隔 12 小时,可在内镜检查前一日晚 6:00 和内镜检查当日早晨 6:00 各服用一次,每次剂量45 ml,以 750 ml 水稀释,建议在可耐受的情况下多饮水,直至出现清水样便。磷酸钠盐制剂是高渗性溶液,在肠道准备过程中可引起体液和电解质紊乱,因此在老年人、慢性肾病、电解质紊乱、心力衰竭、肝硬化或服用血管紧张素转换酶抑制剂的患者中慎用。

(4) 中药　国内现常用的中药导泻剂主要是番泻叶和蓖麻油,在进行结肠镜检查的前日晚上应使用番泻叶 20 g 加入 400 ml 开水浸泡半小时,分次饮用。在检查之前的 2～4 小时应当饮用 15～25 ml 蓖麻油,服药后的 0.5～1.0 小时内会出现腹泻症状,持续 2～3 小时,2 小时后导泻不明显者可再加服 10 ml。有学者认为,番泻叶药液呈棕黄色,药液量大,会影响检查者对肠道黏膜的观察,且会带来如上消化道出血、癫痫发作甚至神经系统中毒等不良反应,甚至有学者提出番泻叶不仅对肠道准备没有促进作用,而且增加了单核细胞对肠道的浸润,建议舍弃。近年来也有学者指出,番泻叶与硫酸镁相比清洁效果并无差异,而且导泻作用较温和,适宜在老年患者、长期便秘患者和小儿中应用。

3. 肠道准备的辅助措施

(1) 胃肠动力药　甲氧氯普胺、多潘立酮等促胃肠动力药不能改善肠道准备的耐受性或肠道清洁程度,因此不推荐常规使用。

(2) 祛泡剂　内镜检查时黏膜附着的泡沫会影响黏膜观察,西甲硅油(二甲硅油)能有效抑制肠道准备过程中气泡的产生,建议可辅助使用,尤其是在胶囊内镜等对肠道清晰度要求比较高的检查准备中。

(3) 联合灌肠　内镜诊疗前联合灌肠并不能提高口服肠道清洁剂的肠道准备效果,故不推荐常规使用,对于不能获得充分肠道清洁的患者,可行清洁灌肠或第2天再次进行肠道准备。

(4) 患者告知和宣教　由于肠道准备过程较为复杂,对患者的指导显得尤为重要。肠道准备前应对患者进行充分的口头和书面告知,告知肠道准备的目的和方法以及紧急情况的处理,从而提高患者服用肠道清洁剂的依从性。

4. 慢性便秘患者的肠道准备

伴有长期便秘的患者肠道准备效果差,可采用分次服用,预先使用缓泻剂或联合使用促胃肠动力药的方法提高效果。聚乙二醇建议分2次口服,在正式肠道准备前2～3天服用缓泻剂,或在聚乙二醇服用前30分钟加服莫沙必利10～15 mg,可提高聚乙二醇肠道准备的质量。高龄或慢性疾病的患者在肠道准备期间可予静脉补液等措施,以维持水电解质平衡。

二、 结肠镜检查具体方法及注意事项

结肠镜操作方法分为双人操作法和单人操作法。结肠镜双人操作法由助手配合插镜,由于是两人操作,容易出现协调性差,进镜时肠管容易结襻,撞击肠壁,引起肠管痉挛,增加患者痛苦,影响进镜速度,且有增加并发症发生率的风险。20世纪70年代后期,美国学者韦耶(Waye)等创立了结肠镜单人操作法,随后传到日本并得到推广应用,现已成为国际上结肠镜插入法的主流趋势。结肠镜单人操作法由操作者单人完成,操作者可以随时感知插镜中的阻力,术中反复抽吸肠内气体,随时缩短肠管,理论上既可以避免延伸肠管而加剧肠管弯曲和结襻,又可以使肠管短缩和直线化,有利于快速进镜,减轻腹胀和疼痛。单人操作法的特点是左右手配合,比双人配合易于协调,随意性好,避免了操作者与助手之间配合不协调带来的麻烦,从而减轻患者痛苦,降低肠穿孔等严重并发症的发生率。以下主要讲述单人结肠镜操作法。

(一) 结肠镜单人操作流程

患者取左侧卧位,操作者戴上手套后,用右手示指涂少许润滑剂,插入肛门,做直肠指诊,初步确认直肠下段有无病变或狭窄情况,然后插入结肠镜开始检查。

可先注入少量空气以确认肠腔内进镜方向,一般进第一个弯曲时在左下方,亦可采用逆时针向左旋转通过第一个弯曲。紧接着又是一个逆时针向左旋转配合向上的方法寻腔进镜,然后是顺时针的复位进镜。大多数(70%)的情况都是采用相同的方法直接到达乙状结肠顶点的位置。在寻找肠腔的时候不能进镜,只有在找到进镜的方向后,才可以寻着肠腔的正中央向前插入结肠镜,而且进镜时结肠镜的

先端部必须位于肠腔的中央。当遇到感觉上弯曲较大的位置时，在进镜 15～20 cm 处，立刻让病人从左侧卧位转为仰卧位，这个改变可以使这一角度变小，让结肠镜更容易通过并进行后面的操作。

改变体位后，接着可以发现 S-top 处的肠腔是向右的并且弯曲度非常大，通常是顺时针旋转镜身约 90°，并且略微向后退镜，拉直肠腔后，可以发现进镜的方向，通常位于监视器的正下方，可以往下调节旋钮，轻轻送入镜身后即告成功。一旦通过了第一个弯曲，以后乙状结肠内的操作基本上是按照略微向上加右旋镜身(顺时针旋转)来寻找肠腔，进镜再复原的过程。如果弯曲过大，或连续的向右旋转，可以改右握镜为左握镜的方法，使操作更为顺手。

经过连续的多个弯曲后，注意在乙状结肠内的操作，特别是寻腔的时候，应该全部采用顺时针的方向配合上下钮的旋转来进行。到了一个弯曲比较大的肠腔，也就是降、乙交界处，此时进镜恰好在 30 cm 左右。这时可以不失时机地使结肠镜恢复中间状态，使用快速来回移动内镜的手法，确认结肠镜是否处于直线状态，并且使结肠套叠得更加服帖。确认后，再顺时针旋转找腔进镜，通过此处后，是比较直的降结肠段，采用向上方进镜后再吸气向下的动作，继续顺利进镜。

接着过结肠左曲的时候，采用逆时针旋转来寻腔进镜。在旋转寻腔时严禁进镜，必须看到腔后再进。一旦进入横结肠后，不能立刻进镜，应该先吸气，再稍微退镜后，才可以继续向前推进。大多数横结肠都呈“M”形，所以在此处可以采用一特殊的进镜方法，就是在确认肠镜是直线状态后，选择前方的第二至第三个皱襞处的 12 点钟作为目标，呈斜线向上的方向进镜。到达目标后，在几乎不向前插入镜身的情况下，向下按角度钮，并轻微吸气，再稍微向后退镜之后进入下一个肠段，也就是先向上后向下的插入手法，这一手法可以使肠腔有效地套叠在镜身上，起到很好的短缩效果。如此反复，可以顺利地到达结肠右曲，此时可以确认正好进镜 60 cm。

之后，首先确认结肠镜镜身处于直线状态，并来回快速移动镜身，使结肠套叠得更加服帖，并且把肠镜镜身复原至中间状态。此时，一般最好是肠腔向右弯曲，然后顺时针地旋转寻腔，可以在不吸到前方肠壁的前提下，轻微吸掉一点空气，并坚决采用顺时针向右旋转镜身，这样更有利于减少弯曲的角度，使通过肝曲更为方便。

一旦进入升结肠，同样轻微吸气，再稍微退镜后，才可以继续向前推进，就很快到达回盲部。此时通过肠镜上的刻度可以看到进镜 80 cm，回盲部就在左方，采用逆时针转动 45°左右，从回盲部的上方由上而下的方法可以顺利进入回肠末端，完成整个结肠镜的插入过程。

（二）三种基本的操作手法

1. 坚持顺时针加向上寻找方向进镜

左手大拇指控制上下角度钮保持略微向上的方向，右手顺时针地逐渐旋转镜身，是单人操作法的最基本手法之一。除了直肠、结肠左曲和横结肠近结肠右曲部位采用逆时针旋转寻找肠腔以外，其他场合逆时针旋转镜身会使肠腔出现反方向扭转，即使找到进镜方向，也会使插入的难度逐渐增加。

2. 先确认，后吸气，再进镜

在插入过程中，先确认镜身处于自然状态后再进镜时，后吸气，这是为了看一下是否可以通过减少空气量后使结肠自行套叠上来。在吸气时应该把结肠镜的视野放在肠腔的中央，以便通过吸引使肠腔自然套叠上来，争取做到用短缩法来完成整个检查。有时，此方法可以取到很好的效果，尤其在通过结肠右曲时，这一方法的合理运用非常重要。

3. 快速地来回移动内镜的手法(Jiggling 手法)

该手法为在结肠镜插入过程中前后快速地移动内镜的方法，可以通过此方法来证实镜身是否成一直线，是否处于自然的状态，同时还可以使肠管套叠得更加服帖。前后移动可以观察结肠镜的状态。当右手向前插入肠镜时，可以看到监视器内前端的位置也在向前，而当右手向后退镜时，前端也向后倒退，其中没有任何的延迟迹象，说明内镜处于完全自由的状态，也就是直线状态。确认结肠镜的状态同样还可以通过旋转镜身的方法来完成，即分别顺时针或逆时针旋转镜身时，监视器内肠镜的先端也同样旋转相同的角度，而没有任何的抵抗感或反方向运动。在插入过程中多次地反复使用此法，是非常必要的。越是难的病例，越是要多次反复地使用此法，只有始终确认结肠镜处于自由状态，才可以顺利地完成整个检查。

(三) 结肠镜检查五大原则

1. 必须是左手控制角度，送气，吸引，同时用右手插入及旋转镜身

这一点是单人操作法与双人操作法的根本区别，也是一个突出的优点。首先要肯定的是，用左手控制角度、送气、吸引三项操作完全可以不需要再用右手帮忙控制角度钮。一般在插入过程中左手主要控制的是上下角度钮，而左右角度钮可以通过旋转镜身来解决。即使有特别的情况必须使用左右角度钮，操作者也可以通过左手的大拇指和无名指的协调操作来完成。而上下角度钮的控制可以通过左手的大拇指和中指来完成。其他类似的操作都被认为是不正规的操作。不正规的操作必将影响整个结肠镜的检查，甚至使操作者的内镜下治疗水平无法提高。原因是在治疗时右手还有一个重要的任务就是控制圈套器等的进与出，这也是细微精密的操作。所以，养成良好的操作姿势，必然会取到事半功倍的效果。

2. 必须尽可能地采用短缩法进行全过程的操作

为了求快，一味地进镜，忘了时刻采用短缩法进镜的原则，或者让病人忍耐直至结肠左曲或结肠右曲才进行钩拉来完成整个插入过程，这是一种错误的做法，必

然会引起病人疼痛，增加插入过程的难度。结肠镜检查最难处理的是乙状结肠。如果操作医师能够坚持采用短缩法，在通过乙状结肠时结肠镜镜身始终保持直线的话，以后的操作都会迎刃而解。在通过乙状结肠时多花一点时间，尽可能以直线通过乙状结肠是非常重要的。这就是为什么让初学者刚开始时最好以 15 分钟为限的理由。如果前 15 分钟能顺利以直线形式通过乙状结肠，之后即使还要过结肠左曲或者结肠右曲，都不会花很多时间了，其技术难度也小多了。

3. 右手旋转镜身不应超过 180°

左右各旋转镜身 180°，可以覆盖所有的角度范围，过度的旋转镜身完全没有必要，而且会扭断镜身或者出现镜身的缠绕，甚至过度的缠绕还可能扭曲肠腔，给病人带来痛苦，使以后的检查出现不必要的麻烦。

4. 尽快地使镜身处于中间状态

由于几乎所有的肠腔的走向都可以理解为顺时针方向前进的，所以在插入结肠镜时，几乎都是以顺时针方向旋转加入少许向上钩起，来寻找肠腔进镜的。如果没有一个复原至中间自然状态的过程，肯定会使肠镜镜身过度旋转，使肠腔过度扭曲，增加病人的痛苦，增加以后的操作难度。所以，在每一次通过数个弯曲之后，或者在通过一个较大的弯曲前，要尽快地有一个使镜身复原至中间状态的操作。

5. 尽可能少地送气

原则上空气越少越好，只有在空气少，肠腔没有过度膨胀的情况下，才可以采用短缩法进镜，否则就会使难度增加。可以说，随着操作者地不断注气，插入的难度也在不断地增加。原则上，在知道下一步进镜方向的时候不可以送气。熟练者可以通过对肠腔皱襞的观察，即使在肠腔伸展不好的情况下，也可以粗略地判断进镜的方向。因此，以减少空气的注入量。初学者在学习实际插入之前，必须学会一些基本的判断方法，可以减少插入时不必要的过度送气。另外，初学者还可以在开始插入时把气泵的按钮调到小的位置，以避免不自觉地注入过多空气，增加插入的难度。

（四）结肠镜检查的四大禁忌

1. 肠腔好时，切忌一味盲目进镜

插镜时，除了弯曲度比较大的肠腔以外，较直的肠腔也经常可以遇见，往往有些医师就毫无顾忌地向前进镜，而忘记了短缩法，结果造成结肠打襻或者结肠过度伸展，增加之后的插入难度。即使有再好的视野，也应该先吸气后，再进镜。另外，在结肠镜操作中碰到 α 襻是最头痛的事，这个襻的形成多半是可以避免的，因为在插镜至乙状结肠时应该是弯弯曲曲的，如果出现笔直的肠腔，进镜感觉非常顺利的话，就应该注意。如果操作者还是一味地进镜，那么正好进了圈套，形成了 α 襻，使以后的插镜难度剧增。所以与其形成襻以后再解襻，不如时刻把短缩法放在心上，不要一味盲目进镜。不让襻形成，才是正确的操作方法。

2. 切忌“一条道走到黑”

即使是单人操作法，每个医师采用的手法也不是完全相同的。应该说每种手法都有其优点与不足之处。每个人结肠的走向也是不一样的，不同场合采取不同方法，有时也会得到不同的效果。学习单人操作法也必须学会多种不同的手法。当自己常用的一种方法行不通时，可以改变手法，或采用改变体位，或采用用手压迫的方法，减少插入的难度，争取尽快通过，以完成插入过程。

3. 禁忌盲目“滑镜”

双人操作法往往采用“滑镜”的手法，也就是在没有找到肠腔的情况下，估计大约的进镜方向，盲目插入镜身。这一操作手法的弊大于利，违反了短缩法的单人操作原理，在实行“滑镜”的过程中，不但会使原先较短的肠管在“滑镜”的过程中过分伸展，甚至会形成襻，造成短缩的极度困难，引起病人的极度痛苦，也使操作过程中形成难解的襻，使以后的操作更加困难。原则上，所有肠腔形成的弯曲，都可以通过向上加旋转来寻找得到。

4. 禁忌“偏心”情况下插镜

右手握镜往前推送插入结肠镜的必要条件是结肠镜的先端部分必须位于肠腔的中央，这一点也非常重要，否则会使结肠在插镜过程中不知不觉被过度延伸，提高了操作的难度。

三、常见疾病诊断

（一）结直肠癌

结直肠癌可发生于大肠任何部位，但好发于直肠及乙状结肠。结肠镜检查，可观察全部结肠，直达回盲部，并对可疑病变进行组织学检查，有利于早期及微小癌的发现。

1. 早期结直肠癌

早期结直肠癌形态学分型及内镜下表现：

(1) 隆起型（Ⅰ型）　可分为有蒂型（Ⅰp 型）、亚蒂型（Ⅰsp 型）、无蒂型（Ⅰs 型）。

Ⅰp 型和Ⅰsp 型：大部分为腺瘤和腺瘤内癌变。隆起病变处表面呈清晰脑回状结构，常为管状腺瘤；表面呈绒毛状结构，常为绒毛状腺瘤；表面结构消失，或有溃疡形成，常为腺瘤癌变处。凹陷溃疡明显，多表明癌变腺瘤向黏膜下浸润深。

Ⅰs 型：广基且隆起高度＞3 mm 的病变是新生癌或广基息肉癌变，癌变表现与Ⅰp 型早期癌相似。表面平坦型（Ⅱb 型）浸润至黏膜下层时形成广基病变，类似于Ⅰs 型，表面光滑饱满。

(2) 表面型（Ⅱ型）　可分为表面隆起型（Ⅱa 型）、表面隆起型伴凹陷（Ⅱa＋dep 型）、表面平坦型（Ⅱb 型）。

Ⅱa 型:直径<3 mm 的单纯隆起型癌变病灶,表面改变类似于Ⅰ型早期癌。

Ⅱa+dep 型:表面隆起伴有凹陷,但凹陷处为正常黏膜。染色放大观察周边隆起黏膜结构消失,界限不清,凹陷处腺管开口正常。

Ⅱb 型:病变与正常黏膜处于相同高度,为黏膜内癌。

(3) 凹陷型　有凹陷伴周边隆起为Ⅱa+Ⅱc 型,凹陷和隆起均为病变;Ⅱc+Ⅱa 型,凹陷为病变,隆起为反应性正常黏膜;凹陷不伴周边隆起为Ⅱc 型。

Ⅱa+Ⅱc 型、Ⅱc 型和Ⅱc+Ⅱa 型:多为黏膜下早期癌。根据超声内镜判断浸润黏膜下层深度,决定能否在内镜下切除。

2. 进展期结直肠癌

进展期结直肠癌形态学分型及内镜下表现:

(1) 隆起型(Borrmann Ⅰ型)　内镜下表现为半球状或蕈状型肿块,突入肠腔,体积较大,凹凸不平呈结节状,形似菜花,触之易出血,伴有浅表糜烂、溃疡或坏死物覆盖。该型多见于右侧结肠,其原因可能为右侧结肠肠腔大,且肠内容物较稀薄,癌肿较易向肠腔内生长发展。

(2) 局限溃疡型(Borrmann Ⅱ型)　内镜下可见肿瘤境界清楚,癌肿表面有较大溃疡,周边呈结节状围堤,望之如火山口状。

(3) 溃疡浸润型(Borrmann Ⅲ型)　因癌肿向肠壁浸润而致隆起性肿瘤境界欠清楚,肿瘤表面除充血水肿外,散在大小不等的糜烂及溃疡,触之易出血,继续发展可浸润肠管全周形成环形狭窄。该型癌最常见,可见于左右侧结肠,但后者很少形成深溃疡。内镜下主要特点为溃疡的一侧呈环堤样增生隆起,与正常黏膜分界清楚,周围黏膜无浸润感,而溃疡的另一侧肠腔扩张,肠壁僵硬,肠腔逐渐狭窄,以致结肠镜无法通过病灶处。

(4) 弥漫型(Borrmann Ⅳ型)　又称弥漫浸润型癌。癌细胞向肠壁各层弥漫浸润使肠壁增厚,可累及肠管全周而黏膜表面很少有结节,可见散在的糜烂及小溃疡。因常伴结缔组织增生,病变区变硬无动力,如呈环形浸润则肠腔呈管状狭窄,故又称硬化型癌,多发生于降结肠及其以下,直肠、乙状结肠尤为多见。

(5) 特殊类型(Borrmann Ⅴ型)　又称胶样癌,肿瘤外形不规则,呈肿块状,常合并有绒毛乳头状突起。内镜下可见肿瘤内有大量的胶冻样黏液,质地较软,有弹性,边界不甚鲜明。该型多见于升结肠及盲肠,亦可见于直肠。

3. 吻合部复发癌

该癌常常由病理活检组织学检查确认。在内镜下其特点为吻合部隆起性肿物,伴充血、水肿、糜烂及出血,并有炎性渗出物附着,吻合口常形成狭窄。

4. 侧向发育型大肠肿瘤

大肠侧向发育型肿瘤(LST)中沿肠壁内壁侧向发育的一组肿瘤为平坦型。向上发育呈隆起型,向下发育呈凹陷型。

5. 结直肠类癌

类癌又称嗜银细胞癌,起源于肠黏膜腺管基底部的嗜银细胞(Kultschitzky),向黏膜下层呈膨胀性生长,形态极似黏膜下肿瘤。类癌较少见,发现率占大肠恶性肿瘤的1.0%左右。其好发于阑尾、直肠、盲升结肠,内镜下表现为黏膜下肿块,活检不易取得肿瘤组织。

(1) *阑尾类癌*　阑尾肿瘤以类癌最多见,占阑尾肿瘤88%左右,是消化道类癌最好发的部位。

(2) *直肠类癌*　可发生于直肠任何部位,前壁较后壁多。肛门指诊发现黏膜下肿瘤,质硬,边缘清楚,光滑。瘤体直径大于2 cm的类癌常伴转移,而直径小于1 cm者皆无转移。因类癌常向黏膜下层发展,其表面黏膜可不溃破。内镜可见肿瘤呈类圆形隆起性结节,基底部宽广,灰白或橘黄色,表面黏膜光滑完整,质硬;内镜超声显示为黏膜层低回声类圆形肿块,边缘清晰光滑,可了解有无淋巴结转移。

(3) *结肠类癌*　多见于盲肠、升结肠,约占结肠类癌80%。瘤体较其他部位大,发生转移的情况较多。内镜下可见类癌呈微黄色或灰白色半球形隆起无蒂息肉状,表面光滑,中央部常见畸形凹陷。若类癌较大,表面黏膜可能有溃疡形成,此时应与结肠癌区别。

(二) 溃疡性结肠炎

溃疡性结肠炎的内镜下特征性表现有以下几点:

(1) 黏膜上有多发性浅溃疡,大小及形态不一,散在分布,附有脓血性分泌物。

(2) 黏膜粗糙呈细颗粒状,黏膜血管纹理模糊,质脆容易出血,可附有脓血性分泌物。

(3) 假性息肉形成,息肉形态、大小、色泽呈多样性,有时呈桥状增生,结肠袋往往变钝或消失。

(三) 克罗恩病

克罗恩病的内镜下特征性表现有以下几点:

(1) 病变多样性,即亚急性、慢性炎症的不同病期的表现交替或重叠存在,既可见破坏性(溃疡等),也可见修复及增殖性(卵石征、假性息肉与狭窄等)。

(2) 病变多部位性,结肠多部位与其他部位同时受累。

(3) 溃疡形态不一,有浅表、针尖样溃疡或小圆形口疮样(阿弗他)溃疡,有较大而深的圆形或卵圆形溃疡,也有深凿样纵长形溃疡(裂隙样溃疡),其中裂隙样溃疡为其特点。

(4) 病变节段性或区域性分布。

(四) 结直肠息肉

本书中的结直肠息肉指黏膜局限性隆起，即良性息肉。按照山田分类方法，其可分为有蒂型（山田 4 型）、亚蒂型（山田 3 型）、无蒂型（山田 1 型或 2 型），其内镜下特征性表现有以下几点：

（1）有蒂息肉：表现为球形或梨形，蒂较长。

（2）亚蒂息肉：蒂较短。

（3）无蒂息肉：半球形、乳头形、广基形。

(五) 肠结核

肠结核的内镜下特征性表现有以下几点：

（1）溃疡型：溃疡为横走向，呈环形甚至环绕一周，多不规则，大小不一，深浅不一，界限不分明，边缘红肿隆起。

（2）增生型：假性息肉和增生性结节，小如米粒大小，大呈团块状，形成结核瘤，表面粗糙，红色，质地中等偏脆。

（3）混合型：上述两者表现均存在。

参考文献

[1] 李鹏，王拥军，陈光勇，等. 中国早期结直肠癌及癌前病变筛查与诊治共识[J]. 中国实用内科杂志，2015，35(3)：211－227.

[2] 李树斌，郑丽，苏冬梅. 2485 例常规结肠镜筛查结肠息肉检出情况分析[J]. 中国内镜杂志，2015，21(5)：471－474.

[3] 中华医学会消化内镜学分会. 中国消化内镜诊疗相关肠道准备指南（草案）. 2013 年 7 月。

[4] Marschall H U, Bartels F. Life-threatening complications of nasogastric administration of polyethlene glycol-electrolyte solutions (Golytely) for bowel cleaning [J]. Gastrointestinal endoscopy, 1998, 47(5): 408－410.

[5] Aoun E, Abdul-Baki H, Azar C, et al. A randomized single-blind trial of split-dose PEG-electrolyte solution without dietary restriction compared with whole dose PEG-electrolyte solution with dietary restriction for colonoscopy preparation [J]. Gastrointestinal endoscopy, 2005, 62(2): 213－218.

[6] 李克学. 3 种泻药在结肠镜检查前肠道准备中效果的对比研究[D]. 乌鲁木齐：新疆医科大学，2014.

[7] 陈伟平，陈钦明. 单人操作在无痛结肠镜检查中的应用效果[J]. 中国当代医药，2019，26(5)：44－46.

第二章 肛肠病放射影像学检查

肛肠病影像学检查主要包括X线、CT和MRI等，排粪造影和结肠运输试验是肛肠疾病相对独有的检查。良好的肠道准备是影像检查发现和正确诊断病变的前提。部分检查前可应用低张药物减轻肠道蠕动和腔内对比剂扩张肠腔等，以便获得更高质量的影像资料。

一、X线检查

X线是由高速运行的电子群撞击物质突然受阻时产生的，X线对人体各种组织结构穿透力的差别是X线成像的基础。骨骼比重高、吸收X线量多，显示白色高密度影；皮肤、肌肉、结缔组织显示灰白色中密度影，脂肪组织显示灰黑色；气体吸收X线最少，显示深黑色低密度影。根据人体组织结构固有密度和厚度产生的灰度差异，被称为自然对比；对于缺乏自然对比的组织，人为引入密度不同于该组织的对比剂产生新的灰度差异，被称为人工对比。

(一) X线检查分类

1. 腹部平片

腹部平片常用摄影位置包括仰卧前后位、侧卧水平位、站立正侧位等，是外科急腹症首选的影像学检查方法，对观察有无肠梗阻、肠穿孔等很有帮助。检查当天早晨禁食，尽量排空大便。

2. 传统法钡检

传统法钡检包括钡餐和钡灌肠，按检查部位和要求将硫酸钡加水调制成不同浓度的混悬液口服或肠道灌注。钡餐常用于观察功能性和伴有功能性改变的疾病，如过敏性结肠炎、回盲部病变等。钡灌肠有助于了解大肠器质性病变，如巨结肠、乙状结肠扭转等。肠坏死、肠穿孔患者禁用钡餐和钡灌肠，慢性肠梗阻、老年功能性便秘慎用钡餐。检查前做好肠道清洁准备，但要求不需像气钡双重造影那样高。

3. 气钡双重对比造影

气钡双重对比造影指用钡剂和气体共同在胃肠腔内形成影像，适用于观察大肠细小病变、溃疡性结肠炎、克罗恩病等。检查前通过限制饮食、多饮水和给予泻剂等综合肠道准备，使终末排泄物内无粪渣，呈水状。

4. 结肠碘水造影

结肠碘水造影是口服泛影葡胺，或经肛管或结肠造瘘口注入碘水对比剂的方法，可用于肠梗阻、肠道手术后疑有肠瘘等不宜使用钡剂的病人。

(二) 常见疾病诊断

1. 肠梗阻

X线平片表现：梗阻以上肠腔扩大积气积液，立位或水平侧位可见气液平面；梗阻以下肠腔萎陷，无气体或仅见少量气体。可见阶梯状液面征、大跨度肠襻、鱼肋征、驼峰征（图 2-2-1）。

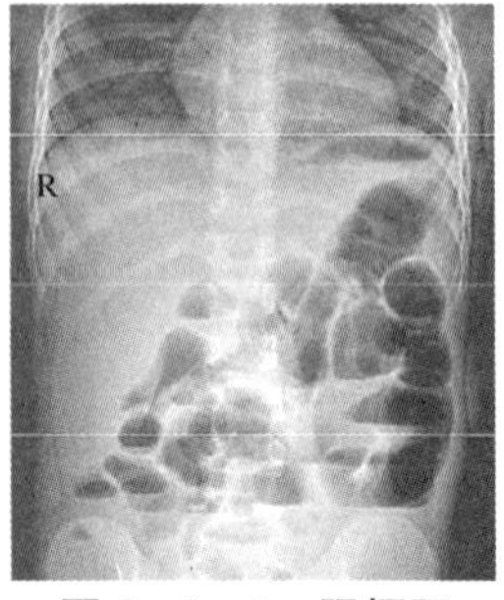

图 2-2-1 肠梗阻

扫一扫 看图更清晰

2. 肠穿孔

X线平片表现：膈下游离气体，可出现于一侧或双侧，呈线状、新月状或镰刀状透亮影，膈下游离气体位置可随体位而改变。结肠旁沟气泡影是下消化道穿孔的重要征象（图 2-2-2）。

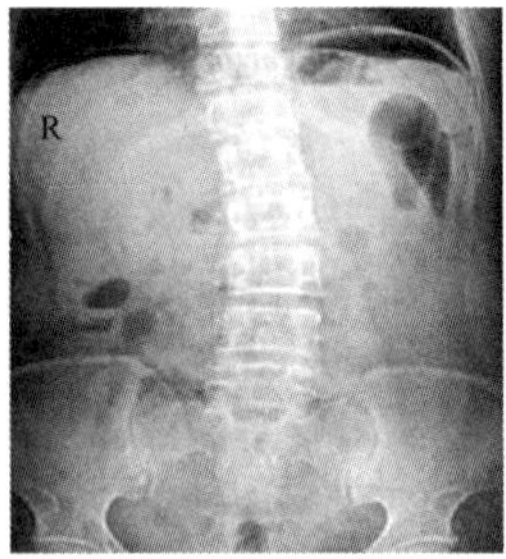

图 2-2-2 肠穿孔

扫一扫 看图更清晰

3. 先天性巨结肠

钡灌肠表现：① 痉挛段：边缘呈现为花边状和锯齿状或者僵直。② 移行段：位于痉挛段和扩张段之间，比痉挛段要稍微扩张，并且呈现为漏斗形和扩张段相连。③ 扩张段：位于痉挛近端的结肠扩张，结肠袋形主要为扁平或者消失，肠壁出现增厚，在其肠腔内能够看见粪块（图 2-2-3）。

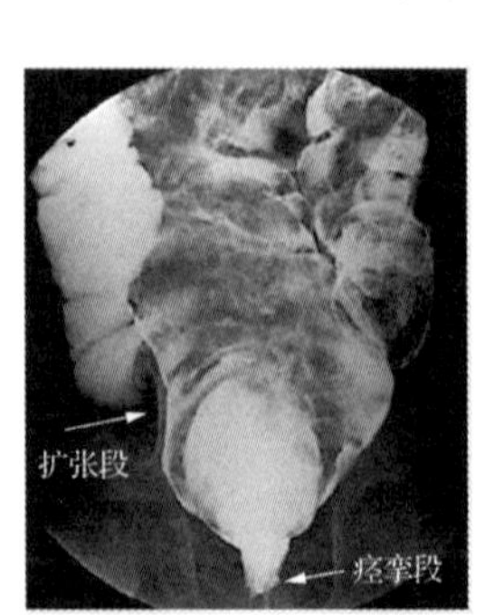

图 2-2-3 先天性巨结肠

扫一扫

看图更清晰

二、CT 检查

CT 通过探测器接收人体某断面上的各个不同方向上人体组织对 X 线的衰减值，经模/数转换等过程得到人体某个断面的组织密度分布图。可通过调整窗宽和窗位，提高组织分辨能力，不受断面以外结构的影响。CT 检查常被用于肠道肿物或者其他肠道疾病的诊断，能够清晰地显现肠壁内外以及邻近组织器官，可以判断肠道肿瘤的浸润程度，邻近组织、器官受累范围以及有无远处转移等。

（一）CT 检查分类

1. CT 平扫及增强

CT 平扫是利用人体自然对比度发现病灶，CT 增强是通过血管内注射对比剂提高病变组织同正常组织的密度差，可对病灶作定性诊断。

2. CT 小肠造影（CT enterography，CTE）

CT 小肠造影是指利用口服对比剂使全部小肠均匀扩张，再静脉注入对比剂增强后行 CT 连续扫描所获得的图像。克罗恩病患者小肠 CTE 表现与其疾病严重程度密切相关。

3. CT 血管造影（CT angiography，CTA）

CT 血管造影是指静脉注射对比剂后，在循环血中及靶血管内对比剂浓度达到最高峰的时间内，进行螺旋 CT 容积扫描，经计算机处理最终获得靶血管的数字化立体影像。

4. CT 仿真结肠镜检查技术（CT virtual colonoscopy，CTVC）

CT 仿真内镜技术是螺旋 CT 容积扫描与计算机仿真技术相结合，利用计算软件功能，将 CT 容积扫描获得的数据处理重建出类似内镜所见的空腔器官立体图像。其适用于无症状的高危人群的筛选检查，无穿孔、出血等并发症，可从梗阻点远、近端任意观察结肠内腔病变，显示 5 mm 以上的结肠肿瘤病变的细节，但是不能观察肠黏膜颜色、水肿及细小溃疡、扁平病灶，也不能活检。肠道需完全清洁，准备方法同气钡双重对比造影检查。

（二）常见疾病诊断

1. 结肠癌

CT 平扫＋增强：肠壁增厚，增厚的肠壁黏膜面大多明显凹凸不平。腔内肿块影偏心性，呈分叶状或不规则形，与正常肠壁分界清楚，肿块表面可见小溃疡，呈火山口样。肠腔狭窄，且具非对称性。CT 增强扫描可见较明显异常强化。浆膜及邻近器官有受侵表现（图 2－2－4）。

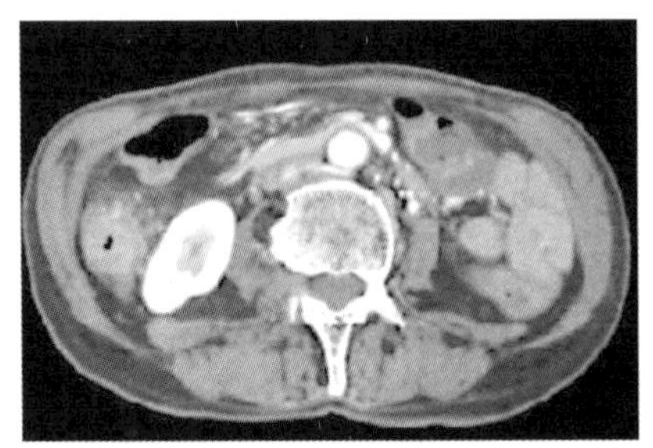

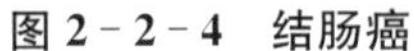

图 2-2-4　结肠癌

2. 克罗恩病

CTE：节段性肠管壁增厚、肠管壁异常强化、肠系膜淋巴结肿大、肠管周围脂肪间隙模糊、肠腔狭窄、近段回肠周围脓肿、肛门瘘管形成和肠系膜血管增多（梳状征）（图 2-2-5）。

3. 缺血性肠病

CTA：① 直接征象包括肠系膜动静脉充盈缺损、肠系膜动脉多发斑块及溃疡致管腔狭窄、肠系膜动脉夹层等；② 间接征象包括肠壁增厚、肠壁强化减弱、肠壁积气、肠管扩张、肠穿孔伴腹腔内游离气体、腹腔积液、肠系膜水肿、肠梗阻、门静脉积气、其他脏器梗死、弥漫性腹膜炎等（图 2-2-6）。

图 2-2-5　克罗恩病

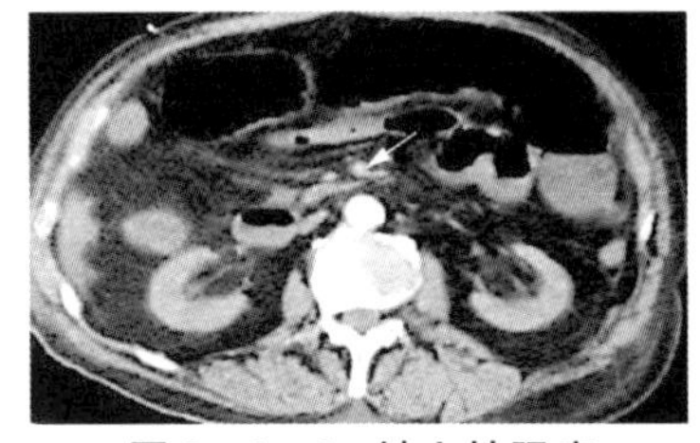

图 2-2-6　缺血性肠病

4. 结肠憩室病

CTVC：表现为边缘光滑的圆形或卵圆形黏膜凹陷并向腔外突出，腔内仅见小的凹陷影（图 2-2-7）。

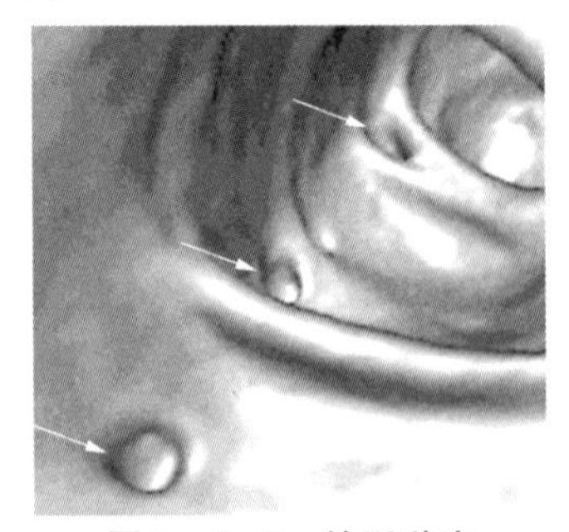

图 2-2-7　结肠憩室

三、MRI 检查

MRI 是通过对静磁场中的人体施加某种特定频率的射频脉冲，使人体组织中的氢质子受到激发而发生磁共振现象，当终止射频脉冲后，质子在弛豫过程中感应出 MR 信号，经过对 MR 信号的接收、空间编码和图像重建等处理过程，即产生 MR 图像。MRI 具有无电离辐射，软组织分辨率极佳，多方位、多参数成像等优点；其限制主要是对带有心脏起搏器或体内有铁磁性物质的患者不能进行检查，如患者行 EMR 术，病变部位则无法通过 MRI 进行观察。MRI 除了应用于肠道显像诊断结直肠肿瘤以外，还可作为直肠肛管周围疾病的首选检查手段。

常见疾病诊断

1. 肛瘘

MRI：急性瘘管表现为条状 T1W1 类似周围肌肉的低信号，T2W1 及抑脂序列瘘管纤维壁呈环形低信号，腔内容物呈高信号，DW1 上表现为高或稍高信号，增强扫描见明显强化；合并脓肿则表现为明显环形强化，其内部脓液无强化。对于慢性瘘管和纤维瘢痕，T1W1 及 T2W1 均表现为低信号，增强序列无强化（图 2-2-8）。

2. 尾肠囊肿

MRI：单纯性尾肠囊肿多呈典型的长 T1、长 T2 信号，信号较均匀；当囊肿含有较多出血、坏死性及黏液蛋白成分，可表现短 T1 信号；对于多囊性病灶，T2W1 上可以显示多房囊肿的间隔（图 2-2-9）。

扫一扫

看图更清晰

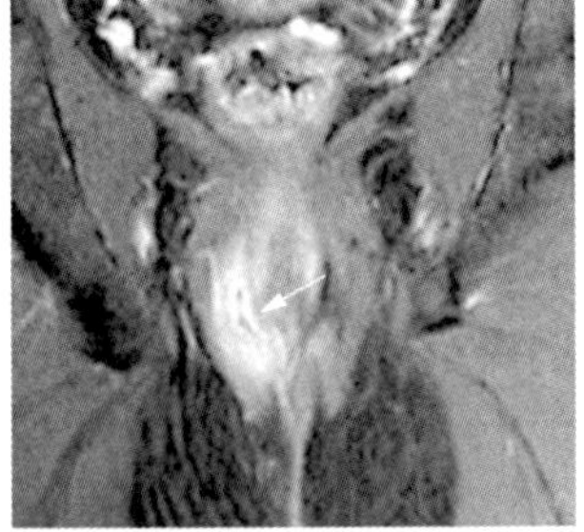

图 2-2-8 肛瘘

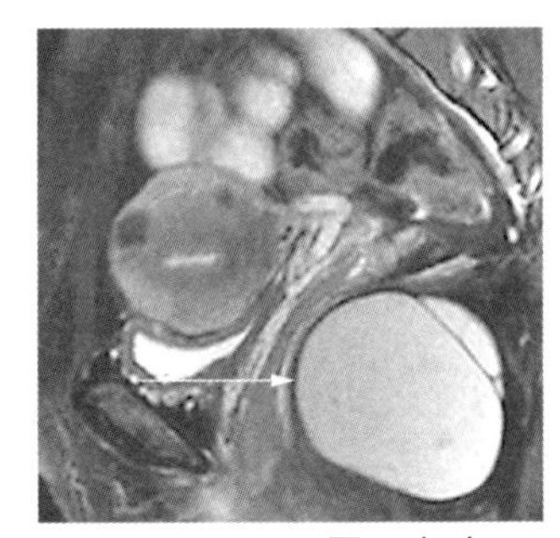

图 2-2-9 尾肠囊肿

扫一扫

看图更清晰

四、排粪造影

排粪造影是指经直肠灌入钡糊等使患者产生便意，模拟排便过程，对肛门直肠及盆底肌进行静态和动态影像学观察。临床常用 X 线排粪造影，MRI 排粪造影可作为 X 线排粪造影的补充。X 线排粪造影主要侧重对盆膈结构、肛直肠功能的检查，MRI 排粪造影可直接观察盆膈软组织情况，对整个盆膈结构可一次扫描成像，全面评估盆膈情况。测量指标:① 肛直角(ARA):肛管轴线与拟合的直肠轴线相交所形成的后位开放角度;② 肛上距(DUAC):相当于盆膈的位置,即直肠和肛管轴线交点与耻尾线(耻骨联合与尾骨尖的距离)之间的垂直连线距离;③ 直肠前突深度:直肠突出形成弧顶部的切线与直肠突出起始部之间连线的长度;④ 乙耻距(DSPC):耻尾线到乙状结肠最远端的长度;⑤ 骶直距:第三骶椎和直肠后壁之间的垂直距离。

(一) 排粪造影分类

1. X 线排粪造影

患者半卧位,经肛管注入造影剂,取标准侧位端坐于特制坐便桶上。透视下 X 线中心点对准直肠壶腹部。两侧股骨干近端重叠,上身直立略后仰以便显示耻骨联合上下缘。分别摄取以下几组照片:① 静坐:患者侧坐于排粪桶上,平静呼吸屏气曝光并照片。② 初排:患者轻排少量造影剂时曝光并照片。③ 提肛:嘱咐患者吸气,收肛门曝光并照片。④ 力排充盈:让患者发力排出造影剂的同时曝光并照片。⑤ 力排黏膜:待患者自觉完全排出造影剂并放松肛提肌后,曝光并照片。

2. MRI 排粪造影

患者侧卧位,经肛管注入造影剂,取仰卧位,膝关节及髋关节略屈曲,并放置塑料便盆,盆腹部放置体部线圈,先进行静态序列扫描,使用 SSFSE-T2WI 序列采集轴位、冠状位和矢状位图像。定位正中矢状位后,嘱患者做最大用力排便动作,进行 FIESTA 序列连续扫描。

(二) 常见疾病诊断

1. 直肠前突

X 线排粪造影:正常人排便时,直肠前壁膨出深度一般不大于 5 mm,当直肠前壁向前膨出深度超过5 mm 时,即可诊断为直肠前突。膨出 6～15 mm 为轻度前突,膨出 16～30 mm 为中度前突,膨出>31 mm 为重度前突(图 2-2-10)。

扫一扫

看图更清晰

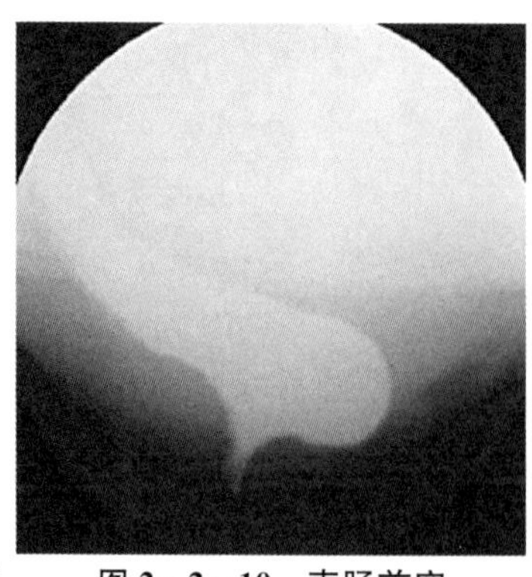

图 2-2-10　直肠前突

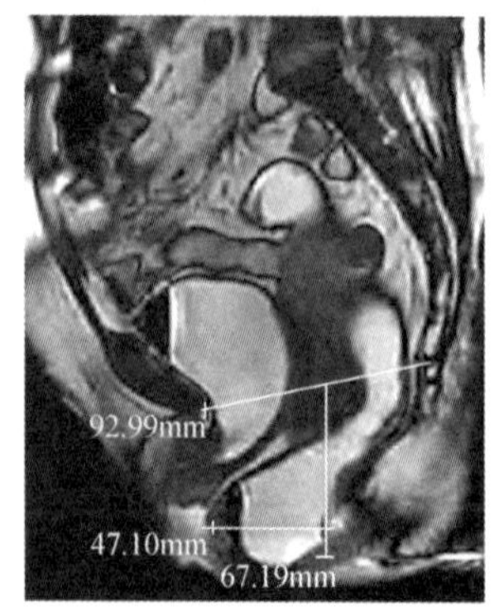

图 2-2-11　宫颈膨出

扫一扫

看图更清晰

2. 宫颈膨出

MRI 排粪造影：子宫颈位置低于正中矢状面上耻骨联合下缘与第一、第二尾椎间隙的连线（PCL）（图 2-2-11）。

五、结肠运输试验

结肠运输试验是指通过口服不透 X 线的标记物，使其混合于肠内容物中，在近似生理状态下摄片以观察结肠的运动情况。它是一种无创、简便的方法，可作为便秘患者查因的筛选检查手段。

1. 检查方法

患者检查前 2～3 天不能使用泻药及肠动力药和刺激性食物，检查期间作息时间和吃饭习惯保持不变。检查首日 8:00 一次性吞服 20 粒标记物，分别于服用后第 24、48、72 时摄仰卧位腹部平片。第十二胸椎棘突和第五腰椎棘突之间作连线，再从第 5 腰椎椎体中心向两侧髋臼作连线，将结肠分为左半结肠区、右半结肠区和直肠乙状结肠区三个区域，每天记录存在这三个区域的标记物颗粒数。传输指数（transit index，TI）为第三天存在于直肠乙状结肠的标记物数除以第三天存在于全结肠的标记物数，它体现了直肠乙状结肠的蠕动情况。

2. 评定标准

（1）结肠运输时间正常型便秘，即标记物 72 h≤4 粒；结肠运输时间延长型便秘，即标记物 72 h>4 粒。

（2）传输指数 TI 接近 0，即结肠慢传输型便秘；TI 接近 1，即出口梗阻型便秘；TI 接近 0.5，即混合型便秘（图 2-2-12）。

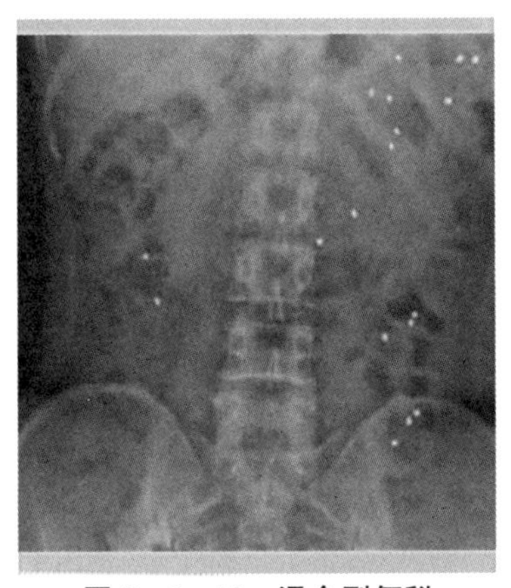

图 2-2-12 混合型便秘

扫一扫

看图更清晰

参考文献

[1] 翁奉奉，王珍全，吴蓉洲，等. 川崎病并发肠梗阻 4 例[J]. 浙江医学，2018，40(2)：174 -176.

[2] 丁含杰，陈双双，王聪姑，等. 乙状结肠穿孔一例[J]. 实用医学影像杂志，2016，17(2)：181 - 182.

[3] 严振辉，洪居陆，柳学国，等. 先天性巨结肠类缘病与先天性巨结肠的钡灌肠表现对照分析[J]. 放射学实践，2015，30(2)：153 - 156.

[4] 宋微，郭桐汇，齐永海，等. 多层螺旋 CT 在结肠癌诊断及术前分期中的临床价值分析[J]. 中国现代医生，2019，57(23)：103 - 105.

[5] 蒋书情，曾辉，周平，等. 小肠 CTE 表现与内镜下克罗恩病的严重程度密切相关性[J]. 现代医用影像学，2020，29(4)：592 - 598.

[6] 计丹妍，付凤丽，翟利浩，等. 肠系膜动脉 CTA 诊断老年缺血性肠病 32 例[J]. 浙江实用医学，2017，22(2)：120 - 123.

[7] 王学淳，解祥军，徐海滨，等. 64 层 CT 仿真内镜在结肠隆起性病变及憩室诊断中的临床意义[J]. 中国医学影像学杂志，2010，18(5)：454 - 456.

[8] 杨帆，汪俐杉，李文波，等. 肛瘘的磁共振诊断[J]. 放射学实践，2019，34(11)：1265 - 1270.

[9] 唐晓雯，王中秋，王绍娟，等. 骶前尾肠囊肿的 MRI 表现：4 例报告并相关文献复习[J]. 临床放射学杂志，2018，37(1)：162 - 165.

[10] 芦中庆. 排粪造影 X 线测量在功能性便秘诊断中的应用价值[J]. 临床军医杂志，2015，43(10)：1071 - 1073.

[11] 丁克，崔勇，李静，等. 磁共振排粪造影对盆底功能障碍的诊断价值[J]. 中国中西医结合影像学杂志，2013，11(2)：152 - 154.

[12] 郑黄华，刘飞，彭婕. 结肠运输试验在慢性功能性便秘诊断中的应用[J]. 长江大学学报(自科版)，2016，13(6)：40 - 42.

第三章　直肠腔内超声检查

一、直肠腔内超声简介

（一）医学超声的发展

近几十年来，医学影像学在医学诊断技术领域中发展非常迅速，比如计算机断层成像、磁共振成像、超声成像等，这些成像技术已经被广泛地应用于医疗诊断中，是临床医生对病灶进行观察、分析、诊断和治疗的重要依据。在医学成像技术领域中，医学超声成像技术的应用最为广泛。医学超声成像技术是超声物理学、生物医学和现代电子探测技术等相结合的科学，因其成像质量高、成像速度快、安全无创伤、无辐射、成像设备简单、成本较低等优点而在临床上得到广泛应用。介入性超声（interventional ultrasound）作为现代超声医学的一个分支，是1983年在丹麦哥本哈根召开的世界介入性超声学术会议上被正式确定的。介入性超声是在实时超声的监视或引导下完成各种穿刺活检、X线造影以及抽吸、插管、注药治疗等操作，此外还包括术中超声以及腔内超声等内容。其中腔内超声（endoluminal ultrasound）是介入性超声中进展较快的一支，这是将超声探头介入人体腔道内，利用超声扫查手段了解体腔内及其周围脏器组织病变的一种超声影像技术。早在1952年，怀尔德（Wild）研究在直肠内放置超声换能器，以机械扫查的方法探查直肠壁，这成为日后直肠腔内超声（transrectal ultrasonography，TRUS）及其他腔内超声的先驱。

随着超声仪器和探头技术的飞速进步，腔内超声检查得到了长足的发展，首先体现在泌尿生殖系统及妇科盆膈系统的诊疗中，腔内超声在肛门直肠周围疾病的应用起步较晚，如今已成为肛肠科不可或缺的辅助检查。

（二）仪器设备

腔内超声检查多采用高分辨率超声诊断仪，普通B型超声仪配备了体腔内探头。根据需要选择探头、穿刺探头、穿刺架及附件等。

1. 探头种类

（1）高频线阵探头　具有较高的空间分辨率，但是穿透力有限（有效扫描深度最大为 5～8 cm)，扫查切面为矩形，主要用于肛门周围皮肤皮下组织和括约肌等组织病变的检查，尤其适合外瘘及窦道的检查。

(2) 端扫式凸阵腔内探头　具有较高的穿透力和一定的分辨率，扫查切面为扇形，主要用于直肠肛管腔内及腔外组织病变的检查，尤其适合位置较高的直肠及周围病变。

(3) 线阵凸阵直肠双平面探头　包括双平面扫描探头和环形扫描探头，扫描切面呈线阵和凸阵两种形式，可互相切换，头端为弧形扫描，扫描角度为 120°～150°，用于了解病变范围以及与周围组织结构的关系；其下部与之垂直的为线阵扫描，具有较高的分辨率，用于了解肠壁层次结构以及浸润的深度。此双平面探头主要适用于肿瘤病变的分期和肛周脓肿或者肛瘘的分型、定位等。

超声探头种类繁多，不同探头各有其优缺点。一般来说，频率高的探头对浅表精细结构分辨率高，频率低的探头可以完成深部组织的检测。故直肠黏膜下病变的诊断适合选择高频率探头；而高位肛周脓肿、肛瘘等，病灶距离肛管、直肠腔较远的，更适合用频率低的探头。

2. 成像技术

(1) 二维灰阶超声　以灰阶切面的形式清晰显示正常和异常胃肠道的形态学信息、蠕动情况以及与毗邻组织的关系，是胃肠道超声检查的基础。

(2) 彩色多普勒和能量多普勒　能够敏感地显示正常和病变胃肠道以及周边组织的血供信息，对于病变的定性诊断、炎性肠病活动程度的评估有重要价值。

(3) 超声造影　又称对比增强超声(contrast-enhanced ultrasound，CEUS)，指经周围静脉注射超声造影剂后采用低机械指数连续成像技术实时显示组织增强状况的检查技术，能够在微循环水平显示出组织血流灌注动态变化的信息，对于病变的定性诊断和疗效评估均有重要意义。

(三) 直肠腔内超声适应证及禁忌证

1. 适应证

(1) 肛周脓肿、肛瘘及其他感染性疾病，如化脓性大汗腺炎、急性坏死性筋膜炎以及直肠阴道瘘；

(2) 肛门指诊发现的直肠肛管占位性疾病；

(3) 直肠壁外占位性病变；

(4) 直肠肛管肿瘤的术前分期及治疗后随访；

(5) 肛门坠胀、疼痛；

(6) 排便功能障碍性疾病(便秘、大便失禁、直肠前突、盆腔脏器脱垂等)的盆底三维超声检查；

(7) 骶尾部畸胎瘤或囊肿、子宫内膜异位症等；

(8) 肛周血管瘤等肛肠疾病的鉴别诊断。

2. 禁忌证

(1) 直肠或乙状结肠内异物未取出；

(2) 孕妇谨慎选择腔内超声检查；

(3) 精神异常不能配合者；

(4) 有出血性倾向的患者，应慎用介入性诊断治疗。

(四) 检查前准备

1. 患者准备

常规检查前排空大小便，若进行盆底动态三维超声检查，则应适当留存小便，以便于观察膀胱颈、尿道等器官。通常进行直肠检查前需适当灌肠排空粪便，以免影响图像质量，而肛管检查则无须灌肠。

2. 检查体位

(1) 左侧卧位　这是直肠腔内超声检查的常规体位。患者左侧卧于检查床上，屈髋屈膝，膝盖尽量靠近腹部，充分暴露臀部(图 2-3-1)。

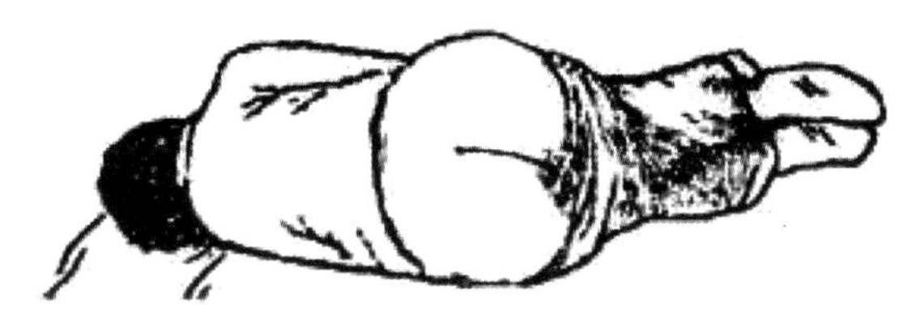

图 2-3-1　左侧卧位

(2) 膀胱截石位　这是进行盆底动态三维超声检查时常采取的体位。患者仰卧，屈髋，双下肢稍外展，患者处于放松状态(图 2-3-2)。

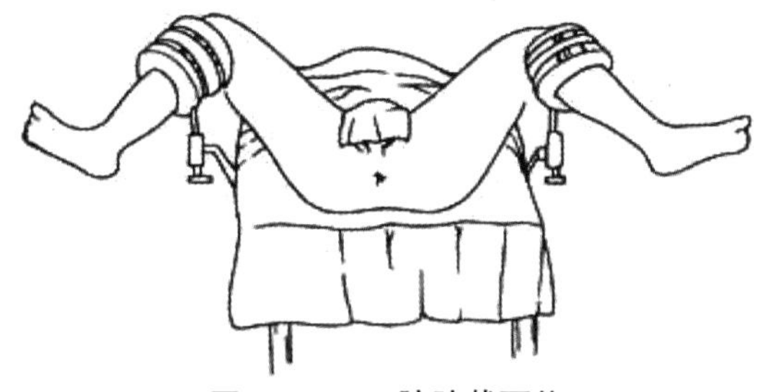

图 2-3-2　膀胱截石位

3. 探头准备

选择好探头后，表面涂适量耦合剂，用薄膜乳胶套(或避孕套)覆盖探头，排空乳胶套与探头之间的空气。若使用 360°机械式探头进行直肠内扫描，需使用探头固定配件，在配套的乳胶套内注入适量水以排空乳胶套内空气，探头插至目标位置后，再次向乳胶套内注入 40～60 ml 水，以水为介质使探头与肠壁充分贴合。注水量应根据实际情况适当加减。对于肠腔大的占位，应在注水前将探头尽量放入近端肠管，便于观察占位近端的情况；对于前列腺肥大的患者，探头位置适当向后靠；对于直肠肿瘤、狭窄病变或炎性肠病等患者，置入探头会引起患者明显不适，此时应适量减少注水量。

（五）检查流程

检查前向患者做好解释工作，说明检查目的，消除患者紧张情绪，以得到患者的配合。在患者取舒适的体位后，操作者先做直肠指诊了解下段直肠情况，再将耦合剂润滑过的直肠腔内超声探头插入肛门，插入时嘱患者张口深呼吸，并放松腹部与肛门。开始先将探头方向指向脐部，进入肛门并通过肛管后，再将探头方向指向骶骨岬，顺利到达直肠壶腹部后再略指向脐部，插入时可边旋转探头，边观察边向前推进，直到适宜的深度，做不同平面的扫描，获取肛门直肠周围、肛管直肠腔、邻近脏器及组织信息。

进行盆底功能检查时，探头可紧贴于会阴部和耻骨联合，这样不会引起患者不适，对孕妇和阴唇明显萎缩的更年期女性，可分开阴唇然后放置探头。

（六）注意事项

探头插入过程中如遇到较大阻力，切勿强行通过，应调整探头方向缓慢进入，必要时当终止检查，退出探头，以免引起医源性损伤导致大出血或穿孔等；若检查时会引起患者剧烈疼痛（如肛周脓肿、肛裂患者），可适当给予局部麻醉后再行检查，以减轻患者痛苦，取得最佳检查效果；检查过程持续时间较长时，当考虑患者承受能力，适当取出探头为患者留出休息时间。

检查时应当保持探头在腔的中心部位，避免直肠壁各层受压不均匀，导致诊断不实。检查过程中，应当注意鉴别假象，气囊内气泡或粪便可能引起误诊，同样，相邻大小肠襻、结肠壁憩室或放射性治疗等均可能产生假象，应当充分了解患者病史，以免影响诊疗结果。

（七）正常肛管直肠腔内超声图像

1. 正常肛管超声

（1）采用机械式直肠腔内探头，可显示正常肛管的五层结构（图 2－3－3），由内向外依次是：

第一高回声带：探头与肛管皮肤黏膜的接触面。

第二中等强度回声带：黏膜下组织。声像图上无法辨认出齿线结构，肛管上段的黏膜肌层表现为低回声带。

第三低回声带:内括约肌。随年龄增长,内括约肌的肌纤维组织增多,肌肉组织减少,厚度增加,声像图表现为不均匀的偏高回声。

第四高回声带:纵肌。纵肌是肠壁纵肌的延续,主要含平滑肌纤维,但回声显示为中等回声,可能与肌纤维含有较多纤维间质成分有关。纵肌与肛提肌(特别是耻骨肛管肌)来源的横纹肌纤维融合,同时融入盆膈下筋膜来源的弹力纤维组织,共同形成"联合纵肌",穿过肛管外括约肌皮下部,终止于肛周皮肤。纵肌的厚度和长度变异较大。

第五混合回声带:外括约肌。外括约肌分深部、浅部和皮下部三部分。

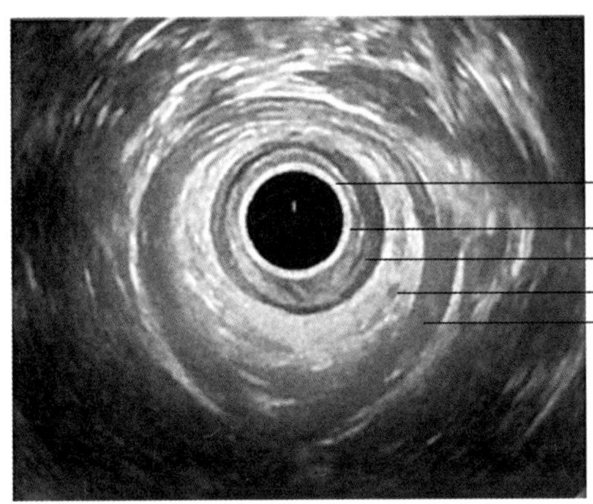

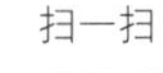
扫一扫

看图更清晰

图 2-3-3 肛管超声显示的五层结构

(2) 外科学肛管的三个水平轴向上可将外科学肛管(指肛缘到肛管直肠环平面的部分,成人平均长 4 cm)分为三个水平,以了解耻骨直肠肌、内外括约肌、联合纵肌、盆底浅横肌及周围组织(男性的前列腺和精囊腺,女性的子宫和阴道)的情况。正常肛管由近端向远端分别是:

上段肛管:耻骨直肠肌(U 形肌环)下缘至肛门外括约肌深部在前方完全融合处。声像图显示耻骨直肠肌、外括约肌深部及环形的内括约肌。

中段肛管:可显示肛门外括约肌浅部、联合纵肌、内括约肌及会阴横肌。内外括约肌均呈完整的环状结构(且此水平肛门内括约肌最厚)。

下段肛管:内括约肌下缘以下水平,此时内括约肌回声消失,仅有外括约肌与联合纵肌回声。

肛管上段和下段的结构存在性别差异,这种差异在胎儿期已经存在。女性的外括约肌纤维向前下部集中,故在上段肛管平面可出现缺损,男性外括约肌在腹侧是均匀分布的,可以看到来自括约肌深部的薄层肌向前延伸。探头略向远端移动几毫米,可见外括约肌前部肌束在截石位 1、11 点方向的会阴浅横肌下方形成一个完整的环。女性会阴横肌与肛管外括约肌纤维交织在一起，没有明确界限；男性会阴横肌与外括约肌之间可见脂肪组织。继续向远端移动探头，当内括约肌的低回声带消失时即是肛管下段。

2. 正常直肠壁超声

不同的探头、不同的扫查方式，所显示的图像不尽相同。正常的直肠黏膜显示为连续完整、壁厚不到 5 mm(2～3 mm)的图像。对肠壁超声下分层至今存在争议，根据贝农(Beynon)等的研究，直肠五层结构(图 2-3-4)分别代表：

第一层强回声带：水囊和直肠黏膜之间的界面。

第二层低回声带：黏膜层和黏膜肌层。

第三层强回声带：黏膜下层。

第四层低回声带：固有肌层(偶可看到内环、外纵两层肌肉)。

第五层强回声带：肠壁浆膜或肠壁和直肠系膜之间的界面。

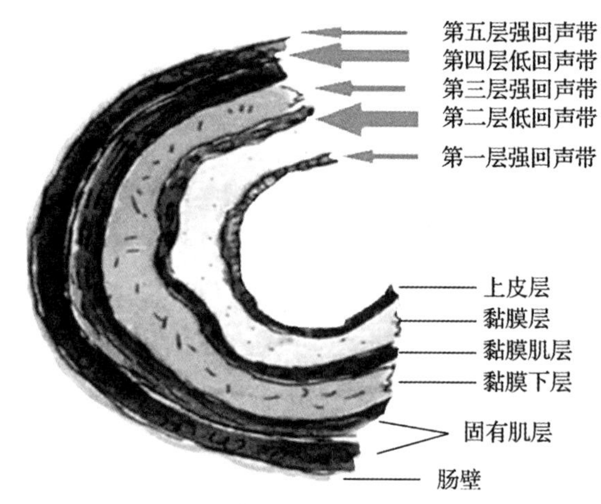

图 2-3-4　直肠壁超声显示的五层结构

扫一扫

看图更清晰

3. 会阴中心腱

会阴中心腱(会阴体)是由来自肛门内、外括约肌以及肛管和直肠的纵层平滑肌的纤维构成，向前进入泌尿生殖区的肌肉内融合成的腱性组织，附于肛管、坐骨和耻骨上。会阴中心腱解剖有性别差异，女性来自内括约肌和纵行平滑肌的大部分纤维水平进入阴道后壁内，男性则较小。会阴中心腱的测量在肛管中段水平进行，经肛管腔内超声无法明确显示会阴中心腱。有文献报道采用阴道指诊作为标志测量指套与内括约肌外缘的距离作为会阴中心腱厚度，而另有其他文献认为手指会对会阴中心产生压迫而改变其自然形态，影响测量的准确性。

二、直肠腔内超声的临床应用

（一）肛周脓肿

早期组织炎症尚未成脓时，显示为不均匀的低回声区，边缘不清，后方回声可有增强效应。成脓期病灶内部出现液性暗区，边界清楚。根据脓肿累及不同的肛门直肠周围间隙，可见相应部位的液性暗区。脓肿破溃后可显示为低回声区，内可见气体强回声影。经过抗感染治疗的肛周脓肿，其超声图像可表现为边界清晰的低回声区，内部无液性暗区。腔内超声对肛周脓肿诊断准确率为80%～89%，特别有利于确定马蹄形脓肿的范围；高分辨率三维超声影像更清晰，特别是适用于复杂的肛周感染及高位马蹄形瘘管。三维超声加脓腔（瘘管）内注入过氧化氢（双氧水）对比观察，其准确率可达90%，与核磁共振检查相当。

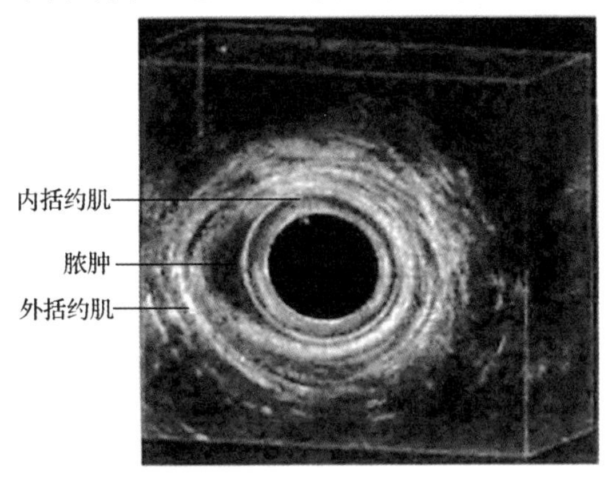

图2-3-5　肛周脓肿

扫一扫

看图更清晰

（二）肛瘘

根据帕克斯（Parks）分类，肛瘘可分为括约肌间肛瘘、经括约肌肛瘘、括约肌上肛瘘和括约肌外肛瘘（图2-3-6）。

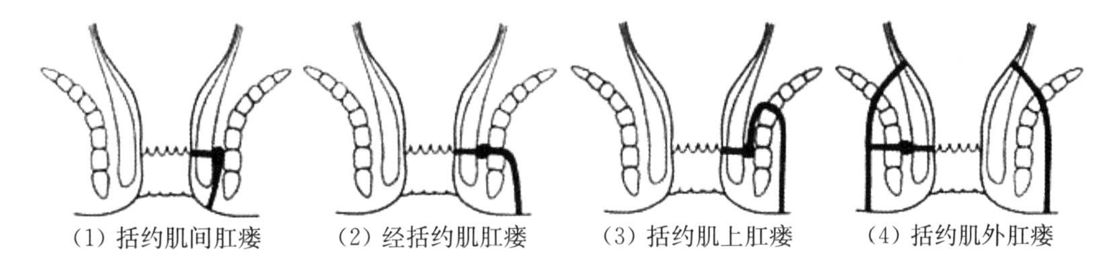

图2-3-6　肛瘘的Parks分类

经直肠腔内超声尤其是机械式三维探头能够清晰地显示瘘管与括约肌的关系、瘘管所在的间隙(图 2-3-7),同时,腔内超声为肛瘘与骶尾部藏毛窦或囊肿、肛周血管瘤、急性化脓性大汗腺炎、急性坏死性筋膜炎、直肠阴道瘘等肛肠疾病的鉴别诊断提供了有力的依据。检查时还可结合探针、注水等方法,提高准确率。

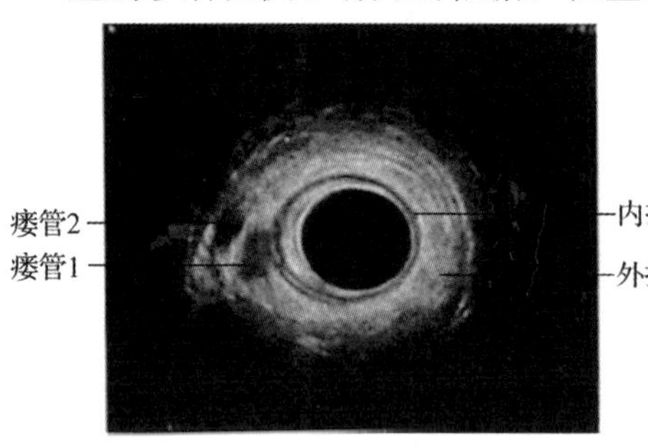

扫一扫

图 2-3-7　直肠超声显示出肛瘘瘘管与括约肌的关系

看图更清晰

(三) 肛管及直肠良、恶性肿瘤

腔内超声检查可显示肠壁黏膜层、黏膜下层、黏膜肌层和浆膜层各层次;显示肿瘤的形态、位置、范围、浸润深度,肿瘤侵犯括约肌、邻近组织(膀胱、前列腺、精囊腺、子宫、阴道、骶骨等)的程度,了解周围淋巴结转移情况。其意义有:① 对肿瘤进行腔内超声下分期,指导制定治疗方案;② 作为鉴别肠内与肠外或盆腔占位的方法;③ 评估放化疗疗效;④ 随访评估局部复发情况:如直肠肿瘤局部扩大切除术后,复发于肠壁深处,早期因肠黏膜完整,无法通过肠镜和活检早期发现,腔内超声则可显示局部组织异常回声信号,判断复发。

1. 肛管直肠肿瘤的超声分期

(1) 肛管肿瘤的超声分期

① 原发肿瘤(T)

T_x:原发肿瘤无法评价;

T_0:无原发肿瘤证据;

T_{is}原位癌:局限于上皮内或侵犯黏膜固有层;

T_1:肿瘤侵犯黏膜下层;

T_2:肿瘤侵犯固有肌层;

T_3:肿瘤穿透固有肌层到达浆膜下层,或侵犯无腹膜覆盖的结直肠旁组织;

T_4:肿瘤穿透腹膜脏层;

T_a:肿瘤直接侵犯或粘连于其他器官或结构。

② 区域淋巴结(N)

N_x:区域淋巴结无法评价;

N_0：无区域淋巴结转移；

N_1：有 1～3 枚区域淋巴结转移；

N_{1a}：有 1 枚区域淋巴结转移；

N_{1b}：有 2～3 枚区域淋巴结转移；

N_{1c}：浆膜下、肠系膜、无腹膜覆盖结肠/直肠周围组织内有肿瘤种植（tumor deposit，TD），无区域淋巴结转移；

N_2：有 4 枚区域淋巴结转移；

N_3：有 4～6 枚区域淋巴结转移；

N_4：枚及更多区域淋巴结转移。

③ 远处转移（M）

M_0：无远处转移；

M_1：有远处转移；

M_{1a}：远处转移局限于单个器官或部位（如肝、肺、卵巢、非区域淋巴结）；

M_{1b}：远处转移分布于 1 个以上的器官（部位）或腹膜转移解剖分期（预后）组别。

（2）*直肠肿瘤的超声分期*　直肠癌的超声分期开始于 20 世纪 80 年代早期。

① 直肠癌的超声分期（超声 T 分期，Hildebrandt 分期）

uT_1 期：肿瘤局限于黏膜、黏膜下层之间，表现为第二层低回声带连续性完整。

uT_2 期：肿瘤浸润于低回声的固有层，但是局限于直肠壁之内，表现为第二层低回声带遭破坏，肌层低回声增厚，第三层强回声带连续性完整。

uT_3 期：肿瘤累及全层并浸润到直肠周围脂肪组织，表现为第三层强回声带受破坏，可见低回声成锯齿状突起，提示肿瘤已侵及肠壁外组织。

uT_4 期：肿瘤侵犯邻近器官或组织（前列腺、精囊腺、骨盆壁等）。表现为周围脏器的正常边缘强回声带连续性中断，甚至消失，与肿瘤低回声分界不清。

uN_0：未观察到直径＞5 mm 的淋巴结。

uN_1：已观察到直径＞5 mm 的淋巴结。

② 直肠癌彩色多普勒超声分级

0 级：直肠黏膜下层未探及血流信号。

1 级：肠壁黏膜下层探及少许血流信号。

2 级：直肠黏膜下层可探及持续性的血流信号。

3 级：进入直肠壁内较紊乱且不规则的血流信号。

4 级：在血流三级信号的基础上可发现直肠周边的脂肪组织进入肿瘤内部非常丰富的血管。

(3) 超声下区别肿瘤转移或炎症的淋巴结

淋巴结为圆形，边界不规则，呈现肿瘤样低回声者，提示发生肿瘤转移的可能性大（淋巴结越大，转移可能越大）；淋巴结为卵圆形，边界规则，伴有中心高回声区（淋巴结脐部）则提示炎症可能性大（图 2－3－8）。

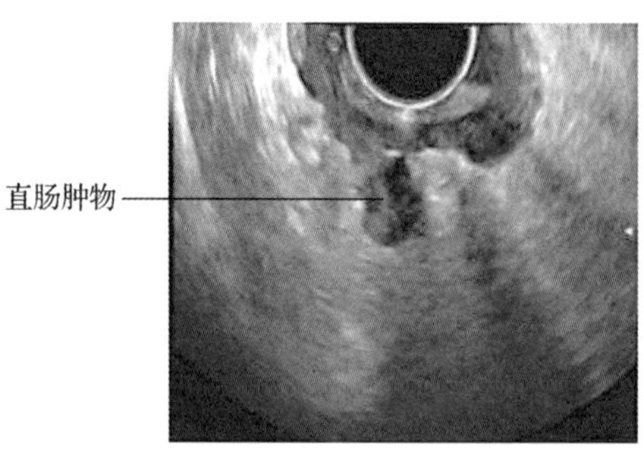

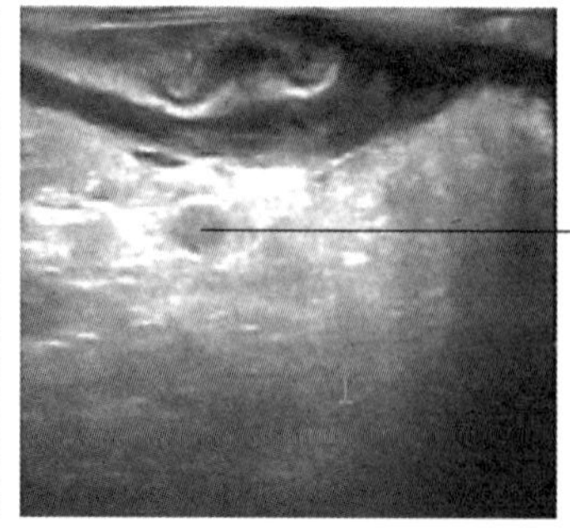

扫一扫

看图更清晰

图 2－3－8　直肠肿物

腔内超声下直肠肿瘤浸润程度准确率为 80%～95%，同时存在分期过高或过低的风险。腔内超声对 T_1 期癌肿的分期准确度最高，接近 100%；T_2 期肿瘤有 10%～20%被高估为 T_3 期，主要是因为肿瘤周边炎症引起最外层强回声带中断，影响分期准确性；8%～11% T_3 期被低估为微小肿瘤，浸润未被发现。另外，肿瘤过大或位置过高、肠腔内粪便残留、肿瘤溃疡内气体引起尾影等均会影响腔内超声对肿瘤评估的准确性。此外，腔内超声对 N 分期的局限性除上述影响因素外，淋巴结区域超出探头扫描范围也是影响因素。

(四) 盆底疾病

腔内超声在盆膈疾病的应用中发展迅速，高分辨率三维超声能够实时显示盆底器官动态过程，在诊断直肠前突、直肠脱垂、子宫及膀胱脱垂、肠疝中可与盆腔造影和磁共振检查相媲美。其可评估括约肌结构和功能，是直接评价大便失禁者的可靠方法，能够观察外伤、产伤手术等导致的括约肌损伤的程度及范围，用于指导损伤修复（图 2－3－9）。因其安全简便，无侵入性，被广泛应用于盆底疾病的诊疗。

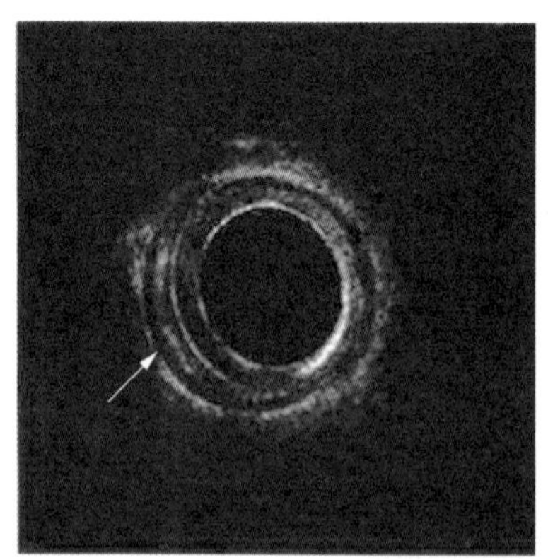

图 2－3－9　大便失禁：超声显示内括约肌变薄

扫一扫

看图更清晰

（五）骶尾部藏毛窦

高频线阵探头骶后平扫，可见自皮肤窦口起的通向骶后皮下（臀缝中线小凹下方）的低回声窦道，反复发作者可表现为皮下的混合性回声区，伴感染时可见其间的液性无回声区，有毛发者可于低回声或无回声区域内见线状强回声（图 2－3－10），可明确诊断。病灶区形态不规则，无明显包膜感，与周围边界不清，病灶位于骶骨表面，通常不会突破骶骨筋膜，据此可初步排除骶尾骨的肿瘤向骶后膨胀性生长导致的破溃。超声下可见低回声窦道向颅侧延伸，向肛门方向延伸的距离短，与肛门相距较远，经直肠腔内超声探查时发现不与肛门直肠相通，不与骶尾前间隙相通。对此类患者行超声检查时应常规行直肠腔内探查，以排除骶前间隙的病变导致的骶后破溃。

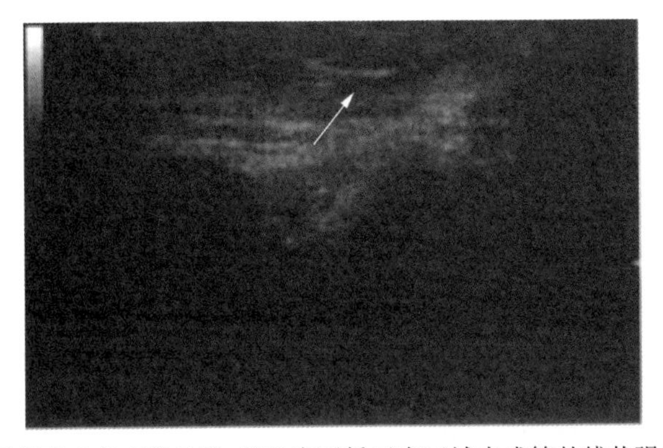

扫一扫

骶尾部藏毛窦声像显示，骶后皮下低回声区域内成簇的线状强回声　看图更清晰

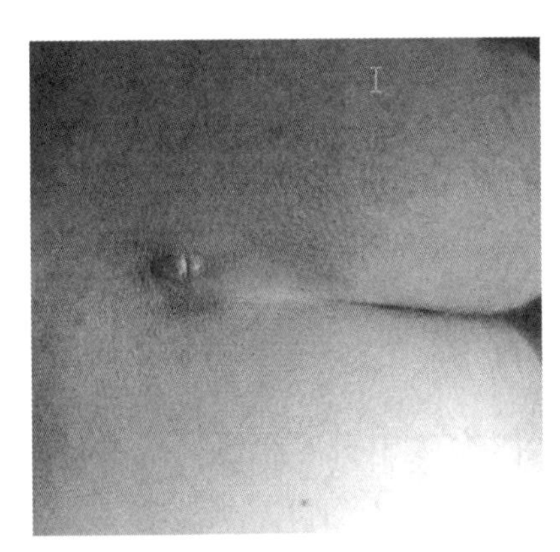

藏毛窦外观

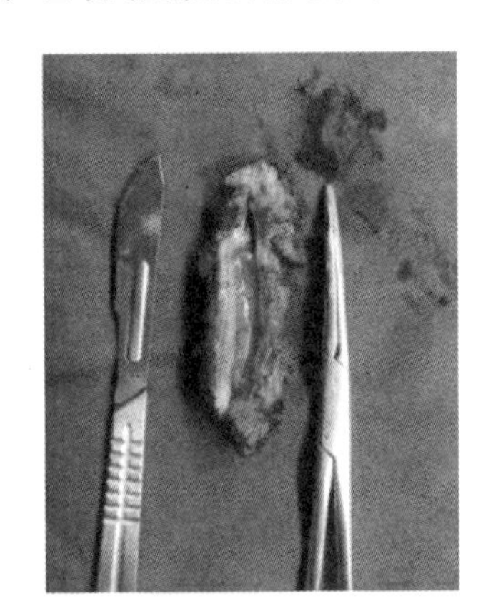

手术切除物

扫一扫

看图更清晰

图 2－3－10　骶尾部藏毛窦

（六）肛门直肠异物

金属、瓶子、鱼刺、线头、纱布等异物显示为正常组织中一强回声影像，后方可伴有声影。周围形成炎症甚至脓肿者则定位更准确。肛门直肠异物当与盆�其他脏器内异物相鉴别，如宫内节育环。值得一提的是，若肛内异物经肛门指诊可触及，应避免行腔内超声探查，以免将异物进一步推向肠腔近端或引起穿孔，必要时可用肛周探头扫描。

（七）化脓性汗腺炎

化脓性汗腺炎好发于腋窝、外生殖器、腹股沟、乳晕、会阴部及肛周等大汗腺丰富的部位。细菌侵入大汗腺、毛囊及与之相通的导管，迅速繁殖，释放出毒素，使腺管发炎、水肿、阻塞、化脓，在皮下蔓延扩散，形成多个脓肿，多个瘘口，其间窦道相通，反复感染，形成范围较广的慢性炎症、小脓肿、复杂性窦道和瘘管，呈条索状、瘢痕状隆起，累及会阴部及生殖器，顽固难治，迁延不愈。

化脓性汗腺炎因其病变部位多位于皮下及皮下组织内，为反复发作的慢性炎症，所以超声所见病变部位表浅，多为皮下的广泛的低回声管道，伴有感染时可见片状液性暗区（图 2－3－11）。

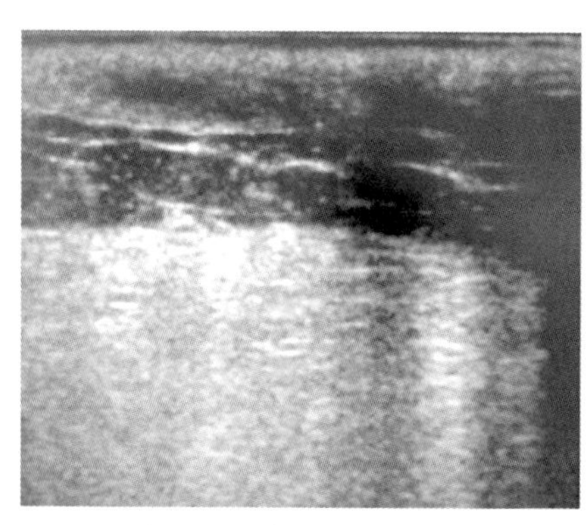

皮下可见多个低回声管道

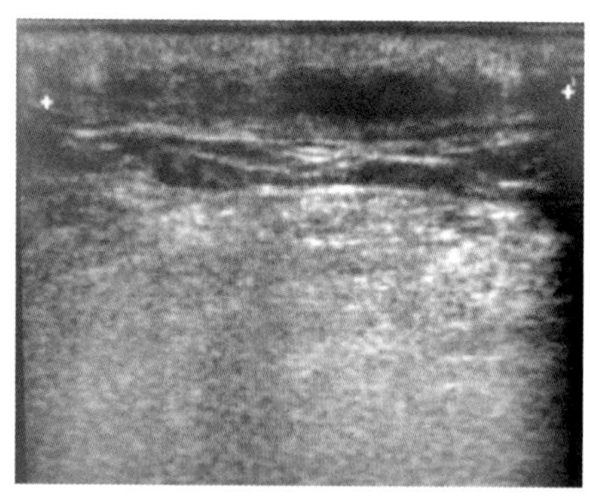

感染灶为液性暗区

扫一扫

看图更清晰

图 2－3－11　化脓性汗腺炎超声图

（八）坏死性筋膜炎

坏死性筋膜炎初期表现类似普通蜂窝织炎，局部红肿热痛，早期局部体征常较隐匿而不易引起患者注意，起病 4～5 天后，皮肤渐出现坏疽。病情进展迅速，凶险，24 小时内可波及整个肢体，常需行多次手术。病变迅速累及皮下组织及筋膜，渗液恶臭，局部可有捻发感，切开时常可见气泡与血性渗出液。清创后内部组织外露，创腔呈蚕食样。

超声除可见皮下及筋膜层的低回声与无回声区外，同时可见大量的气体回声（图 2－3－12），充分显示感染对皮下组织的“坑道样”破坏、蜂窝织炎及厌氧菌感染导致气体产生的特点。气体回声为坏死性筋膜炎最具特征性的表现，可即刻诊断。

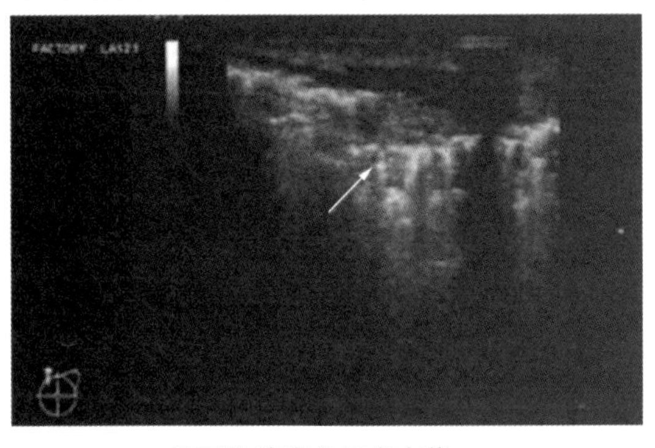

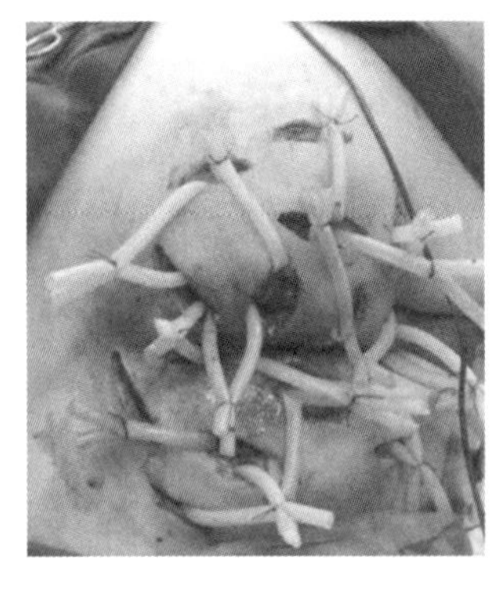

扫一扫

看图更清晰

坏死性筋膜炎超声声像，
于皮下筋膜层可见大量的气体回声，为其特征性表现

图 2－3－12　坏死性筋膜炎

参考文献

[1] 章蓓. 肛管直肠及其周围疾病超声诊断图谱[M]. 上海：上海科学技术出版社，2016.

[2] 焦彤. 肛管直肠疾病超声诊断[M]. 北京：人民卫生出版社，2012.

[3] 金黑鹰，章蓓. 实用肛肠病学[M]. 上海：上海科学技术出版社，2014.

[4] Steele S R, Kumar R, Feingold D L, et al. Practice parameters for the management of perianal abscess and fistula-in-ano[J]. Diseases of the colon and rectum, 2011, 54(12): 1465－1474.

[5] Plaikner M, Loizides A, Peer S, et al. Transperineal ultrasonography as a complementary diagnostic tool in identifying acute perianal sepsis[J]. Techiques in coloproctology, 2014, 18(2): 165－171.

[6] Williams A B, Bartram C I, Halligan S, et al. Endosonographic anatomy of the normal anal canal compared with endocoil magnetic resonance imaging[J]. Diseases of the colon and rectum, 2002, 45(2):176－183.

[7] Starck M, Bohe M, Fortling B, et al. Endosonography of the anal sphincter in women of different ages and parity[J]. Ultrasound in obstetrics & gynecology, 2005, 25(2): 169－176.

[8] Stepansky A, Halevy A, Ziv Y. Preoperative staging using transrectal ultrasound in high and low rectal cancer[J]. The israel medical association journal, 2010, 12(5):270－272.

第四章 肛管直肠压力测定

肛管直肠压力测定是对肛管和直肠正常或异常运动的压力变化进行探测和记录，并通过图形识别进行定量分析，从而对肛管直肠生理、排便生理以及其与各种原因引起的肛肠动力性疾病之间的关系进行研究，是一种安全、无创的客观检查技术，可以为肛肠功能性疾病及器质性疾病的功能紊乱的诊断和治疗提供依据，也可以作为手术方法与疗效的辅助评价。

一、测压装置

测压仪一般由四个部分构成：压力感受器（探头）、压力传感器（换能装置）、前置放大器和记录仪。根据测压探头不同可分为充气式、充液式和微型传感器导管三类。目前临床应用最多的是充液式导管，其中尤以开放式导管最广泛。导管的顶端有一个直肠球囊，用于直肠感觉、直肠腔内压力和直肠顺应性测定，在直肠球囊近侧的导管侧壁上有在同一平面呈放射状分布或由导管近端至远端按一定角度螺旋状分布的管壁开孔，检查时以恒定流速的水注入测压管，注入水经侧孔流出时，通过肛管壁对水流出的阻力间接测定局部肛管的压力。此方法可同时测量直肠肛管不同平面或同一平面不同象限的压力值。

二、具体方法

检测前嘱被测者排空大小便，排便困难的患者可在检查前 2 小时灌肠排空大便，尽量不要在检查前 2 小时内操作，以免干扰检查结果。被测者取左侧卧位，髋膝关节屈曲 90°，均匀呼吸，平心静气地侧卧于检查床上，使躯体和肛管放松。

用液体石蜡润滑测压导管后，轻轻分开臀缝，在右手示指的引导下，将导管缓慢插入肛内 8～10 cm 处。

1. 检查步骤

检查分为以下几个步骤：

(1) 用匀速拖拉器(1 m/s)将导管拖出至肛缘外，测得括约肌功能长度。

(2) 再将测压导管置入距肛内约 5 cm 处，保持不动，待患者适应后，测得肛管静息压。

(3) 嘱患者用力收缩肛门部肌肉，测得肛管最大收缩压。

(4) 从肛内 5 cm 开始每拖动 1 cm，记录收缩压、排便压，逐次测量 5 cm、4 cm、3 cm、2 cm、1 cm 各处的压力。测得直肠排便压，观察排便弛缓反射。

(5) 继续将测压导管前的球囊插入直肠壶腹，测压孔置于距肛门约 2 cm 处(肛管高压带区)，向球囊间断快速(1～2 秒)注入 10 ml、20 ml、30 ml、40 ml、50 ml 气体，依次检测直肠肛管收缩反射、抑制反射，并测量肛管舒张压，即内括约肌松弛率。

(6) 持续向球囊内注气，测量直肠感觉功能，记录初始感觉阈值、排便感觉阈值及最大耐受量。

2. 各项指标解读

(1) 肛管静息压(anal resting pressure，ARP)　静息状态下肛管内最高压力，主要源于内括约肌静息张力，在肛管内呈阶梯状分布，具有不随意性，正常值为 50～70 mmHg。

(2) 肛管最大收缩压(maximal squeeze pressure，MSP)　受检者用力收缩肛管时的最大肛管压力，主要源于肛管横纹肌的收缩压力，具有随意性，正常值为 100～180 mmHg。

(3) 括约肌功能长度(high pressure zone，HPZ)　内括约肌长度是通过检测肛管静息压分布测得的，正常值为 2～4 cm。

(4) 直肠肛管收缩反射(recto anal contraction reflexes，RACR)　嘱患者做咳嗽动作或往肛内注气时可观察到。

(5) 肛管舒张压(anal canal rest pressure，ACRP)　在肛管静息压最大处(肛缘上约 1～2 cm)，注入 50 ml 气体肛管静息压下降的数值。正常值大于 30 mmHg。

(6) 直肠肛管抑制反射(rectal anal inhibitory reflex，RAIR)　检测直肠容积增加时肛管压力梯度的变化。正常时，直肠充盈后可引起肛管压力曲线自静息压水平迅速下降成陡峭状，然后缓慢回升至静息压水平，存在容积依赖性。

(7) 直肠排便压(propulsive force，PF)　是指当测压导管位于直肠，用力排便时的腔内压。正常值为≥45 mmHg。

(8) 排便弛缓反射(relaxation reflex，RR)　受检者模拟排便动作，排便时直肠压力升高，肛管压力下降，形成有效压力梯度。

(9) 直肠感觉功能(rectal sensitivity，RS)　是直肠对不同程度充盈的感觉，初始阈值参考值为(12.35±5.2)ml，排便阈值参考值为(59.5±11.02)ml，最大耐受量参考值为(133.1±22.16)ml。

三、常见疾病诊断

1. 肛管括约肌损伤

肛管内括约肌损伤主要表现为肛管静息压下降，括约肌功能长度缩短，直肠肛管抑制反射减弱；肛管外括约肌损伤以肛管最大收缩压明显降低为主。

2. 神经源性大便失禁

支配肛管括约肌的神经发生了病变，或肛管括约肌萎缩，导致肛管不能保持有效的张力。表现为肛管静息压和最大收缩压均明显下降，括约肌功能长度缩短，直肠肛管抑制反射减弱等。

3. 先天性巨结肠

由于直肠或远段结肠平滑肌神经丛缺乏神经节细胞，括约肌不能放松，导致粪便积聚发生结肠扩张。直肠肛管抑制反射因为肠壁神经丛被破坏而消失，是先天性巨结肠诊断的重要指标，且诊断阳性率达到90%以上。

4. 盆底失弛缓综合征

肛门外括约肌、耻骨直肠肌在排便过程中的反常收缩，导致直肠排空障碍。排便弛缓反射、肛管压力明显升高是其特征诊断指标。

参考文献

[1] 彭西兰，毛细云，王建民. 肛管直肠压力测定的临床研究进展[J]. 中医药临床杂志，2011，23(6)：562－564.

[2] 王小峰. 肛管直肠压力测定对直肠内脱垂分类诊断的临床研究[D]. 南京：南京中医药大学，2007.

[3] 谭妍妍，丁曙晴，等. 盆底失弛缓所致便秘患者肛管直肠测压定型分析[D]. 中华消化杂志，2015，35(6)：407－408.

第三篇
肛肠各类疾病的诊断与治疗

第一章　痔

第一节　痔的流行病学及病因病理

一、流行病学

痔为临床最常见疾病之一，美国相关统计数据显示，50岁以上的人群中，50％以上有过痔相关的不同症状。总体来说，在社会经济地位较高的人群中，痔的发病率较高，而农村地区发病率高于城市。

二、中医病因病机

痔的病名最早出现于《山海经》，但中医古典文献中的痔有几种不同概念：① 人体孔窍内凡是有小肉突出的疾病，统称为痔；② 所有肛肠类疾病的总称；③ 现代医学上的痔。随着临床实践的积累和实践的深入，古人对痔的认识不断深入，逐渐接近现代医学痔的概念，并且对其病因病机有了系统而深刻的认识，外感内伤皆为因。

（1）感受外邪　《医宗金鉴》云："痔疮形名亦多般，不外风湿燥热源。"同时刘完素也指出："风湿邪热，攻于肠中……浸淫肠里……久而不愈乃作痔。"可见风湿燥热是痔病形成的病因之一。

（2）饮食不节　《黄帝内经》云："因而饱食，筋脉横解，肠澼为痔。"这明确指出了痔疮的形成与饮食不节有关。现代人生活不规律，长期饮食不规律、过分食用辛辣饮食、暴饮暴食等因素更易导致痔疮的形成。

（3）脏腑虚弱，气血亏虚　《丹溪心法》云："痔者皆因脏腑本虚，外伤风湿，内蕴热毒……以致气血下坠，结聚肛门，宿滞不散，而冲突为痔也。"这提示痔病以脏腑虚弱为本，而外感风湿、湿热内蕴则是痔之标。宋代窦汉卿指出"人生素不能饮酒亦患痔者，脏虚故也"。《医宗金鉴》云："久病咳嗽而后生痔者""有久泻久痢而生痔者"，可见久泻久咳导致脏腑亏虚，而后致痔疮。

(4) 情志失调 《薛氏医案》中明确指出"喜则伤心,怒则伤肝,喜怒无常,气血侵入大肠致谷道无出路,结积成块……",可见情志也是痔病形成的因素之一。

(5) 过劳过逸,房事不节 《外科正宗》指出:"夫痔者……担轻负重,竭力远行,气血纵横……俱能发痔。"《医宗金鉴》记载:"痔……总不外乎醉饱入房……热毒乘虚下注。"

(6) 其他因素 妊娠期间,痔疮临床表现更容易加重。某些职业因素如驾驶员、教师等久坐也是重要病因。

综上所述,如《血证论》中所述:"魂门之病,有由中气下陷,湿热下注者;有由肺经遗热,传于大肠者;有由肾经阴虚,不能润肠者;有由肝经血热,渗漏魄门者,乃大肠之滞与各脏腑相连之义也。"可见,痔疮的发病与脾、肺、肾、肝等脏腑相关,病因病机复杂,本虚标实,虚实夹杂。

三、西医病因病理

痔发病与诸多因素相关,包括遗传、解剖学特点、营养、职业、年龄、妊娠、便秘等等。发病机制至今还不完全清楚,存在争议,主要有静脉曲张学说、血管增生学说、肛垫下移学说、细菌感染学说、退变学说等。

1. 静脉曲张学说

盖伦(Gallen)在1749年最早提出静脉曲张学说,他研究发现能够引起痔静脉内压增高的任何因素均可引起痔静脉曲张,同时发现痔内静脉扩张不连续。同时在医学解剖中,门静脉系统及其分支并无静脉瓣,血液流动没有"阀门",同时人直立行走时,在重力的作用下很容易引发肛门载膜静脉丛病变,使肛肠部静脉血液回流不畅。迈尔斯(Miles)认为直肠上动脉的三个终末分支分布于肛垫的右前、右后、左侧,刚好与内痔的好发部位一致。同时直肠上下静脉丛管壁薄、位置浅,末端直肠黏膜下组织松弛,都容易引起血液淤积、静脉扩张。但汤姆森(Thomson)的研究证实了在肛门括约肌下和经肛门括约肌中有痔内静脉与直肠内门体静脉系统之间的交通支存在。大量研究表明门静脉高压与痔无直接关系。有人认为痔静脉扩张是痔静脉被破坏的表现:由于排便造成肛管壁的微小损伤,引起静脉炎,炎症反复发作导致静脉壁被破坏失去弹性而扩张。这种损伤可能与粪块对肛黏膜的频繁擦伤、反复感染有关。但在痔组织中未发现炎症迹象,在正常肛管组织中也发现有扩张的静脉,提示这些扩张的静脉是正常的组织结构,静脉曲张学说因此也逐渐失去其主导地位。

2. 血管增生学说

在连续组织切片中发现肛管齿线上方的局部黏膜下层增厚,增厚的肛垫黏膜下层中含有丰富的动静脉吻合,动静脉吻合的存在使肛垫具有随自身血流量改变而改变体积的弹性能力。斯特尔茨纳(Stelzner)提出痔是直肠肛门海绵体肌内血管增生导致局部黏膜及黏膜下层增大、脱出的结果,即痔的血管增生学说。该学说的主要根据是痔组织与海绵体组织两者之间有相似性。如肛管黏膜下层非常肥厚,内有动静脉吻合,有小动脉直接注入其中,使肛管黏膜血供大大超过本身代谢的需要,故在肛门指诊时可以在 3、7、11 点扪及动脉搏动,取痔血做分析也证明是动脉血,用动脉造影术也可显示痔丛的位置。但是,1975 年 Thomson 对 25 例痔切除标本作了组织学观察,发现在结缔组织基质内含有大量的血管和一些平滑肌束。有血管腔隙存在,但并无血管增生现象。

3. 肛垫下移学说

20 世纪 70 年代以来,对痔本质的研究获得了突破性进展,解剖学、组织学和生理学的发现赋予了痔新的现代概念。1975 年,美国 Samthampton 综合医院 Thomson 对 3 例青少年、10 例婴儿及 82 例成人尸体进行肛管直肠标本研究,发现肛管齿线上方黏膜增厚,由血管(窦状静脉)、平滑肌(Treitz 肌)、弹力纤维和结缔组织构成,被称为肛垫,该学说由 Thomson 于 1975 年在硕士论文"The nature of hemorrhoids"中提出,一经提出便被广泛应用。因肛垫含有丰富窦状静脉,具有近似海绵体勃起的作用,同时该区含有丰富的神经末梢,在闭合肛管、节制排便方面有重要作用。正常情况下,肛垫疏松地附着在肛管肌壁上,排便时主要受到向下的压力被推向下,排便后借其自身的收缩作用,缩回到肛管内。弹性回缩作用减弱后,肛垫则充血,下移形成痔。到了 80 年代后期,国外学者对痔已经基本上取得了这样的共识,即痔不是曲张静脉,确切地讲是血管垫,是胎生期就已存在的解剖学实体,不能被认为是一种病;只有肛垫组织发生异常并合并症状时,才能成为病(痔病),才需要治疗;治疗的目的是解除症状,而非消除痔体。肛垫下移学说可以解释临床上痔的好发部位,更好地理解Ⅲ、Ⅳ度痔病患者的临床表现,但是临床上痔常以出血为早期表现而非脱出,而且研究表明痔切除术后患者肛门失禁的发生率并没有升高,这些结果提示肛垫下移学说尚不能成为对痔本质的最终定论。

4. 细菌感染学说

1967 年 Mc. Grvey 等最早发现痔出血是由静脉感染发炎引起的结果,认为排便时肛管壁受到创伤导致静脉壁被破坏而引起炎症,这种炎症长时间反复发作使静脉管壁失去弹性而扩张。陈长香等通过实验发现病例组肠道致病杆菌的检出率高于对照组,支持了痔疮成因的感染学说。邓家刚等通过用带菌玻璃棒反复摩擦肛周致出血后向肛内注入混合菌液建立动物痔疮模型,通过具有抗炎作用的中药能明显减轻黏膜上皮细胞脱落,减少中性粒细胞和单核细胞的浸润,减轻充血、出血、水肿症状。但是在临床上通过抗生素消炎治疗痔却无明显作用。

5. 退变学说

痔病退变学说由中华中医药学会肛肠分会副会长、成都中医药大学教授杨向东于 2014 年首先提出，其核心理念为，痔是直肠末端血管和组织的退行性改变（即衰老退变）。退变学说包括两个方面：① 血管的退行性改变：年龄增长、久蹲、久坐等均可导致以痔区静脉丛瘀滞为特征的血流动力学改变，以及由此导致的血管内高压，使动静脉脉压差缩小、营养血管血流量减少、静脉血管增生及曲张等而引发痔，其中静脉曲张及静脉血管增生为痔的主要病理生理学基础。② 组织的退行性改变：年龄增长、腹压增高、长期用力排便等均可导致肛门直肠部位的肌肉、结缔组织及黏膜发生持续且不可逆转的松弛、变性，甚至断裂而致使直肠黏膜和黏膜下组织与肌肉层分离、痔区下移等，导致痔病的发生。

6. 其他

关于痔的发病机制，除了以上几种学说外，常见的还有痔静脉泵功能下降学说、肛管狭窄学说、痔动脉分布学说、压力梯度学说、痔疝形成学说等。目前对痔的发病机制尚无统一的认识。

第二节　诊断与鉴别诊断

当肛垫的病理性肥大发生出血或移位脱垂等症状，并伴发肛周组织发炎增生，或肛周皮下血管丛血液淤滞，或发生血栓形成的肿块，称为痔疮。痔疮分内痔、外痔、混合痔。以下诊断要点参考全国中西医结合大肠肛门病学术会议于 2004 年制定的《痔疮的诊疗标准（试行）》。

一、内痔

肛垫的病理性肥大，发生出血或脱垂等症状时称为内痔，又称痔病、里痔。临床分四期。

1. 西医诊断依据与分类

（1）Ⅰ期内痔　偶发便鲜血，可无其他症状。肛镜检查见肛垫充血肿胀、黏膜表面轻度糜烂，局部可有出血点或出血倾向，痔核呈血管肿型，痔核大约 1 cm 左右。指诊肛垫肿胀，柔软。

（2）Ⅱ期内痔　便血，色鲜红，伴有肛垫脱垂，便后可自行回纳。肛镜检查见肛垫肿胀明显，黏膜粗糙色暗或糜烂，其表面局部或有出血点或有出血倾向，痔核呈血管肿型伴纤维化，痔核大于 1 cm。指诊肥大肛垫可扪及，质软。

（3）Ⅲ期内痔　排便或增加腹压时肛垫下移脱出，不能自行回纳，需休息后或手法复位。便血少或无，可发生嵌顿，可伴有肛门胀痛不适等症。肛镜检查肛垫肿胀，隆突显著，痔核较大，界线尚存。其黏膜表面纤维化，伴静脉曲张，肛垫间沟变浅，痔核呈纤维化型伴静脉曲张。指诊可扪及肛垫肥大隆突的团块，质柔软，局部可有硬结。

(4) Ⅳ期内痔　站久坐久或负重咳嗽肥大肛垫即行脱出，复位困难。肛垫肿胀肥人明显，常污内裤，在肛外常可见肥大肛垫。肛镜下见黏膜色紫暗，表面常糜烂，伴发血栓，可有血性黏液覆盖，肛垫间沟消失，内痔呈环状，为静脉瘤型伴血栓。指诊肛门一般较松弛，常可扪及血栓小硬结。

2. 中医证候分型

(1) 风伤肠络　大便带血，滴血或射血，血色鲜红。可伴有肛门痛痒，大便干结。舌脉：舌红，苔薄白或薄黄，脉浮数或数。

(2) 湿热下注　便血量多色鲜，肛坠，肥大肛垫外脱，肛门灼热。可伴有肛门湿痒，大便干结或溏，或小便频数。舌脉：舌红，苔黄腻，或苔黄白腻，脉滑数。

(3) 气滞血瘀　肥大肛垫外脱不能回纳，或肛缘血肿疼痛。可伴有肛门紧缩，肛门坠胀疼痛，水肿，大便干结。舌脉：舌暗红或有瘀斑，苔白或黄，脉弦细涩。

(4) 大肠实热　便血量多，色鲜，肥大肛垫脱垂不能回纳，糜烂、灼痛。可伴有口渴喜饮，唇燥咽干。舌脉：舌红，苔黄，或苔燥，脉洪数。

(5) 脾虚气陷　便血色淡或鲜红，肛门坠胀，肥大肛垫外脱，难于自回纳，神疲乏力，面色少华。可伴有少气懒言，纳少便溏。舌脉：舌淡或胖，边有齿痕，苔薄白，脉细弱。

(6) 阴虚肠燥　便血鲜红，形体消瘦，五心烦热，大便燥结。可伴有头昏咽干，盗汗，便时肛门疼痛，肥大肛垫下脱。舌脉：舌红，少苔，或苔薄黄，脉细数无力等。

二、外痔

齿线以下肛缘结缔组织发炎增生，静脉丛淤血曲张，或发生血栓形成的团块，称为外痔。

1. 西医诊断依据与分类

根据外痔产生的病因和临床症状，可分静脉曲张外痔、血栓性外痔、炎性外痔、结缔组织外痔。

(1) 静脉曲张外痔　久蹲或腹压增大时肛缘皮下有青紫色团块隆起，压之柔软，压处可消失，轻者无症状，重者可有肛门坠胀不适感。

(2) 血栓性外痔　肛缘曲张静脉因腹压增加、用力努挣等致血液滞留于内、凝结为块，或血管破裂出血而堆积形成暗紫色硬结，发生肿胀疼痛，触之压痛质硬。

(3) 炎性外痔　肛缘皮肤破损感染发炎，或过食辛辣、酗酒、腹泻致皮皱充血水肿发炎形成炎性肿块，发生疼痛、灼热或湿痒不适。

（4）结缔组织外痔　肛缘皮肤皱襞因被反复刺激或发炎，结缔组织增生肿大形成皮垂。一般无症状，或偶有湿痒、异物不适感。

2. 中医证候分型

（1）大肠实热

主证：肛缘肿物高突，红肿灼热疼痛或有血栓硬结。

次证：大便燥结，小便短赤，口渴喜饮。

舌脉：舌质红，苔黄脉洪数。

（2）湿热下注

主证：肛缘肿物突起，灼热疼痛，渗液或糜烂出血。

次证：大便溏或干，或小便灼热频数。

舌脉：舌红，苔黄腻或苔白厚腻，脉滑数。

（3）气滞血瘀

主证：肛缘肿物隆突，用力时增大，或伴有血栓肿痛。

次证：肛门部有异物感，或胀痛灼痛，肛坠不适。

舌脉：舌红紫斑，苔淡黄，脉弦涩。

（4）脾虚气陷

主证：肛缘肿物隆起，肛门坠胀，欲便不出，神疲乏力，面色少华。

次证：少气懒言，纳少便溏。

舌脉：舌质淡胖，边有齿痕，苔薄白，脉细弱。

三、混合痔

内痔和相应部位的外痔相融合，局部齿线消失。

1. 西医诊断依据与分类

根据混合痔临床体征和病理变化，可分为静脉曲张型混合痔、结缔组织型混合痔和环状混合痔。

（1）静脉曲张型混合痔　肛缘静脉丛瘀血、曲张隆突与内痔相融，齿线消失形成一肿块脱于肛外，肛门潮湿、瘙痒，回纳困难，甚者嵌顿。指诊肿块柔软，压之局部可消失。

（2）结缔组织型混合痔　肛缘结缔组织增生高突与内痔相融，齿线消失形成一肿块脱于肛外，不能回纳。指诊有肿物，可有小结节压痛。

（3）环状混合痔　肛周静脉丛瘀血曲张伴结缔组织增生与内痔融合形成外脱之环状肿块（或占据肛周三分之二以上者），其表面多糜烂，静脉屈曲而伴发血栓。指诊压痛，有硬结。

2. 中医证候分型

证候分型参照内痔，即风伤肠络、大肠实热、气滞血瘀、湿热下注、脾虚气陷、阴虚肠燥进行辨证。

四、痔的鉴别诊断

1. 息肉、腺瘤与癌

无蒂样息肉(如腺瘤)肿块与癌，通常易于扪及或看到，应不难与痔组织相鉴别。内痔如无血栓形成、水肿、脱出或其他并发症，通常易于诊断。然而，为明确诊断，对一切可疑病变进行活检与显微镜下检查是必要的。

2. 肛乳头肥大(肛乳头状纤维瘤)

肛内肿物隆起，或脱出，呈三角形或锥形，位于齿线部，上覆上皮，色灰白，质硬，有触痛，无出血，可回纳。

3. 直肠脱垂

脱出的直肠黏膜或直肠呈圆柱状，不能分开，有环行沟，表面为正常黏膜，光滑柔软。

4. 肛管直肠肿瘤

其常被误诊为痔而延误治疗。便血多为暗红色或果酱色，伴有大便习惯改变，肛门坠胀或有里急后重感。直肠指检可及直肠肿块，肿块质硬，表面呈菜花状或有溃疡。需行组织学检查以明确诊断。

5. 原因不明的下消化道出血

痔出血多为便时手纸带血或滴血或射血，血便不相混；下消化道出血多为暗红色，需行结肠镜或钡灌肠等检查，出血量大时需根据情况做血管造影。

6. 肛管部恶性黑色素瘤

其主要有以下症状：① 肿物脱出：肛门部有紫黑色或褐黑色肿物脱出，早期较小，可以自行回纳，似血栓痔或嵌顿痔，以后逐渐增大，约核桃或鸡卵大，常需用手托回。② 便血：因肿瘤位置较低，多为鲜血，或有黑色溢液，味恶臭。③ 肛管直肠刺激症状：肛门部坠胀不适，大便习惯改变。本病极少见，临床上易被忽视，凡对可疑病变一般主张切除整个瘤体送检，以免造成医源性扩散。

第三节　非手术治疗

痔发作时有便血、肿物脱出、疼痛、瘙痒等症状，临床首选药物疗法，包括内服药、外用药。

一、中医治疗

我国古代医学家认为痔的发病为阴阳失调，脏腑气血虚损，再加湿、热、风、燥等邪之作用和情志内伤、饮食起居及职业等的影响，致使气血失调，络脉阻滞，瘀血浊气下注而成。对痔的治疗，目前存在各种方法，临床主要有内服、熏洗、外敷、枯痔法等，详细内容如下所述。

1. 中药内服

由于痔的发生是人体阴阳气血偏盛偏衰而引起的病理改变，在中医辨证论治的基础上而确定的治则及内服方药是最基本的疗法。

（1）清肠疏风

清者，清其热，脏腑有热则清之。经曰“热者寒之”，此法适用于风火交迫大肠的便血，因风邪热毒壅于大肠，损络迫血，血渗肠间，故以清肠疏风为法。常选用槐花散、槐角丸等方剂。常用药物如槐花、槐角、地榆、黄芩、荆芥穗、防风等。

（2）清热利湿

由于痔病多属湿、热为患，故清热利湿法是肛肠科最常用的内治法之一。适用于湿热下注大肠肛门所致的便血、肛门肿痛、脱出等症状，常用方剂如秦艽苍术丸、芍药汤、白头翁汤、龙胆泻肝汤等。常用药物如：黄连、黄柏、黄芩、苍术、秦艽、地榆、龙胆草等。

（3）活血化瘀

《丹溪心法·六郁》云：“气血冲和，则百病不生，一有怫郁，则诸病生焉。”痔病因气血不畅，经络阻滞，湿热下注，血脉不通形成血栓性外痔，炎性外痔，内痔脱垂、嵌顿等所致的肛门坠胀肿痛者，方用止痛如神汤，常用药物有丹参、当归、赤芍、川芎、桃仁、红花、枳壳、木香等。

（4）补中益气

此法适用于脾气虚弱、中气下陷所致的痔核脱出，便血色淡，神疲乏力等。方用补中益气汤，常用药物如人参、黄芪、白术、升麻、柴胡等。

2. 熏洗法

熏洗法又称坐浴法，是指将药物水煎或用开水浸泡后，趁热熏蒸，熏后用药液洗涤患处的治疗方法。古文献中称之为“气熨”“溻渍”或“淋洗”等。如《五十二病方》中即载有“气熨”法。熏洗法临床应用广泛，疗效显著，具有疏通腠理、解毒消肿、活血通络、行气止痛、祛风燥湿，杀虫止痒及促进肉芽组织生长，利于创面愈合之功效。适用于痔急性发作、局部肿痛、术后等。临床根据病变性质，通过辨证立法，选择一定的药物，配伍成各类熏洗方剂。

(1) 祛风除湿,杀虫止痒

此法用于痔核脱出伴肛周潮湿瘙痒者。选方如苦参汤。常用药物如蛇床子、苦参、黄柏、地肤子等。

(2) 清热燥湿,活血消肿

此法用于湿热下注之痔核脱出肿胀疼痛。选方如五倍子汤等。常用药物如荆芥、防风、苍术、黄柏、五倍子等。

(3) 活血化瘀,软坚散结

此法用于局部肿块脱出,紫暗,坠胀疼痛,选方如活血洗剂,常用药如泽兰、当归、赤芍、皂刺、红花、虎杖根等。

3. 敷药法

敷药法是指应用药物配制成的膏剂、栓剂等直接涂敷于患处的治疗方法。主要用于痔急性发作期出现肛门肿痛等病症,以及术后常规换药和术后并发症的治疗。

(1) 膏剂

痔病常用的膏剂为软膏,是将具有一定治疗作用的中药加工成细粉,或经溶媒提取后浓缩成的流浸膏,加入适宜的基质,均匀混合制成的一种半固体状态的膏剂。常用的药膏有九华膏、清凉膏、金黄膏、回阳玉龙膏、除湿油膏、生肌玉红膏等。使用时应针对疾病的不同阶段和疾病性质之不同,分别选择。外痔发炎肿痛,选用清凉膏;肛裂疼痛选九华膏;肛痈早期属阳证者选用金黄膏,而阴证之肿痛则选用回阳玉龙膏;术后伤口换药可用生肌玉红膏。

(2) 栓剂

栓剂又称塞药或坐药,是肛肠科常用的一种治疗药物。即将不同药物制成不同的栓剂,纳入肛内,使其自行溶化后直接作用于局部。常用栓剂如九华痔疮栓、太宁栓、普济痔疮栓、马应龙麝香痔疮栓等。由于药物栓剂的溶点与体温接近,在常温下是固体,纳入肠腔后即可逐渐溶化。应用时嘱患者先排空大便,清洗肛门后,将栓剂纳入肛内。每次一枚,每日1～2次。

4. 枯痔法

枯痔法是传统治痔的主要疗法,因剂型和用药方式不同,又分枯痔散疗法、枯痔钉疗法、枯痔液疗法。所用枯痔药物有含砒和不含砒之别,如含砒枯痔散、枯痔钉和无砒枯痔散、枯痔钉等。含砒枯痔散以砒矾为主药,经过特制加工方可应用。枯痔液疗法为注射疗法之一种,在注射疗法中介绍。

(1) 枯痔散疗法

枯痔散为掺药之一种,用于治疗痔疮历史悠久。应用时,取枯痔散适量以水或油调匀后涂于内痔表面,使痔核逐渐坏死脱落而痊愈。涂药前,先用凡士林等纱条围在内痔周围，以防腐蚀正常组织。根据枯痔散效用大小，涂药次数不尽相同。可每日1次或几次，至痔核干枯变黑即可停药，待其自脱，后用生肌散收口。

(2) 枯痔钉疗法

此法又称插药疗法，即将以药物制成的两端尖锐、质地较硬的药条，插入内痔后可使痔组织发生炎性反应或坏死，使痔核缩小或消失。

5. 注射法

注射法是将药液注入痔内使痔核萎缩或坏死的治疗方法。注射药大体可分为硬化剂和坏死剂两种。根据药物的作用的不同，又可分为两种：

(1) 硬化萎缩法

此法主要用于治疗内痔、混合痔的内痔部分。此法所用药液浓度较同类坏死剂低，可称弱性溶液。如注射内痔，痔体较小时一般注射1次，亦可重复注射，常用药液如消痔灵注射液、矾黄消痔液等。

(2) 坏死枯脱法

此法即注药后痔核发生坏死脱落的治疗方法。此法所用药液较同类硬化剂浓度高，可称强性溶液。每个痔核仅注药1次。常用药物有痔全息注射液、新六号注射液、内痔枯脱油、10%氯化钙等。

6. 结扎法

结扎法是传统治痔的主要疗法，迄今已近千年历史。如《太平圣惠方》即有“用蜘蛛丝缠丝系痔鼠乳头，不觉自落”的记载。至明代已普遍采用。最早的结扎法较简单，前人称此法为“系”，仅适于基底较细的痔体。

所用结扎物品古代有蜘蛛丝、马尾、蚕丝、药线等，现一般应用医用丝线或药线，亦可用胶圈套扎。结扎方法较多，可分单纯结扎、贯穿结扎、套扎和外剥内扎等。单纯结扎和贯穿结扎适用于内痔的治疗；套扎适于内痔和混合痔的内痔部分的治疗；外剥内扎适用于混合痔。

二、西医治疗

1. 一般治疗

膳食调整(包括摄入足量的纤维素和水)是治疗痔的首选一线非手术疗法。便秘与大便习惯的改变是痔产生的重要原因。增加纤维素和水的摄入可以改善轻至中度的脱垂和出血症状。健康宣教也是临床治疗的重要辅助部分。告知患者保持良好的排便习惯，比如避免过度努挣和长时间排便，因为这些因素可能增加痔的发生。

2. 药物治疗

药物的治疗方案有多种，其目的是以最小的伤害达到最好的预后。

(1) 内服药物

目前临床应用的主流口服药物的主要目的是改善局部血管丛静脉张力。痔血管(包括黏膜内和肛垫内动脉丛、静脉丛、毛细血管及动静脉吻合管)的血流动力学改变是痔的重要发病因素。毛细血管前括约肌痉挛、动静脉吻合管大量开放,出现局部缺血、代谢障碍,静脉丛静脉内压上升,静脉扩张屈曲、通透性增加等病理生理改变,导致局部炎性充血、水肿,黏膜组织糜烂、坏死,临床上出现便血、疼痛或不适、脱垂、瘙痒等症状。针对以上病理生理改变进行治疗的口服药物有复方银杏叶萃取物胶囊、草木樨流浸液片、地奥司明片、欧洲马栗树籽提取物、七叶皂苷钠片、羟苯磺酸钙片等。以上药物虽然各有不同的药理作用,但均作用于痔血管而起到治疗作用。

(2) 局部用药

局部药物坐浴(如高锰酸钾)、外用膏剂、肛纳栓剂是临床常用的局部治疗方法。

3. 门诊器械治疗

大部分药物治疗无效的Ⅰ、Ⅱ、Ⅲ期痔患者,经门诊器械治疗都有效。门诊器械治疗的目的包括:① 减少增生血管;② 减少赘生组织;③ 增加痔组织相对于直肠壁的固定性,减轻脱垂。患者对门诊器械治疗的耐受性相对较好,只感到轻微的疼痛和不适。但患者需要知情的是,这些治疗后疾病都会有不同程度的复发,可能需要重复治疗。

(1) 胶圈套扎法

胶圈套扎法是治疗症状性内痔常用而有效的方法。胶圈套扎法与硬化疗法和红外线凝固法相比,在治疗Ⅰ、Ⅱ、Ⅲ期痔时复发率较低,但并发症(虽然轻微)的发生率较高,疼痛较明显。在治疗Ⅲ期痔时,与痔切除术比较,胶圈套扎法整体疗效较差,且操作复杂,但疼痛较轻,并发症较少。建议此法作为Ⅱ期痔的首选疗法,甚至作为Ⅲ期痔的一线疗法。负压式套扎器在治疗Ⅱ、Ⅲ期痔时,在疼痛耐受、镇痛药使用、术中出血等方面有显著优越性。常见并发症包括:套扎后的肛门直肠痛、血栓性外痔、血管迷走神经症状,发生率为1%~3%。存在凝血功能障碍:原发性的,如血小板减少症;继发性的,如服用抗血小板聚集药物、华法林抗凝或者肝素类制品,为胶圈套扎的禁忌证,因为套扎后出血的概率较高。

(2) 硬化疗法

此法即在内痔的顶端注射适量组织硬化剂的治疗方法,最常用的硬化剂是5%苯酚溶于杏仁油、植物油或十四烷基硫酸钠等,作用机制是使黏膜下组织纤维化,进而固定痔组织。这种相对简单的方法用于治疗早期的出血性内痔和Ⅰ~Ⅲ期痔患者的成功率为75%~89%,但是,长期随访发现痔的复发率相对较高。这种疗法对于有出血倾向(如在接受抗血小板聚集或抗凝治疗)的患者较适合。并发症主要包括注射引起的轻度不适、黏膜溃疡或出血。严重并发症很罕见，包括直肠尿道瘘、直肠穿孔、前列腺脓肿、腹膜后脓肿和坏死性筋膜炎，这些主要由注射位置不当或硬化剂过敏引起。

(3) 红外线凝固法

此法即用红外线照射引起痔组织内的蛋白质变性的治疗方法。其常用于治疗Ⅰ、Ⅱ期痔。其疗效与胶圈套扎法相同。

(4) 冷冻疗法

冷冻疗法是基于细胞破坏这一概念而设计的，它通过快速冻结及随后的快速解冻来达到细胞坏死的目的。这种方法无痛、有效，特别适合那些不能耐受麻醉的患者。治疗后 24 小时内主要并发症为肿胀及水肿，7～9 天完成坏疽过程，18 天可完全脱落。

总体来说，门诊器械治疗痔的并发症较少见。然而，肛周脓毒症是所有门诊器械治疗都可能出现的一种危及生命的并发症。门诊器械治疗后短时间内出现尿潴留和发热即可能是肛周脓毒症的初始症状，需立即评估。因此，在进行门诊器械治疗时，应以适当的方式向患者告知相关少见并发症。

第四节　手术治疗

一、痔切除术

当保守治疗无效或Ⅲ、Ⅳ度内痔病理解剖和生理功能不可逆时(例如外痔较大、溃疡形成、坏疽、广泛性血栓形成、伴发肥大肛乳头或肛裂)，应当考虑行痔切除术。手术的目的是消除病灶、解除症状的同时尽最大可能保留尽量多的皮肤及黏膜桥，以预防术后狭窄形成，这点在急性水肿性或急性坏疽性痔的治疗中尤为重要。

痔的外科切除方法众多，一些经典的痔手术是以医师名字命名的，包括 Ferguson 术、Milligan-Morgan 术、Parks 术、Whitehead 术、Bue 术、Fansler 术与 Salmon 术等。目前应用最为广泛的方法为 Milligan-Morgan 术/开放式痔切除术。以下为几大主流术式的详细内容。

1. 闭合式痔切除术(或 Ferguson 术)

此法在美国较为盛行，1959 年希顿(Heaton)和弗格森(Ferguson)首次报道，该术式在操作时切口应充分超越肛缘，切除外痔血管丛，暴露外括约肌的皮下部[图 3-1-1(1)]，随后将切口向肛管内延伸，将肛门内括约肌小心地与解剖平面分离。沿痔血管丛外侧与内括约肌内侧之间进行解剖可避免出血。当整个痔血管蒂被游离后，用2－0或 3－0 可吸收线缝扎蒂部。在缝扎痔血管蒂后将痔块切除[图 3－1－1(2)]。使用精细剪刀将所有残留的小的内痔或外痔切除[图 3－1－1(3)]。在黏膜下和皮下潜行剥离清除其下方的静脉，这样可使因痔静脉残留而引起术后症状的可能性降至最低。术中可采用电凝止血。使用结扎痔血管蒂的同一根可吸收缝线连续缝合伤口[图 3－1－1(4)]。当到达黏膜皮肤结合部时，可采用皮下缝合或连续缝合的方式闭合皮肤切口。同法切除其余部位的痔核，缝扎并一期闭合切口[图 3－1－1(5)]。

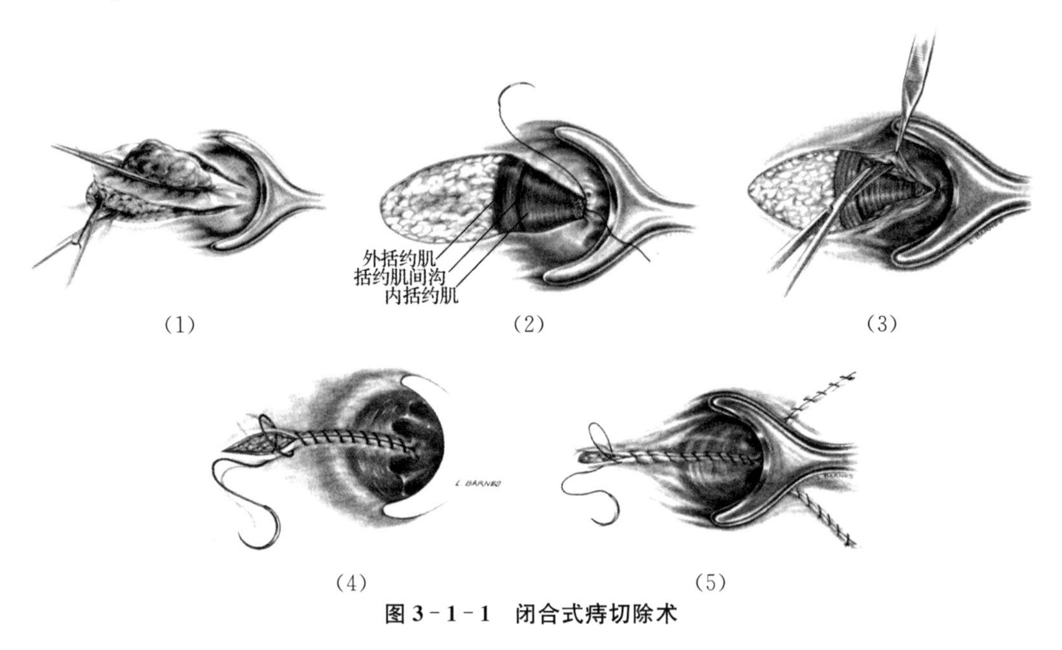

图 3－1－1　闭合式痔切除术

该术式对创口的一期缝合可减少术后出血及术后创面瘢痕挛缩所致的肛门狭窄的发生。没有使感觉神经暴露在外，大大减轻了疼痛，又能使创面在较短时间内愈合，缩短了住院时间。

2. 开放式痔切除术(或 Milligan-Morgan 术)

闭合式或开放式痔切除术的改良术式不胜枚举，前面提及的方法是将切口完全缝闭的。而当痔出现坏疽或呈环形痔时，或者即便使用小号的牵开器也无法缝合切口时，常需将一处、两处或所有痔切除的切口开放。当然，开放性痔切除术操作起来更为快捷，而且，许多患者在手术数天后，其伤口的外观最终可能会与闭合式痔切除术的伤口近似。经典的开放式痔切除术(通常命名为 Milligan-Morgan 术)，其操作步骤与前述的 Ferguson 术基本相同(图 3－1－2，在结扎痔血管蒂后此手术即告完成。可使用电凝止血。

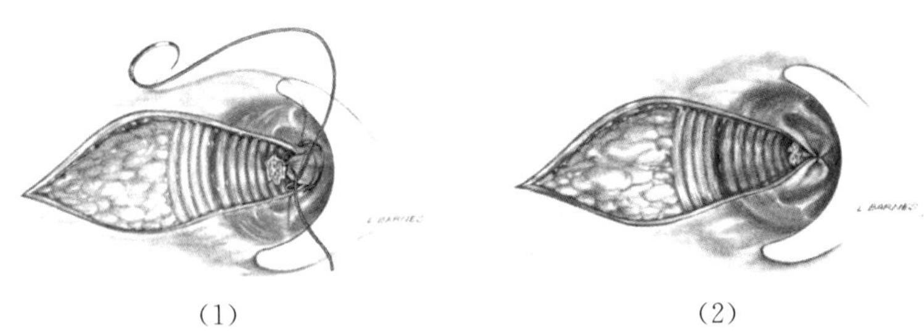

(1) (2)

图 3-1-2 开放式痔切除术

其手术结果所致的创面外观，正如一句话所总结的："如果像三叶草，手术即成功了；如果像大丽花，手术即失败了。"此外，根据术中具体情况及术者个人习惯，可将一处或两处切口开放、闭合或部分闭合。对每一处痔切除伤口，联合使用开放和闭合的处理方法，可能获得更加满意的疗效。

3. 黏膜下痔切除术(或 Parks 术)

在 Parks 所描述的黏膜下痔切除术中，肛管及直肠的黏膜被切开，将其下方的痔组织予以切除，然后重新对合黏膜。该方法的目的是切除所有痔组织，但不损害其表面被覆的鳞状及柱状上皮。

英国医生推荐使用 Parks 自动牵开器，但实际上可使用任何常规的肛门牵开器。在黏膜下和痔块内注射加入 1∶20 000 肾上腺素的 0.5%布比卡因或利多卡因溶液[图 3-1-3(1)]。皮肤切口起于肛门外，沿牵拉肛管皮肤的血管钳向上延

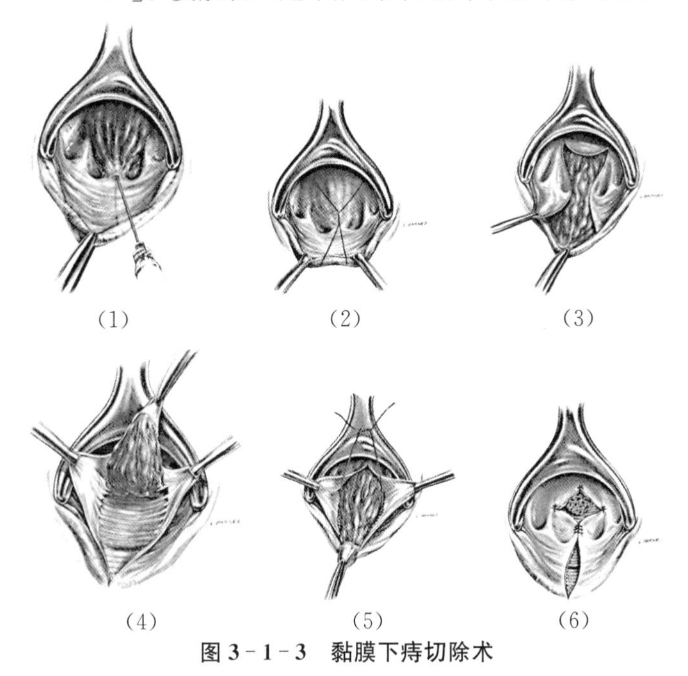

(1) (2) (3)

(4) (5) (6)

图 3-1-3 黏膜下痔切除术

伸，切除少量肛管黏膜[图 3-1-3(2)]。用剪刀潜行解剖肛管，以显露痔组织。将黏膜向上牵拉，使之与其下痔血管丛分离[图 3-1-3(3)]，解剖分离的上限为皮肤黏膜交界处上方 4 cm 处。上提并将痔块由肛门内括约肌表面分离至足够水平，该过程中，应注意鉴别肛门内外括约肌[图 3-1-3(4)]。贯穿缝扎痔块，将其切除[图 3-1-3(5)]。重新对合游离的肛管黏膜皮瓣，并与其下的肛门内括约肌缝合在一起，以避免移位[图 3-1-3(6)]。皮肤可缝合也可开放。

Parks 术是一种高雅的术式，它可减少组织的损失，几乎没有出现狭窄的可能性，除非出现黏膜充血。该手术过于强调黏膜下解剖切除痔静脉，操作精细，需花费更多精力，然而，它未处理外痔、肥大肛乳头或冗余的黏膜，很难令人满意。

4. 痔切除术与括约肌切开术

如果同时伴发肛裂(常见于后正中处)，此时可在侧方痔切除部位行肛门内括约肌切开术，切开内括约肌下 1/3(图 3-1-4)。

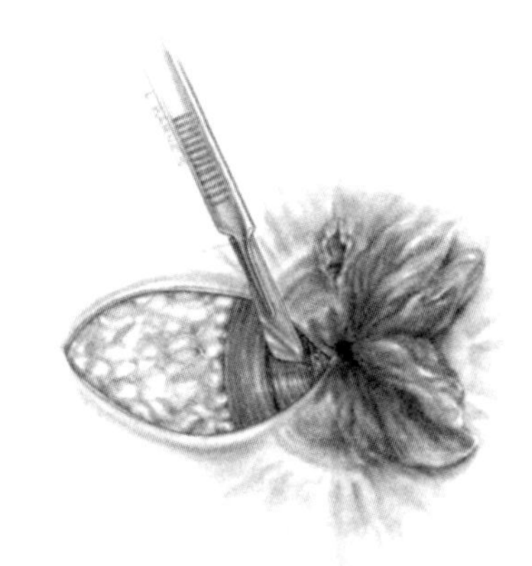

图 3-1-4　括约肌切开术

但在没有肛裂存在的情况下，建议不采用肛门内括约肌切开术。该操作有可能导致术后并发症——感染、肛瘘，对控便功能也会造成一定程度的影响。

5. Whitehead 术

现今外科医生甚少采用怀特黑德(Whitehead)术，因其可引起肛门狭窄与黏膜外翻等并发症。但经常引发这些并发症的手术进行了错误的操作，与该术式最初所描述的术式并不相符。

Whitehead 最初建议的操作是将黏膜齿线水平以上与肛管缝合，但后来的外科医生曲解了该操作，将黏膜与肛缘的皮肤缝合[图 3-1-5(1)]。因此缝线常常因张力过大而裂开，创面肉芽形成并二期愈合。更为常见的后果是黏膜外翻，即所谓的湿肛或 Whitehead 畸形[图 3-1-5(2)]。

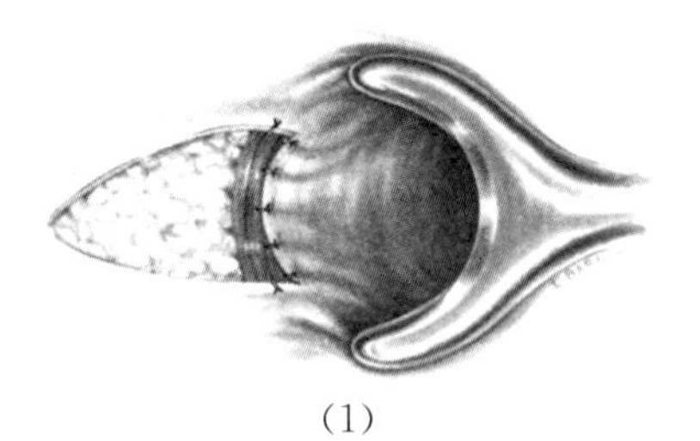
(1)

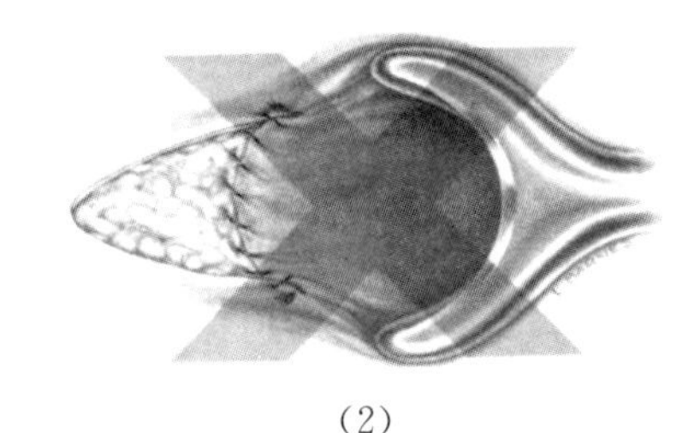
(2)

图 3-1-5　Whitehead 术

据报道,改良的 Whitehead 术疗效满意。其实,不论术者是将直肠切缘简单固定于肛门内括约肌处,还是将痔切除术与将肛周皮肤向肛管内前移技术联合应用,疗效均应十分满意。但切记勿将黏膜缝合固定于肛门外皮肤。

6. 吻合器痔固定术

自从隆哥(Longo)于 1998 年介绍使用环形吻合器治疗痔脱垂以来,不可否认的是,它重新唤起了人们对外科痔切除术的兴趣。在过去的二十几年内,有关该方法的出版物层出不穷,在全世界范围内掀起了一股热潮。然而,对于该手术,“吻合器痔切除术”(stapled hemorrhoidectomy)这一名称显然是不合适的,本质上来说,它不是一种痔切除术,在正确操作的手术过程中既无肛管黏膜亦无痔组织被切除。因此,我们应称之为吻合器痔固定术。

(1) 适应证

① 需要手法复位的脱垂痔(Ⅲ期)。

② 患者无法复位但手术时可复位的非复杂性痔(Ⅳ期痔)。

③ 手术时无法复位的痔,但通过改良的外科技术可复位的痔。

④ 可自行复位的Ⅱ期痔。

⑤ 通过其他方法(如胶圈套扎法)未能减轻痔的症状者。

(2) 禁忌证

① 在存在坏疽或组织感染的情况下进行吻合器痔固定术是绝对的禁忌,因为手术本身无法清除脓肿的来源。此外,打开另外的组织层有可能导致患者出现盆腔脓血症。

② 肛门狭窄是禁忌证,因为无法插入肛门镜。

③ 该手术并不适用于治疗全层直肠脱垂,现无证据甚至没有相关报道证明该手术可以消除真性直肠脱垂。

④ 因为吻合器痔固定术没有在肛管内进行任何操作,所以对皮赘、肛乳头或血栓可附加切除手术。内括约肌切开术可采用开放或闭合术式,依外科医生的喜好而定。

⑤ 对有肛交行为的患者应谨慎采用这一术式，因为裸露的钉子有致阴茎撕裂伤的可能，当伴侣有性传播疾病时，后果有可能更为严重。

(3) 并发症　吻合器痔固定术的一些特有的、令人不安的并发症已经逐渐出现，同时脓毒性并发症的发生率已有增加。其中包括：后腹膜积气和纵隔气肿，盆腔脓毒症，持续的严重疼痛和急便感，直肠穿孔，直肠狭窄，肠梗阻，直肠阴道瘘、排便障碍(盆底失弛缓)等。有建议常规预防性使用抗生素，但并无证据表明该措施是否合理或有效。该手术应当由对该技术有经验的、真正了解该手术潜在的并发症的外科医生施行。

二、 特殊类型痔的手术治疗

1. 血栓性外痔

血栓性外痔通常呈痛性柔软的肿块，常继发于便秘或腹泻之后。如果便秘或腹泻经常出现，那么就应当进行咨询诊治。如果血栓已经出现 2～3 天，不适感通常开始缓解，在这种情况下，应选择药物治疗，包括指导患者坐浴、服用大便松软剂和作用缓和的镇痛药。如果病变区域有痔脱出倾向，可考虑采取胶圈套扎法来缓解症状。如果出现溃疡或溃破，或者血栓出现在 48 小时以内，此时应当切除血栓。当然如果病变处疼痛剧烈，也应行切除治疗。

手术时应当将血栓痔切除：单纯做一小切口，像剥豆荚一样剥离凝血块常可导致皮下组织内出血，肿胀、疼痛与血栓复发，较原血栓的症状更甚。图 3-1-6(1)、图 3-1-6(2)显示的是正确的血栓痔切除方法，切除皮下的血栓痔后，皮肤的切除呈楔形[图 3-1-6(3)]。可通过局部压迫、表面喷洒肾上腺素或电凝来止血。应使用敷料加压包扎。

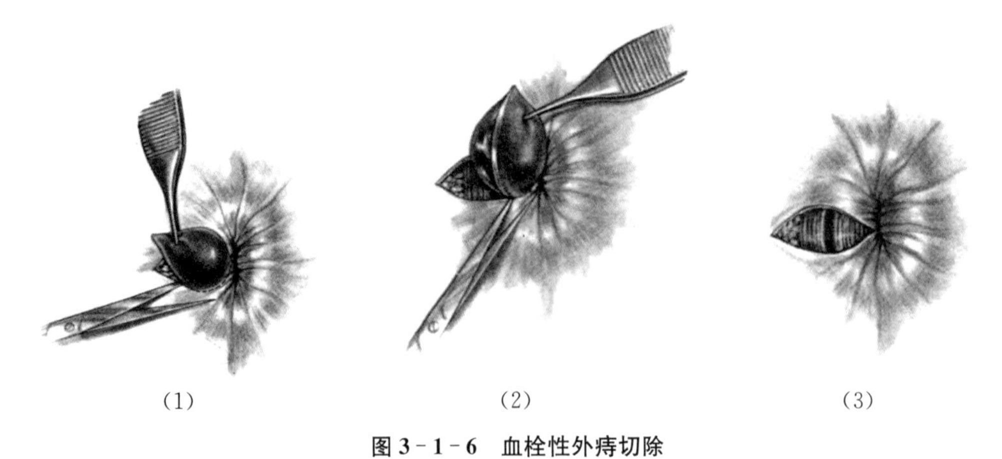

图 3-1-6　血栓性外痔切除

2. 坏疽性、脱垂性、水肿性痔

当患者出现严重活动受限、无法还纳的坏疽性痔时，需紧急处理，采用外科手术治疗较为理想。如果患者的情况允许，在24小时内施行痔切除术是最佳方案。疼痛、肿胀、出血、恶臭渗液与排便困难是常见的症状。

其他非手术治疗方法还包括：温水坐浴，使用镇痛药、大便松软剂、软膏、洗液和栓剂。其他选择包括：在区域阻滞麻醉后行手法复位。

3. 妊娠期痔切除术

女性常在妊娠后期出现痔的症状。在大多数情况下，这些问题可通过排便管理（例如服用缓泻剂与软便剂）与坐浴而得到有效治疗。

对血栓性外痔，可按常法切除。当孕妇出现与痔有关的、极其复杂的并发症时，外科痔切除术可能是最为有效的治疗手段，为减少术后痛苦并缩短恢复时间，可以在局部麻醉的情况下完成闭合式术式。

4. HIV阳性患者的痔切除术

肛门直肠一个最显著的特征是此区域非同寻常的抗感染能力，正因为如此，可以保证在此区域施行多次手术的成功。由于HIV阳性患者存在免疫缺陷，抗感染能力较常人大为减弱，尽管在文献中没有明确的统计学证据，但我们仍然认为，在HIV阳性患者中，外科痔切除术可能为禁忌证。

参考文献

[1] Rivadeneira D E, Steele S R, Ternent C, et al. Practice parameters for the management of hemorrhoids (revised 2010)[J]. Diseases of the colon and rectum, 2011, 54(9): 1059 - 1064.

[2] Miles W. Observations upon internal piles[J]. Surg gynelol obstet, 1919, 29.

[3] Thomson W H. The nature of haemorrhoids[J]. The British journal of surgery, 1975, 62(7): 542 - 552.

[4] Wang T F, Lee F Y, Tsai Y T, et al. Relationship of portal pressure, anorectal varices and hemorrhoids in cirrhotic patients[J]. Journal of hepatollogy, 1992, 15(1/2): 170 - 173.

[5] 宋振梅，樊艳华. 大肠出血的常见病因、鉴别及诊治[J]. 中国临床医生，2012，40(6)：18 - 21.

[6] Hosking S W, Johnson A G, Smart H L, et al. Anorectal varices haemorrhoids, and portal hypertension[J]. The lancet, 1989, 333(8634): 349 - 352.

[7] 钱立元，蔡立峰，朱晒红，等. 痔与门脉高压症关系的研究[J]. 中国肛肠病杂志，2001，21(3)：19 - 20.

[8] McGivney J. A re-evaluation of etiologic factors of hemorrhoidal disease[J]. Arizona medicine, 1967, 24(4): 333 - 336.

[9] Nesselrod J P. Hemorrhoids[J]. Archives of surgery, 1974, 109(3): 458.

[10] Turell R. Present status and modern treatment of hemorrhoids[J]. New York state journal of medicine, 1956, 56(14): 2245 - 2250.

[11] 赵宝明. 正确掌握经典痔切除手术[J]. 中国临床医生,2005,33(4):6 - 10.

[12] Thomson W H. The nature of haemorrhoids[J]. The British journal of surgery, 1975, 62(7): 542 - 552.

[13] Stelzner F. Hemorrhoids and other diseases of the corpus cavernousum rectum recti and the anal canal[J]. German medical monthly. 1963, 88: 177 - 182.

[14] Thomson W H. The nature of haemorrhoids[J]. The British journal of surgery, 1975, 62(7): 542 - 552.

[15] 张东铭. 痔病[M]. 北京:人民卫生出版社,2004:3 - 88.

[16] Kam M H, Mathur P, Peng X H, et al. Correlation of histology with anorectal function following stapled hemorrhoidectomy[J]. Diseases of the colon and rectum, 2005, 48(7): 1437 - 1441.

[17] 陈长香,刘海娟,高红霞,等. 痔疮发病的危险因素研究及健康教育[J]. 护士进修杂志,2002,17(5):328 - 329.

[18] 邓家刚,郑作文,周智. 复方刺苋根颗粒治疗Ⅰ Ⅱ期内痔药效学研究[J]. 中医药学刊,2001,19(2):183 - 186.

[19] 陈琴,杨向东. 痔病的退变学说与运用[J]. 结直肠肛门外科,2014,20(6):435 - 436.

[20] 痔疮的诊疗标准(试行)[S]. 成都:第十届全国中西医结合大肠肛门病学术会议,2004.

[21] 科曼. CORMAN 结直肠外科学:第 6 版[M]. 傅传刚,汪建平,王杉,译. 上海:上海科学技术出版社,2016.

[22] 丁义江. 丁氏肛肠病学[M]. 北京:人民卫生出版社,2006.

[23] 张吕泉. 痔病的中医药治疗进展[J]. 中医药临床杂志,2004,16(6):608 - 611.

[24] 丁义江. 丁氏肛肠病学[M]. 北京:人民卫生出版社,2006.

[25] Rivadeneira D E, Steele S R, Ternent C, et al. Practice parameters for the management of hemorrhoids (revised 2010)[J]. Diseases of the colon and rectum, 2011, 54(9): 1059 - 1064.

[26] 杨新庆. 解读《痔诊治暂行标准》[J]. 中华全科医师杂志,2005,4(7):406 - 407.

[27] Rivadeneira D E, Steele S R, Ternent C, et al. Practice parameters for the management of hemorrhoids (revised 2010)[J]. Diseases of the colon and rectum, 2011, 54(9): 1059 - 1064.

[28] Davis B R, Lee-Kong S A, Migaly J, et al. The American society of colon and rectal surgeons clinical practice guidelines for the management of hemorrhoids[J]. Disease of the colon and rectum, 2018, 61(3): 284 - 292.

第二章 肛裂

肛裂(anal fissure)表现为肛管皮肤的纵行溃疡，居肛缘与齿线之间，长约0.5～1.0 cm，呈梭形或椭圆形，是肛肠外科常见的疼痛性疾病，严重影响患者的工作、学习和生活，若不及时治疗还易并发其他疾患，给患者的身心带来巨大的痛苦。肛裂主要表现为与排便相关的肛门周期性疼痛、少量鲜血便及排便困难，裂口常位于肛门后正中线，仅有10%的女性和1%的男性患者可位于前正中线。若侧方有裂口或有多发裂口，应考虑与炎性肠病、梅毒、结核、淋病、艾滋病、肿瘤等一些特殊疾病进行鉴别诊断。

中医古籍中没有“肛裂”一词的记载，历代文献将其归于“痔”的范畴，古代的“脉痔”“钩肠痔”“裂肛痔”等和现代肛裂的概念基本相似。祖国医学对肛裂的症状、体征和治法都有详细的论述，如明清间医家祁坤所著《外科大成》云：“肛门内外有痔，折缝破烂，便如羊粪，粪后出血，秽臭大痛者，服养生丹，外用熏洗，每夜塞龙麝丸一丸于谷道内，一月收功。”

一、流行病学

肛裂是一种可以发生在任何年龄的肛门直肠良性疾病，好发于30～40岁青壮年，65岁以上人群少见，且男女发病率无明显差别。据国外统计数据，人一生中发生肛裂的概率约为11%。在意大利，肛裂是仅次于痔病的第二大肛肠疾病。大多数患者的肛裂发生在肛管的后正中线上，且为单发。仅有10%的女性患者和1%的男性患者可能在前正中线上发生肛裂。女性在妊娠期间或分娩后发生的肛裂，其裂口通常在肛管的前正中线。

二、病因病理

(一) 中医病因病机

祖国医学对肛裂病因病机的记载可见于宋代太医院编的《圣济总录·脉痔》，认为脏腑风热，积聚不得宣泄为其病因，风热之气流注下部，进而引起痛、痒等症状。明代薛己所著的《薛氏医案》中记载：“臀，膀胱经部分也。居小腹之后，此阴中之阴。其道远，其位僻，虽太阳多血，气运难及，血亦罕到，中年后尤虑此患。”其认为肛裂与局部气血运行异常密切相关。清代吴谦《医宗金鉴》中云：“肛门围绕，折纹破裂，便结者，火燥也。”其认为大肠燥热为肛裂形成的原因。祖国医学对肛裂病因病机的认识，经过多年传承及发展，已形成较为完整的理论体系，具体总结如下：

1. 血热肠燥

常因饮食不节，恣饮醇酒，过食辛辣厚味，以致肠道湿热内生，耗伤津液，大肠失于濡润，大便燥结，临厕努挣，致肛门撕裂而致便血等。

2. 阴虚津亏

患者素有血虚，津血同源，久则损及阴津，津亏生燥，大肠濡润失常，水不载舟，大便燥结，排出困难，伤及皮肤，而致肛裂，阴虚血亏则肛门生肌迟缓，创面久不愈合。

3. 气滞血瘀

可因情志不遂等多种因素导致肠道气机阻滞，大肠传导失司，粪便排出困难，甚则秘结难下，血瘀日久，肛门刺痛不舒。

(二) 西医病因病理

肛裂的形成不是一朝一夕的事情，而是由多种因素长期刺激引发的一种疾病，具体包括以下几个方面：

1. 解剖学因素

(1) 肛门外括约肌浅部，从肛尾韧带起分成左右两束，沿肛管两侧向前方包绕，至肛门前方会合，止于会阴中心腱，在肛管的前方和后方形成2个类似三角形的间隙，缺乏肌肉的保护。且肛提肌的大部分均附着于肛管两侧，使得原本缺乏肌肉保护的肛管前方和后方，形成薄弱区，当肛管过度扩张时，前后方更容易受损。

(2) 肛管轴线与直肠下段形成一近90°的夹角，粪块经过时，肛管后方承受压迫较重，且此处弹性差，缺乏血液循环，极易受到牵拉损伤。

2. 感染因素

(1) 慢性腹泻或便秘等原因造成肛窦感染，炎症逐渐向下蔓延，至肛管的皮下部，使肛管上皮弹性减弱，容易损伤形成肛裂。

(2) 肛周湿疹、直肠炎等反复发作，炎症刺激日久，增加肛管上皮组织的脆性，容易形成肛裂。

3. 损伤因素

(1) 由于大便干结或粪便过粗，排便时腹压增加，用力过猛，容易损伤肛管皮肤形成肛裂，反复损伤，最终形成慢性溃疡。

(2) 肛门部位手术操作不当或肛门外伤也可引起肛裂。

4. 括约肌痉挛因素

几乎所有慢性肛裂的患者均伴有肛管静息压升高。已知静息压的70%～80%由肛门内括约肌维持，内括约肌痉挛可引起静息压升高，许多证据表明内括约肌痉挛常出现于慢性肛裂之前，但是痉挛产生的机制未明。斯考滕(Schouten)等研究发现，肛管后正中线皮肤的血供与肛管静息压呈负相关，肛管缺血可引起内括约肌痉挛，而内括约肌痉挛更加重了局部供血不足，形成缺血—痉挛—缺血的恶性循环，导致裂口久不愈合。

5. 肛门狭窄因素

由于直肠下段和括约肌先天发育不全，患者肛门狭小，或后天各种因素(如外伤、手术损伤等)，导致瘢痕增生，肛门挛缩变形，粪块经过狭窄的肛管，肛管不能有效扩张，撕裂皮肤形成肛裂。

(三) 病理分期

肛裂的病理组织变化一般可分为三期。

1. 初发期

浅表裂口、新鲜色红、边缘整齐、创面清洁，裂口深者可见内括约肌纤维。显微镜下可见病灶处充血、毛细血管出血、白细胞浸润并可见条索状平滑肌束、皮下层胶原纤维排列紊乱、增生不明显。

2. 溃疡形成期

溃疡深达皮下组织，呈梭形或椭圆形。创面有不规则增厚，肉芽增生，色灰白，有脓性分泌物，底部可见内括约肌纤维。显微镜下可见血管扩张、充血、间质水肿，内有大量淋巴细胞浸润，小静脉血栓形成，病灶和周围组织纤维性增生。

3. 合并症形成期

为陈旧性梭形溃疡，裂口深达肛门内括约肌及邻近组织，创缘不整齐，僵硬，随着炎症的扩散，局部形成前哨痔、肛乳头肥大、肛瘘等合并症。前哨痔是由于肛裂感染，局部淋巴回流不畅或溃疡局部引流不畅，炎症刺激日久，组织增生形成。肛窦炎和肛乳头肥大是由裂口炎症刺激导致肛乳头红肿、增生所致。肛瘘为溃疡处肛窦感染破溃，在溃疡的基底部形成潜行的窦道与肛窦相通，使溃疡裂口难以愈合(图3-2-1)。

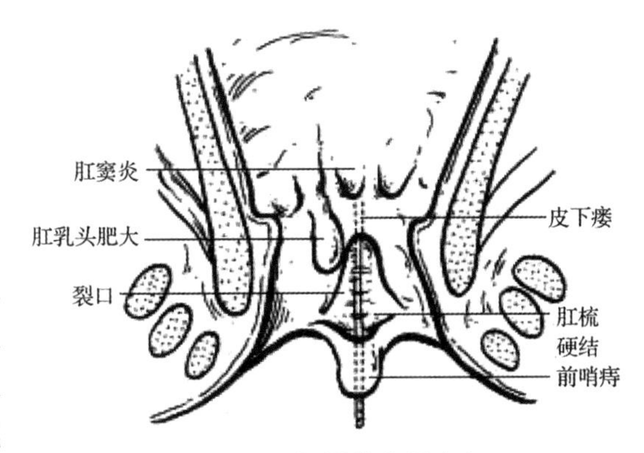

图3-2-1　肛裂的病理改变

三、临床表现

(一) 临床特点

1. 局部症状

(1) 疼痛　表现为典型的伴随排便而出现的周期性肛门疼痛。排便时的肛门疼痛，患者常形容为“撕裂样”疼痛，排便后有一短暂的疼痛间歇期，随后又出现更加剧烈且持续的痉挛性疼痛，有时可放射至会阴部、两大腿内侧及臀部，可持续数小时甚至到下次排便时间，直至内括约肌疲劳，疼痛才会缓解。但下一次排便时又产生这样的周期性疼痛(图 3-2-2)。

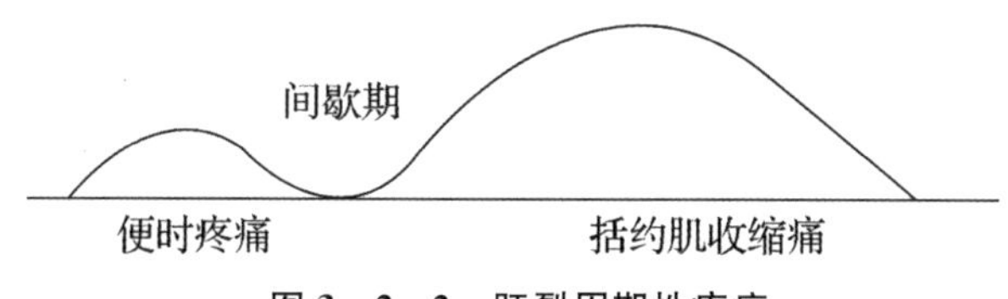

图 3-2-2　肛裂周期性疼痛

(2) 便秘　肛裂患者多伴有便秘，便秘既是肛裂的发病原因之一，又是肛裂的主要伴随症状。肛裂患者恐惧排便时的疼痛，常有意推迟排便时间，减少排便次数，造成粪便在肠道内停留时间延长，水分被完全吸收，大便变得越发干硬，再次排便就会更加损伤裂口，形成“疼痛→恐惧排便→久忍大便→粪便水分被重吸收→粪便愈加干燥→再次排便，裂口损伤更深→疼痛更加剧烈”的恶性循环。

(3) 便血　干硬的粪便通过肛裂溃疡面，划伤裂口，引起少量出血，色鲜红，出血的多少与裂口的大小、深浅有关，但很少发生大出血。

(4) 分泌物　肛裂创面有少量分泌物，创面常可继发感染，形成肛缘脓肿或肛瘘；肛裂创面的分泌物多为脓性，可刺激肛缘皮肤，引起肛周湿疹和肛门瘙痒。

2. 全身表现

肛门疼痛可影响患者休息，加重精神负担，甚至引起自主神经功能紊乱，有的患者会因排便恐惧，有意减少进食量，长期如此，可引起轻度贫血和营养不良，妇女还可出现月经不调等。

(二) 辅助检查

1. 肛门视诊

方法：患者取截石位或侧卧位，嘱其放松肛门，检查者用双手拇指将肛缘皮肤轻轻向两侧分开，可见肛管皮肤有梭形裂口，多见于肛门前后位，以后位居多，偶见于肛管其他部位。

诊断价值：肛门视诊为肛裂的主要检查手段。急性肛裂的裂口新鲜、色红、底浅、边缘柔软。慢性肛裂的裂口呈棱形，色白、底深、边缘不整齐、质硬，裂口引流不畅，结缔组织常增生形成前哨痔。

2. 肛门指诊

方法：患者取截石位或侧卧位，嘱其放松，检查者右手食指戴上涂有石蜡油的指套，以食指纵向按压肛门口，然后将食指逐渐深入肛门。

诊断价值：指诊可引起肛门剧烈疼痛，一般不做，若肛裂的症状与体征明显不符，可以行直肠指检，必要时可局部用0.5%～1%利多卡因做浸润麻醉，等痛觉消失后再行肛门指诊检查。早期肛裂指诊可在肛管内触及边缘稍有凸起的纵行裂口；陈旧性肛裂可触及裂口边缘隆起肥厚、坚硬，并常能触及肛乳头肥大、皮下瘘道，在肛缘裂口下端轻压可有少量脓性分泌物溢出。

3. 肛门镜检查

方法：患者取截石位或侧卧位，在肛门镜及前部涂抹少许石蜡油，嘱患者张口深呼吸，将肛门镜外套及镜芯装在一起，顺着肛管直肠的角度，缓缓旋转进入肛门，取出镜芯。

诊断价值：肛门镜检查更容易引起剧烈疼痛，一般不做此项检查。如有必要，可在裂口处及其周围涂抹表面麻醉剂，或局部用0.5%～1%利多卡因作浸润麻醉，等痛觉消失后再行肛门镜检查。初期肛裂的溃疡边缘整齐，底色红；陈旧性肛裂的溃疡边缘不整齐，底深，呈灰白色，溃疡上端的肛窦呈深红色，并可见到肥大的肛乳头。

四、诊断与鉴别诊断

（一）中医诊断要点

1. 血热肠燥

证候：裂口新鲜色红，大便难解，质干硬，二、三日一行，肛门疼痛，便时少量出血，伴小便黄赤等。舌苔脉象常见舌质常偏红，黄燥苔，脉象弦或者数。

2. 阴虚津亏

证候：裂口色深红，大便干燥，数日一行，肛门疼痛，久不缓解，常伴有口干咽燥，五心烦热等。舌苔脉象常见：舌质色红，苔少或舌面光滑无苔，脉象细数。

3. 气滞血瘀

证候：裂口色紫暗，排便困难，艰涩不畅，肛门时有刺痛，便时便后尤甚，少数伴有情志不舒。舌苔脉象常见：舌质色紫黯，舌边有黯紫色瘀点或瘀斑，脉象弦或涩。

（二）西医诊断要点

本病一般根据病史及典型的排便周期性疼痛，结合肛门部辅助检查，即可做出明确诊断。根据肛裂的症状、体征及检查，临床中常用分类方法如下：

1. 2002年中华中医药学会肛肠分会制定的诊断标准分类

Ⅰ期肛裂：肛管皮肤浅表纵裂溃疡，创缘整齐，基底新鲜，色红，触痛明显，创面富于弹性（图3－2－3）。

Ⅱ期肛裂：有肛裂反复发作史，创缘不规则，增厚，弹性差，溃疡基底部紫红色或有脓性分泌物（图3－2－4）。

Ⅲ期肛裂：溃疡边缘发硬，基底色紫红，有脓性分泌物，上端邻近肛窦处肛乳头肥大，创缘下端有前哨痔，或有皮下瘘管形成（图3－2－5）。

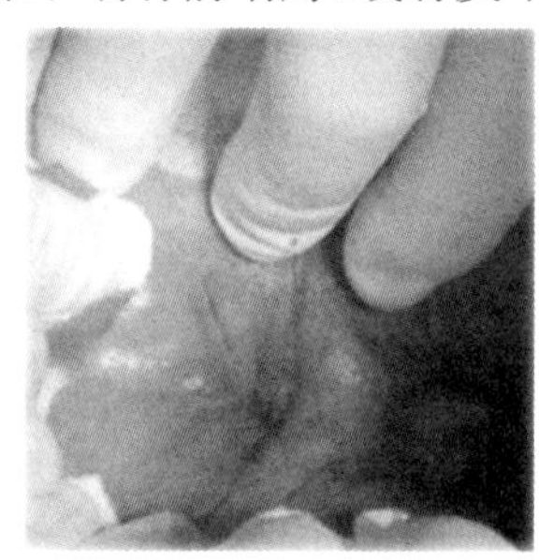

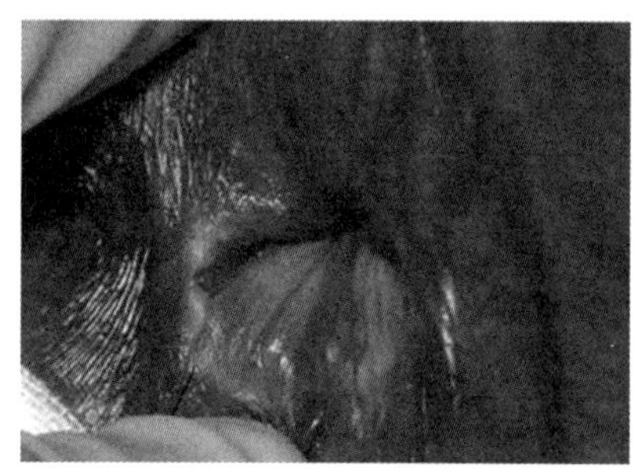

图3－2－3 Ⅰ期肛裂

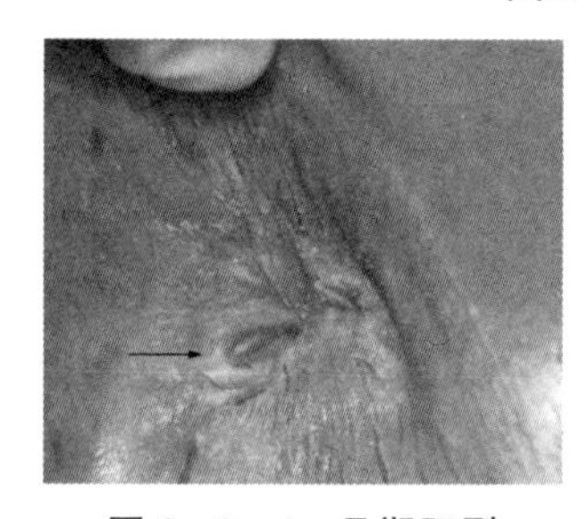

图3－2－4 Ⅱ期肛裂

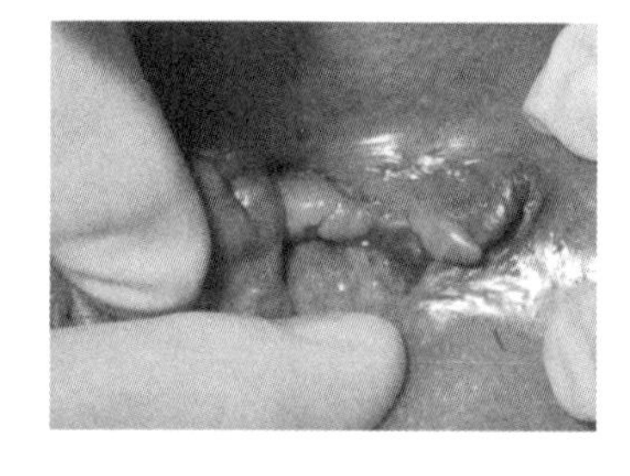

图3－2－5 Ⅲ期肛裂

扫一扫

看图更清晰

2. 按肛裂发病病程分类

急性（早期）肛裂：裂口边缘整齐，有明确的分界，底浅，呈红色并有弹性，无瘢痕形成。

慢性（陈旧性）肛裂：因反复发作，底深，边缘不整齐、增厚，肉芽呈灰白色。可伴有肛管梭形溃疡、肛梳硬结、肛窦炎、肛乳头肥大、前哨痔及皮下瘘等六大病理改变。

（三）鉴别诊断

肛裂溃疡症状可与肛门皮肤皴裂、肛管皮肤结核、梅毒性溃疡、软性下疳、肛管直肠癌、克罗恩病等引起的肛管皮肤溃疡相区别。

1. 肛门皮肤皲裂

肛门皮肤皲裂为发生在肛缘或肛管皮肤的浅表裂口，不局限在前位或后位，多较表浅，局限于皮下，不涉及肌层，裂口常呈放射状。虽也有疼痛，但无肛裂的典型的周期性疼痛，局部常可见丘疹、角质化和增生等皮肤病变。

2. 肛管皮肤结核

此可发生于肛周任何部位，形状不规则，边缘不整齐，溃疡面呈干酪样坏死，边缘潜行，呈卵圆形，无明显疼痛，无肛裂形成。可有结核病史，分泌物培养可发现结核杆菌，活组织病理检查可明确诊断。

3. 梅毒性溃疡

此溃疡多见于女性患者。初起为肛门部发痒、刺痛，搔破脱痂后形成溃疡，溃疡常发生在肛门两侧，裂口一般不痛，常有少量脓性分泌物，呈棱形，边缘突起色红，底灰白色，常伴有腹股沟淋巴结肿大。患者有性疾病接触史，分泌物涂片检查，可见梅毒螺旋体。

4. 软性下疳

此病多发于有不洁性行为病史的患者。肛周有较多个圆形或卵圆形的溃疡同时发生，质软，有潜行边缘，底部有灰色坏死组织，常伴有少量脓性分泌物，肛门疼痛明显，以排便时为甚，双侧淋巴结肿大，阴茎或阴唇可同时伴溃疡。分泌物涂片检查可见 Ducrey 氏嗜血杆菌。

5. 肛管直肠癌性溃疡

形状不规则，边缘隆起、坚硬，溃疡底部凹凸不平，表面覆盖坏死组织，伴有特殊臭味，后期可见肛门狭窄或失禁现象。活组织病理检查可明确诊断。

6. 克罗恩病伴发的溃疡

克罗恩病后期常伴发肛管溃疡，溃疡位置不固定，形状不规则，裂口深，边缘潜行，有时两个裂口的潜行边缘互相沟通，上面的皮肤形成桥状瘢痕（皮桥），裂口周围皮色青紫。可伴肛缘皮赘、瘘管等肛周异常疾病，同时伴有贫血、腹痛、腹泻、间歇性低热或体重下降等克罗恩病的一系列特征。

五、治疗方法

（一）中医分型证治

1. 血热肠燥证

治则：清热泻火、润肠通便。

方药：麻仁丸合凉血地黄汤加减。麻仁、川芎、当归、赤芍、生地、白术各 30 g，槐花、槐角各 15 g，山栀、五倍子各 12 g，地榆炭、荆芥炭各 10 g，黄连、甘草各 6 g。

加减：若小便涩，脐下闷，或大便里急后重，加木香、槟榔各 10 g；若大便干燥较甚，加瓜蒌仁 10 g，生首乌 10 g。

2. 阴虚津亏证

治则：滋阴清热，润肠通便。

方药：润肠丸合增液汤加减。生黄芪 50 g，玄参 24 g，麦冬、生地各 18 g，麻仁

15 g,沙参 12 g,桃仁、郁李仁、当归各 12 g,羌活、大黄、丹皮各 9 g。

加减:若出血较多者加三七 10 g。

3. 气滞血瘀证

治则:行气活血,润燥通便。

方药:六磨汤、止痛如神汤加减。秦艽、桃仁、皂角刺各 15 g,乳香、没药、泽泻各 12 g,当归、黄柏、槟榔、苍术、防风、大黄各 10 g,芒硝、明矾各 10 g,冰片 6 g(其中芒硝、明矾、冰片研碎加入煎好的药液中)。

加减:若疼痛较剧烈者加延胡索 30 g。

中成药予口服独一味胶囊、麻仁丸、槐角丸等,润肠通便,镇痛止血。

(二) 西医治疗

1. 治疗原则

肛裂的治疗应以纠正便秘、降低肛门内括约肌张力、改善肛管皮肤血供和促进溃疡愈合为原则。早期肛裂一般采用保守治疗即可治愈,而陈旧性肛裂必须采用手术治疗才能彻底治愈。

(1) Ⅰ期肛裂症状较轻,创缘新鲜整齐,病变部位表浅,治疗上应以宣教为主,毋需用药,1～2 周患者即可康复。

(2) Ⅱ期肛裂创面肉芽颜色不甚新鲜,创缘变硬,此时药物干预就显得尤为重要,药物治疗目前已成为肛裂的一线治疗方案。

(3) Ⅲ期肛裂或陈旧性肛裂治疗可选保守治疗,若保守治疗无效者,尽快行手术治疗。

2. 一般治疗

(1) 饮食调理　应避免饮食辛辣刺激、煎炸油腻之品,多食蔬菜、水果及富含膳食纤维的食品,多饮水,保持大便通畅,改善便秘和腹泻。

(2) 情志调理　消除恐惧心理,树立积极应对的信心,调整排便习惯,避免形成恶性循环。

(3) 温水坐浴　便前温水坐浴,可使肛门括约肌松弛,减轻排便时对肛管的挤压和对裂口的刺激;便后坐浴,则可使已发生痉挛的括约肌放松,改善局部血液循环,缓解肛门疼痛。

3. 药物治疗

(1) 硝酸甘油软膏

硝酸甘油软膏是国际上公认的治疗肛裂的有效手段,局部应用治愈率接近50%。将适量硝酸甘油软膏均匀涂抹于肛裂溃疡面处,释放的一氧化氮(NO)进入肌细胞后,通过激活环鸟苷酸,增加细胞内环鸟苷酸(cGMP)的含量,从而进一步激活依赖于 cGMP 的蛋白激酶,促使肌球蛋白轻链去磷酸化,并最终松弛平滑肌,解除内括约肌痉挛，以达到降低肛管静息压、改善循环、缓解疼痛的目的，因此这一过程又被称为化学性内括约肌切开术。目前常用的药物是浓度为0.2%的硝酸甘油软膏。另外，浓度为0.2%和0.4%的硝酸甘油也可以用于局部治疗，使用时戴上指套，用手指将药物涂抹于肛管局部，每天2～3次，连续使用8周。

副作用：尽管硝酸甘油软膏治疗肛裂不引起局部的损伤，但远期复发率较高，同时临床实践中约有20%～30%的患者会出现头痛、头晕、眼球胀痛、体位性低血压等不良反应，且随着药物浓度的增大，不良反应明显增加，临床用药时需谨慎。

(2) 钙离子通道阻滞剂

钙离子通道阻滞剂(CCB)能抑制钙离子向细胞内转移，松弛血管平滑肌，缓解内括约肌痉挛，改善局部缺血，且副作用小，国际上把其列为治疗肛裂的一线用药。钙离子通道阻滞剂治疗肛裂与硝酸甘油软膏疗效相当，但不良反应发生率较低。硝苯地平(20 mg，每日2次，持续6周)舌下含服有效率低且不良反应多，一般不推荐使用；地尔硫卓制成凝胶外用效果良好，常用的是2%盐酸地尔硫卓凝胶，每天使用2次，连续使用8周，可治疗肛裂，一般不推荐口服使用。

副作用：使用CCB亦可产生头痛、头晕、脸红、轻度头痛、嗜睡及肛门瘙痒等并发症。

(3) 神经毒素

肉毒杆菌毒素通过与胆碱能神经末梢结合，阻断神经传递，能降低肛管压力，增加肛周局部血流供应，于1993年被用于慢性肛裂的治疗。可使用10～100 U肉毒杆菌毒素，通过肛裂病灶两侧和病灶底部注射于肛门内括约肌内。然而，目前肉毒杆菌毒素治疗肛裂在治愈率和并发症等方面存在诸多争议，治疗成本高，注射剂量、注射部位、注射疗程等缺乏统一的标准，因此仍需进一步的实践研究，并进行长期的随访观察。

副作用：暂时性排气失禁、排便失禁、残余尿增加、皮肤过敏、肌无力、血压改变等。

(4) 调节排便药物

对于较严重的便秘患者，可酌情应用调节排便药物。常用的调节排便药物包括渗透性泻剂(如乳果糖口服液、聚乙二醇散剂)、容积性泻剂(如小麦纤维素颗粒)、刺激性泻剂(大黄、果导片、番泻叶)、润滑性泻剂(液状石蜡、甘油等)及促进肠动力药物(如西沙比利片、莫沙必利片)等。

副作用：长期服用泻剂，可形成顽固性泻剂依赖性便秘，甚至引起肛管狭窄。

4. 手术治疗

肛裂的治疗方法多达100余种，据不完全统计，手术步骤也有32种之多，各种治疗方法都是以消除症状、促进肛裂创面愈合为目的。

适应证：① 肛裂经保守治疗无效者；② 伴有肛裂、肛乳头肥大者；③ 伴有裂口边缘脓肿或皮下瘘者;④ 溃疡边缘肥厚、坚硬,久不愈合者;⑤ 伴有肛门中、重度狭窄者。

术前准备:肛裂手术前应备皮、排空大小便。局部麻醉或骶管麻醉者一般不需禁食水,正常饮食即可。若采用腰麻,术前 6 小时应禁食水。对于少数患者精神紧张者,术前晚可给予安定口服或肌注,以保证良好的精神状态。

麻醉:局麻或腰麻。

体位:一般选择侧卧位、截石位或折刀位。

(1) 扩肛术

[适应证] 适用于没有前哨痔及其他并发症的Ⅰ期肛裂。

[禁忌证] 严重心脏病、凝血功能障碍者。

[手术步骤] 肛周常规消毒、铺巾,传统的扩肛术是术者将戴有无菌手套的双手食指、中指涂以润滑剂,先将右手食指伸入肛内,再将左手食指伸入肛内,两手腕部交叉或不交叉缓缓扩张肛管两侧,接着逐渐伸入两手中指,呈四指扩肛。扩肛时间不限,一般维持扩张 3～5 分钟。扩张时用力宜均匀,以免造成皮肤黏膜撕裂,应以见到肛裂伤口扩大、纤维性组织断裂、指感肛门松弛为佳(图 3-2-6)。改良的扩肛术可用一次性使用肛门镜替代手指,肛门镜圆形的外观可使肛管皮肤均匀受力,避免暴力损伤内括约肌。

[术后处理] 术后可隔日更换引流纱条 1 次,每日便后清洁肛门,保持大便通畅。

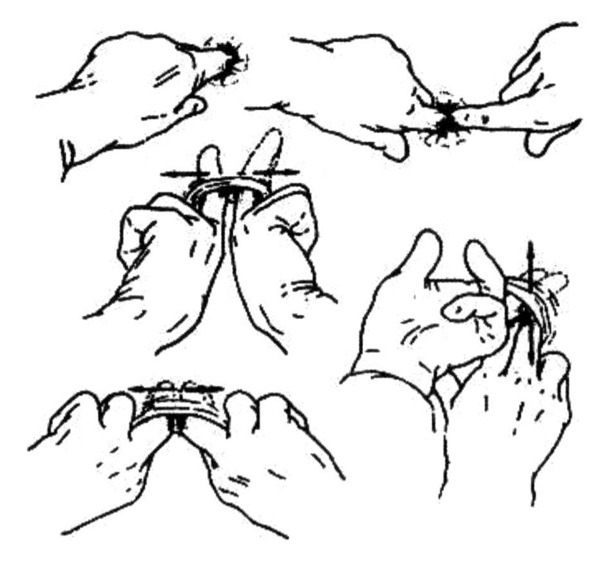

图 3-2-6　扩肛术

（2）肛裂切除术

［适应证］Ⅲ期肛裂。

［禁忌证］伴有严重心脑血管疾病、血液病、炎性肠病及凝血功能异常者；特殊人群患者：妊娠或哺乳期女性、不能配合手术的精神病患者等。

［手术步骤］麻醉成功后，常规消毒、铺巾，在肛裂正中作纵向切口，上至齿线，下到肛缘偏外约 0.5～1 cm，切开深度以切开溃疡中心，切断部分内括约肌至手指无紧缩感为度，此时肛管可容纳 2 指。同时将肛裂、肥大肛乳头、瘘道等一并切除（图 3－2－7），修剪肛缘，使创口引流通畅，充分止血，无菌敷料加压包扎，丁字带固定，手术结束。

［术后处理］术后第二天开始，每日排便后坐浴，常规换药；注意观察创面愈合是否从基底部开始，如有“桥形愈合”趋势，应及时将其分开，以免延期愈合。

［注意事项］此术仅限后位肛裂，前位不宜采用，尤其是女性患者，前位施术尤应慎重；切除创面不宜过宽，以免瘢痕过大，继发肛门失禁等。

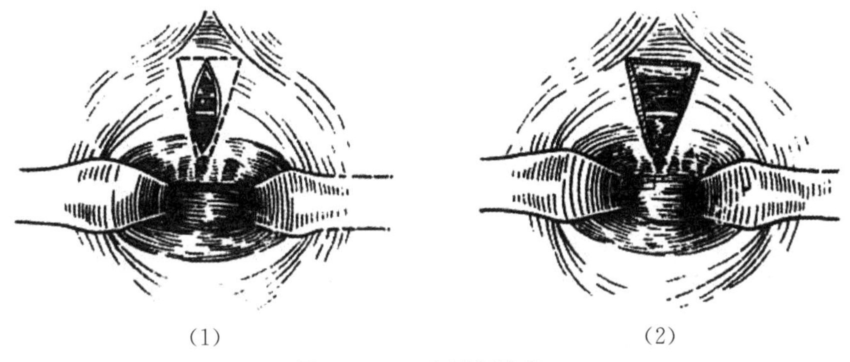

（1）　　（2）

图 3－2－7　肛裂切除术

（3）纵切横缝术

［适应证］适用于Ⅱ、Ⅲ期肛裂，合并肛门瘢痕狭窄的患者。

［禁忌证］同肛裂切除术。

［手术步骤］肛周、肛管常规消毒、铺巾，在肛裂正中部，作一纵向切口，上至齿线，下至肛缘，将肛缘及其下病理组织切除，切断栉状膜及部分内括约肌，同时将肛裂、肛乳头及瘘道一并切除，潜行分离切口边缘皮肤及黏膜，用可吸收缝线从切口上端进针，稍带基底组织，从切口下端穿出，收紧缝线打结，使纵向切口变成横向切口，依次间断缝合其余切口（图 3－2－8），术后以酒精纱布敷盖伤口，内置入排气管，外以塔形纱布压迫，丁字带固定，手术结束。

［术后处理］控制排便 3 天，流质饮食，补液；应用抗生素；嘱患者排便时勿久蹲或努挣，初次排便可使用开塞露，或口服缓泻剂辅助排便；每日换药一次，视情况于一周内拆线。

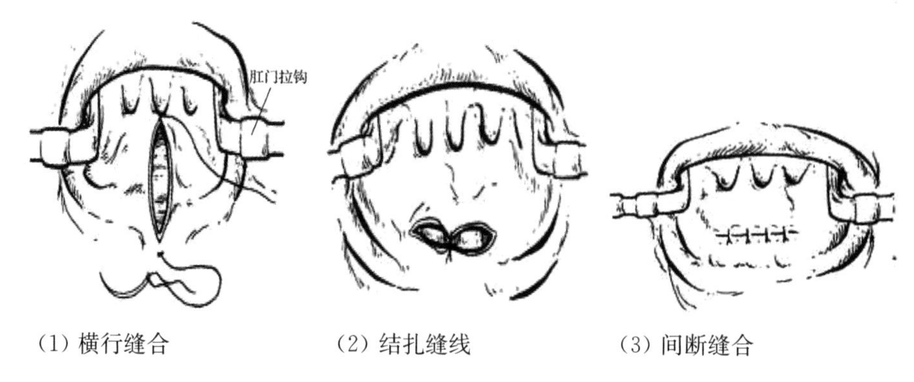

(1) 横行缝合　　(2) 结扎缝线　　(3) 间断缝合

图 3-2-8　肛裂纵切横缝术

(4) 括约肌切断术

[适应证] 适用于Ⅱ、Ⅲ期肛裂。

[禁忌证] 同肛裂切除术。

[手术步骤] 括约肌切断术式又可分为后位内括约肌切断术、侧位内括约肌切断术及侧位皮下内括约肌切断术等，但目前采用较多的是前两种术式。

① 后位内括约肌切断术手术步骤：肛周及肛管常规消毒、铺巾，直接经肛裂处切断内括约肌下缘，切口上至齿线，下至肛缘，同时切除并发的肛裂、肛乳头及肛瘘等，术后创面开放，充分止血后，外用塔形纱布压迫，丁字带固定，手术结束。

② 侧位内括约肌切断术手术步骤：肛周及肛管常规消毒、铺巾，在肛门左侧或右侧距肛缘 1.0～1.5 cm 处做一弧形切口，长约 2.0 cm，显露内括约肌后，在直视下用剪刀将内括约肌剪断，查无出血后，外用塔形纱布压迫，丁字带固定，手术结束(图 3-2-9)。

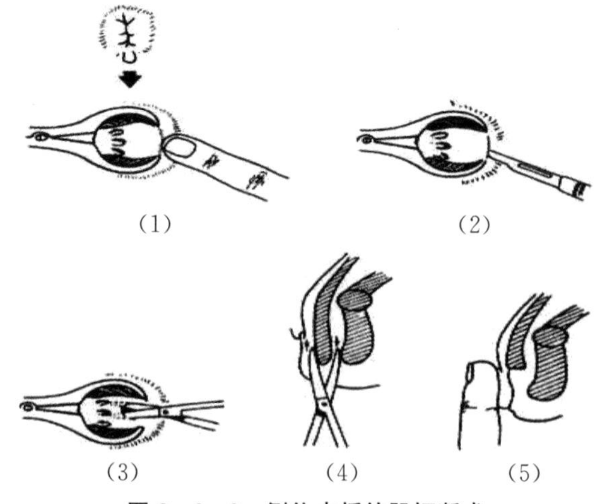
(1)　(2)　(3)　(4)　(5)

图 3-2-9　侧位内括约肌切断术

(5) 皮瓣移植术

国外做肛裂皮瓣移植术较多,常用的方法有 Ruiz-Moreno 法、Samson 法、Carmel 法等,操作复杂,恢复快,但不易成功,临床上应用不多。

[适应证] Ⅲ期肛裂伴有肛管狭窄者。

[禁忌证] 同肛裂切除术。

[手术步骤] 肛周及肛管常规消毒、铺巾,在肛缘正中部,作一纵向切口,起自齿线上 0.5 cm,止于肛缘。切除溃疡面、肥大肛乳头及肛裂,切断栉状膜带和部分内括约肌。创缘修剪整齐,沿肛裂正中起自齿线上方 0.5 cm 处,作一纵向切口直至肛缘,在肛缘外作分叉切口,使呈倒"Y"形。将切口黏膜底部和肛门外的"∧"形皮片潜行游离,将"∧"形皮片尖端部向肛管内牵拉,缝合于肛管内的纵切口处,使倒"Y"形切口变成"∧"形,皮片中央可纵行加压缝合 1 针,查无出血后,外用塔形纱布压迫,丁字带固定,手术结束(图 3-2-10)。

[术后处理] 控制排便 3~4 天,进流质饮食,补液,每日换药,1 周左右拆线。

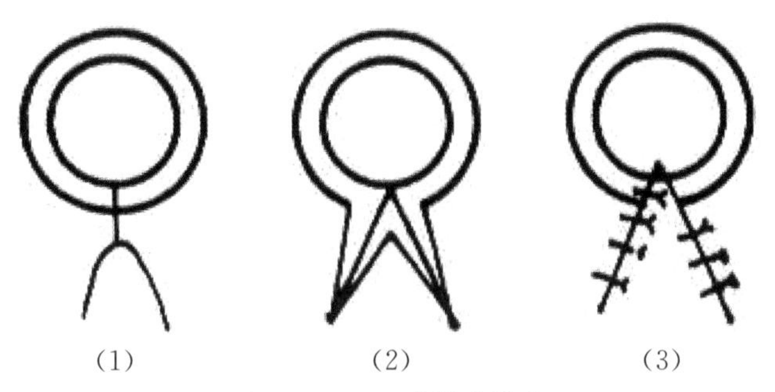

图 3-2-10 皮瓣移植术

(三) 外治法

1. 局部封闭法

药物:复方亚甲蓝制剂。

方法:肛周消毒,距肛裂下端 1 cm 处进针,针头由浅入深达至肛门内括约肌,沿肛裂基底及两侧作扇形注射,每次 5~10 ml,每周 1 次,注射 1~2 疗程即可痊愈。其他尚有乙醇封闭法、激素封闭法、消痔灵封闭法、复方枸橼酸钠液封闭法等,具体操作方法大致相同。

2. 烧灼法

方法:以高热烧焦裂伤,然后焦痂脱落逐渐形成新鲜创面治愈。目前使用二氧化碳激光束对准裂伤处进行烧灼,术后第 2 大便后坐浴,局部用烫伤灵油纱条换药,直至创面愈合。

3. 敷药法

敷药法是将膏状剂型、散状剂型等均匀地涂抹于病灶局部，能够起到清热解毒、除湿止痒、活血祛瘀、化腐生肌、止痛促愈等作用。

方法：① 消炎膏：炉甘石（煅）、滑石粉（飞）、朱砂（飞）、冰片、乳香（制）、血竭、儿茶、红丹。将上药浸泡于油中煎熬，去滓存性，待自然冷却后凝结形成膏剂，外用于肛裂创面，每日1～2次。② 黄连膏：黄连粉、地榆粉各15 g，冰片1 g。上药加麻油100 ml调和即成，外涂于肛裂创面，每日2次。③ 生肌膏：冰片1 g，煅龙骨、儿茶、象皮、炙乳香、炙没药、血竭、赤石脂各3 g。将上药研细末，混匀，外撒患处。④ 其他：如新鲜肛裂可在局部外涂九华膏、痔疮膏等。陈旧性肛裂首先用去腐生新的药物涂擦患处，如九一丹等，再用消炎膏、生肌膏等药物外涂。

4. 塞药法

将栓剂或膏剂纳入肛门内，药物进入直肠，在肛温下慢慢融化，其有效成分可直接经直肠黏膜吸收，进入血液循环，发挥抗炎、止痛、止血的作用。同时，栓剂可以刺激局部形成湿性环境，煨脓生肌，加速溃疡面的愈合。

方法：清洁肛门后，右手示指戴上指套，患者放松肛门，将栓剂轻轻推入肛门内。塞药法临床运用较多的有太宁栓、肛泰栓、痔疮栓、吲哚美辛栓等，多用于发病较急或病程日久且疼痛剧烈的患者。

5. 熏洗坐浴法

将药物煎汤或浸泡散剂于开水中，借助药气的热力蒸腾，对病变部位进行热熏，疏通腠理，待水温接近37 ℃左右后将肛周皮肤浸泡于其中淋洗、坐浴。申斗垣在《外科启玄》中提到"凡治疮肿，初起一二日之间，宜药煎汤洗浴熏蒸，不过取其开通腠理，血脉调和，使无凝滞之意……"熏洗坐浴有利于缓解急性发病或病程日久的患者肛门剧烈疼痛的症状。

方法：① 止痛如神汤：当归10 g、黄柏10 g、桃仁10 g、槟榔10 g、皂角刺10 g、苍术10 g、防风10 g、泽泻10 g、秦艽6 g、生大黄6 g（后下）。熏洗坐浴，每日1次，也可以先用前二煎内服，第三煎于便前或便后熏洗坐浴。② 肛裂熏洗方（南京市中医院方）：马齿苋30 g、生大黄30 g、赤芍30 g、蒲公英30 g、制乳香没药各15 g、黄柏15 g。疼痛甚者，可加红花10 g、白芷10 g、冰片3 g。煎水熏洗，每日1次。

6. 针灸法

"痔痛，攒竹主之"，这是晋代《针灸甲乙经》中，运用针刺诊治肛门疼痛的较早记载。针灸治疗肛肠疾病有上千年的历史，针刺不仅可以改善刺激部位的血液循环，还可起到清热泻火、疏通经络的作用，对急性期肛裂效果较好，具有疗效快、疗程短、安全性高等优点。

方法：临床常选用长强、二白、承山、直肠穴及神门等穴位作为针刺穴位。治疗时，进针得气后一般留针 10～15 分钟，每日 1 次，3～7 天为一个疗程。针灸治疗还可以延伸出其他多种治疗方法，如穴位埋线法、穴位注射法等。

7. 推拿法

方法：通过一定的手法作用于穴位或肛周局部皮肤上进行推拿按摩，从而达到缓解局部疼痛、提高痛阈值的目的。肛周局部产生的温热功效又可以加速其血运，促进血液循环，同时，还可缓解局部内括约肌的痉挛，减轻或消除疼痛。

六、 疗效标准

1. 评价标准

评价标准参考 2004 年原卫生部颁布的《中药新药临床研究指导原则》。

痊愈：疼痛、便血、便秘等症状消失，肛管裂口消失。积分为 0。

显效：疼痛、便血、便秘等症状明显改善，裂口明显缩小或创面基本愈合，积分较治疗前降低≥2/3。

有效：疼痛、便血、便秘等症状好转，裂口缩小或创面尚未愈合，积分较治疗前降低≥1/3。

无效：疼痛、便血、便秘等症状无改善，肛管裂口较前无缩小或创面分泌物较多，积分较治疗前降低不足 1/3。

2. 评价方法

评价方法参考 2004 年卫生部颁布的《中药新药临床研究指导原则》。疗效指数计算公式(尼莫地平法)：(治疗前积分－治疗后积分)/治疗前积分×100。

便血：

0 级：正常 0 分；

1 级：轻度 2 分　带血；

2 级：中度 4 分　滴血；

3 级：重度 6 分　射血。

疼痛：

0 级：正常 0 分；

1 级：轻度 2 分　轻度疼痛，可以忍受；

2 级：中度 4 分　明显疼痛，用药缓解；

3 级：重度 6 分　剧烈疼痛，难以忍受。

大便干燥或秘结：

0 级：无 0 分；

1 级：有 1 分。

参考文献

[1] Cross K L R, Massey EJD, Fowler A L, et al. The management of anal fissure: ACPGBI position statement[J]. Colorectal disease, 2008, 10(S3): 1 - 7.

[2] Orsay C, Rakinic J, Perry W B, et al. Practice parameters for the management of anal fissures crevised[J]. Disease of the colon and rectum, 2004, 47(12): 2003 - 2007.

[3] 科曼. 结直肠外科学:第 6 版[M]. 傅传刚,汪建平,王杉,译. 上海:上海科学技术出版社,2016.

[4] 魏东,高春芳. 现代结直肠肛门病学[M]. 西安:西安交通大学出版社,2016.

[5] Hospital Episode Statistics, Hospital Episode Statistics 2005/2006. Department of Health[J]. National Institute for Health and Clinical Excellence, 2007.

[6] 乔杜里,帕里. 肛肠良性疾病:诊断与治疗[M]. 尹路,陈春球,译. 上海:上海科学技术出版社,2017.

[7] 美国结直肠外科医师协会,丁义江,皇甫少华,等. 肛裂临床诊治指南[J]. 中华胃肠外科杂志,2013,16(7):689 - 690.

[8] 杨云,刘建平. 中医肛肠疾病特色疗法新论[M]. 银川:阳光出版社,2015.

[9] 金黑鹰,章蓓. 实用肛肠病学[M]. 上海:上海科学技术出版社,2014.

[10] Baraza W, Boereboom C, Shorthouse A, et al. The long-term efficacy of fissurectomy and botulinum toxin injection for chronic anal fissure in females[J]. Disease of the colon and rectum, 2008, 51(2): 239 - 243.

[11] 汪建平. 中华结直肠肛门外科学[M]. 北京:人民卫生出版社,2014.

第三章　肛瘘

肛瘘(anal fistula)是肛门直肠周围瘘的简称，是肛管或直肠与肛周皮肤之间形成的异常通道，由内口、瘘管、外口三部分组成(图 3-3-1)。内口为原发病灶，绝大多数位于肛管齿线处的肛隐窝内，外口是继发性的，在肛门周围皮肤上，有时可不止一个。肛瘘是肛周脓肿的慢性期，以肛门周围硬结，局部反复破溃流脓、疼痛、潮湿为特征。临床中，约有95%的肛瘘是肛腺感染造成的，其次是由外伤、手术及各种特异性疾病引起的，如结核、克罗恩病、结肠炎等。肛瘘具有高致病率、高复发率的特点，因此，肛瘘尤其是高位肛瘘成为外科领域公认的难治性疾病之一。

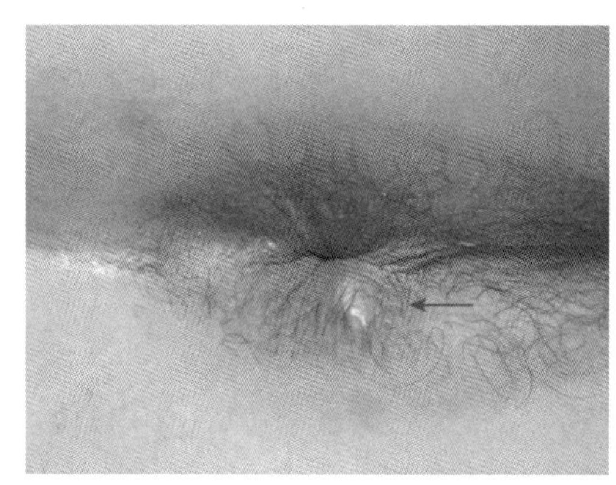

图 3-3-1　肛瘘

扫一扫

看图更清晰

我国是认识"瘘"病最早的国家，《山海经・中山经》中明确记载了："仓文赤尾，食者不痈，可以为瘘。"东汉时期的《神农本草经》中："夫大病之主……痈肿恶疮，痔瘘瘿瘤。"最早将本病命名为"痔瘘"。此后，历代医家均有所论述，宋代不仅有了治疗痔瘘病的专家及专科，而且对痔瘘病有了更加深入的认识，如王怀隐等所著的《太平圣惠方》中记载："夫痔瘘者，由诸痔毒气，结聚肛边，有疮或作鼠乳，或生结核，穿穴之后，疮口不合……经久不差，故名痔瘘也。"其中不仅详尽描述了肛瘘流脓血、肿痛的临床症状，而且在概念上将痔与痔瘘进行了区分。宋代窦默所著的《疮疡经验全书・痔漏症》中又将本病称为"漏疮"和"单漏"，如："又有肛门左右，别有一窍出脓血，名曰单漏……其窍在皮肤者易愈，脏腑有损而致窍者，未易治矣。"关于"单漏"的描述相当于现代医学的单纯性肛瘘。其中，"脏腑有损而致窍者，未易治矣"则指出了肛瘘的复杂与难治。

肛瘘是从医学史开始就有记载的疾病。元代《永类钤方》中记载了瘘的治法，主张"刀线割剔"。明代《古今医统大全・痔漏门》详细记述了挂线疗法,指出挂线疗法的适应证是:"至于成漏穿肠,串臀中,有鹅管,年久深远者。"这是有关挂线疗法最完整的古代文献。公元前430年,希波克拉底认为肛瘘是由"划船、骑马所致的结节或挫伤",并用"柔软的、未加工的软麻线,折叠五折后用马鬃包裹"制成的挂线治疗肛瘘。

一、流行病学

本病流行于世界各地,国内统计,其发病率占肛肠病的1.67%～2.6%,国外发病率为8%～20%,且任何年龄段的人群均可发病,以20～40岁青壮年男性为主。婴幼儿发病者亦不少见,主要见于男孩,女孩少见。本病发病可能存在季节因素,以春季和夏季为发病高峰期,病程长短不一,从数月至数十年不等,甚至终生带瘘生存。

二、病因病理

(一) 中医病因病机

关于肛瘘病因病机的认识,祖国医学认为湿热下注,流注外阴,久则穿肠透穴而为漏,或痈疽溃后,脓出不畅,气血不畅,久不收口,湿热余毒未尽,日久成漏。总结古代医家对肛瘘病因病机的描述,可以概括为以下几个方面:

1. 外感六淫

风、湿、燥、热、火等邪气侵袭人体,湿热凝滞,火毒结聚,郁久肉腐化脓,溃破成瘘。如《河间六书》云:"盖以风、热、燥、火、湿邪所致,故令肛门肿满,结如梅核,甚至乃变而为瘘也。"

2. 饮食不节,内伤七情,房劳过度等

饮食肥甘恣酒,忧思惊恐,便秘,房劳过度等致湿热内生,湿热乘虚,流注肛门,破溃成瘘。《外证医案汇编》记载:"肛漏者,皆肝脾肾三阴气血不足……始因醇酒辛辣,醉饱入房,疾奔久坐,筋脉横解,脏腑受伤。"

3. 气血亏虚

肛周气血亏虚,营气不足,逆于肉理,乃生痈肿。薛己《薛氏医案》云:"臀,膀胱经部分也。居小腹之后也,此阴中之阴。其道远,其位僻,虽太阳多血,气运难及,血亦罕至,中年后尤虑此患。"

4. 虚痨久咳

虚痨久咳,邪乘下位,痰火下注肛门,破溃成瘘,此类似于西医的结核性肛瘘。《不居集》描述:"上咳不止,脉无神气,粪门生瘘,此阳极而下也,不治之症。瘘,先咳而后发瘘也。肺与大肠相为表里，久咳则肺伤，气虚则下陷生瘘，则伤之极矣，故不救。”

（二）西医病因病理

现代医学认为，肛瘘多为化脓性感染所致，少数为特异性感染，如肠结核或克罗恩病引起的肛瘘。肛管直肠恶性肿瘤破溃也可形成肛瘘，但此种类型的肛瘘临床不多见，且可与化脓性感染所致的肛瘘明显区分。

1. 肛瘘病因学说

目前肛瘘的病因学说可概括为以下几个方面：

（1）肛腺感染学说　1880 年法国解剖学家 Hermann 和 Desfoses 首次在肛管栉膜下和内括约肌内发现一种分支或不分支的小管，并将其称为肛腺。20 世纪 30 年代以后，Eisenhammer 和 Parks 倡导的“隐窝腺学说”从理论上揭示了肛腺的重要性：瘀滞、感染和脓肿导致肛腺导管阻塞，阻塞的导管和隐窝中长期存在肛腺上皮导致肛瘘的形成，易患因素包括腹泻和硬质粪块的损伤。他们还强调，肛瘘手术成功的关键在于正确查找和彻底清除感染的肛隐窝、肛腺及其导管。此后更多的专家和学者对肛腺进行了更加深入的研究，使得这一理论逐步发展成为目前被大多数专家和专家接受的肛瘘发病学说。

（2）中央间隙感染学说　欧洲 Shafik 于 1980 年据肛门解剖和排便机理的研究提出中央间隙感染学说，认为病菌侵入肛周组织的门户不是肛隐窝，而是破损的肛管上皮，炎症首先在中央间隙内形成中央脓肿，继而向四周蔓延形成肛瘘。肛瘘和肛周脓肿代表同一疾病的不同过程，肛周脓肿代表急性炎症期，肛瘘代表慢性进程。

（3）内口高压学说　肛肠动力学研究表明，肛管是个高压区，肛管静息压为 3.3～16.0 kPa(24.75～120 mmHg)，直肠静息压为 0.7 kPa(5.25 mmHg)左右，肛管静息压明显高于直肠静息压，其中齿线处的肛管压力最高，因此，这种压力差构成了一个天然的屏障，可以阻挡粪便和气体从直肠溢出。肛瘘内口大多位于齿线处，肠腔内的粪便残渣、微生物等感染源不断经内口被压入瘘道并滞留其内，瘘管常引流不畅，造成肛瘘反复发作，难以痊愈。

（4）免疫学学说　从解剖角度上讲，肛隐窝底部有肛腺导管开口，肛腺属顶浆分泌腺，其分泌物中含有丰富的多糖体，肛隐窝内除肛腺分泌物外还有来自肠道的 IgA。正常情况下肛隐窝内的分泌物可以起到抗菌作用，但当人体免疫力下降时，病菌即可侵入引起炎症。临床上对由免疫学因素引起的肛瘘研究甚少。

（5）性激素学说　1976 年，Takatsuki 提出，中青年男性雄性激素分泌过量，与其好发肛瘘可能存在重要关系。临床上，新生儿肛瘘患者男性较多，约占 90%以上，成人肛瘘患者以青壮年男性居多，雄性激素水平高可能是肛瘘发生的原因之一。

(6)胚胎学学说　肛瘘的发生与肛腺的先天性发育有关，是肛瘘发生的诱因。先天性肛瘘可能继发于胚胎的残余组织，临床上也可以发现一些患者的肛瘘继发于先天性无肛、直肠阴道瘘、先天性肛管直肠发育不全等。目前多数学者认为肛瘘的发生与肛腺的先天发育异常有关。

2. 肛瘘病理

肛瘘多由肛瘘内口、瘘管（主管和支管）以及肛瘘外口三部分组成。

肛瘘内口：可分为原发性内口和继发性内口两种。内口是原发灶，是感染源的入口，绝大多数在肛管后侧齿线平面的肛隐窝内，后正中线的两侧多见。而继发性内口绝大多数是感染未得到及时控制，扩散到其他部位，有的甚至位于直肠中上段，少部分是由于探针检查或者手术不当造成。临床上无论行何种手术方式，找准内口并有效处理是治愈肛瘘的关键。

瘘管：是连接肛瘘内口和外口的管道，可分为主管和支管，其中，主管是连接原发内口和外口的主要管道，其走行部位决定了肛瘘的临床分型；而支管多是主管暂时闭合或者引流不畅，导致积聚的脓性分泌物向周围蔓延继而感染形成，可有多条。病理学检查发现，瘘管内壁由炎性肉芽组织构成，可见成纤维细胞、血管内皮细胞增生，伴有淋巴细胞、浆细胞和巨噬细胞等炎性细胞浸润，同时局部的被覆上皮、腺上皮和实质细胞也可增生。管壁外层有大量纤维组织。急性感染期时有大量白细胞、淋巴细胞、浆细胞浸润；慢性炎症时由于致炎因子的刺激较轻并持续时间较长，局部病变多以增生改变为主，变质和渗出较轻。结核性肛瘘管壁内肉芽组织呈干酪样坏死，克罗恩病患者伴发的肛瘘还可以见水肿的肛乳头、广基溃疡、肛管纤维化增生等表现。

肛瘘外口：是瘘管通向肛周皮肤的开口，包括原发性外口和继发性外口两种。原发性外口是肛周脓肿首次破溃或切开的溃脓口，而继发性外口是外口暂时闭合，导致局部引流不畅，炎症扩散继发新脓肿，破溃穿透肛周皮肤形成。临床上外口的形态、数量以及距离肛门的远近对于手术切口的设计至关重要。

三、临床表现

（一）临床特点

绝大多数肛瘘是由肛周脓肿发展而来，待脓肿破溃或切开引流后，脓液流出，肿块消散，形成瘘管。不同阶段的肛瘘有不同的临床表现，具体如下：

1. 活动期

因粪便、肠液和细菌等感染物质不断经内口进入瘘管，或者瘘管处于引流不畅状态，感染物质难以排出，形成长期的慢性炎症或反复感染。此阶段患者有以下临床表现：

① 疼痛：肛瘘外口暂时闭合导致局部脓液积聚时，会产生明显的疼痛感。若肛瘘外口引流通畅，患者仅有肛门部轻微的发胀感，没有明显的疼痛感。

② 流脓：外口间断流脓是肛瘘最常见的症状。脓液的性质与患者的病程长短密切相关。病程短者，脓液多色黄，质稠，味臭；病程长者脓液多色白，质稀。部分肛瘘患者脓出后外口可暂时闭合，当劳累、饮酒、腹泻等导致免疫力下降时，肛瘘可再次复发流脓。

③ 瘙痒：肛门周围皮肤由于受到分泌物的刺激，日久可引起局部潮湿，严重者可引发肛周湿疹，引起局部瘙痒不适。

④ 排便不畅：一般肛瘘不会影响排便，只有少数复杂性肛瘘由于长期炎症刺激肛管直肠环，肛管直肠环纤维化，肛门肌肉弹性下降，继而影响肛门括约功能，出现排便不畅。

⑤ 全身症状：当肛瘘成脓时出现脓肿的急性全身症状。

2. 静止期

肛瘘内口暂时闭合，瘘管引流通畅，局部炎症暂时消散，此阶段患者可无任何明显症状或仅有轻微不适。但是肛瘘的原发病灶依然存在，在一定条件下可再次发作。

(二) 辅助检查

大多数肛瘘通过传统的检查手段即可诊断，包括肛门视诊、肛门指诊、肛门镜检查、探针检查、亚甲蓝试验等；但对复杂性肛瘘还需要进行影像学检查，主要包括瘘管X线造影、肛管直肠腔内B超、计算机体层成像和磁共振成像等。对某些特殊类型的肛瘘，还应进一步行肠镜检查、细菌学检查、病理组织检查等。

1. 肛门视诊

[方法] 患者取侧卧位或胸膝位，充分暴露肛门和肛周。视诊的内容主要是观察瘘管外口的位置、数量、形态及大小。

[诊断价值] 一般情况下，肛瘘外口的位置与瘘管走向、内口位置有一定的关系，根据外口的位置，可估计内口的大致部位。Goodsall定律(图3-3-2)揭示了瘘管走行与内外口的规律：在肛门两侧坐骨结节之间画一连线为肛门横线，若外口

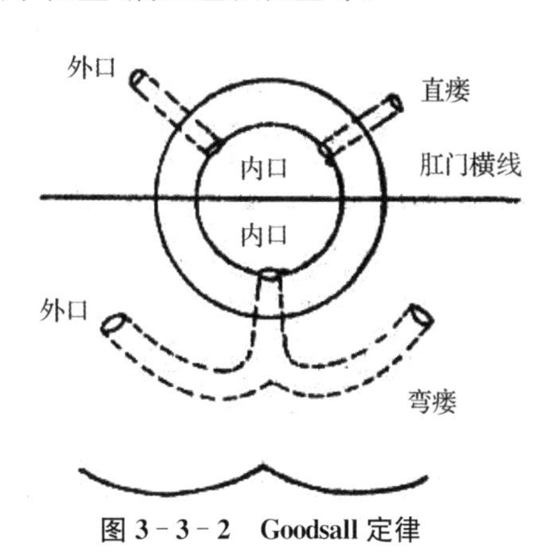

图3-3-2　Goodsall定律

在横线之前,距肛缘 5 cm 以内,内口多在同位齿线处,瘘管垂直与外口相对,管道多为直行;若外口在横线之后,或瘘管外口虽在横线之前,但距肛缘 5 cm 之外,内口多在后正中截石位 6 点齿线处,瘘管多弯曲。多数由肛腺感染发展而来的肛瘘符合 Goodsall 规律,其他非腺源性的瘘管不一定符合这一定律。

2. 肛门指诊

[方法] 包括肛外指诊(图 3－3－3)和肛内指诊(图 3－3－4),凡对有肛门直肠疾患者,都应常规行肛门指诊。肛门外诊检查时用未涂润滑液的手指按压,检查从外口开始,向肛缘方向触摸,肛门周围皮肤有无压痛、肿块、外口及索条状物等。肛内指诊多以示指为主,检查前指套上涂抹润滑剂,并嘱患者深呼吸,放松腹部和肛门肌肉,示指循瘘管缓慢轻柔地进入肛内,依次检查。

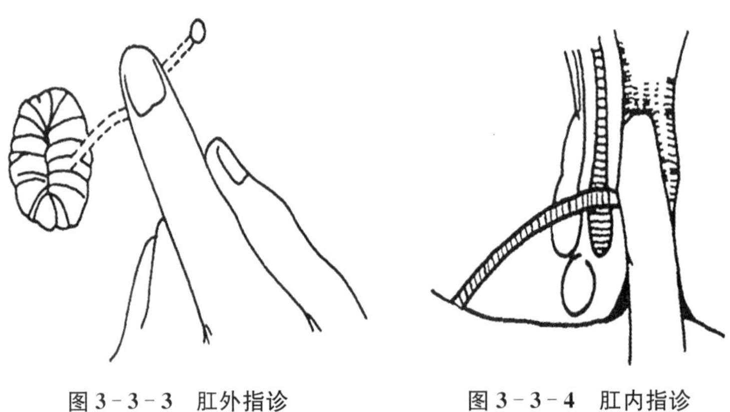

图 3－3－3　肛外指诊　　图 3－3－4　肛内指诊

[诊断价值] 肛外指诊可以帮助了解瘘管的深浅、走行和性质。肛外指诊时,轻触可及明显索条状瘘管,说明瘘管较浅;重按才能感到索条状物或仍不甚明显,说明瘘管较深。触压后疼痛明显且有脓液自外口流出,表明病灶处于急性炎症期;触压后疼痛不显且无脓液或脓液量少,病灶多处于慢性炎症期。肛内指诊时,在齿线触到有压痛的硬结或凹陷,应疑为肛瘘内口;继续向上探查直肠黏膜和肛管直肠环,有黏膜下硬结者应怀疑黏膜下瘘;肛管直肠环质地变硬则提示有高位病灶存在。感知肛管和肠壁温度,若温度升高有灼热感,提示局部炎症处于急性期,温度正常则提示炎症缓解。另外,肛门括约肌收缩力也应在肛内指诊时一并检查,收缩力明显减弱且有肛瘘手术史,可能为术中括约肌损伤所致。

3. 肛门镜检查

[方法] 患者取截石位或侧卧位,在肛门镜及前部涂抹少许石蜡油,嘱患者张口深呼吸,将肛门镜外套及镜芯装在一起,顺着肛管直肠的角度,缓缓旋转进入肛门,取出镜芯,在灯光下观察肛瘘及其内口,有无脓液溢出。

［诊断价值］可发现已感染的肛隐窝局部呈水肿、充血、凹陷状改变，并借此确定内口。若脓液厚稠且多，表明有急性炎症；脓液呈血性，表示脓肿破溃不久；脓水清稀或呈米泔水样，伴有瘘口凹陷，可能有结核菌感染；脓液色黄而臭，多属大肠埃希杆菌感染；混有绿色脓汁，表示有铜绿假单胞菌混合感染；分泌物黏白如胶冻样，或呈咖啡样血性分泌物，可能出现癌变。

4. 探针检查

［方法］用银质球头探针，从瘘管外口循瘘管走行方向轻轻探入，示指在直肠内引导（图 3－3－5），感触到探针头部最明显处，即为内口。

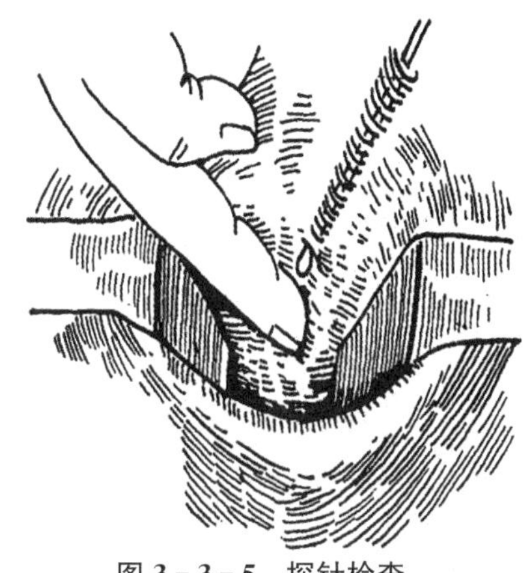

图 3－3－5　探针检查

［诊断价值］探针是检查和治疗肛瘘的一种重要工具，探针检查能弄清瘘管走行方向及内口部位，对于瘘管直、管径较粗的病理探查准确，但对复杂的瘘管探查时容易造成假道或人工内口，引起误诊。通常在麻醉下进行，因肛管直肠感觉神经丰富，非麻醉状态下括约肌的收缩常影响探针的进入，容易造成假瘘道、假内口。

5. 亚甲蓝试验

［方法］术中麻醉后进行。用纱布置于肛管直肠内，将装有色素溶液（2％亚甲蓝）的 5 ml 注射器套上头皮注射用塑料管，并把塑料管自瘘管外口沿瘘管方向插入一定的深度后，加压向瘘管内注入亚甲蓝溶液（图 3－3－6）。

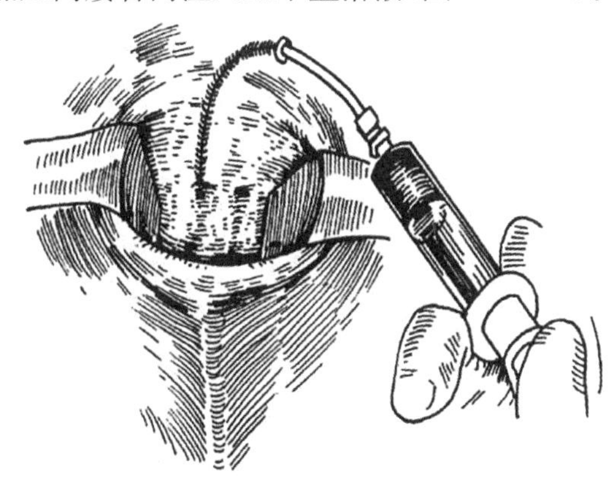

图 3－3－6　亚甲蓝注射

［诊断价值］观察内口有无染色液体及纱布染色位置，判断内口的位置。但临床中要注意的是，纱布无染色也不能否认内口的存在。过氧化氢注射优于染色，将

过氧化氢溶液通过外口注射到瘘管，能释放大量的氧气，通过内口时出现的气泡很容易观察，且过氧化氢溶液分解产生的气体压力可使部分堵塞的瘘管再通，可重复进行检查。

6. 瘘管X线造影

［方法］瘘管造影是将造影剂注入瘘管，借助X线摄片以了解瘘管的走向、范围、分支情况及内口位置与邻近脏器关系的方法。常用的造影剂有40%碘化钠或76%泛影葡胺，前者质地黏稠，对比度强，影像清晰，但对细的瘘管注入费力，后者质地清稀，易于注入，但显影较碘化钠弱。

［诊断价值］瘘管X线造影主要用于复杂性肛瘘的诊断，在瘘管管道粗大无阻碍的情况下，对瘘管的走行、内口的位置有良好的显示作用，但常常由于瘘管和脓腔内有坏死组织和脓液，阻碍造影剂通过，难以获得瘘道的全部影像。目前尚未有瘘管造影引发碘过敏的报道。

7. 螺旋CT三维重建

［方法］通过直接扫描获得的断层CT图像进行三维重建，能清晰地观察到盆腔、盆壁、括约肌、肛提肌的情况及病变范围，立体地呈现复杂性肛瘘的位置、形态、边缘、长度及分支，有无与直肠相通，以及窦道的大小、形态等。

［诊断价值］简单肛瘘经临床检查即可初步诊断，但对于复杂性肛瘘，借助影像学检查，特别是螺旋CT检查，能较好地显示瘘管与括约肌的关系，结合瘘管造影能够提高检出率，对选择治疗方案具有重要意义。

8. 磁共振成像

［方法］磁共振成像(MRI)通过高频磁场可以清晰地显示肛周组织及瘘道的图像，除可提供直肠横断面图像信息外还可提供直肠矢状面图像，较CT优越的是可检测到软组织内的细微变化。直肠MRI检查前需清洁肠道，给予低张药物注射以抑制胃肠道的蠕动和降低肠壁的张力，经肛门插管导入对比剂，使直肠充分扩张，最后，应用血管内对比剂成像。直肠的常规扫描序列包括T1W1、T2W1序列以及T1W1增强扫描。肛管MRI检查无须使用腔内对比剂，增强检查应采用团注动态增强扫描方式。

［诊断价值］MRI已成为结直肠疾病诊断的一个非常重要的工具，对软组织具有较高的分辨率，可以较好地显示直肠壁各层次组织结构及肌肉组织，显示肛瘘瘘管的走向及与括约肌的关系，从而有助于判断肛瘘组织、肛门瘢痕组织及周围炎症侵及的范围。

9. 肛管直肠腔内B超(EAUS)

［方法］检查前排便，常规肛诊检查，了解有无肿块、出血、狭窄或肛门周围异常。腔内探头套避孕套，排出套内气体，在套外涂用超声耦合剂。患者左侧卧位、双腿紧贴胸前，在肛门松弛状态下，探头缓缓插入，其晶体面对耻骨联合。插入深

度一般为探头的顶端达到充盈膀胱的中部，探头的晶体与直肠壁可直接接触，随着探头手柄的转动，各方位直肠均可探查。

［诊断价值］能清楚地显示肛门内外括约肌和肛提肌，分辨肛瘘主管走向，支管的分布、数量及内口位置。EAUS 对肛管直肠周围结构及瘘管的分辨率可以与 MRI 媲美，且操作简便、价格低廉，是诊断肛瘘的常用方法。术前应用 EAUS 对括约肌和瘘管的关系进行准确的评估，评估肌肉完整性，对术中保留括约肌功能，避免肛门失禁具有重要意义。

10. 其他检查

乙状结肠镜检查：近年来，结肠镜检查在炎性肠病诊断中的应用较为广泛，镜下特征性表现对于诊断合并肠道炎症的瘘管意义重大。检查时应注意有无瘢痕、炎症、出血点、分泌物、结节、溃疡等。

病理组织检查：可确定肛瘘的性质，区别结核性肛瘘、非特异性肛瘘等，对恶性肿瘤破溃形成的肛瘘诊断也具有重要的价值。

细菌学检查：肛瘘的致病菌多为肠源性细菌，感染与肛瘘的形成有直接的关系。行瘘道分泌物细菌学培养和药敏试验，有助于针对性地选择抗生素及局部用药，促进肛瘘尤其是复杂性肛瘘的愈合。

三、诊断与鉴别诊断

（一）中医诊断要点

肛瘘可分为实证与虚证。

1. 实证

(1) 湿热下注证

证候：肛周流脓，脓液稠厚，肛门胀痛，肛周有溃口，按之有条索状物通向肛内；舌红苔黄，脉弦或滑。

(2) 热毒炽盛证

证候：肛瘘外口闭合，伴有发热，烦渴欲饮，头昏痛，局部红肿、灼热、疼痛、便秘结，小便短赤；舌红苔黄，脉弦数。

2. 虚证

(1) 正虚邪恋证

证候：肛周流脓，脓液稀薄，瘘口时溃时愈，肛周有溃口，按之有条索状物通向肛内，伴神疲乏力；舌淡苔薄，脉濡。

(2) 阴液亏损证

证候：肛周溃口，外口凹陷，瘘管潜行，局部常无条索状，脓液稀薄；可伴有潮热盗汗，心烦口干；舌红少苔，脉细数。

(二) 西医诊断分类

根据典型的症状和体征并结合病史，肛瘘一般不难诊断，但为了指导治疗，还应进一步明确肛瘘的性质、内口位置、瘘管走行及其与肛管直肠环的关系，临床常用的方法包括视诊、肛门指诊、探针探查、亚甲蓝试验及影像学检查等。只有准确定位瘘管的位置、内口的位置，才能为手术的成功提供强有力的保障。肛瘘需要进一步细分，国内外从多个角度给出很多分类方案，这里介绍几种临床最常用的分类方法。

1. 按瘘管的病因及病理性质分类

非特异性肛瘘：化脓性肛瘘，一般多为大肠杆菌、葡萄球菌、链球菌等肠源性细菌感染，形成肛周脓肿，破溃后形成肛瘘。

特异性肛瘘：其他细菌感染引起的肛瘘，包括结核性肛瘘、克罗恩病性肛瘘、梅毒性肛瘘、放射菌性肛瘘等。

2. 按瘘管的形态分类

直瘘：管道较直，内外口在肛门同一方位，相对形成一条直线，瘘管与内口、外口垂直。

弯曲瘘：内口、外口不在肛门同一方位，瘘管行径弯曲。

马蹄形瘘：可分为前马蹄形肛瘘、后马蹄形肛瘘和全马蹄形肛瘘。若瘘管穿过外括约肌深部或肛提肌以上者为高位马蹄形肛瘘，在外括约肌深部或肛提肌以下者为低位马蹄形肛瘘。

环形瘘：瘘管环绕肛管或直肠，手术较困难且复杂。

3. 按肛瘘病理结构分类

内盲瘘：只有内口与瘘管相通，无外口，临床不多见。

外盲瘘：只有外口和瘘管，无内口，临床较少见。

内外瘘：也称完全瘘管，内口、外口和瘘管三个病理结构都存在，并且内口、外口通过瘘管相通，此种肛瘘临床最为常见。

4. 按1975年全国肛肠协作组河北衡水会议肛瘘分类标准分类

(1) 单纯性肛瘘

低位单纯性肛瘘：只有一个瘘管，并通过外括约肌深部以下，内口在肛窦(肛隐窝)附近。

高位单纯性肛瘘：只有一个瘘管，瘘道穿过外括约肌深部以上，内口在肛窦部位。

(2) 复杂性肛瘘

低位复杂性肛瘘：瘘管在外括约肌深部以下，有两个以上外口或瘘管，内口在肛窦附近。

高位复杂性肛瘘：有两个以上外口及瘘管，瘘管有分支，主管穿过外括约肌深部以上，有一个或两个以上内口。

马蹄形肛瘘：瘘管呈环形，外口在肛门部两侧，内口多在截石位 6 点或 12 点处。又有前位、后位、前后位马蹄形肛瘘之分。

5. 1976 年 Parks 分类

括约肌间肛瘘（低位肛瘘）：瘘管仅穿过内括约肌，外口距离肛缘较近，仅有 1 个（图 3-3-7）。

经括约肌肛瘘（低位或高位肛瘘）：瘘管穿过内外括约肌之间，外口常距离肛缘较远，常有支管与多个外口，少数瘘管向上穿过肛提肌至直肠结缔组织（图 3-3-8）。

括约肌上肛瘘（高位肛瘘）：瘘管在耻骨直肠肌平面以上，穿肛提肌，向下至坐骨肛门窝穿透皮肤（图 3-3-9）。

括约肌外肛瘘（高位肛瘘）：肛瘘走行于耻骨直肠肌与外括约肌的外侧面，位于耻骨直肠肌平面以上穿肛提肌，下穿皮肤，上通直肠（图 3-3-10）。

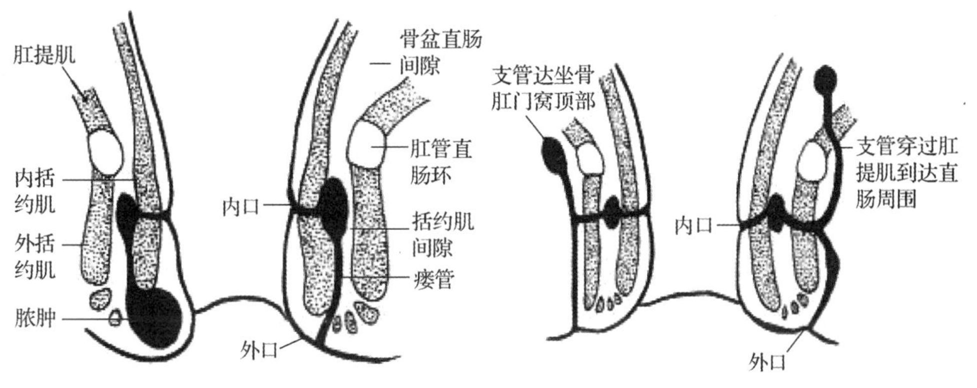

图 3-3-7　括约肌间肛瘘　　图 3-3-8　经括约肌肛瘘

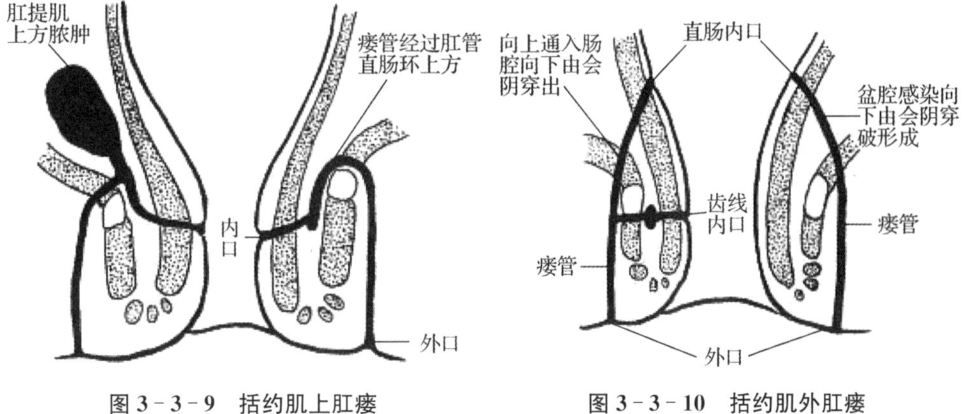

图 3-3-9　括约肌上肛瘘　　图 3-3-10　括约肌外肛瘘

复杂性肛瘘：当伴有肛门失禁，或多个瘘管，瘘管穿越外括约肌的30%～50%（高位括约肌间、括约肌上方、括约肌外方）。女性的前侧瘘管，或治疗后可能引起肛门失禁的肛瘘均被视为复杂性肛瘘。

6. 1979年日本隅越幸男分类法

日本隅越幸男的4类10型分类法使用字符代表不同位置的肛瘘。其中，Ⅰ代表直肠黏膜下和肛周皮下间隙；Ⅱ代表肛门内外括约肌之间的间隙；Ⅲ代表肛提肌以下间隙；Ⅳ代表肛提肌以上间隙；L代表在齿线平面以下行走，为低位；H代表在齿线以上走行，为高位；C代表复杂性；S代表单纯性；U代表单侧，B代表双侧。

Ⅰ型——皮下及黏膜下瘘。

① Ⅰ—L型（皮下肛瘘）；② Ⅰ—H型（黏膜下肛瘘）。

Ⅱ型——内外括约肌间肛瘘。

① L型（低位肌间肛瘘）：Ⅱ—LS型（单纯性低位肌间肛瘘）、Ⅱ—LC型（复杂性低位肌间肛瘘）。

② H型（高位肌间肛瘘）：Ⅱ—HS型（单纯性高位肌间肛瘘）、Ⅱ—HC型（复杂性高位肌间肛瘘）。

Ⅲ型——肛提肌下肛瘘。

① U型（单侧肛提肌下肛瘘）：Ⅲ—US型（单纯性单侧肛提肌下肛瘘）、Ⅲ—UC型（复杂性单侧肛提肌下肛瘘）。

② B型（双侧肛提肌下肛瘘）：Ⅲ—BS型（单纯性双侧肛提肌下肛瘘）、Ⅲ—BC型（复杂性双侧肛提肌下肛瘘）。

Ⅳ型——肛提肌上肛瘘。

7. 目前临床常见、常用、对治疗具有较强指导意义的肛瘘分类

低位肛瘘：瘘管行经外括约肌深部以下。

高位肛瘘：瘘管行经外括约肌深部以上。

单纯性肛瘘：只有一个内口和一个外口，这类最多见。

复杂性肛瘘：有两个或两个以上的外口及瘘管。但有人认为，复杂性肛瘘不应以外口的数量划分，若主要管道累及肛管直肠环或环以上，即使只有一个外口和一个内口，但治疗比较复杂，这种肛瘘亦被称为复杂性肛瘘。相反，若肛瘘有多个外口，但治疗并不复杂，仍可归为单纯性肛瘘。马蹄形肛瘘是复杂性肛瘘的一种特殊类型，指外口在肛门两侧，内口可在齿线6、12点处，瘘管绕行肛门前部或后部。

（三）鉴别诊断

1. 化脓性汗腺炎

化脓性汗腺炎主要特征为形成脓肿和遗留窦道，好发于大汗腺的分布区（肛门

周围、会阴部)。其病变在皮肤及皮下组织,皮肤呈大面积暗褐色,慢性炎症范围广泛,可有许多窦道开口,呈结节状或弥漫性,窦道部位浅,不与直肠相通,切开窦道后无脓腔。

2. 肛门周围毛囊炎和疖肿

毛囊炎和疖肿初发可见局部红、肿、痛的小结节,后结节逐渐肿大,出现黄白脓栓,待脓栓脱落,排出脓液,炎症消失而愈。若多个疖肿同时或反复发生,称为疖病,病变部位表浅,与肛门不相通。

3. 骶尾部畸胎瘤

此病是一种胚胎发育异常的先天性疾病,位于骶骨前直肠后间隙,常见为表皮囊肿和皮样囊肿。囊肿可呈单囊性、双囊性或多囊性,腔内可有胶冻状黏液,无感染时,常无明显症状。X线摄片可见骶骨与直肠之间有肿块,内有散在钙化阴影,或见骨质等(手术时见内有毛发、骨质、牙齿等)。

4. 骶髂骨结核

发病缓慢,常在肛门后破溃,脓液清晰,久不收口,管道深,创口凹陷。伴低热,盗汗,乏力,消瘦,食欲不振等。X线摄片可见骶尾骨骨质损害和结核病灶。

5. 会阴尿道瘘

会阴尿道瘘常伴有外伤史和尿道狭窄,这种瘘管在尿道球部与皮肤相通,常在会阴部尿生殖三角内,排尿时有尿液从瘘口流出。若瘘口较小,或因炎症粘连闭塞,排尿时只有少量尿从瘘口流出,或无尿液流出。再因合并感染,瘘口有脓液流出后,易被误诊为肛瘘。检查可见直肠内无内口,瘘管与尿道相通。

6. 肛管癌

肛管癌溃烂后可形成肛瘘,肿块坚硬,有脓血及恶臭分泌物,呈持续性疼痛,菜花样溃疡,病理检查可以确诊。

四、治疗方法

(一)中医分型证治

祖国医学在肛瘘治疗方面积累了丰富经验,而后世不断在前人认识的基础上,审证求因,审因论治,在急性期控制炎症、减轻症状,或围手术期发挥了重要的作用。肛瘘分为实证和虚证,实证以湿热下注、热毒炽盛为主,治宜清热利湿、解毒透脓;虚证则由于病情迁延,正虚邪恋,治宜托里透毒、养阴清热。

1. 实证

(1)湿热下注证

治则:清热利湿。

方药:二妙丸合革薢渗湿汤加减。萆薢、薏苡仁各 30 g,黄柏 12 g,茯苓、丹皮、泽泻各 15 g,滑石 30 g(包煎),通草 6 g,金银花 9 g,野菊花、紫花地丁、蒲公英各 4 g。

加减:若疼痛甚者加乳香、没药各 10 g。

(2) 热毒炽盛证

治则:清热解毒、透脓托毒。

方药:仙方活命饮、七味消毒饮等加减。金银花 20 g,防风、赤芍、当归、皂角刺、穿山甲、天花粉、白芷各 10 g,乳香、没药各 8 g,陈皮、甘草各 6 g。

加减:若大便秘结可加生地 15 g、大黄 6 g;痛甚者可加蒲公英、连翘各 15 g。

2. 虚证

(1) 正虚邪恋证

治则:托里透毒。

方药:托里消毒散加减。党参 18 g、白术 15 g、白芷 15 g、升麻 8 g、当归 15 g、枳壳 12 g、细辛 4 g、黄芪 20 g、甘草 6 g。

加减:阴虚者加青蒿、地骨皮各 10 g;体温升高、血象升高加金银花、野菊花、蒲公英各 10 g;苔黄腻者加栀子、黄连、滑石各 10 g。

(2) 阴液亏损证

治则:养阴清热。

方药:青蒿鳖甲汤加减。青蒿 10 g、鳖甲 30 g、知母 10 g、地黄 15 g、丹皮 9 g、赤芍 15 g、金银花 30 g、白芷 15 g、白芍 15 g、甘草 5 g。

加减:若肺阴虚者可加沙参、麦冬各 10 g;脾虚者可加白术、山药各 10 g。

除上述中药汤剂口服治疗以外,中成药口服治疗也可以缓解症状,常用的中成药有黄柏胶囊、补中益气丸等,丁氏痔科常用祖传配制的抗炎合剂。

(二) 西医治疗

1. 治疗原则

(1) 肛瘘间歇期如果完全没有症状,可以不用治疗。

(2) 肛瘘发作期出现流脓、红肿、疼痛等症状,若不能立刻手术,可以采用抗生素治疗,暂时控制感染,缓解症状,但疗程一般不超过 1 周。

(3) 肛瘘一旦形成,一般无法自愈,手术治疗是根治肛瘘唯一的方法。手术的原则是将瘘管切开或切除,使其成为开放的创面,从而达到愈合的目的。手术成败的关键在于:准确寻找并彻底清除原始感染病灶内口,切除或清除全部瘘管,注意保证肛门的括约功能,保证术后创面引流通畅。

2. 一般治疗

注意休息,适当运动,增强体质;清淡饮食,加强营养,少食辛辣刺激的食物,禁饮酒；调理排便，避免腹泻与便秘；保持肛周清洁，避免潮湿；避免长时间骑车、站立或久坐，避免压迫、摩擦刺激肛周皮肤。

3. 西药治疗

西药治疗用于肛瘘急性感染期，常用针对革兰阴性菌的抗生素或广谱抗生素，如磺胺类药物、庆大霉素，及第二、三代头孢菌素或喹诺酮类等。厌氧杆菌常用甲硝唑、替硝唑等治疗。

4. 手术治疗

目前，手术治疗是彻底治疗肛瘘的唯一方法。在手术治疗过程中，根治肛瘘和肛门功能的保护是一对相互制约的矛盾，使得在如何有效治愈肛瘘，尤其是高位复杂性肛瘘的前提下，最大限度保护肛门括约功能，成为全世界肛肠外科学界面临的共同难题。近年来，随着肛肠外科的不断发展，肛瘘的治疗术式也越来越多，大致可分为括约肌切断术式和保留括约肌术式两大类。治疗方案的选择一定要“因人而宜”，结合患者的需求、病因、解剖特点、疾病严重程度、并发症及外科医师个人经验，权衡利弊，选择不同的手术方式。

(1) 肛瘘切开术

［适应证］可以应用于肛门括约肌功能正常的单纯性低位肛瘘。

［禁忌证］高位肛瘘，女性左前、右前位单纯瘘，肛门周围有皮肤病的患者，有严重肺结核、梅毒和身体极度虚弱者，癌症并发的肛瘘患者，凝血障碍疾病患者，临产期孕妇。

［术前准备］术晨灌肠，术前备皮。

［麻醉］大多数患者可以在局麻或骶麻下完成手术，对全身状况不好的患者可采用鞍麻、腰麻或腰-硬联合麻醉。

［体位］根据瘘管的走形和外口的部位，可以取侧卧位或截石位。

［手术步骤］麻醉成功后，肛周常规消毒、铺巾，轻微扩肛。探查瘘管走向，准确判断内口位置(图 3－3－11 之一)，使用电刀沿瘘管的走行或者探针，由外口至内口切开瘘管的皮肤、皮下组织(图 3－3－11 之二)，并将瘘管以及瘘管经过的内括约肌全部切开，用刮匙将瘘管内坏死组织清理干净(图 3－3－11 之三)，充分修剪切口两侧的瘢痕组织，使之成“V”字形创面(图 3－3－11 之四)，通畅引流，充分止血，覆以凡士林油纱，塔形纱布加压包扎，丁字带固定，手术结束。

［术后处理］术后当天控制大便，术后第二天起，每日排便后予熏洗、坐浴，并更换敷料，2～3 周后创口即能愈合。

［注意事项］探查瘘管及内口时，一定要轻轻探查，以免造成假道而影响疗效；在探针进入瘘管后手感很重要，可将探针在瘘管内上下提拉几下，充分体会是否为

瘢痕组织，然后沿瘢痕组织走行缓缓向肛内探入；如果是弯瘘或复杂瘘，探针伸入瘘管时不能直接探入内口，可将一段瘘管切开，再将探针向内伸入，再切开一段瘘管，直至探针经内口探入肛内，再将内口切开，这样可将瘘管全部切开。

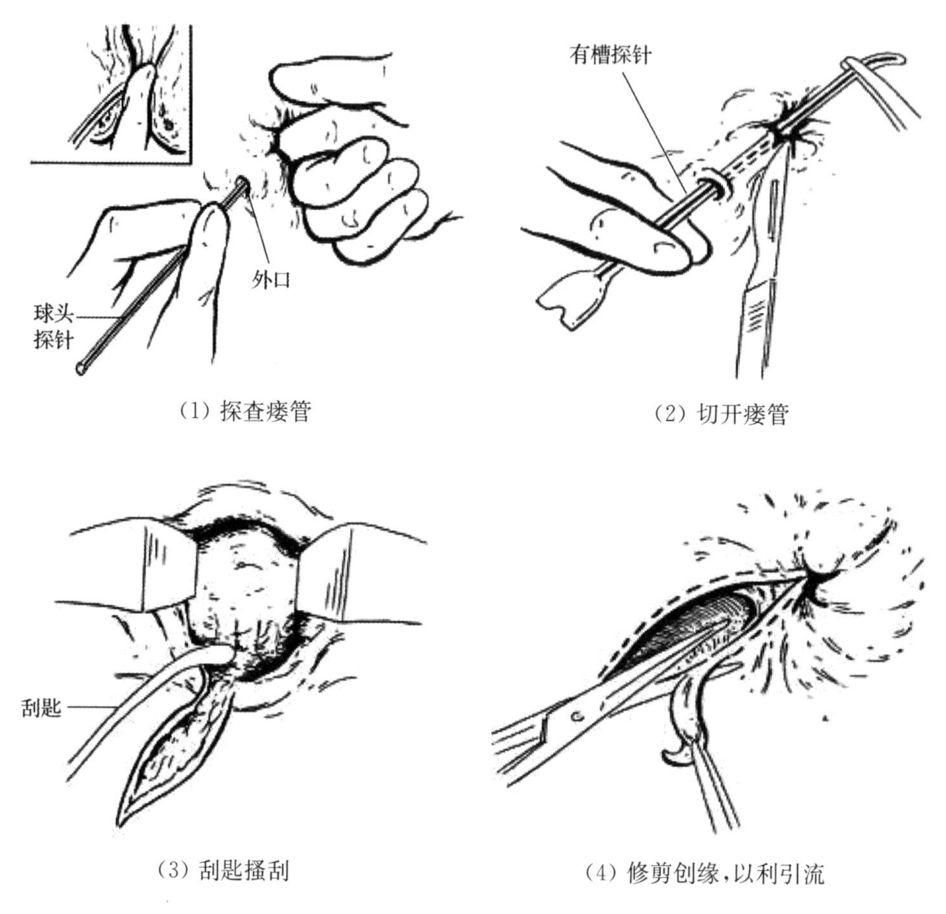

(1) 探查瘘管　(2) 切开瘘管

(3) 刮匙搔刮　(4) 修剪创缘，以利引流

图 3－3－11　肛瘘切开术

(2) 肛瘘切除术

[适应证] 瘘管已纤维化的单纯性低位肛瘘和复杂性低位肛瘘。

[禁忌证] 同肛瘘切开术。

[术前准备、麻醉及体位] 同肛瘘切开术。

[手术步骤] 麻醉成功后，肛周常规消毒、铺巾，轻微扩肛。用探针从外口轻轻插入，经内口穿出。用组织钳夹住外口的皮肤，切开瘘管外口周围的皮肤和皮下组织，再沿探针方向用电刀逐层切开皮肤、皮下组织、管壁、内口，切除瘘管周围的所有瘢痕组织，使创口完全敞开，结扎内口处黏膜。仔细止血后，创口内填以碘仿纱

条或凡士林纱布，覆盖无菌敷料，丁字带固定，手术结束。

［术后处理］术后伤口的处理对手术的成败起到至关重要的作用，关键在于保持伤口由基底部逐渐向表面愈合；每日便后熏洗坐浴、更换敷料，直至肛管内创面愈合为止；每隔数日做直肠指检可以扩张肛管，防止伤口桥形粘连，避免假性愈合。

［注意事项］切除的瘘管壁应送病理检查，以排除结核性或其他原因引起的肛瘘；切除肛门前方蹄铁形肛瘘时，不宜切除过多的组织，因该处肌肉较为薄弱；切除肛门后方蹄铁形肛瘘时，注意不要切断肛尾韧带，以免造成肛门前移；将切口两侧皮肤切除一部分，使创面敞开，以免分泌物积存，妨碍愈合。

(3) 肛瘘切除缝合术

［适应证］已纤维化的低位单纯瘘。

［禁忌证］肛瘘发炎，尚有脓性分泌物者。其余同肛瘘切开术。

［术前准备、麻醉及体位］同肛瘘切开术，术前需静滴抗生素。

［手术步骤］常规消毒、铺巾后，碘伏棉球填入直肠内，术者一手示指插入肛门作引导，另一手持探针，探清瘘管及内口后，切开内、外口之间的皮肤，将内口、外口、瘘管及瘘管周围的纤维组织一并切除，显露出健康组织。用肛门拉钩将肛门拉开，显露切口上端的内口后，用2－0可吸收线连续缝内口下缘黏膜两针（图3－3－12之一），以封闭内口，再用丝线全层间断缝合切口（图3－3－12之二）。重新消毒，切口覆盖凡士林纱条，外用塔形纱布压迫，丁字带固定，手术结束。

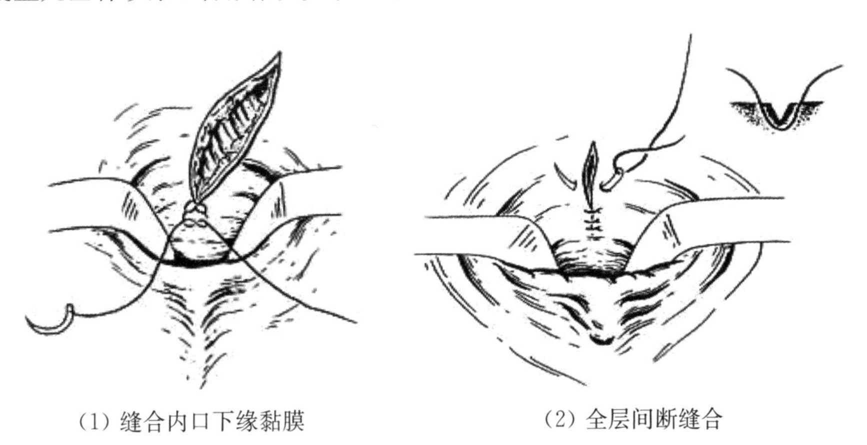

（1）缝合内口下缘黏膜　　（2）全层间断缝合

图3－3－12　肛瘘切开缝合术

［术后处理］予抗生素输液，控制感染；流食、半流食3～4天，控制排便5～6天；1周后伤口一期愈合拆线，如有缝线伤口感染，应提前拆线，以利引流。

［注意事项］术中要彻底切除瘘管及瘢痕组织，使创面新鲜柔软；缝合时张力不要过大。

(4) 切割挂线术

切割挂线(cutting seton)又称实挂线，是利用挂线的弹性张力，缓慢切割括约肌，切割后括约肌两断端逐渐纤维化并被瘢痕组织所固定，不致分离太大，被挂线以内的组织，在逐渐切开的过程中，基底创面也逐渐愈合，愈合后瘢痕较小，从而达到治愈肛瘘而又尽量保护肛门功能的目的。

[适应证] 距肛门 3～5 cm，有内口、外口的低位肛瘘，某些肛管直肠环未纤维化的高位肛瘘。

[禁忌证] 克罗恩病肛瘘、结核性肛瘘及肛门失禁者，其余同肛瘘切开术。

[术前准备、麻醉及体位] 同肛瘘切开术。

[手术步骤] 麻醉成功后，肛周及肛管常规消毒、铺巾，用探针探明瘘管的走行和内口的位置及瘘管与肛门括约肌的关系。探针自瘘管的外口探入，从内口穿出，在探针尾端系一橡皮筋，然后将探针自肛门内完全拉出，使橡皮筋经瘘管外口进入瘘管，从内口引出丝线和橡皮筋。沿探针逐层切开瘘管内、外口之间表面皮肤及皮下组织，拉紧橡皮筋，橡皮筋拉紧的程度要根据具体情况而决定(图 3-3-13)。彻底清除内口、瘘管内坏死组织及感染的肛腺，并延长和修剪创口，使之呈“V”形，以保证引流通畅。创面充分止血后，覆以凡士林油纱填塞，塔形纱布加压包扎，丁字带固定，手术结束。此种方法优点在于既可以达到根治高位肛瘘的目的，又不会造成完全性的肛门失禁，同时复发率低。

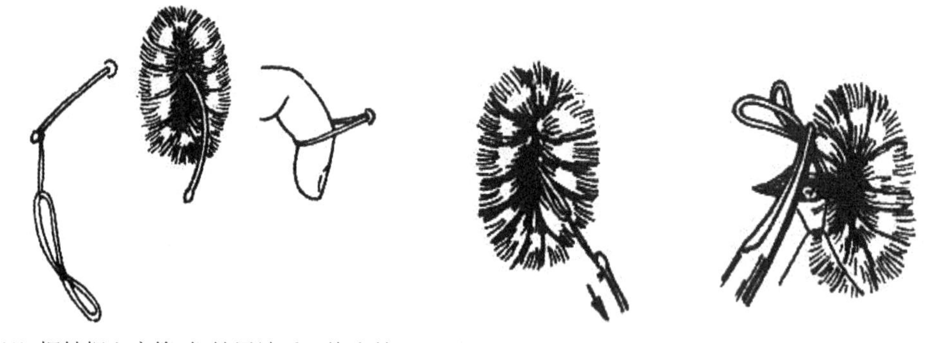

(1) 探针探入瘘管，探针尾端系一橡皮筋 (2) 从内口引出丝线和橡皮筋 (3) 拉紧并结扎橡皮筋

图 3-3-13 肛瘘切割挂线术

[术后处理] 术后当天不排便，从术后第二天开始，每天排便后熏洗坐浴，更换敷料。一般 3～4 天紧线一次，每次紧 0.5～1 cm，原则上不宜紧多，术后 10 日左右橡皮筋脱落，继续换药至伤口完全愈合。

[注意事项] 探针探查瘘管内口时不可盲目，切忌操作粗暴造成假道；创口必须从基底部开始生长，以防假性愈合；橡皮筋 10 天以后仍未脱落者，可以再次紧线。

• 切割挂线改良术式 •

① 低切高挂术：低位瘘道切开、高位瘘道挂线，避免了单纯挂线剖开全部组织的痛苦，缩短了疗程，具有无肛门失禁、肛门移位、肛门狭窄、黏膜外翻等后遗症的优点，是目前临床疗效确切的方法，被普遍应用。

② 切挂部分缝合术：找准内口、瘘管的行径与数量，切开内口，主瘘管行半切开，经肛管直肠环挂线，支管全部切开，刮匙搔刮坏死组织，切除瘘管壁硬结组织，并做全层缝合。该法优点在于通过缝合缩短疗程，有效维护肛门的正常形态与功能；缺点在于因管道深在，缝合张力较大，术后可残留死腔，从而继发感染。

③ 同期多侧挂线术：此法用于具有两个及两个以上瘘管，且主管道深、肛管直肠环以上的高位肛瘘。于术中同期将肛管直肠环的内口以双根橡皮筋挂线。根据瘘管的深浅程度的不同，橡皮筋结扎紧度也各有差别。

④ 切开挂线旷置术：此术式只清除原发病灶，即切除被感染的肛腺和肛隐窝，而对其上端感染蔓延形成的瘘管采取潜行扩创，剥除瘘管，将橡皮筋挂在齿线上瘘管的中下部，减少切割组织。此法挂线的主要作用是早期引流，后期创面缩小的情况下再予紧线，故而对周围组织的损伤较小。

⑤ 切挂对口引流术：此术式常用于马蹄形肛瘘。鉴于瘘管跨度较大，全部切开旷置容易引发肛门失禁、肛门狭窄及肛门畸形；而切口过小则不利于术后创面引流，残留死腔，继发感染。故以瘘管的两侧做对口，适当保留皮瓣瓣部（皮岛），既使创面引流通畅，又可缩创面，有效地保护肛门功能，减少肛门失禁、肛门狭窄及肛门畸形的发生。

⑥ 定向挂线术：选一细硅胶管，长度较主管内、外口间肛管面距离短 2 cm 左右，侧面造 2～3 个引流孔后套入肛管侧橡皮筋，轻微拉紧橡皮筋两端，用 7－0 号丝线捆扎固定，皮筋对挂入组织上部的压强可以是皮筋对挂入组织下部（垫片处）压强的若干倍。

⑦ 立体挂线术：此法由李柏年教授独创，适用于有两个以上的内口、内口均高于肛管直肠环并在同一垂直方向上的复杂性高位肛瘘。为了一次性挂线将其治愈，可采用立体挂线法，即在两个内口之间及下方内口与肛缘之间分别挂一线，紧线时，应先紧两个内口之间的线，即上方的线先紧，待此线脱落后再紧下方内口与外口之间的线。把握好紧线程序及时间，可有效降低内口的位置，使两个内口在愈合的过程中转化为一个内口，由复杂性高位肛瘘转化为单纯性高位肛瘘，从而一次性治愈，并且保护了肛门功能。

(5) 经内口探查根治术

[适应证] 内盲瘘。

[禁忌证] 同肛瘘切开术。

[术前准备、麻醉及体位] 同肛瘘切开术。

[手术步骤] 肛周及肛管常规消毒、铺巾,扩肛,拉开肛门,暴露内口,将探针折弯,经内口逆行探查管道,至皮肤最薄弱处,切开皮肤,引出探针头。可直接行肛瘘切除术或挂线术,方法同前。

(6) 黏膜造口挂线术

[适应证] 外盲瘘。

[禁忌证] 同肛瘘切开术。

[术前准备、麻醉、体位] 同肛瘘切开术。

[手术步骤] 探针自外口纳入,循瘘管探索,并以示指伸入肛内协助探查内口,可感到有极薄黏膜层与探针头相隔。探针于此黏膜薄层沿直肠纵轴上推 0.5 cm 左右,达空腔顶点时稍用力穿出探针,行挂线术。

[注意事项] 挂线橡皮筋脱落后,若创口难以愈合,当再次探查有无其他内口。若另有内口,应再行挂线或切开。

(7) Hanley 术

[适应证] 坐骨肛门窝马蹄形肛瘘。

[术前准备、麻醉] 同肛瘘切开术。

[体位] 俯卧折刀位。

[手术步骤] 肛周及肛管常规消毒、铺巾、扩肛。探针自外口插入探查,尽量明确瘘管走向,如果内口探查明确的话,探针牵引 7 号丝线穿过肛瘘窦道,作为切除外口、瘘管、原发灶、内口的标示物。完整切除外口,在不损伤或尽量少损伤瘘管行程的肛门括约肌的前提下尽量完整切除瘘管。若因瘘管不完整或完整切除瘘管损伤肛门括约肌较多,则用刮匙搔刮,清除腐败组织。进入肛管后深间隙的原发灶,尽量完整切除原发灶。轻牵原发灶,仔细观察何处肛门隐窝最凹,最凹处即可判断为内口,予切除。从肛门后正中线进刀,依次切开皮肤、皮下组织,切断肛门外括约肌皮下部、浅部、肛门内括约肌,敞开原发灶及内口,最后把整个肛管后深间隙敞开,创面放置油纱条引流,外覆塔形纱布,丁字带固定,手术结束。

[术后处理] 同肛瘘切开术。

[注意事项] 搔刮两侧瘘道时要彻底刮净腐败组织,使其自然闭合。

(8) 隧道式拖线术

[适应证] 单纯性肛瘘,复杂性的多支管、残腔及管道弯曲度较大的肛瘘。如马蹄形、半马蹄形肛瘘等。

[禁忌证] 患有急慢性腹泻或肛周湿疹等肛周皮肤病史者;患有心脑血管病、血液病、糖尿病、恶心肿瘤等疾病和精神疾病患者;妊娠和哺乳期患者。

[术前准备、麻醉及体位] 同肛瘘切开术。

[手术步骤] 肛周及肛管常规消毒、铺巾,术中以亚甲蓝染色结合银质球头探针,沿瘘管探管道走行方向、深度及内口的位置,明确管道与肛括约肌的关系,以硬质刮匙清除内口及管道内的坏死组织。如管壁较厚者,可予以部分切除。用球头探针将 10 股医用丝线(国产 7 号)引入主管道内,10 股丝线两端打结,使之呈圆环状。放置在瘘管内的整条丝线应保持松弛状态。

[术后处理] 术毕次日起每日换药 2 次,换药前先做局部清洁,换药时拭净瘘管、外口、创面及丝线上的脓腐组织,用 0.9%生理盐水冲洗瘘管及创面两次,用干燥的棉球吸干管道及创面的分泌物。待引流创面无明显脓性分泌物后,采用"分批撤线法"撤除丝线。

[注意事项] 管道腔径 1 cm 以上或预拖线部位非管道状结构,呈残腔状不规则结构,为达到最佳引流效果,可以增加丝线股数。同时一般建议拖线在管道内的长度应以 5 cm 以下为宜。若欲拖线部位管道长 5 cm 以上,建议将管道截断,分别予以拖线处理。

(9) 直肠推移瓣术

[适应证] 单纯性高位肛瘘及复杂性高位肛瘘。

[禁忌证] 非腺源性感染的肛瘘。其余同肛瘘切开术。

[术前准备、麻醉及体位] 同肛瘘切开术。术前可静滴抗生素,视病情而定。

[手术步骤] 麻醉成功后,肛周常规消毒、铺巾,用扩肛器或四指扩肛,仔细探查瘘管走向及内口。肛瘘外口做椭圆形切除,瘘管做隧道式挖除,对损伤的肛提肌、耻骨直肠肌、外括约肌用可吸收缝线修补缝合。自内口上方约 0.5 cm 做半月形或舌形黏膜瓣,用稀释的肾上腺素溶液浸润有助于减少出血、帮助游离至满意的深度,黏膜瓣应包括黏膜、黏膜下层及部分肌层,基底部为顶部宽度的两倍,以保证血供和无张力。先用 2-0 可吸收缝线横向或纵行缝合肌层,再将直肠瓣向下牵引覆盖瘘口,用 3-0 可吸收缝线分别间断缝合直肠瓣的顶端及两侧,使黏膜缝合和肌层缝合不重叠。报道显示,直肠推移瓣术治疗腺源性感染的肛瘘,其治愈率达 66%~87%。对于复发的病例,重复行直肠推移瓣术仍有可能获得治愈。

[注意事项] 术后禁食 5~7 天,控便 7~10 天,并给予预防性抗生素治疗。

(10) 括约肌间瘘管结扎术(LIFT)

[适应证] 单纯性和复杂性肛瘘,瘘管管壁纤维化明显,与周围正常组织之间界限清楚。

[禁忌证] 瘘管周围炎症水肿明显,瘘管管壁质脆,与周围组织界限不清;瘘管长度大于 3 cm、既往有瘘管清除手术史以及肥胖者。

[术前准备、麻醉及体位] 同肛瘘切开术。

[手术步骤] 麻醉成功后,肛周常规消毒、铺巾,用扩肛器或四指扩肛,从外口向瘘管注射双氧水,清晰显示肛瘘的内口,用银质球头探针从外口缓缓探入,自内口穿出,电刀沿内外括约肌间作一长约 1.5～2.0 cm 的弧形切口,逐层分离内外括约肌间隙,分离括约肌间瘘管,用弯直角钳钩起瘘管,游离括约肌肌间瘘管,用止血钳分别钳夹瘘管的内口侧和外口侧,切断内口侧肌间瘘管并缝扎瘘管内口侧,再次从外口向瘘管注射双氧水,证实肌间瘘管被钳夹切断,完全剔除肌间瘘管外口侧部分,外口作隧道式挖除或搔刮引流,间断缝合内外括约肌间切口,扩大外口以利引流,充分止血,覆以凡士林纱布,塔形纱布加压包扎,丁字带固定,手术结束。

[术后处理] 术后嘱患者半流质饮食,控制排便 3～5 天;抗生素治疗 5～7 天;常规口服大便软化剂 1 周,每天便后需及时清洗创面、肛门伤口换药,保持伤口处干燥状态。Meta 分析显示标准 LIFT 手术治疗肛瘘的成功率在 61%～91%之间,愈合的时间通常为 4～8 周,仅伴有很少的并发症和极少的肛门失禁。

(11) 保留括约肌挂线术(虚挂线)

虚挂线又称引流挂线(loose seton),利用挂线进行可靠的持续性引流,术中挂线,不紧线,并利用引流作用进行治疗。引流挂线又分为长期引流挂线和短期引流挂线。长期引流挂线在克罗恩病肛瘘患者中已得到广泛应用,Williams 建议侵及括约肌很少的克罗恩病肛瘘可做手术切开或切除,但高位经括约肌克罗恩病肛瘘应该用长期挂线引流治疗,以限制症状和保持肛门功能。AIDS 患者伴发的肛周脓肿和肛瘘也应使用长期挂线引流,可预防复发性脓肿的形成。另外,对于高位肛瘘,如果通过切开或挂线失禁的风险非常大时,可能需要进行长期的引流挂线。其实肛门功能障碍与生活质量的高低并无必然联系,手术方式的选择与个体肛瘘患者的生活质量相比,后者比较重要,其生活质量的内容涉及社会因素与心理因素。

[适应证] 主管道贯穿外括约肌深部和耻骨直肠肌以上的高位肛瘘,婴幼儿肛瘘,复杂性肛瘘的支管和窦腔的处理,克罗恩病和 AIDS 病的肛周慢性脓肿等。

(12) 肛瘘栓填塞术

[适应证] 经括约肌肛瘘、括约肌间肛瘘和括约肌外肛瘘。

[禁忌证] 贮袋-阴道瘘、直肠阴道瘘、肛瘘合并脓腔、存在任何可能感染的肛

瘘,对肛瘘栓过敏,术中无法准确判断肛瘘的外口和内口的位置等。

[术前准备、麻醉及体位] 同肛瘘切开术。

[手术步骤] 麻醉成功后,肛周常规消毒、铺巾,用扩肛器或四指扩肛,以探针或亚甲蓝染色法等,确定内口位置,用刮匙深入管腔彻底清理干净瘘道,清除肉芽组织,然后先后用甲硝唑盐水、双氧水、生理盐水冲洗管道,吸引器吸干水分。根据瘘道的长度和管腔直径修剪肛瘘栓材料,以丝线将肛瘘栓自外口拉入内口,填充瘘管,修剪内口处多余的肛瘘栓材料,以 2-0 可吸收缝线封闭内口,同时将肛瘘栓材料缝合固定在内口黏膜下层以下,以封闭内口,将肛门外口处多余部分剪去。残余补片材料应略低于周围皮肤,外口处开放不缝合。术后肛门内留置止血纱布和太宁栓,然后用无菌纱布敷盖外口,外盖棉垫,胶布固定,手术结束。

[术后处理] 观察肛瘘栓与周围组织的结合情况,包括组织的色泽、弹性、质地,分泌物量及性质,有无局部疼痛、异物感及全身反应等;术后常规应用抗生素 3~5 日;每次大便后坚持换药,清洁创面,可应用太宁栓或太宁膏等黏膜保护剂;嘱患者切勿淋浴或坐浴熏洗;术后 2~3 日可以将残留在外口处的组织残端剪除,使其略凹于创面,以利于创面上皮组织的生长。

[注意事项] 虽然早期报道的数据显示肛瘘栓治疗低位肛瘘的成功率达 70%~100%,但最近更多的结果显示,其治疗复杂性病例的成功率不足 50%。肛瘘栓治疗早期失败的原因为存在感染或栓的移位,且失败的病例常见于克罗恩病肛瘘、肛管阴道瘘、复发性瘘管或正在吸烟的患者。

(13) 纤维蛋白胶封闭术

[适应证] 经括约肌肛瘘、括约肌间肛瘘和括约肌外肛瘘。

[禁忌证] 对纤维蛋白凝胶过敏,术中无法准确判断肛瘘的外口和内口的位置等。

[术前准备、麻醉及体位] 同肛瘘切开术。

[手术步骤] 麻醉成功后,肛周常规消毒、铺巾,用扩肛器或四指扩肛,确定瘘管的外口及管道的走向和支管,切除被感染的肛腺和内口,予以挂线引流 4~6 周,待与肛瘘相关的脓腔得到充分引流后,瘘管炎症消退,挂线皮筋周围的肉芽得以充满,此时,可以取出橡皮筋,用适当的刮匙搔刮管道并测出瘘管的长度,用可吸收线缝合封闭内口。按测量出的长度自外口导入用于注射纤维蛋白胶的细管,注入纤维蛋白胶,边注射边后退,直至封闭外口。用不黏附的敷料覆盖,手术结束。

[注意事项] 最近的前瞻性多中心临床试验显示纤维蛋白胶治疗经括约肌肛瘘的治愈率仅为 39%。尽管纤维蛋白胶和肛瘘栓治疗肛瘘具有不确定性,但因其具有潜在的成功率且是基于括约肌保护的技术,因此,这两种方法在临床上仍可以作为肛瘘治疗的选择。

（14）内镜下潜行切除闭锁式引流术

［适应证］复杂性高位肛瘘，且炎症为静止期，尤其是高位后马蹄形肛瘘，常规手术视野暴露不好，或损伤较大者。对距离肛门较远的肛瘘也较适合，可通过潜行切除来保护形态。

［禁忌证］克罗恩病、溃疡性结肠炎等特异性肛瘘，外伤所致的肛瘘，感染期的肛瘘；特殊人群：孕妇、婴幼儿、未成年人，或合并其他严重慢性疾病，如白血病，严重的心、肺、肝、肾疾病的患者。

［术前准备、麻醉及体位］同肛瘘切开术。

［手术步骤］术前常规消毒、铺巾，扩张肛管，明确掌握瘘管走行及其与括约肌的关系后，在瘘管的边缘打孔，作为内镜的光源。在肛瘘外口处用超声刀沿肛瘘走行作潜行切除，直到瘘管的顶端。同时镜下冲洗创面，至内外括约肌部位，仔细分离正常括约肌组织，清除瘘管达直肠黏膜下内口位置。如内口位置在齿线处，则将内口切除；如内口不明显，则可将瘘管切到黏膜下层，然后在黏膜下将根部用可吸收线作结扎切除。对支管则采用隧道式潜行切除。将管道彻底清创、切口充分止血后，选用双氧水及碘伏依次冲洗，然后再用生理盐水反复冲洗，并予二次更换手套及手术器械，根据伤口形态，选择合适的引流管进行引流。将外伤口分层缝合，塔形纱布加压包扎，丁字带固定，手术结束。

［术后处理］流质饮食 2 天后改半流质，逐渐过渡到普食，尽量控制大便 3～5 天；常规预防性广谱抗生素使用 3～5 天，若创面较大、发热者，可联合使用抗生素或延长使用时间；根据引流物的类型，进行有效的冲洗及引流。鼓励患者早日下床活动，通过体位进行引流，引流管应在引流液基本没有的情况下拔除，一般在术后 10～15 天左右，严格掌握拔管指征，争取达到一期愈合的目的。

（15）Parks 术

［适应证］括约肌间瘘。

［禁忌证］同肛瘘切开术。

［术前准备、麻醉、体位］同肛瘘切开术。

［手术步骤］术前常规消毒、铺巾，扩张肛管，探查清楚后从肛瘘内口上方 0.5 cm 处的肛门上皮，作一椭圆形切口，切除部分内括约肌，彻底清除内括约肌下脓肿，创面开放。从外口剜除瘘管，呈口大底小的洞状开放创面。放置油纱条填充，塔形纱布加压包扎，丁字带固定，手术结束。

［注意事项］术中剔除瘘管时贴管壁进行，创口勿过深过大。

(16) 药线脱管法

[适应证] 瘘管细小,内口单一,无感染者。

[手术步骤] 患者取截石位,肛门周围常规消毒,瘘管用生理盐水或双氧水冲洗干净,取脱管棒从外口在瘘管内沿瘘管走行,插入至内口又以不超出内口为度,将多余药棒剪断,与外口相平。外盖灭菌敷料固定,隔日更换药棒一次,至瘘管管壁坏死,与周围组织分离脱落,用双氧水冲洗干净为止。再改换生肌棒,插法同脱管棒,每日更换一次,至瘘管逐渐变细而浅、瘘管与外口闭合为止。

脱管棒:白降丹 15 g,红降丹 15 g,朱砂 7.5 g,生石膏 30 g,取上药共研细末,再取淀粉 80 g,胶粉 20 g,混合成胶剂,用手捻成粗细长短不等的药棒,烘干备用。

生肌棒:珍珠、麝香、龙骨、象牙、儿茶、白及、花蕊石各 5 g,白芷、轻粉、白粉蕨、朱砂各 2.5 g,冰片 1.5 g,取上药共研细末,取 5 g 加胶着剂 1 g,混合均匀,加水合成糊状,用手捻成药棒,烘干备用。

[术后处理] 术后 24 小时换药,从瘘管外口插入脱管棒,至脓腐脱净时,停用药捻,改用生肌棒换药至伤口愈合;术后半流质饮食,3 天后改普食,术后 1 周内给予抗生素控制感染。

(17) TROPIS 术

[适应证] 复杂性高位肛瘘、肛提肌上肛瘘、马蹄形肛瘘等腺源性肛瘘。

[禁忌证] 非腺源性肛瘘(结核性肛瘘、克罗恩病肛瘘等),其余同肛瘘切开术。

[术前准备、麻醉及体位] 同肛瘘切开术。术前应用抗生素。

[手术步骤] 肛管及肛周常规消毒、铺巾,仔细探查瘘管内口并确定内口。用弯血管钳从内口探入瘘管的括约肌间部分,电刀自内口开始,切开弯血管钳上黏膜及内括约肌。切口通常是弧形的,但也可以是斜形的,这取决于括约肌间瘘管的方向。对于马蹄形肛瘘,从腔内后正中切开,并向两侧延伸。如果直肠内合并有肛提肌上方瘘的内口,切口从腔内后正中延伸至肛提肌上方直肠内口。术中充分止血。外口切口应稍微延长(可达 1 cm),所有瘘管彻底搔刮干净,将搔刮的坏死组织和脓液送病理检查。

[术后处理] 用血管钳夹住棉球对搔刮的瘘管进行清洗,每天 2 次。术前及术后 3 个月采用客观评分量表来评估大便失禁情况。

[注意事项] 瘘管搔刮应彻底,术中应准确寻找内口,必要时采用染色试验寻找内口。

(18) 负压封闭引流术

[适应证] 主要适用于软组织损伤、皮肤缺损及复杂性高位肛瘘的创面引流。

［手术步骤］

清创：彻底清除创面的坏死组织、异常分泌物和异物等，开放所有腔隙，确保软组织和骨组织床的血供，清洁创周皮肤。

修剪、置管：按创面大小和形状设计修剪带有多侧孔引流管的 VSD 敷料，使引流管的端孔及所有侧孔完全为 VSD 敷料包裹，每一根引流管周围的 VSD 敷料中必须有一根引流管。遇大面积创口时，串联合并引流管，以降低引流管数量，引流管出管的方向以方便引流管密封为原则。覆盖填充敷料，把设计好的 VSD 敷料加以缝合固定，使敷料完全覆盖创面。如创面较深，需将 VSD 敷料填充底部，不留死腔。

填充和封闭：擦干净创面周围皮肤，用具有生物透性粘贴薄膜封闭 VSD 敷料覆盖着的整个创面。良好的密封是保证引流效果的关键，耐心、细致、灵活地完成密封工作，可以用"叠瓦式"粘贴敷料。用"系膜法"封闭引流管出创面边缘处，即用薄膜将引流管包绕，多余的薄膜对贴成系膜状，可以有效地防止引流管出薄膜处的松动和漏，或用"戳孔法"密封引流管。

开放负压：根据需要，用三通管将所有引流管合并为一个出口，引流管接负压装置，开放负压。将负压调节在－125～－450 mmHg 的压力值。

观察和管理：确保负压封闭引流正常后，5～7 天拆除 VSD 敷料，有时最短 2～3 天，最长不超过 10 天。检查创面，如果肉芽组织生长饱满、鲜红嫩活，随即植皮闭合创面，否则可重新填入 VSD 敷料继续引流。有时要更换敷料 2～3 次，多时甚至 5 次，直到创面新鲜再进行植皮手术，修复创面。

［注意事项］对有明显适应证的患者早期使用可起到事半功倍的功效，而对创面小、无明显感染或无严重感染威胁的且经济状况差的患者，酌情使用；尽可能清除坏死组织，对外露的神经、血管转移筋膜或肌肉覆盖予以清除；若出现引流管管道塌陷，敷料干燥，引流管堵塞，或薄膜处漏气，出血时，应及时处理，如经管注射生理盐水，冲管，更新管道，或重新封闭，查看出血原因等。

（三）外治法

中医在肛瘘的治疗过程中发现，单纯应用内治法时往往不能达到满意的疗效，因而多配合以外治法。中医肛瘘的外治法包括熏洗坐浴、敷药、挂线等。

1. 熏洗坐浴法

熏洗坐浴是将药物煎汤，借助药气的热力蒸腾，对病变部位进行热熏，疏通腠理，随后淋洗、坐浴，发挥药液清洁、消炎、活血、止痛等功效。申斗垣在《外科启玄》中提道："凡治疮肿，初起一二日之间，宜药煎汤洗浴熏蒸，不过取其开通腠理，血脉调和，使无凝滞之息……"由于肛瘘病程长，炎症范围大，术后选择合适的中药方剂进行局部的熏洗坐浴可以达到清热解毒、行气活血、软坚散结、消肿止痛、祛腐生肌、缓解疼痛的作用。显然药物直接作用于患处，充分发挥了药物的治疗作用，减轻术后伤口疼痛及水肿。常用的熏洗方剂有祛毒汤、苦参汤、五倍子汤、硝矾洗剂等。丁氏痔科常用的熏洗坐浴方为丁氏祖传配制的消肿洗剂。

2. 外敷法

外敷法常用的有油膏、箍围药和掺药等剂型，临床中根据需要选择合适的药物和剂型，直接敷于患处，药物作用在病变部位，发挥其消炎止痛、促进局部肿痛消散、祛腐生肌的作用。**油膏**适用于肛瘘外口闭合或引流不畅，局部红肿热痛者，常用的有九华膏、如意金黄膏、黄连膏、鱼石脂软膏等，丁氏痔科常用的为乌蔹莓软膏。**箍围药**是将药粉调成糊状，局部外敷。常选用醋、酒、茶、蜂蜜、蛋清、姜汁等调制，适用于局部肛瘘红肿者。**掺药**是将各种不同的药物碾成粉末，并配伍成方，直接撒于患处，或撒于油膏上敷贴，或粘于纸捻上插入瘘口内。常用的有提脓化腐药及生肌收口药，如生肌散，丁氏痔科常用祖传配制的珠黄散。因此类药物多含有重金属及腐蚀类药物，临床应用时应严格掌握剂量。

3. 塞药法

塞药法常用的是一些栓剂，药物进入直肠，在肛温下慢慢融化，其有效成分可直接经直肠黏膜吸收，进入血液循环，发挥清热解毒、抗炎止痛的作用。如马应龙痔疮栓、肛泰痔疮栓、九华痔疮栓、普济痔疮栓、消炎痛栓、复方角菜酸酯栓等，每晚睡前 1 枚纳肛或换药时纳入肛内，具有清热解毒、止痛生肌的作用。

4. 挂线法

挂线法最早见于明代的《古今医统大全》，书中专门设立“痔漏门”，详细阐述肛瘘的症状、治法和方药，在治疗上云：“（肛瘘）病深者又不同也，用稻草心顶替针丸，探入鹅管，屈曲处再用火针开之，或替针丸咬开。次用稻草叶撚纴之，取去死肌，鹅管路尚未断，又依前法，以鹅管死肌去尽为度。穿肠者治之亦愈，但穿处不能完补耳。”其阐述了高位瘘管采用直接切开手术的方法和步骤，同时也认识到高位瘘管直接切开可造成肛门缺损的后遗症。明代徐春甫在《古今医统大全》中首载《永类钤方》云：“予患此疾一十七年，览遍群书，悉遵古法，治疗无功，几中砒毒，寝食忧惧。后遇江右李春山，指用芫根煮线挂破大肠，七十余日方获全效。病间熟思，天启斯理，后用治数人。不拘数疮，上用草探一孔，引线系肠，外坠铅锤，悬取速效，药线自下，肠肌随长，澼处既补，水逐线流。未穿疮孔，鹅管内消，七日间肤全如旧……线既过肛，如锤脱落，以药生肌，百治百中。”其详述了挂线法的方法和原理。挂线术在后世医家不断发展，在《医门补要》《外科大成》《外科图说》《疡科会萃》等书籍中均有挂线术的记载。经过众多医家的不断改良，挂线疗法日趋完善，至清代已为临床广泛应用，并成为一种成熟的治疗方法，至今仍被临床采用。

五、疗效标准

(一) 评价标准

1. 治愈

肛门肿痛、流脓症状消失,排便正常,无溢液,瘘管消失或手术创口基本愈合,肛门形态正常,肛门括约功能正常。积分较治疗前降低≥2/3。

2. 好转

肛门肿痛、流脓症状减轻,排便正常,无明显溢液,瘘管消失或手术创口基本愈合,肛门形态基本正常,肛门括约功能基本正常。积分较治疗前降低≥1/3。

3. 无效

肛门肿痛、流脓症状无改善,瘘管存在。积分较治疗前降低不足1/3。

(二) 评价方法

治疗前与治疗后分别对患者的肛瘘瘘管存在情况、肿痛流脓症状改善情况、手术创面愈合情况、肛门括约功能进行比较。疗效指数计算公式(尼莫地平法):(治疗前积分－治疗后积分)/治疗前积分×100。

瘘管:

0级:消失0分;

1级:存在1分。

肿痛:

0级:正常0分;

1级:轻度1分　轻度疼痛,可以忍受;

2级:中度2分　明显疼痛,用药缓解;

3级:重度3分　剧烈疼痛,难以忍受。

流脓:

0级:无0分;

1级:有1分。

参考文献

[1] 王兴宝.基于内口高压原理先实后虚挂线法在高位肛瘘治疗的应用研究[D].南京:南京中医药大学,2019.

[2] 科曼.CORMAN结直肠外科学:第6版[M].傅传刚,汪建平,王杉,译.上海:上海科学技术出版社,2016.

[3] 徐伟祥,曹永清.实用中医肛肠病学[M].上海:上海科学技术出版社,2014.

[4] 吴军，王波. 中西医临床外科学[M]. 北京：中国医药科技出版社，2012.

[5] 皮执民，刘栋才，赵华. 肛肠外科 · 手术学[M]. 北京：军事医学科学出版社，2008.

[6] 陈伟，郑雪平. 肛瘘的中西医病因病机（理）研究概况[J]. 中医药临床杂志，2018，30(5)：978 - 981.

[7] 王业皇，郑雪平. 实用肛瘘治疗学[M]. 南京：东南大学出版社，2008.

[8] 张东铭. 结直肠盆底外科解剖与手术学[M]. 合肥：安徽科学技术出版社，2013.

[9] 宫毅，谢钧. 中医肛肠病学[M]. 北京：科学出版社，2018.

[10] 李春雨，高枫，任东. 全国高等学校"十二五"医学规划教材：肛肠病学[M]. 北京：高等教育出版社，2013.

[11] 何永恒，凌光烈. 中医肛肠科学[M]. 北京：清华大学出版社，2011.

[12] 金黑鹰，章蓓. 实用肛肠病学[M]. 上海：上海科学技术出版社，2014：208 - 211.

[13] 中华医学会消化病学分会炎症性肠病学组. 炎症性肠病诊断与治疗的共识意见（2012年 · 广州）[J]. 胃肠病学，2012，17(12)：763 - 781.

[14] 安阿玥. 肛肠病学[M]. 3 版. 北京：人民卫生出版社，2015.

[15] 宋顺心. 美国结直肠外科医师学会肛周脓肿、肛瘘和直肠阴道瘘临床诊治指南[J]. 中华胃肠外科杂志，2017，20(12)：1437 - 1439.

[16] 赵玉沛，刘德培. 中华医学百科全书：普通外科学[M]. 北京：中国协和医科大学出版社，2017.

[17] Garg P. Transanal opening of intersphincteric space (TROPIS)—a new procedure to treat high complex anal fistula[J]. International journal of surgery, 2017, 40：130 - 134.

[18] Liu D, Li W, Wan g X, et al. Classification of anal fistulas based on magnetic resonance imaging[J]. Chinese journal of gastrointestinal surgery, 2018, 21(12)：1391 - 1395.

[19] 杨云，刘建平. 中医肛肠疾病特色疗法新论[M]. 银川：阳光出版社，2015.

第四章　肛门直肠脓肿

肛门直肠脓肿(anorectal abscess)是指直肠肛管周围软组织或间隙发生的急、慢性化脓性感染形成的脓肿，是肛肠科的一种常见疾病(图3-4-1)。其临床特点是发病急骤、局部肿胀、疼痛剧烈，常伴高热，自溃或切开排脓后常形成肛瘘。脓肿是肛管直肠周围炎症的急性期表现，肛瘘则为其慢性进程。本病发展过程较为迅速，是肛肠科急诊手术，一旦确诊，应立即手术治疗，如延误治疗，可使病情加重，破溃后形成肛瘘，甚至全身感染加重，形成败血症、坏死性筋膜炎，严重的形成感染性休克。

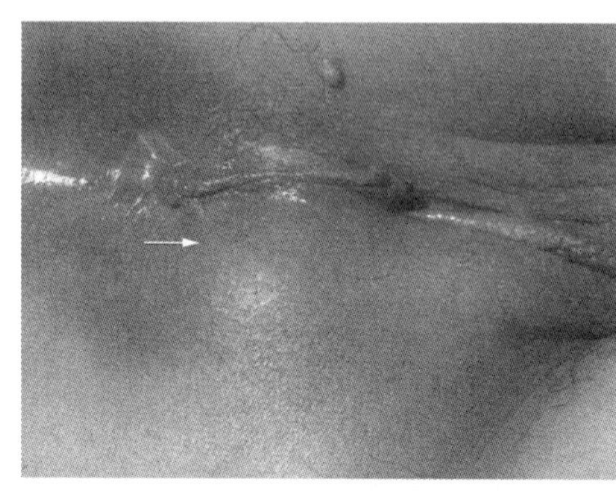

扫一扫

看图更清晰

图3-4-1　肛周脓肿

中医学把肛门直肠脓肿归于“痈疽”“肛痈”的范畴。本病最早的论述见于《灵枢·痈疽》云：“发于尻，名曰锐疽，其状赤、坚、大，急治之，不治三十日死矣。”后世根据肛痈发生的不同部位，又分出不同名称，如“脏毒”“悬痈”“坐马痈”“跨马痈”“鹳口痈”“盘口痈”等。

一、流行病学

本病是临床上常见的肛肠疾病，发病率较高，约占外科疾病的3%～5%，占肛肠科疾病的8%～25%。发病群体以20～40岁的青壮年最为常见，而且发病有一定的季节倾向，发病最高的季节在春季和夏季。此病也可见于婴幼儿，男性则更为常见，可能与男性体内雄激素水平较高有关，其具体的发病机制仍未明晰。此外，婴幼儿的发病率还与肛管局部免疫功能不全相关。肛周脓肿常见的致病菌是大肠埃希菌、金黄色葡萄球菌、链球菌及厌氧菌，铜绿假单胞菌和结核杆菌也可引起脓肿。

二、病因病理

（一）中医病因病机

祖国医学对肛痈病因的论述颇多，具体分为外因和内因两大类。外因主要为外感六淫邪气，内因主要是湿热和阴虚。

1. 外感六淫

外感六淫毒邪，入里化热，阻塞经络，凝滞气血，血败肉腐而成痈，正如《灵枢·痈疽》载："寒邪客于经络之中，则血泣，血泣则不通，不通则卫气归之，不得复反，故痈肿。寒气化为热，热盛则肉腐，肉腐则为脓。"又如《河间六书》记载："风热不散，谷气流溢，传于下部，故令肛门肿满，结如梅李核，甚者及变而为瘘也。"

2. 湿热

平素饮食不节，过食醇酒厚味及辛辣肥甘之品，损伤脾胃，酿生湿热，湿热下注大肠，气血壅滞肛门，形成肛痈，如《素问·生气通天论》载："膏粱之变，足生大丁。"再如《外科正宗》亦载："夫脏毒者，醇酒厚味，勤劳辛苦，蕴毒流注肛门结成肿块。"

3. 阴虚

肺脾肾三阴亏损，湿热瘀毒结聚肛门，亦可导致肛痈，如《薛氏医案》中记载："悬痈……属足三阴亏损之症。"又如《疡科心得集·辨囊痈悬痈论》亦有"患此者，俱是极虚之人，由足三阴经亏损，湿热结聚而发"的记载。

（二）西医病因病理

现代医学认为肛周脓肿的形成主要与以下因素有关：

1. 肛腺感染

西医学认为，95％以上的肛周脓肿由肛腺感染引起。肛窦（肛隐窝）呈漏斗状，开口向上，粪屑、杂质、微生物等污物极易存积在肛窦内，引起感染并形成肛窦炎。肛窦底端经肛腺导管与肛腺相连，肛窦感染后，可经肛腺导管蔓延至肛腺并形成肛腺炎，如未得到控制，感染可继续通过肛腺经淋巴和血管向肛管直肠周围各间隙和疏松组织扩散并化脓，最终形成相应间隙的脓肿。感染向上可达直肠周围，形成高位肌间脓肿或骨盆直肠间隙脓肿；向下达肛周皮下，形成皮下脓肿；向外穿过外括约肌，形成坐骨肛管间隙脓肿；向后可形成肛管后间隙脓肿或直肠后间隙脓肿。

2. 临近组织感染

肛周间隙邻近组织的感染，如直肠肛管损伤后感染、肛周皮肤的毛囊汗腺感染及骶骨的化脓性感染等，未及时得到控制，可蔓延至肛周间隙，形成肛周脓肿。

3. 其他因素

① 血行感染：某些全身性疾病，如糖尿病、白血病、再生障碍性贫血等，可使身

体抗感染能力下降。此时如病原菌随血液运行至肛周，则易导致脓肿。② 免疫因素：任何感染性疾病的发生与否和轻重程度，都与其自身免疫功能的强弱有关。较强的免疫功能可避免肛周脓肿的发生或使病灶局限，免疫功能低下时则相反，如白血病患者免疫功能减弱，其患肛周脓肿的概率明显高于正常人，且病灶范围均较广。③ 性激素因素：肛腺的发育和功能主要受人体性激素调节。随着年龄的变化，性激素水平亦有相应的变化，可直接影响肛腺的增生与萎缩。因肛周脓肿多与肛腺感染有关，故其发病率也随之升高和降低。

(三) 发病过程

总结因肛腺感染引起的直肠肛管周围脓肿的发病过程，可分为三个阶段：

1. 肛隐窝(肛窦)炎症阶段

感染发生后，渗出液积存于隐窝内，加之肛门括约肌因炎症刺激收缩，以致引流不畅，使感染加重。

2. 肛管直肠周围脓肿阶段

由肛隐窝炎发展成肛腺炎，经括约肌间感染，形成肛管直肠周围炎，通过腺体的管状分支，或沿联合纵肌走行，向上、下、外三个方向在直肠肛管周围形成不同部位的脓肿(图 3-4-2)。

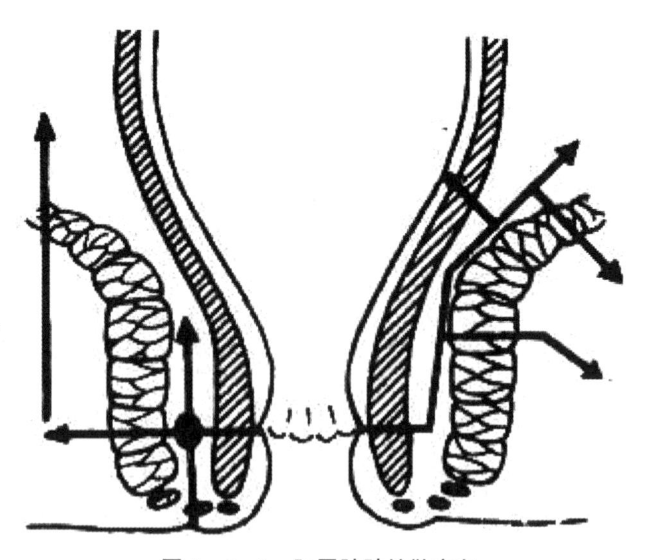

图 3-4-2　肛周脓肿扩散方向

3. 肛瘘形成阶段

肛管直肠周围不同部位的脓肿，在自行破裂或人工引流后，脓肿逐渐消退，病灶局限，形成不同类型的肛瘘。

三、临床表现

（一）临床特点

患者初起先自觉肛门周围出现了一个小肿块，逐渐发展，突然出现剧烈疼痛，红肿发热，坠胀不适，坐卧不安，全身体温升高，同时伴倦怠不舒，食欲不振，大便秘结，排尿不畅等症状。一般 1 周左右即可形成脓肿，在肛门周围或直肠内指诊时可以摸到波动、柔软的脓腔，用注射器穿刺可抽出脓液。低位脓肿局部症状重而全身症状轻，高位脓肿则反之，全身症状较重而局部症状较轻。

肛门直肠周围有 7 个易发生脓肿的结缔组织间隙，间隙内充满含有丰富小血管和小淋巴管的疏松结缔组织和脂肪，这 7 个间隙分别是：深部的左、右骨盆直肠间隙，均位于肛提肌上方；浅部的左、右坐骨直肠间隙和皮下间隙，均位于肛提肌下方；位于直肠黏膜与肌层之间的黏膜小间隙。不同位置的肛周脓肿症状略有不同（图 3－4－3），具体表现如下：

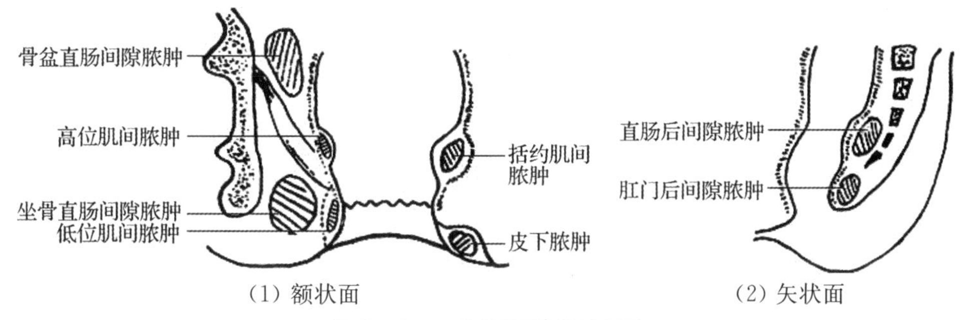

图 3－4－3　肛周脓肿常见部位

1. 肛周皮下脓肿

肛周皮下脓肿最常见，占全部肛周脓肿的 40％～50％，多由肛腺感染后，经外括约肌皮下部向外扩散而成。多发生于肛门后方或侧方皮下部，一般不大。主要症状为肛周持续性跳痛，行动不便，坐卧不安，全身感染性症状不明显。检查时可见病变处明显红肿，有硬结和压痛，脓肿形成可有波动感，穿刺时抽出液。

2. 坐骨直肠间隙脓肿

坐骨直肠间隙脓肿也非常多见，占肛周脓肿的 15％～25％，多半为肌间感染引发肛管后部间隙感染，向单侧或双侧坐骨直肠窝（坐骨肛门窝）扩散而形成的脓肿，也可能是由低位肌间脓肿沿着联合纵肌纤维，向外括约肌的纤维性间隔蔓延而形成。炎症初起时，患者常感肛门部坠胀疼痛不舒，继之出现全身症状，如头疼、倦怠、食欲不振，发热恶寒、脉搏加快等。随着炎症的增剧，臀部大片红肿，双臀不对称，明显触痛，排便时痛感剧烈，有时伴反射性排尿困难。此时红肿处甚至会有波动感，应及时切开引流，避免脓液深入，加重病情。

3. 骨盆直肠间隙脓肿

此脓肿在临床上较为少见，占肛周脓肿的2.5%～9%，位于肛提肌以上，顶部为盆腔腹膜，后方有直肠和侧韧带，前方男性为膀胱和前列腺，女性为子宫和阔韧带，位置深隐，感染常由于直肠炎、直肠溃疡、直肠外伤等疾病所致，也可由于肌间脓肿或坐骨直肠间隙脓肿波及。发病缓慢，自觉直肠内有沉重坠胀感，有时排便不畅，排尿困难，肛门周围多无异常。指检在肛提肌上方可摸到肿胀和触痛，如有必要可作肛管直肠腔内超声或CT检查以帮助诊断。

4. 括约肌间脓肿

括约肌间脓肿发生在直肠黏膜下层括约肌间隙内，也叫黏膜下脓肿，但脓肿不在黏膜下，有的全身症状较显著，如发热、倦怠、食欲缺乏等症状明显。直肠下部有坠胀感及疼痛感，行走及排便时加重，并有排便困难。

5. 直肠后间隙脓肿

直肠后间隙脓肿位于直肠后间隙内，全身症状显著，有周身不适，发热、头疼、倦怠、食欲缺乏等症状。腰骶部酸痛，排便时肛门部有明显坠痛。因部位较深，外观肛门局部无变化，肛门与尾骨之间，可有深压痛。

6. 其他类型脓肿

高位肌间脓肿、直肠壁内脓肿，由于位置比较深，局部症状大多不明显，临床表现主要以会阴、直肠部的坠胀感和便时痛剧为主，伴有明显的全身症状，肛门直肠检查可触及肿块。结核性肛周脓肿与以上情况不同，常常是慢性发病，经数日或数月后才形成脓肿，疼痛不剧烈，伴有低热，局部红肿高突不明显，破溃后流出的脓液清稀色白、脓口凹陷，周围皮肤发青或呈青白色，常有数个流脓的外口，经久不愈。全身检查可发现肺部、大肠或其他部位有结核病灶，脓液培养可见结核杆菌。

（二）辅助检查

1. 肛门视诊

[方法] 患者取截石位或侧卧位，嘱其放松肛门，检查肛门皮肤有无红肿、包块，观察局部脓液及皮肤状态。

[诊断价值] 若脓液稠厚、色黄、量多，多是由金黄色葡萄球菌等所致的急性炎症；混有绿色脓液，应考虑绿脓杆菌感染；脓色黄而臭，多属大肠埃希菌感染；脓液呈清稀米泔样，多属结核杆菌感染；若脓血相混，夹有胶冻样物，应考虑癌变。皮肤红、肿、热、痛，是急性炎症的表现；皮肤不变色或色暗，无明显热痛，多是慢性炎症，如结核等。

2. 肛门指诊

[方法] 患者取截石位或侧卧位，检查者先肛外触诊，检查肛门周围有无压痛、硬结、肿块等，再行肛内指诊，需特别注意检查肛窦有无压痛、硬结或凹陷。

[诊断价值] 通过肛门指诊，可以大致了解脓肿的范围、边界、性质，有无波动感，触痛是否明显，有无瘘管及瘘管走行，肛管和直肠是否有隆起、触痛或凹陷等，对高位脓肿的诊断有重要意义。骨盆直肠间隙脓肿及直肠后间隙脓肿，在直肠内可扪及压痛性肿块；其他间隙脓肿可用拇指、示指双指触诊检查，即示指在直肠内，拇指在肛周皮肤上，拇指、示指两指触诊，可以发现肛管深前、深后间隙脓肿或坐骨直肠间隙脓肿、肛周脓肿。

3. 实验室检查

[方法] 应用患者血清作血常规检查。

[诊断价值] 根据白细胞和中性粒细胞的计数，可判断感染的程度。化脓性脓肿，白细胞总数及中性粒细胞均可升高；结核性脓肿，白细胞总数及中性粒细胞一般不升高。一般情况下的脓肿，白细胞总数在 $20\times10^9/L$ 以下，如达到或超过$20\times10^9/L$，则有败血症的可能。

4. 针管穿刺抽脓和细菌培养

[方法] 患者取截石位或侧卧位，充分暴露患处，嘱患者深呼吸放松，在触及波动最明显处或肿胀最明显处行经皮肤穿刺或经直肠穿刺，全程注意无菌操作，抽取的脓液送病理检查。

[诊断价值] 若抽出脓液即可确诊，细菌培养可以明确致病菌的种类和性质，指导用药。

5. 肛门镜检查

[方法] 患者取截石位或侧卧位，在肛门镜及前部涂抹少许石蜡油，嘱患者张口深呼吸，将肛门镜缓缓旋转进入肛门，取出镜芯，在灯光下观察直肠内有无内口、脓血及其他病变。

[诊断价值] 肛门镜检查是诊查黏膜下脓肿、高位肌间脓肿及脓肿在肛内原发感染病灶的重要手段。诊查黏膜下脓肿和高位肌间脓肿时，可在镜下观察到直肠腔内有局限性异常隆起，后者可有表面糜烂或脓性物附着。检查肛窦处原发感染病灶时，肛门镜下可见感染的肛窦充血、水肿，有时因肛门镜压迫肿胀脓腔，可见脓液自肛窦溢出。

6. 直肠腔内超声检查

[方法] 应用肛周超声仪器设备，观察脓腔的部位、大小，炎症波及周围组织的范围、深度，及其与肛管、肛门括约肌间的关系。

[诊断价值] 通过直肠腔内超声检查，能够准确诊断肛周脓肿，对高位脓肿的

诊断效果尤佳。超声显像脓肿多表现为肛管直肠周围软组织内低回声或液性暗区,为圆形或椭圆形,亦有不规则形,边界模糊不清,后壁回声稍强。其中超声显示不均匀低回声型,为脓肿早期,软组织充血水肿改变,尚未形成脓液;超声显示不均匀液性暗区,为脓肿中期,软组织为蜂窝织炎伴部分液化;超声显示均匀性液性暗区,为脓肿后期,软组织坏死明显,大量脓液形成;超声显示强回声与低回声混合型,临床多因脓肿迁延时间较长,部分软组织机化,纤维组织增生,多是瘘管形成所致。

7. MRI 检查

MRI 具有优越的空间和组织分辨率,可清晰显示肛管解剖结构、病变及其关系,大范围任意平面扫描使深部脓肿、多发脓肿不易漏诊。MRI 可清晰显示肛提肌、肛门内外括约肌和括约肌间沟等与肛周脓肿的位置关系,检查准确率不低于直肠腔内超声,且患者无痛苦,但费用偏高。

8. CT 检查

适用于复杂性肛周化脓性疾病,尤其是骨盆直肠间隙脓肿和有肛周表现的克罗恩病。

四、 诊断与鉴别诊断

(一) 中医诊断要点

1. 火毒蕴结

证候:肛门周围突然肿痛,持续加剧伴恶寒、发热、便秘、尿赤。舌红,苔薄黄,脉数。肛周红肿,质硬,触痛明显,皮肤焮热。

2. 热毒炽盛

证候:肛门周围突然肿痛持续数日,痛如鸡啄,难以入寐伴恶寒发热、口干便秘、小便困难。舌红,苔黄,脉弦滑。肛周红肿,按之波动感或穿刺有脓。

3. 阴虚毒恋

证候:肛周肿痛,皮色暗红,成脓时间长,溃后脓水稀薄,疮口难敛,伴午后潮热,心烦口干,盗汗。舌红,苔少,脉细数。

(二) 西医诊断要点

本病的临床特征:一是肛门直肠处疼痛、坠胀,局部红肿热痛,或破溃流脓,或有脓自肛门流出;二是有与肛门局部症状相应的全身症状,如全身不适,恶寒、发热或寒热交作,食欲欠佳,大便秘结,小便短赤等。但一般单纯性低位脓肿局部症状较重。因此,根据其临床特征,得出正确的诊断并不困难,但需要注意的是:深部脓肿局部外观常无明显变化,这时直肠指诊是重要的检查手段。此外,一切辅助检查，常可提供有力的佐证，如血常规检查，可见白细胞计数及中性粒细胞计数比例明显增高；从肛周皮肤进针，穿刺抽出脓液可以确诊，必要时可做肛管超声检查协助诊断。

肛管直肠周围脓肿在诊断上应明确两点：① 脓肿与括约肌的关系；② 有无内口与内口至脓肿的通道。

（三）鉴别诊断

肛门直肠脓肿应与下列疾病相鉴别：

1. 放线菌性脓肿

多数发生在黏膜下与皮下，全身中毒症状重。局部脓肿、溃疡、瘘管常并存。脓肿浅在，脓液稀薄，其中有黄色颗粒（菌块）。

2. 结核性脓肿

少数骶髂关节结核、耻骨坐骨支结核可以出现在肛周，一旦发生混合感染就容易与肛周脓肿混淆。结核性脓肿属“寒性脓肿”，初现时没有明确的炎症，病程长，病史清楚，有全身症状、骨质变化，炎症与肛门直肠无病理联系。

3. 化脓性汗腺脓肿

化脓性汗腺脓肿发生在肛门周围皮下。一般无明显全身症状，脓肿浅在，分散而在皮下相互通连。脓液黏稠，呈白粉粥样，有臭味。肛管直肠内无内口。

4. 毛囊炎和疖肿

病变与肛窦无病理联系，疖肿有时很大，病灶只在皮肤或皮下，浅在，肿胀中心与毛囊开口是一致的，其中有脓栓，多数自行破溃。

5. 骶前囊肿、畸胎瘤

发生部位在直肠后壁，脓腔不明显，脓腔壁硬，触之腔内有分叶感和异物感。成人骶前囊肿和隐匿性骶前囊肿感染也常被误诊为肛管后脓肿。详细询问病史一般能发现某些骶前肿物的迹象。较小的畸胎瘤症状与直肠后脓肿早期相似，但指诊直肠后肿块光滑、分叶，无明显压痛，有囊性感；X线检查时将直肠推向前方或一侧可见骶骨与直肠之间的组织增厚，有肿瘤，内有不定型的散布不均的钙化阴影和尾骨移位。

6. 梅毒性脓肿

梅毒性脓肿多发生在皮下或坐骨直肠间隙，局部症状轻，脓液稀薄而污秽有臭味。全身症状有梅毒表现体征。有性病史。血液检查，梅毒反应阳性。此种脓肿极少见，但亦不可忽视。

7. 肛门旁粉瘤

肿物圆形，表面光滑，经过缓慢。与肛窦无关，肿物有完整囊壁，内容物呈白色粉粥状，无感染则局部无明显炎症，无全身症状。

8. 平滑肌瘤

肿物圆形,表面光滑,质实坚硬,无急性炎症,与肛窦无关。全身无症状。

9. 血栓外痔感染化脓

此病发生在肛缘,无明显全身症状,脓液中混有黑色凝血块,常不形成肛瘘。

10. 克罗恩病导致的肛周脓肿

克罗恩病发生肛周脓肿,占肛周脓肿的20%左右,肛门常有不典型的肛裂与瘘管。局部肿胀、发红,多自溃,但无明显疼痛及全身症状。

五、治疗方法

(一)中医分型证治

中医治疗可用于早期未成脓时的治疗或切开排脓后辅助治疗。遵循消、托、补三大法则,在脓肿早期未成脓时,宜采用清热解毒、利湿消肿之法促进脓肿消散;中期脓成后,应及时切开排脓,辅以中药托毒排脓;后期毒尽,若体虚者可用补益的药物助养生新,促进伤口愈合。

1. 火毒蕴结证

治则:清热泻火、消肿止痛。

方药:黄连解毒汤合龙胆泻肝汤或仙方活命饮加减。金银花20 g,防风、赤芍、当归、皂角刺、穿山甲、天花粉、白芷各10 g,乳香、没药各8 g,陈皮、甘草各6 g。

加减:若大便秘结可加生地15 g、大黄6 g;痛甚者可加蒲公英、连翘各15 g。

2. 热毒炽盛证

治则:清热解毒、透脓托毒。

方药:透脓散加减。黄芪30 g,穿山甲、皂角刺各15 g,川芎、当归尾各10 g,金银花30 g,牛蒡子8 g,白芷12 g。

加减:热甚者,加生石膏30 g。

3. 阴虚毒恋证

治则:养阴清热,祛湿解毒。

方药:青蒿鳖甲汤合三妙丸加减。青蒿10 g、鳖甲30 g、知母10 g、地黄15 g、丹皮9 g、赤芍15 g、金银花30 g、白芷15 g、白芍15 g、甘草5 g。

加减:阴虚重者,加龟板30 g、玄参20 g;兼气虚者,加太子参30 g、生黄芪30 g;夹湿者,加佩兰10 g、砂仁6 g、薏苡仁20 g。

常用的中成药有犀黄丸、一清胶囊等,丁氏痔科常用的是抗炎合剂。

(二)西医治疗

1. 治疗原则

(1) 单纯应用广谱抗生素治疗而不引流会延误手术时机,形成更加复杂的病变。

(2) 无论何种类型和何种部位的肛周脓肿,一旦化脓,尽早手术。

(3) 切开应达到理想的引流,不遗留任何脓腔。

(4) 非复杂性肛周脓肿常规切开引流,无须应用抗生素。对于复杂性脓肿及高危患者,如免疫抑制、血液病、糖尿病及严重心脏病所致的脓肿,应考虑用抗生素。

2. 一般治疗

(1) 口服缓泻剂,保持大便通畅。

(2) 温水坐浴。

(3) 卧床休息,静脉补充能量及维生素。

(4) 必要时给予抗生素。

3. 西药治疗

根据不同的致病菌株选用敏感的抗生素进行抗感染治疗,可选用磺胺类、青霉素、链霉素、四环素、庆大霉素、卡那霉素等治疗,结核性脓肿还应配合抗结核药治疗。

4. 手术治疗

手术治疗是治疗肛周脓肿的主要手段,肛周脓肿的手术指征总结如下:① 感染症状持续 2～3 天经治疗无好转或进一步加重,此时脓肿往往已开始形成,即使无波动感也应考虑切开;② 经穿刺抽出脓液者;③ 感染处有波动感者;④ 深部脓肿 B 超或 CT 提示有液化者。

手术切开的原则:切开排脓后不致形成肛瘘,在术中尽力寻找原发内口,争取一次性手术治愈。然而,在实际操作中,脓肿切开后形成肛瘘,则是经常遇到的问题。不同部位的脓肿,其手术操作不尽相同,但总的要求是:① 定位准确:一般在脓肿切开引流前先穿刺,待抽出脓液后再切开;② 切口选择:浅部脓肿行放射状切口,深部脓肿行直切口,避免损伤括约肌;③ 引流彻底:切开脓肿后要用手指去检查脓腔,分开脓腔内的纤维间隔,以利引流;④ 预防肛瘘形成:术中应仔细寻找有无内口,若能同时切开,常可防止肛瘘形成;⑤ 术中应行脓液培养。

(1) 切开引流术

根据切开引流的部位不同又可具体分为肛门皮下脓肿切开引流术、坐骨直肠间隙脓肿切开引流术、骨盆直肠间隙脓肿切开引流术、直肠后间隙脓肿切开引流术、直肠黏膜下脓肿切开引流术及蹄铁形脓肿切开引流术等。

［适应证］任何类型及何种部位脓肿均可。

［麻醉］长效局麻或腰麻。

［体位］截石位或侧卧位。

① 肛门皮下脓肿切开引流术

［手术步骤］肛周及肛管常规消毒、铺巾。示指、拇指双指合诊探查脓肿的位置、范围及原发感染病灶。在脓肿中心位置或波动明显处，做放射状切口或弧形切口，切口大小与脓腔范围相当（图 3－4－4 之一）。切开后常有脓液溢出或喷出，再插入血管钳撑开切口，大量脓血排净后，将手指伸入脓腔探查脓腔大小，分离其间隔组织，以利引流（图 3－4－4 之二）。修剪切口呈梭形，使其引流通畅。脓腔内填入凡士林油纱条引流，外覆塔形纱布，丁字带固定，手术结束。

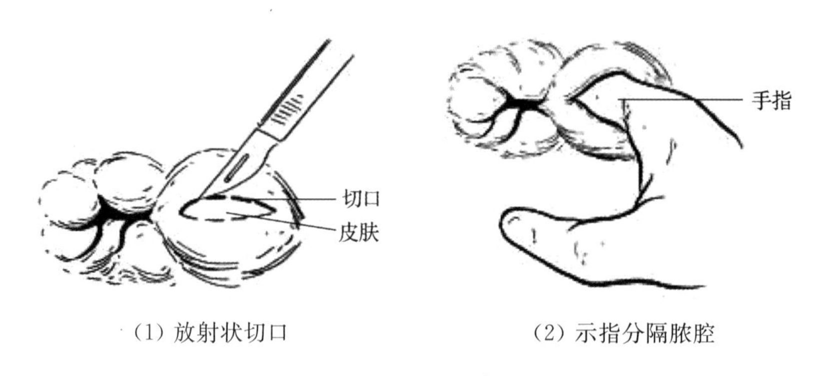

（1）放射状切口　　（2）示指分隔脓腔

图 3－4－4　肛门皮下脓肿切开引流术

［术后处理］患者当日不排大便，次日以后每天便后坐浴、换药、更换引流纱条，直至伤口愈合。

［注意事项］放射状切口勿深入肌层，以免切断括约肌。

② 坐骨直肠间隙脓肿切开引流术

［手术步骤］肛周及肛管常规消毒、铺巾。确定脓肿的部位，选择脓肿波动最明显处，一般在距肛缘 2.5 cm 外作前后方向的弧形切口或放射状切口，其长度与脓肿直径略相等。切开排脓后，将手指伸入脓腔探测大小，并将脓腔中纤维间隔分开，以利引流。脓腔间隔较大，分离时切勿强行撕裂，以免撕断血管而出血，脓腔内不宜搔刮，脓腔壁是可以抑制炎症扩散的屏障，应予保护。修剪切口呈梭形，使其引流通畅。严格止血后脓腔内填入凡士林油纱条引流，外覆塔形纱布，丁字带固定，手术结束。

［术后处理］同肛门皮下脓肿切开引流术。

③ 骨盆直肠间隙脓肿切开引流术

［手术步骤］肛周及肛管常规消毒、铺巾。左手食指伸入直肠，右手持穿刺针

直接抽吸见脓，以确定脓肿的部位。切口选在距肛缘 1.5～2.5 cm 外偏后方，其长度与脓肿直径略相等。沿穿刺针向下切开皮肤、皮下组织至骨盆直肠间隙，另一只手示指伸入直肠内作引导，触及脓肿后用血管钳钝性分开肛提肌束，沿穿刺针穿入骨盆直肠间隙脓腔，扩大肛提肌裂口，以扩大引流通道，排净脓液(图 3-4-5)。修剪两侧皮瓣呈梭形，安置橡皮管引流，外覆塔形纱布，丁字带固定，手术结束。

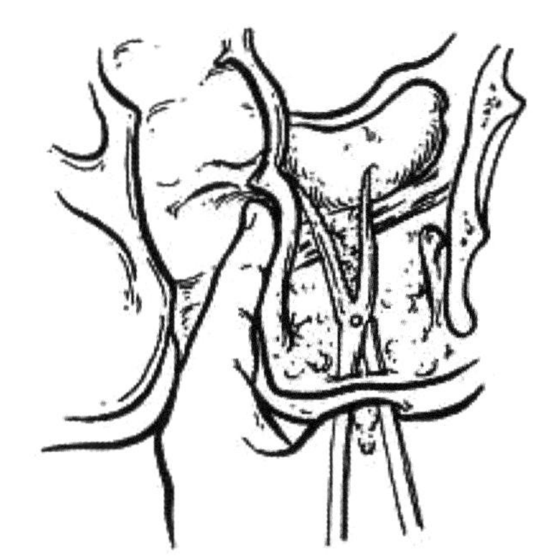

图 3-4-5　血管钳撑开肛提肌排脓

［术后处理］患者每次便后以消肿洗剂熏洗坐浴并换药；经常活动引流管，使脓液流出通畅，约 1 周撤去引流管，改用凡士林油纱。

［注意事项］切口位置尽量靠近肛管后方，较易找准脓腔。

④ 直肠后间隙脓肿切开引流术

［手术步骤］肛周及肛管常规消毒、铺巾。在肛门后正中距肛缘 1.5～2.5 cm 处做放射状切口，逐层切开至肛尾韧带，用血管钳经切口向直肠后钝性分离，穿过肛尾韧带进入脓腔，横向张开止血钳，扩张肛尾韧带和脓腔，以排脓引流，示指深入脓腔扩张切口，修剪创缘皮肤，以利引流。置多孔橡皮管引流(图 3-4-6)，外覆塔形纱布，丁字带固定，手术结束。

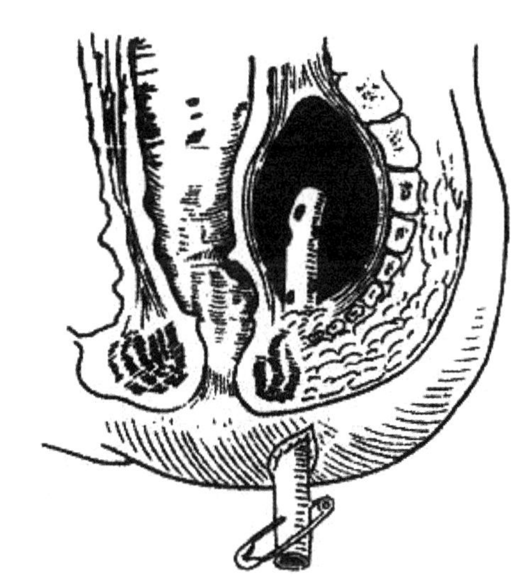

图 3-4-6　放置多孔橡皮管

［注意事项］切口不要切断肛尾韧带。

⑤ 直肠黏膜下脓肿切开引流术

［手术步骤］肛周及肛管常规消毒、铺巾。用两叶肛门镜撑开肛门暴露脓肿部位，脓肿多突向肠腔。重新消毒黏膜后，用手术刀或电刀纵向切开黏膜，放出脓液。出脓后用血管钳插入脓腔扩张引流，如遇渗血以止血纱布填塞脓腔，压迫止血。如有搏动性出血可结扎止血，止血纱布术后 24 小时后取出。

［术后处理］患者当日不排便，术后第二日以后每天排便后坐浴、换药。

⑥ **蹄铁形脓肿切开引流术**

因骨盆直肠间隙脓肿位置较高，向下蔓延到皮肤破溃常需一定时间，因此可由一侧蔓延经直肠后间隙再蔓延到对侧而成高位蹄铁形脓肿。其一侧或两侧也可与坐骨直肠间隙相通而成低位蹄铁形脓肿。

［手术步骤］肛周及肛管常规消毒、铺巾。在肛门两侧距肛缘 2 cm 外或波动明显处做放射状切口。充分排脓后，以双手食指或血管钳，从两侧切口下端向直肠后间隙插入，扩大脓腔，分离间隔，将脓液排净，使两侧脓腔与后位充分相通以利引流。开窗留桥，作对口引流(图 3－4－7)，填以凡士林油纱条引流，外覆塔形纱布，丁字带固定，手术结束。

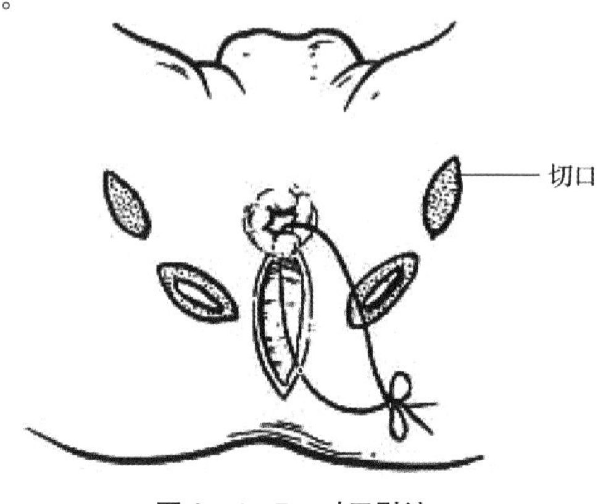

图 3－4－7　对口引流

［术后处理］不控制饮食；应用抗生素 5 天左右控制感染；术后 48～72 小时后拆除橡皮条引流。1 周左右拔出橡皮管引流，改用凡士林油纱条患者每次便后消肿洗剂熏洗坐浴、换药。

［注意事项］需要注意术后渗血和出血。

(2) 切开内口术

［适应证］低位肛瘘性脓肿。

［麻醉及体位］同切开引流术。

［手术步骤］肛周及肛管常规消毒、铺巾。于脓肿波动明显处做放射状切口，切开排脓后，以球头探针自切口伸入脓腔，另一手示指伸入直肠内作引导，寻找内口。找到感染肛窦内口后，将槽形探针沿球头探针插入，由内口穿出，切开内外口之间的组织，使伤口开放。修剪创缘呈梭形，以利引流，将油纱条嵌入创腔内，外覆塔形纱布，丁字带固定，手术结束。

［术后处理］便后熏洗坐浴、换药，换药时，油纱条必须嵌入创腔，以免假性愈合，直至创面长平愈合。

(3) 切开挂线术

［适应证］坐骨直肠间隙脓肿、肌间脓肿、前位脓肿、肛管后间隙脓肿、婴幼儿肛周脓肿。

［禁忌证］非肛瘘性脓肿、糖尿病及血液病合并的脓肿。

［麻醉及体位］同切开引流术。

［手术步骤］肛周及肛管常规消毒、铺巾。寻找内口，切开排脓后，寻找原发感染肛窦内口，这是手术成败的关键所在。首先要明确肛周脓肿的内口与肛瘘内口不同，为闭锁内口，所以不能作染色试验寻找内口。示指伸入直肠腔内，在脓肿侧可触到凹陷性炎性硬结，再插入肛门镜暴露直肠腔，可见到患侧肛窦红肿隆起，有少量残余脓液溢出，即为内口。用球头探针从切口伸入脓腔，另一只手示指伸入肛内引导，探针沿脓肿壁缓慢而轻柔地伸入，从凹陷性硬结肛窦部位穿入直肠。将橡皮圈挂在球头探针上退入内口，再从切口牵出口外，切开自切口至内口间皮肤，内外两端橡皮圈合拢轻柔拉紧、钳夹、钳下丝线结扎，创腔内填凡士林油纱，脓腔较大时填入纱布引流即可，外覆塔形纱布，丁字带固定，手术结束。如为蹄铁形脓肿、直肠后间隙脓肿后正部不宜切开，应予挂线引流，两侧开窗留桥，对口引流。

［术后处理］术后半流食2～3天；应用抗生素5～7天，以控制感染；保持大便通畅；每次便后用消肿洗剂熏洗坐浴，每日换药1～2次。

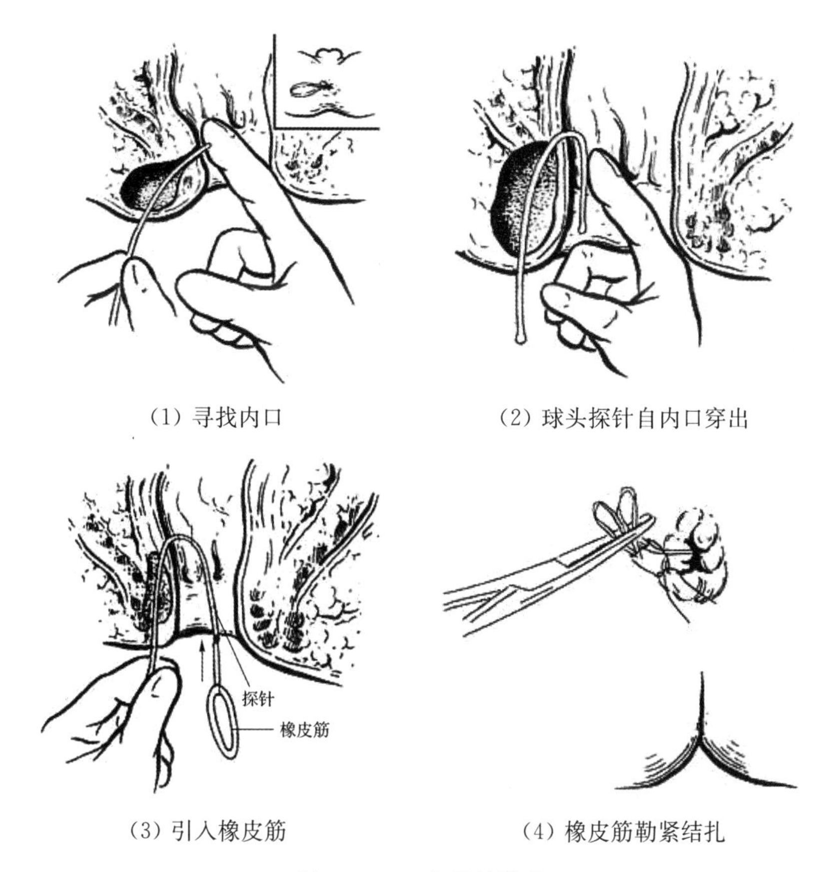

(1) 寻找内口　(2) 球头探针自内口穿出

(3) 引入橡皮筋　(4) 橡皮筋勒紧结扎

图3-4-8　切开挂线术

(4) 脓肿切开缝合术

[适应证] 非肛瘘性脓肿、粉瘤感染所致的脓肿。

[禁忌证] 肛瘘性脓肿。

[麻醉及体位] 同切开引流术。

[手术步骤] 有菌手术按无菌手术准备。在切开排脓、冲洗脓腔后搔刮脓肿壁,彻底清除坏死组织,用双氧水及甲硝唑清洗创面,用手指压迫脓腔,以大弯粗三角针绕过脓腔行褥式缝合封闭脓腔,外用抗生素纱布覆盖,胶布加压固定。

[术后处理] 选用两种抗生素连服或肌注至少 3 天;每日便后立即消毒换药,术后 5 天检查缝合伤口有无感染,如有感染,酌情部分或全部拆线;每日温盐水坐浴、换药直至伤口愈合。

(三) 外治法

1. 熏洗坐浴法

肛门局部熏洗坐浴可以达到清热解毒、行气活血、软坚散结、消肿止痛、祛腐生肌、缓解疼痛的作用,常用的熏洗方剂有祛毒汤、苦参汤、五倍子汤等。南京市中医院全国肛肠医疗中心常选用自制消肿洗剂给患者熏洗坐浴,缓解肛周脓肿症状,促进术后创面愈合。

方法:取 100 ml 药液加入 1 500～2 000 ml 的热水中稀释,借助药气的热力蒸腾,对病变部位进行热熏,疏通腠理,随后淋洗、坐浴,发挥药液清洁、消炎、活血、止痛等功效。

2. 外敷法

外敷法是将药物直接敷于患处,作用在病变部位,发挥其消炎止痛、促进局部肿痛消散、祛腐生肌的目的。

方法:脓肿初期未成脓时,属实证者,局部可用金黄膏或黄连膏外敷患处,丁氏痔科常用乌蔹莓软膏厚涂脓肿皮肤一层,范围以超过脓肿边界 1 cm 为宜,每日 1～2 次;属虚证者,用冲和膏外敷。溃脓后期,用提脓丹或九一丹外敷,化腐提脓,祛腐生肌,敛创收口。

3. 塞药法

塞药法常用的是一些栓剂,药物进入直肠,在肛温下慢慢融化,其有效成分可直接经直肠黏膜吸收,进入血液循环,发挥清热解毒、抗炎止痛的作用,常用的栓剂有马应龙痔疮栓、肛泰痔疮栓、消炎痛栓、复方角菜酸酯栓等。

方法:上述栓剂每晚睡前 1 枚纳肛或换药时纳入肛内,具有清热解毒、止痛生肌的作用。

4. 针灸治疗

若疼痛剧烈,可针刺长强、承山、足三里、环跳穴,或用普鲁卡因,长效止痛,长强穴封闭;尿潴留,小便难解,可针刺关元、中极、气海、三阴交、水道、阳陵泉透阴陵泉穴。若粪嵌塞,则针刺支沟、足三里、气海、合谷、曲池穴。

5. 保留灌肠

深部脓肿可用清热解毒药,如黄连、黄柏、紫花地丁、大黄、白头翁、秦皮等煎水保留灌肠。根据患者病情选择合适的灌肠肛管,灌肠前嘱患者排空大小便。灌肠时右手持血管钳夹住灌肠肛管,经肛门插入 15～20 cm 后,松开血管钳并注入 38 ℃灌肠液。灌肠器一般距臀部 30 cm,压力不宜过大,一般采用边灌边退的方法,退至 7 cm 时,药物全部灌完。药物剂量为 120 ml 左右,然后向灌肠器再注入 30 ml 生理盐水,以冲净灌肠器滴液管内的残留药物,使其药物达到一定的剂量。药物注入完毕后,拔出灌肠肛管,用卫生纸在肛门处轻轻按揉,嘱患者抬高臀部 10 cm,保留 1 小时以上,然后改为自由卧位。

6. 微波治疗

局部用圆形辐射器,间隔 10 cm;输出功率为浅层用 40～60 W,深层用 70～90 W,每天一次,每次 10 分钟。适用于脓肿早期切开排脓后的创面。

六、疗效标准

(一) 评价标准

参照 1994 年国家中医药管理局颁布的《中医病证诊断疗效标准》。

治愈:症状及体征消失,伤口愈合,肛门括约肌功能正常。

好转:症状改善,病灶或伤口缩小,肛门括约肌功能正常。

未愈:症状及体征均无变化,肛门括约肌功能正常。

(二) 评价方法

1. 症状评价指标:参照 2004 年卫生部颁布的《中药新药临床研究指导原则》。

出血:

0 级:正常 0 分;

1 级:轻度 2 分　带血;

2 级:中度 4 分　滴血;

3 级:重度 6 分　射血。

疼痛:

0 级:正常 0 分;

1 级:轻度 2 分　轻度疼痛,可以忍受;

2 级:中度 4 分　明显疼痛,用药缓解;

3 级:重度 6 分　剧烈疼痛,难以忍受。

分泌物:

0 级:无 0 分;

1 级:有 1 分。

2. 证候评价指标:参照 2004 年卫生部颁布的《中药新药临床研究指导原则》。

舌红,苔黄:

0 级:无;

1 级:有。

脉数或滑数:

0 级:无;

1 级:有。

参考文献

[1] 安阿玥. 肛肠病学[M]. 北京:人民卫生出版社,2015.

[2] 丁义江. 肛周脓肿和肛瘘的病因病理[M]. 北京:人民卫生出版社,2006.

[3] 汪建平. 中华结直肠肛门外科学[M]. 北京:人民卫生出版社,2014.

[4] Hamadani A, Haigh P I, Liu I L A, et al. Who is at risk for developing chronic anal fistula or recurrent anal sepsisafter initial perianal abscess? [J]. Diseases of the colon and rectum, 2009, 52(2): 217 - 221.

[5] Makowiec F, Jehle E C, Becker H D, et al. Perianal abscess in Crohn's disease[J]. Diseases of the colon and rectum, 1997, 40(4): 443 - 450.

[6] 肖毅敏. 中药熏洗治疗肛周脓肿 156 例观察[J]. 实用中医药杂志,1997,13(2):22.

[7] 陈富勤. 自拟方熏洗辅助用于肛门直肠周围脓肿切开挂线术后处理的临床研究[J]. 中国民间疗法,2015,23(3):29 - 30.

[8] 庞晓健. 仙方活命饮加减坐浴对肛周脓肿术后创面愈合的临床观察[D]. 成都:成都中医药大学,2011:21 - 22.

[9] 李春雨,汪建平. 肛肠外科手术技巧[M]. 北京:人民卫生出版社,2013.

[10] 王猛,王贵玉. 2016 年版美国结直肠外科医师学会《肛周脓肿、肛瘘和直肠阴道瘘治疗指南》解读[J]. 中国实用外科杂志,2017,37(2):162 - 165.

[11] 胡承晓. 火针排脓治疗肛周脓肿 120 例[J]. 中国中医急症,2003,12(4):369.

[12] 任克忍,王萍. 三联注射液局部封闭治疗肛周脓肿 35 例[J]. 中国肛肠病杂志,1999,19(5):34.

第五章　肛周坏死性筋膜炎

肛周坏死性筋膜炎(perianal necrotizin g fasciitis,PNF)是一种发生于肛周及会阴区的重症感染性疾病,于1883年由福尼尔(Fournier)首先报道,故称Fournier坏疽。1924年,梅勒尼(Meleney)将本病命名为"溶血性链球菌坏疽"。1952年,威尔逊(Wilson)用"急性坏死性筋膜炎"来描述本病皮肤及皮下筋膜组织进行性坏死的特点,并同时将其与丹毒、蜂窝织炎等其他软组织感染区别开来。该病多由细菌混合感染、以筋膜进行性坏死而不累及肌肉为特征,起病急骤,病情进展迅速,感染极易发展到会阴部、腹部,危及全身,患者常死于脓毒血症、感染性休克和多器官功能衰竭,死亡率高达31.5%。当合并糖尿病、营养不良、长期应用免疫抑制剂及激素类药物或患有免疫相关疾病时,死亡率更高。肛周坏死性筋膜炎早期无明显特异性临床表现,主要以会阴部或肛管直肠周围的疼痛为首发症状,随着病情的进展,病变皮肤呈暗红色甚至黑色,出现大小不一的散在性皮肤血疱,破溃后溢出血性渗液,有特殊气味,患处感觉减退甚至消失,触诊患处可有握雪感或捻发音。随着感染症状的加重,患者多伴有高热寒战,甚至出现神志不清、烦躁嗜睡、意识模糊等脓毒血症症状。

一、流行病学

该病多由细菌混合感染、以筋膜进行性坏死而不累及肌肉为特征,起病急骤,病情进展迅速,感染极易发展到会阴部、腹部,危及全身,患者常死于脓毒血症、感染性休克和多器官功能衰竭,死亡率高达31.5%。当合并糖尿病、营养不良、长期应用免疫抑制剂及激素类药物或患有免疫相关疾病时,死亡率更高。该病在人群中的发病率约为1∶7 500～1∶750 000。男性较女性多发,男女发病率比例为2.6∶1。

二、病因病理

(一) 中医病因病机

肛周坏死性筋膜炎属中医"肛疽""疮疡""烂疔"等范畴。《诸病源候论・疔疮病诸候》记载:"亦有肉突起如鱼眼之状,赤黑惨痛彻骨。久结皆变至烂成疮,疮下深孔如大针穿之状……一二日疮便变焦黑色，肿大光起，根硬强，全不得近。”该病多因皮肉破损，接触脏物，感染毒气，加之湿热火毒之邪内蕴，以致毒聚肌肤，气血凝滞，热盛肉腐而成。若湿热火毒炽盛，毒入营血，内攻脏腑而成走黄之势。若正气内虚，火毒炽盛，正不胜邪，反陷于里，客于营血，内传脏腑而致内陷危症。

（二）西医病因病理

1. 发病因素及发病机制

坏死性筋膜炎依据其发病因素分为原发性和继发性，临床上多以继发性为主。继发性坏死性筋膜炎常伴有局部或全身免疫损害，其中最主要的感染因素为肛管直肠周围脓肿（50%），包括肛管直肠的原发感染及其术后的继发感染，其次为泌尿生殖系统感染（20%～40%），最后为皮肤损伤（20%）。依据感染菌种分为两型。Ⅰ型为多种细菌引起的混合感染，包括非 A 组溶血性链球菌、厌氧菌和（或）兼性厌氧菌的感染。Ⅱ型由 A 组 β-溶血性链球菌引起，又称为溶血性链球菌性皮肤坏疽，多见于年轻健康患者，躯干和四肢为好发部。原发性坏死性筋膜炎以单种细菌感染为主，约占 78%，继发性以多种细菌混合感染为主，占 68%～75%。此外，该病的易感因素包括糖尿病、肿瘤放化疗、长期使用类固醇药物、免疫抑制及肝功能损害等。糖尿病是最常见的易感因素，文献报道 36.4%～76.9%的患者合并糖尿病，死亡率高达 36%～50%。该病主要破坏肌肉和皮肤之间的结缔组织，具体表现为皮下组织及筋膜的广泛坏死，肌肉可无意思下或仅有轻度受累；镜下为明显的白细胞浸润，皮下小动脉和小静脉常完全闭塞。此外，有研究表明多种细菌在人体内产生的胶原酶和肝素酶，诱导了血小板的聚集和补体沉积，进而导致皮下组织及筋膜的微血管血栓形成，阻碍血运和淋巴回流，加速了组织的缺血和坏死。同时感染过程中产生大量的炎性介质，介导了全身瀑布样的炎性反应，导致多系统器官功能衰竭而死亡。

2. 病理与微生物

皮下小动脉和小静脉纤维蛋白样血栓形成是 PNF 的病理学标志，除此之外，其组织学表现还包括多形核细胞浸润、被破坏的筋膜和真皮内的微生物等。一般认为，细菌通过穿孔的内脏或泌尿生殖器官和肛门，又或者外伤直接进入皮肤，达皮下组织或浅筋膜，进一步深及深筋膜和肌肉层。由于细菌的代谢，各种毒素在组织中产生并逐渐积累，这些毒素可能会影响水溶性，从而引起皮下捻发感和气体的形成，同时这种厌氧环境促进了厌氧菌的生长。此外，细菌释放的酶和毒素参与促进了浅、深筋膜的广泛坏死，导致严重的血管闭塞、神经损伤、缺血以及感染。

三、临床表现

(一) 临床症状及体征

肛周坏死性筋膜炎病情危重,进展迅速,准确的临床判断、充分的专科检查及必要的辅助检查是早期诊断最重要的手段。肛周坏死性筋膜炎早期无明显特异性临床表现,主要以会阴部或肛管直肠周围的疼痛为首发症状,随着病情的进展,病变皮肤呈暗红色甚至黑色,出现大小不一的散在性皮肤血疱,破溃后溢出血性渗液,有特殊气味,患处感觉减退甚至消失,触诊患处可有握雪感或捻发音。随着感染症状的加重,患者可多伴有高热寒战,甚至出现神志不清、烦躁嗜睡、意识模糊等脓毒血症症状,同时可伴有低氧血症、低蛋白血症。实验室检查见白细胞计数显著增多,X 线平片、CT、MRI、超声检查可探及软组织的肿胀增厚、皮下气肿。组织学检查可见坏死的筋膜及皮下组织中多形核细胞浸润、筋膜中的血管血栓形成,血管壁呈纤维蛋白样坏死。临床可参照 Fisher 诊断标准:① 皮下浅筋膜广泛坏死伴潜行性坑道状损害;② 全身中毒症状;③ 未累及肌肉;④ 伤口血培养未发现梭状芽孢杆菌;⑤ 清创时皮下微血管栓塞。

(二) 实验室及影像学检查

理论上 PNF 患者会出现白细胞明显增多,血尿素氮、血清肌酐和肌酸激酶的水平升高,然而当患者存在合并其他疾病的情况时,这些指标常常是不准确的。此外,炎症指数如白细胞计数、红细胞沉降率或 C-反应蛋白在患者出现免疫抑制状态时往往无法显著增加,因而 PNF 缺乏明确的实验室标志物。相关研究表明,血清乳酸水平>2.0 mmol/L 与组织坏死的发生密切相关,因此,该指标有可能成为 PNF 诊断的有效指数。在影像学检查方面,有助于 PNF 诊断的信息主要包括:X 线摄片可提示皮内有气体;超声可显示皮肤水肿增厚,筋膜变形并弥漫增厚,沿筋膜平面存在异常的积液以及边界清且分叶的脓肿;CT 则可显示出组织中的小气泡影,并有助于评估病变范围;对于 MRI 来说,其扫描具有最高的灵敏度和特异性,可作为治疗的评价标准。

四、诊断及鉴别诊断

(一) 中医诊断要点

肛周坏死性筋膜炎虽由外毒邪实所致,实则正气内虚,极易走黄或内陷。疾病早期表现为一派热毒炽盛之证,多表现为舌红、苔黄燥、脉数等热象。经过早期及时的处理,毒邪外出,但余毒未尽,正气已虚。如《外科正宗》曰:“凡疮溃脓之后,五脏亏损,气血大虚,外形虽似有余,而内脏真实不足,法当纯补,乃至多生。”此时患者感染得到一定程度的控制，但低蛋白血症及贫血等全身症状尚未得到完全纠正，邪气未退，正气渐衰，临床表现多为气血亏虚或者气阴两虚，患者面色淡白，舌淡，脉细弱等。

（二）西医诊断要点

诊断主要是建立在临床表现的基础上，结合必要的实验室检查。入院时这些患者的实验室检查结果与单纯的肛周脓肿明显不同，通常会出现白细胞增多伴核左移，血小板减少、高血糖症、低钠血症、低蛋白血症和贫血。超声检查能够在疾病的早期阶段发现软组织内存在充满气体的囊泡状改变，这是 PNF 局部特征性表现。阴囊超声能够排除其他原因的阴囊急症，证明阴囊皮下气体的存在和睾丸正常。CT 和 MRI 能够帮助定位感染来源器官。CT 扫描有可能会发现不对称的筋膜的增厚、皮下气肿、液体潴留和组织水肿。尽管不是所有患者身上都能观察到皮下气肿，但皮下气肿预示着 PNF 的可能性。睾丸和附睾没有改变，坏死区域存在捻发音，是 PNF 的特征性表现。

（三）西医鉴别诊断

1. 气性坏疽

气性坏疽是梭状芽孢杆菌引起的急性特异性感染，多见于肌肉丰富部位的严重创伤和术后。其局部肿胀、疼痛剧烈，随后皮肤、肌肉大片坏死，脓液浑浊、稀薄、恶臭，混有气体，并有严重的毒血症状。

2. 肛门直肠周围脓肿

局部红、肿、热、痛，发热可有可无，排便时疼痛加剧，一般于 5～7 日后成脓，自溃或切开引流后肿痛减退，可反复发作。

3. 肛周脓肿

肛周脓肿是一个局部的感染，所以患者全身症状一般不明显。而坏死性筋膜炎的感染较重，是毒性大的细菌感染，它的处理要求比肛周脓肿更及时和快速，而且要彻底地切开，必要的时候还要使用特殊的抗生素。

五、治疗方法

（一）中医分型证治

肛周坏死性筋膜炎虽由外毒邪实所致，实则正气内虚，极易走黄或内陷。在治疗的过程中，要辨清标本缓急，权衡正邪盛衰，或重以祛邪，或重以补虚，或攻补兼施，达到“祛邪不伤正，扶正不留邪”的目的。疾病早期表现为一派热毒炽盛之证，方选黄连解毒汤合凉血地黄汤加减以养阴清热、解毒凉血、扶正祛邪。

经过早期及时的处理，毒邪外出，但余毒未尽，正气已虚。如《外科正宗》曰：

"凡疮溃脓之后，五脏亏损，气血大虚，外形虽似有余，而内脏真实不足，法当纯补，乃至多生。"此时患者感染得到一定程度的控制，但低蛋白血症及贫血等全身症状尚未得到完全纠正，邪气未退，正气渐衰，治疗时扶正与祛邪兼顾，以"托"为法，透毒外达，补益正气。合理运用中医中药的透托和补托，有利于毒邪移深就浅，从内泄外，促进创面的生长，加速愈合的进程。

（二）西医治疗

PNF 一经确诊，及时手术彻底清除病变坏死组织并选用敏感抗生素是治疗的原则。尽早手术并加强围术期支持治疗是提高治愈率的关键，同时术后可运用负压创面治疗技术、高压氧治疗以及特异性静脉注射免疫球蛋白，起到促进创面恢复的辅助作用。

1. 早期彻底清创手术

PNF 是一种外科急症，手术清创不仅可以降低感染区域的高张力，而且改善患者的循环并帮助局部引流，因此及时和充分的外科清创手术是挽救生命所必需的，目前已有许多的报道证实了早期手术干预的有效性。即使是对于存在疑诊的潜在 PNF 患者来说，相对于保守治疗，早期手术探查和清创也具有更好的临床效果，可减少患者清创次数和住院时间。然而，对于手术时机的选择，相关的研究并不多见，同时存在较大的差异。Korkot 将手术时机定义为出现临床症状到最初手术干预的时间间隔，其研究表明，7 天内接受手术干预可显著降低患者死亡率。因此，PNF 手术时机的选择仍需进行进一步的探索。除了手术时机没有统一的标准，手术清创过程中切除组织的范围和程度也没有可量化的标准。正常情况下清创应超出病变范围，直至看到健康组织的正常出血为止，要彻底探查病灶的边缘和深度，以确保达到未被感染播散的区域。然而，由于感染沿浅表组织扩散，存在广泛水肿的患者很难区分其感染的筋膜边界，因此，宽大而深的切口更为保险，但这将无法避免正常组织在某种程度上缺失。所以，部分 PNF 患者由于创面过大，后期还需要进行皮肤移植手术以帮助创面愈合。

2. 早期足量抗生素

抗生素治疗是 PNF 治疗的基础，也是早期外科治疗的基础。当怀疑存在 PNF 时，推荐使用的经验性抗生素主要包括三代头孢、克林霉素、庆大霉素和氨苄西林-舒巴坦等。同时，应积极进行细菌学检查，在细菌培养及药敏结果回示后及时更换更为敏感的抗生素。抗生素使用必须持续至临床和血流动力学稳定后至少 48 小时，如果可能的话，应持续至局部体征消失后的 5 天左右。

3. 控制血糖，营养支持

肛周坏死性筋膜炎作为肛肠外科少见的急危重症，术后生命体征往往不够稳定，因此要密切监测患者生命体征、血常规、肝肾功能及血糖水平，反复评估病情，重视合并症的治疗。尤其是当合并糖尿病时，需严格控制血糖。此外，PNF 患者处于高代谢状态，其基础代谢率增加 50%～150%。同时由感染引起的胃肠道功能紊乱可致代谢营养障碍，可伴有低蛋白血症、贫血等。因此要积极给予全身营养支持，纠正水电解质紊乱及低蛋白血症，在感染的急性期可酌情应用免疫球蛋白和抗凝剂。

4. 术后创面换药

创面早期脓腐组织较多，换药时应予大量双氧水及甲硝唑注射液反复冲洗脓腔，并密切观察患者伤口局部及全身情况。若创面脓腐及坏死组织较多或红肿范围加大时，则应及时行切开引流或多次清创。同时，中医外治法重视辨证施治，早期创面处于急性渗出期，表现为创缘皮肤红肿僵硬、创面渗出及脓腐较多等热毒炽盛症状。治以清热提毒排脓，换药时予甲硝唑反复冲洗，九一丹内掺，甲硝唑纱布湿敷。术后中期余毒未尽，正气已虚，脓性分泌物明显减少，肉芽组织开始生长。治以扶正祛邪，换药予生理盐水冲洗后，红油膏纱条嵌入创面以祛腐生肌。

5. 高压氧治疗

若患者术后血流动力学稳定，高压氧治疗可作为一种重要的辅助治疗方法。高压氧可提高局部组织氧含量，增强白细胞的吞噬作用，同时改善组织的缺氧症状，减轻血小板的激活和血栓形成，刺激成纤维细胞增生、胶原形成，促进创面愈合。

6. 负压封闭引流技术

负压封闭引流技术（vacuum sealing drainage，VSD）由含有引流管的多孔海绵状及密封贴膜组成，该技术创造了一个引流充分、血供良好的密闭空间，通过保持持续稳定的负压吸引，既可以充分引流创面渗出物，减少有毒物质吸收，减轻全身毒素反应，也可以促进局部血液循环及毛细血管再生和创面肉芽组织生长；后期也可以为大面积皮肤缺损植皮创造创面环境。但 VSD 治疗肛周坏死性筋膜炎时要注意彻底清创，不留死腔，并维持良好封闭、持续负压。

（三）预后评分

PNF 是一种少见外科急病，虽然近年来对本病的重视程度有所提高，但其死亡率仍偏高，因此，及早对患者的预后进行评估以指定适合患者的治疗方案，可能会降低患者的死亡风险。

目前有多种评分系统用来预测 PNF 患者的死亡率。Fournier 坏疽严重指数评分（FGSI），其中包括了 9 个临床和实验室参数，是目前最常用的评分系统。Uludag Fournier 坏疽严重指数评分在前者的基础上加入了年龄和体表病变范围。

进行了年龄调整的 Charlson 合并症指数（ACCI），其中共记录了 19 种合并症，并增加了针对年龄的附加评分；手术 Apgar 评分（sAPGAR），其中考虑到了失血量、最低平均动脉血压和最低心率。除此之外，实验室风险指标（LRINEC）、中性粒细胞-淋巴细胞比率（NLR）也曾被用于预测 PNF 的预后。

在临床实践中，FGSI 和其他评分系统包含的参数较多，常常无法在患者入院后的短期内即完成，因此需要简单且可靠的评分系统。应此需求，2014 年简化的 Fournier 坏疽严重指数评分（SFGSI）由 Lin 等提出，其中仅包含了血细胞比容、肌酐、钾三个变量，不仅使用的参数量少，还能确保其敏感性和特异性。

参考文献

[1] 柳瑞瑞，曹永清，姚一博. 肛周坏死性筋膜炎的中西医治疗进展[J]. 中国中西医结合外科杂志，2020，26(2)：382 - 385.

[2] 谢翔宇，林正军，林明慧. 肛周、会阴部急性坏死性筋膜炎诊疗体会[J]. 中国现代医药杂志，2019，21(4)：59 - 61.

[3] 李来安，王帅. 会阴部急性坏死性筋膜炎 2 例诊疗体会[J]. 结直肠肛门外科，2008，14(4)：275.

[4] 李东明，伦立德，陈学荣. 坏死性筋膜炎及其诊疗对策[J]. 临床皮肤科杂志，2007，36(9)：599 - 601.

[5] Unalp H R, Kamer E, Derici H, et al. Fournier's gan grene: evaluation of 68 patients and analysis of pro gnostic variables[J]. Journal of postgraduate medicine, 2008, 54(2): 102 - 105.

[6] 肖恩华. 坏死性筋膜炎临床和影像学表现[J]. 临床放射学杂志，2002，21(5)：400 - 402.

[7] Korkut M, İçöz G, Dayangaç M, et al. Outcome analysis in patients with fournier's gan grene[J]. Disease of the colon and rectum, 2003, 46(5): 649 - 652.

[8] 斯崇文. 感染病学[M]. 北京：人民卫生出版社，2004：936 - 937.

[9] 李启明. 急性坏死性筋膜炎的临床诊治体会[J]. 中国实用医药，2010，5(22)：77 - 78.

[10] 吴阶平，裘法祖. 黄家驷外科学：上、中、下[M]. 6 版. 北京：人民卫生出版社，2000.

[11] 刘帮华，王熙，杜勇军，等. 肛周坏死性筋膜炎的诊疗体会[J]. 现代中医药，2013，33(2)：35 - 38.

第六章　直肠阴道瘘

直肠阴道瘘(rectovaginal fistula,RVF)是直肠和阴道之间出现的异常病理性通道,患者常主诉阴道排气排便或有脓液排出,伴有炎症及刺激引起的全身症状及性功能障碍,根据病因、病位、累及部位及联合损伤的不同,患者亦会出现肛门控制排便、排气方面的困难,从而导致严重的社会、心理问题,大大降低患者的生活质量。先天性 RVF 往往合并肛管直肠畸形,常需手术修补瘘管及肛门重建;后天性 RVF 常继发于产伤,其他原因包括炎性肠病、盆腔会阴及直肠手术、恶性肿瘤、放射性损伤、贯通伤、感染等。

一、病因病理

(一)中医病因病机

中医学认为,本病发生多为先天不足,脏腑本虚,产后损伤,复感邪毒;或湿热下注,蕴结不散,血行不畅所致。临床常见辨证分型为气虚型、湿热型。

(二)西医病因病理

孕妇分娩过程中,如会阴保护不当或切开会阴位置偏向后正中位会导致直肠阴道瘘的形成;肛门直肠周围感染脓肿形成后,如处理不及时或不当,脓肿可穿透直肠阴道隔而形成直肠阴道瘘;硬化剂注射时局部药物浓度过高,剂量过大等可引起局部组织感染坏死而形成此病;妇科肿瘤手术如肿瘤与直肠粘连或侵犯直肠,剥离时可损伤直肠而形成;阴道贯穿伤可直接造成直肠与阴道间通道,伤后如未及时发现和处理会导致本病。

二、临床表现

(一)临床特点

直肠阴道瘘的主要临床表现为大便时可有粪便从阴道内流出,粪便质稀时尤为明显,严重时大便不能自控;若患者局部瘘口较小,虽无粪便从阴道内排出,但存在气体从阴道内排出;少数患者可表现阴部的不明原因疼痛、伴有阴道的明显异味,部分患者也可有难以治愈的阴道炎症状;部分直肠阴道瘘患者可有腹泻、腹痛、黏液便、便血等症状出现,通常与炎性肠病有关。在病史上,患者多有肛门直肠部手术史、妇科手术史、产伤史等既往史。

临床上根据瘘口的位置作出临床分型：

低位型瘘口：瘘口位于齿线处或其上方，在阴道处开口于阴唇系带处，即瘘口位于直肠的下 1/3、阴道的下 1/2 处。

高位型瘘口：瘘口位于直肠的中 1/3 及阴道穹窿处，靠近宫颈处需经腹修补。

中位型瘘口：介于高位型和低位型瘘口之间。

本病往往会导致并发症，一般会造成泌尿道、生殖道的逆行感染。

(二) 辅助检查

(1) 局部视诊　局部视诊可见直肠阴道壁缺如、畸形，急性期局部红肿，可有分泌物溢出。

(2) 指诊及阴道窥器检查　直肠及阴道指检可以确定瘘口的位置，同时可以检查瘘口周围组织有无瘢痕、狭窄等情况。通过阴道窥器可直接观察瘘口部位及大小。

(3) X 线检查　X 线倒置位摄片或经瘘口插管造影摄片：从阴道内注入造影剂，然后摄正、侧位片，以显示瘘管，并且提示瘘管的位置。

(4) 亚甲蓝染色检查　在阴道窥镜下进行检查，如疑似有直肠阴道瘘，则先在直肠内相应部位置一干净纱条，在可疑部位注入亚甲蓝，如直肠内纱条染色即可确诊。

(5) 超声检查　直肠腔内超声检查可进一步确定 RVF 的具体位置，并且可以帮助评估判断有无肛门括约肌损伤，以便在修补瘘口的同时，决定是否有同时修补肛门括约肌的需要。

三、诊断与鉴别诊断

(一) 诊断

本病诊断不难，但需要确定其位置高低，用阴道窥器从阴道外口即可看到瘘口位置及大小。直肠阴道下段瘘有时从阴道外口直接能看到瘘口。X 线倒置片或经瘘口插管造影可了解直肠末端位置以及瘘口与耻骨直肠肌的关系。

(二) 鉴别诊断

1. 膀胱阴道瘘

生殖道瘘为泌尿系统与相邻生殖道之间所形成的通道，又称尿瘘；尿液漏出为主要症状。因尿液长期浸渍及刺激而发生外阴及臀部尿性皮炎，且易发生尿路感染。

2. 小肠瘘或结肠阴道瘘

除结合手术史分析外，可考虑钡剂灌肠或钡餐透视协助诊断。

3. 阴道后壁溃疡

溃疡面形状不规则，边缘不整齐，且有脓血性分泌物，与直肠不相通。

四、治疗方法

（一）西医治疗

1. 非手术治疗

（1）一般治疗　直肠阴道瘘的非手术治疗一般给予流质饮食、肠外营养；对粪便污染所致的感染，用药上均考虑予以广谱抗生素治疗；同时进行膀胱、尿道及阴道的局部冲洗，坐浴，伤口护理，保持患处清洁卫生；补充纤维素作为大便膨化剂；患处若形成脓肿，则应及时切开引流。

（2）转流性造口　对转流性造口的应用尚有不少争议，并非所有的直肠阴道瘘均应行转流性造口。对于症状严重的单纯性瘘、复杂性瘘尤其是放疗后直肠阴道瘘的病人，应行转流性造口并择期手术修补。晚期肿瘤术后发生的由于手术损伤导致的瘘，应行永久性转流性造口术。有部分病人行转流性造口，并辅助一般非手术治疗后，瘘口可以自行关闭，但并非所有转流性造口对直肠阴道瘘的治疗都有效，造口后不可盲目认为瘘口可自行愈合，一旦造口还纳后瘘复发，外科医师将面对更加复杂的再次修补问题。

2. 手术治疗

明确诊断后，采取手术治疗是直肠阴道瘘的主要治疗方式。

（1）经会阴手术

① **经直肠推移瓣修补术**：Noble 于 1902 年首次提出用此术式治疗 RVF，20 世纪 80 年代多采用此术式治疗低位型 RVF。该术式主要是选用健康的上皮组织，利用直肠存在的高压区去覆盖瘘口的一端。优点在于手术不需要切开会阴中心腱，不会造成较大的手术伤口，并且保护括约肌功能，避免肛门失禁，减轻患者术后的疼痛，有利于伤口的愈合。缺点在于游离黏膜肌瓣较困难，若血供差，容易出现坏死，且易致黏膜外翻等。虽然既往手术修补失败是直肠推移瓣术疗效的主要因素，但修补失败后再次行直肠推移瓣的成功率显著，因此可采用该术式修复复发性 RVF。

② **直肠袖套移行术**：Simmang 等在 1998 年报道了运用该技术治疗克罗恩病所致 RVF 的患者。直肠袖套移行术主要由远端直肠的环状游离和瘘管肛门侧的覆盖前移术组成。优点在于直肠肛门开口可以被直肠全层覆盖，避免直肠阴道隔的组织进入，降低患者的性生活的风险及困难，同时不会造成括约肌的损伤等。但缺点在于手术复杂程度高，对施行手术的技术要求高，并且血供差，容易造成皮瓣坏死等。主要适用于肛管或直肠壁的大部分为瘘管所占据的患者和瘘管有多个内口的患者。

③ **经肛门套管推进皮瓣术（TSAFs）**：Marchesa 等在 1998 年报道了采用 TSAFs 治疗 RVF，用于替代治疗克罗恩病导致的 RVF。该术式的优点在于大多

应用于肛周相关疾病，且效果显著，适用于复杂性 RVF，在治疗上有利于脓性分泌物的排出；在伦理方面，患者的住院时间短，且消耗费用低。缺点在于会造成二便失禁的可能，且手术复杂，可能因病情需要行转流性造口术；同时肛管和过渡区有广泛溃疡或狭窄为本术式的禁忌证。由于该研究样本数量小，随访时间短，仍需要有更大数量的研究数据支持。

④ **经肛门括约肌径路修补术**：主要用于治疗直肠尿道瘘，但邱辉忠等用该术式治疗 RVF。适用于距肛门边缘 5～9 cm 的 RVF。优点在于手术径路表浅直达，手术视野开阔，利于手术的精准操作，创伤小，风险低等。但缺点在于术中直接切开直肠，因此手术过程中容易导致操作空间受到污染，术后并发伤口感染、直肠皮肤瘘等，严重者会导致肛门失禁等后遗症。若术中已获得充分的视野显露，应尽量避免切除尾骨，这样可明显降低术后并发症的发生及减轻伤口疼痛程度。

⑤ **经肛门内窥镜显微手术（TEM）**：TEM 是一种采用投射电子显微镜治疗 RVF 的新技术，于 1983 年由 Buess 首次实施，适用于修复放疗和术后发生的 RVF。具有微创、消除会阴切口、视野放大清晰、瘘口辨认准确、组织破坏小、同时修复瘘管的高压侧、住院时间短、并发症发病率低等优点。缺点是操作难度大，应用范围局限，仅限于经直肠推移瓣修补术的内镜下操作，其中部分操作仍需传统手工完成。常见并发症有隔膜血肿、隔膜脓肿和中度括约肌张力减退等。目前，该术式应用范围较局限，有待进一步研究证明其实用性。

⑥ **经会阴修补术**：操作要点是在会阴部及瘘口上方的直肠阴道隔膜处切开一处，然后将该瘘管切除，并在两侧进行多层缝合。该术式适用于存在产后括约肌病变，多次行经肛门或经阴道修补术的患者。优点是可进行括约肌折叠术或括约肌修复；缺点是相对广泛的手术创伤，伤口愈合慢，操作难度高，易损伤直肠阴道隔，导致更高的复发率等。常见的并发症为小便失禁、会阴中心腱损伤、阴道分泌物增多、会阴部感染等。故术前要对患者进行全面评估，制定个体化方案，术后需预防伤口感染，避免二次损伤。

（2）经腹手术

经腹手术常见的术式有：改良 Bacon 术、经腹肛拖出式直肠切除术、Kraske 后入路修补术等。其中最常见的是腹腔镜手术，适用于复杂性 RVF，手术方法包括直肠和阴道的分离，清创并关闭瘘口以及采用健康组织如大网膜填充于直肠和阴道之间。Hagen 等报道，腹腔镜下修补 RVF 的成功率达 95%。该术式操作视野好，可避免肠造口，手术时间短，术后远期复发率低，在控制症状方面比经会阴手术更有优势；但手术复杂、风险高、易发生感染、创伤大等。因此，术前要充分评估患者瘘管的位置、病因、大小，严格掌握手术指征，制定个体化治疗方案。

① **改良 Bacon 术**：是一种保留肛门括约肌的手术方式。其适用于复杂性RVF，满足了恢复直肠及肛管部位的高压力区这一RVF修补原则。张士虎用此术修补复杂RVF，成功率较高，术后随访均无复发。该术式的优势是术后不存在吻合口，手术时间较短，可避免盆腔感染，不必加做保护性肠造口，减少手术创伤等。但术后早期可能出现控便功能欠佳。近年来，随着腹腔镜技术在结直肠手术中的普及，改良 Bacon 术逐渐微创化。

② **经腹肛拖出式直肠切除术**：该术式由 Maunsell 首创，其后 Weir 加以改良。主要适用于复杂性的RVF，尤其是中、高位RVF。该术式的优点是保留了正常的排便反射及肛门括约肌大的功能，一期手术成功率高，患者易接受等。缺点是手术较复杂，对术者要求高，且需要多学科合作。常见的并发症为腹腔感染、盆腔脓肿、尿潴留、大便失禁等。刘训等用此法治疗RVF，使阴道壁与直肠完全隔开，彻底消除了窦道。目前，关于该术式的研究样本量较少，尚无较客观数据可证明其疗效，仍需进一步研究。

③ **Kraske 后入路修补术**：该术式是直肠袖套移行术的改良，2009年，Schouten 等采用 Kraske 后入路治疗8例复发性低位RVF患者，通过袖状切除病变直肠、近端直肠吻合和齿线处直接吻合，治愈率约75%。优点是使患者的性生活的风险及困难降低，避免括约肌损伤，但操作复杂，创伤大，失败后易导致二便失禁。目前相关文献较少。

(3) 组织植入术

组织植入术常见的术式有：Martius 皮瓣术、股薄肌转移修补术(gracilis muscle transposition，GMT)、人工合成材料修补术等。其中股薄肌和大阴唇脂肪垫(Martius 皮瓣)是最常见的植入组织，适用于缺少健康支持组织或多次修补失败的复杂性RVF。该术式的优点是将健康带血供的组织植入直肠与阴道之间，增加直肠阴道隔的厚度，提高治愈率。缺点是手术操作较复杂，易诱发尿路感染、阴道炎等。因此，术前需对患者全面评估，对术者严格要求，术后应注意预防伤口感染，保持伤口干燥清洁。

① **Martius 皮瓣术**：1928年，Martius 首先提出球海绵体肌及其周围血管化组织蒂是瘘管闭合的最佳选择。该术式最早用于膀胱阴道瘘和尿道阴道瘘。适用于低位RVF、克罗恩病引起的RVF或复发的复杂性RVF。其优点是复发率低，功能和美容效果极佳，患者满意度高，可提高生活质量。缺点是手术操作较复杂，损伤较大，且会出现阴唇部创伤、会阴部位感染及败血症等问题。采用此术式缝合时应注意无张力缝合，以防止伤口裂开而致的复发。

② **股薄肌转移修补术**：Garlock 等于1928年首先描述此术式，其方式是将肌肉旋转到瘘管区域。此后，腹部、大腿和臀部的各种肌肉被用于治疗会阴伤口缺损。RVF的治疗中，使用肌肉换位皮瓣最早是1969年由 Byron 等报道，后来有学

者对 68 例患者进行的 9 项研究显示其成功率为 73.5%。Wexner 等用股薄肌转移来修补直肠阴道(尿道)瘘。该术式的优点是切取股薄肌对肢体功能影响小，取材方便，手术时间短，创伤小，成功率高。但术后复发率较高，适合高位且缺损大的复杂性瘘。同时，GMT 术后易诱发尿路感染、植入部位感染、股薄肌坏死、二便失禁等并发症。因此，GMT 术后需注意预防感染，保持伤口的干燥清洁。

③ **人工合成材料修补术**：该术式是在瘘管或直肠阴道隔上植入纤维蛋白胶、补片或生物网塞等人工材料，主要包括生物修补补片填塞术和 Surgisis 网片封闭术。生物修补补片填塞术是通过将处理后的生物支架植入体内后，完成对缺损组织的修复和重建，具有微创、封闭缺损、切断感染源、加固薄弱区、保护创面、操作简便和不损伤肛门功能及外形等优势，但手术费用高，材料获取较困难，对术者要求高。该术式的并发症不多，但应注意排异反应。Surgisis 网片封闭术是通过植入生物相容性网状物，让宿主细胞替代和修复损伤的或有缺陷的组织。初次手术总体成功率为 71%。该术式具有疗效好、复发率低等优点，但易并发尿路感染、阴道炎等。

五、疗效标准

治愈：症状、体征消失，病灶彻底消除，伤口完全愈合。

显效：症状、体征消失，病灶彻底消除，伤口基本愈合。

有效：症状、体征改善，伤口愈合欠佳。

无效：症状、体征改善，伤口不愈合。

参考文献

[1] 科曼. CORMAN 结直肠外科学：第 6 版[M]. 傅传刚，汪建平，王杉，译. 上海：上海科学技术出版社，2016：353 - 354.

[2] 徐民民，邵万金，杨柏霖，等. 推移瓣修补直肠阴道瘘初探[J]. 中国普外基础与临床杂志，2016，23(5)：609 - 611.

[3] 何俊，陈春球，袁骁祺，等. 直肠推移瓣修补术治疗中低位直肠阴道瘘的临床疗效[J]. 实用临床医药杂志，2018，22(11)：59 - 61.

[4] Kosugi C，Saito N，Kimata Y，et al. Rectovaginal fistulas after rectal cancer surgery：incidence and operative repair by gluteal-fold flap repair. Surgery，2005，137(3)：329 - 336.

[5] 黄美惠，张志谦，耿学斯. 直肠阴道瘘的外科治疗进展[J]. 安徽医学，2018，39(8)：1017 - 1019.

[6] 宋顺心. 美国结直肠外科医师学会肛周脓肿、肛瘘和直肠阴道瘘临床诊治指南[J]. 中华胃肠外科杂志，2017，20(12)：1437 - 1439.

[7] Si mmang C L，Lacey S W，Huber P J. Rectal sleeve advancement：repair of rectovaginal fistula associated with anorectal stricture in Crohn's disease[J]. Disease of the colon and rectum，1998，

41(6)：787 - 789.

[8] Marchesa P，Hull T L，Fazio V W. Advancement sleeve flaps for treatment of severe perianal Crohn's disease[J]. The British journal of surgery，1998，85(12)：1695 - 1698.

[9] 闫文超，管仲安. 直肠阴道瘘的治疗进展[J]. 中国肛肠病杂志，2019，39(1)：74 - 75.

[10] 邱辉忠，陆君阳，周皎琳. 经肛门括约肌径路的直肠阴道瘘修补术[J]. 中华胃肠外科杂志，2015(4)：358 - 360.

[11] Darwood R J，Borley N R. TEMS：an alternative method for the repair of benign recto-vaginal fistulae[J]. Colorectal disease，2008，10(6)：619 - 620.

[12] D'Ambrosio G，Paganini A M，Guerrieri M，et al. Minimally invasive treatment of rectovaginal fistula[J]. Surgical endoscopy，2012，26(2)：546 - 550.

[13] Kniery K R，Johnson E K，Steele S R. Operative considerations for rectovaginal fistulas[J]. World Journal of Gastrointestinal surgery，2015，7(8)：133 - 137.

[14] 张士虎，黄平，程青. 复杂型直肠阴道瘘 15 例治疗经验[J]. 中华普通外科杂志，2016，31(11)：924 - 926.

[15] Mukege D，Mukanire N，Himpens J，et al. Minimally invasive treatment of traumatic high rectovaginal fistulas[J]. Surgical endoscopy，2016，30(1)：379 - 387.

[16] 刘训，黄宗海. 经腹肛拖出式直肠切除术治疗高位直肠阴道瘘三例[J]. 中华普通外科杂志，2003，18(9)：566.

[17] Schouten W R，Oom D M J Rectal sleeve advancement for the treatment of persistent rectovaginal fistulas[J]. Tech coloprocto，2009，13(4)：289 - 294.

[18] Kniery K，Johnson E K，Steele S R. How I do it：martius flap for rectovaginal fistulas [J]. Journal of gastrointestinal surgery，2015，19(3)：570 - 574.

[19] Garlock J H. The cure of an intractable vesicovaginal fistula by the use of pedicled muscle flap[J]. Surgery gynecol obstet，1928，47：255.

[20] Byron R L J，Ostergard D R J. Sartorius muscle interposition for the treatment of the radiation-induced vaginal fistula[J]. American journal of obstetrics and gynecology，1969，104 (1)：104 - 107.

[21] Piper H G，Ttrussler A，Schindel D. Gracilis transposition flap for repair of an acquired rectova ginal fistula in a pediatric patient[J]. Journal of pediatric surgery，2011，46(8)：37 - 41.

[22] Wexner S D，Ruiz D E，Genua J，et al. Gracilis muscle interposition for the treatment of rectourethral，rectova ginal，and pouch-vaginal fistulas：results in 53 patients[J]. Annals of surgery，2008，248(1)：39 - 43.

[23] 康雨龙，王业皇，严进. 生物补片修补术治疗中低位直肠阴道瘘临床疗效观察(附 10 例报告)[J]. 结直肠肛门外科，2010，16(1)：48 - 50.

[24] Borowiec A M，McCall M，Less G M. The transsphincteric posterior sagittal repair of recto-urinary and recto-vaginal fistulae using Surgisis™ mesh and fibrin sealant [J]. Techniques in coloproctology，2014，18(2)：201 - 203.

第七章　骶尾藏毛窦

骶尾藏毛窦是多发生在骶尾部臀裂皮下软组织内的一种慢性窦道，其特点是病灶内常存有毛发。急性发作时也可表现为骶尾部急性脓肿，破溃后可形成慢性窦道，如此反复发作，经久难愈。该病以骶尾部肛门坠胀、疼痛、流水为特征，伴有感染时可见恶寒、发热，周身不适。临床多见于青春期后(20～30 岁)青年，男性较女性多见，且肥胖和毛发浓密者易发。1830 年 Mayo 首先阐述这一疾患，1880 年由 Hodges 将其正式命名为藏毛窦。“二战”时，英、美军人中的发病率较高，且患者多有长期乘坐吉普车经历，故又被称为“吉普车病”。本病在欧美国家多见，亚洲国家的发病率相对较低，近年来我国的发病率明显上升。本病属于中医“尾闾窦道”的范畴。

一、中医病因病机

中医学认为，本病多为尾部局部残留异物或兼有邪毒侵袭，导致局部气血凝滞，蕴蒸化脓，溃破成漏。本病还与饮食习惯等因素有关，患者平素喜食辛辣肥甘，形体肥胖，湿热内生，久而化毒，湿毒相合，下注魄门，故而肿痛不适或破溃，发为本病。

二、西医病因病理

(一) 病因

骶尾藏毛窦的病因目前尚未清楚，有先天性和后天获得性两种。

(1) 先天性　19 世纪后半叶，随着胚胎学的发展，对于骶尾部发生的窦道，研究者怀疑是由某种发育上的原因所引起的。有三种相关学说：1847 年由法国学者 Tourneaux 和 Hartmann 提出的骶尾部髓管囊性残留学说；1878 年由 Fere 提出的骶尾缝发育畸形导致该处皮肤先天性缺损，皮肤的包涵物形成囊肿的学说；以及 1931 年 Stone 提出的类似鸟类尾羽腺结构的退化残迹学说。

(2) 后天获得性　1946 年，Patey 和 Scarf 报道 1 例理发师手指上发现藏毛窦后，对先天性病原论提出强烈质疑，后指出本病是毛发穿入皮肤并留置于皮肤之内，引起皮化而形成窦道，并提出第一阶段为“刺入性窦道”，第二阶段为“吸入性窦道”。藏毛窦是由于损伤、手术、异物刺激和慢性感染引起的肉芽肿疾病。

目前普遍认为，藏毛窦形成有三要素：① 松动的毛发；② 皮肤的损伤；③ 导致毛发进入皮肤的吸力。由外部进入的毛发是主要病因，臀裂内毛发过多过长，随着臀部的扭动摩擦，毛发尖端刺入附近皮肤，形成短管道，而毛发仍然与其根部相连，短管道随即皮化，当毛发由原来的毛囊脱落后，被上皮化的短管道产生的引力吸入，从而形成窦道，且窦道不易愈合。

（二）病理

骶尾藏毛窦主要病理表现包括原发管道、窦腔、继发管道以及毛发。原发管道在皮肤开口，向下延伸 3～5 cm，末端有小腔，管道内常有一束毛发，毛发呈游离状，两端尖细，但根部无毛囊、汗腺或皮脂腺存在，且窦道常向上行，在骶骨筋膜浅面形成窦腔，窦道走行方向以头颅侧最常见，而向肛管方向走行极少数，但具体原因目前仍不得而知。窦道壁内常有急性和慢性感染。继发管道由深部发出，再向上方经皮肤开口。管道和与之相连的深部小腔有丰富的肉芽组织，镜检可见原发窦道浅部鳞状上皮为衬里，但深部和继发管道都被覆肉芽组织。此种上皮衬里很少超过 2 mm。

三、临床表现

（一）临床特点

骶尾藏毛窦主要临床表现为骶尾部反复发生脓肿，脓肿穿破后形成慢性窦道或暂时愈合，终又穿破，反复发作，窦道内含肉芽组织及纤维增生，以至于窦道经久不愈。骶尾藏毛窦如无继发感染一般无特殊症状，部分患者骶尾部有轻微胀痛、不适。而大多数患者通常表现为骶尾部脓肿反复发作，且多能自行破溃。病变处于静止期时可无明显不适，在骶尾部中线可见皮肤凹陷，有不规则小孔，直径为 1～3 mm。早期表现为骶尾部反复发作的肿胀、疼痛及异物感染伴局限性囊肿形成，后期表现为囊肿感染，形成浅表性脓肿自行破溃。如果窦道、囊肿继发感染，则有急性炎症表现，即局部有发热、疼痛、挤压痛等急性症状，多自行突破排出脓性分泌物，有的可见毛发，并伴有发热寒战等急性感染的全身临床表现。病程长者有恶变风险，可恶变为鳞状细胞癌。

体格检查在窦道口附近可摸到长椭圆形或不规则硬结区，按压硬结时可有脓液流出。其窦口多在臀沟处（中线位），窦道的走行方向多向头颅侧，很少向下朝向肛管。探针可探 3～4 cm，有的可深入 10 cm，挤压时可排出稀薄样恶臭分泌物。可在骶尾部正中发现一个或几个藏毛凹陷或窦，有一小束毛发由外口伸出。内藏毛发是其特点，但不是唯一标准。临床上有许多病例窦道内找不到毛发。

(二) 辅助检查

1. 局部检查

静止期在骶尾部中线皮肤处可见不规则小孔,直径为 1~3 mm,感染时周围皮肤红肿,常有瘢痕,有的可见毛发,探针可探入 3~4 cm,挤压时可排出稀淡臭液体。内有毛发是其特点,但不是唯一标准。临床上有许多病例窦道内找不到毛发,可能与以下因素有关:毛发随脓液自行排出;有切开引流手术史;毛发过于细小,无法分辨。

2. 肛门指诊及探针检查

肛内后正中或者稍偏一侧,骶前可触及肿物,有时触痛,肛内无内口。探针探入窦口,深度不一。

3. 超声检查

超声检查尤其是高频超声下藏毛窦能清晰显示内部低回声区域或管道,毛发样结构是其特征性声像图表现,窦道总体走向趋于颅侧,超声检查对充分认识其发病机制、临床、病理特点,骶尾藏毛窦的诊断和病变范围的确定,窦管与肛管相不相通有重要价值,有利于减少误诊,检查简单易行,是本病的首选检查方法。

4. MRI 检查

骶尾藏毛窦的 MRI 能提示窦道的位置、形态、走向、周围组织,以及有无感染。MRI 软组织分辨率高,能更清晰直观地显示周围软组织受累的范围,窦道与椎管、肛管的关系,可作为重要的补充诊断措施。

四、 诊断与鉴别诊断

(一) 诊断

骶尾藏毛窦的主要诊断标志是骶尾部急性脓肿或有慢性分泌性窦道,易复发。感染严重时可伴有恶寒、发热,周身不适。骶尾部中位线可见一个或几个藏毛凹陷或窦,有一小束毛发由窦外口伸出。指诊肛内后正中或稍偏一侧骶前可触及肿物,有时有触痛,探针可从窦口探入,深度不一。结合超声、MRI 检查。

(二) 鉴别诊断

1. 疖

由皮肤突出,病变表浅,初起时,局部皮肤有红、肿、热、痛的小硬结,顶部呈金黄色,后结节中央组织坏死、软化,中心处出现黄白色脓栓;继而脓栓脱落、破溃流脓,炎症逐渐消退,即可自愈。而骶尾藏毛窦病变可达骶骨筋膜,甚至侵犯骶骨,且不能自愈。

2. 痈

初起表现为皮肤红肿热痛,中心最为明显,边缘不清,后病变范围扩大,有硬结,坏死脱落后,形成多个外孔,内有坏死组织,疮口深大,收口较慢,但肉芽组织少见,且无毛发。

3. 肛瘘

在肛周可见外口,但不局限于肛门后侧,且距肛门较近,扪诊有索状物,指诊可在肛内触及硬结,凹陷、压痛,肛管内有内口,有肛周脓肿病史,肛周 B 超有助于明确诊断。

4. 骶尾部肉芽肿

结核性肉芽肿与骨相连,X 线检查可见骨质有破坏,结核菌素试验阳性、结核菌 PCR 检查可查到结核菌 DNA,患者可有身体其他部位结核病史。梅毒性肉芽肿有梅毒病史,梅毒血清反应阳性。

5. 骶前畸胎瘤感染破溃

窦道口较大,其中充满肉芽组织,窦道深,骶尾部畸胎瘤或囊性肿物感染破溃的窦道走向不规则,偶可见有毛发存在,但数量多且与皮脂混成一团,X 线检查可见骶前有占位性病变,直肠前移,有骨骼钙化成阴影。臀部皮肤凹入,生后就有,是在先天性发育过程中形成的。

五、治疗方法

(一)中医分型证治

1. 火毒蕴结

证候:骶尾部包块红肿疼痛,恶寒,发热,口干,舌燥;舌红,苔黄,脉滑数。

辨证分析:尾部局部残留异物或兼有邪毒侵袭,导致局部气血凝滞,蕴蒸化脓,火毒炽盛,蕴结于肌肤。局部气血凝滞,经络阻隔,故焮红肿胀疼痛;火毒蕴结,与正气相搏,故伴恶寒发热、周身不适。舌红、苔黄、脉数均为火毒蕴结之象。

治则:清热解毒透脓。

方药:仙方活命饮加减。

常用中药:金银花、防风、白芷、当归、穿山甲、陈皮、天花粉、乳香等。鸦胆子去油研碎,胶囊分装,用上述煎剂药汁送服。

2. 正虚邪恋

证候:骶尾部反复流脓水,间歇性胀痛不适,午后低热,乏力,口干;舌红,苔薄黄,脉细。

辨证分析:由于骶尾部破溃流脓反复多次发作,耗伤气血,无力托毒,故见肿块肿势平塌,脓如败浆;气血不足,则新肉难生;余毒之邪留恋,故热退不尽;脾虚失其运化,气血亏虚致机体失养,故午后低热,乏力;舌红、苔薄黄、脉细为正虚邪恋之象。

治则：扶正解毒。

方药：托里消毒饮加减。

常用中药：人参、黄芪、当归、川芎、白术、陈皮、茯苓、金银花、连翘、白芷、甘草等。

（二）西医治疗

1. 非手术治疗

（1）抗感染治疗　单独应用只能缓解症状，复发率极高，只是作为手术的辅助治疗。因此病为厌氧菌和需氧菌混合感染所致，病原菌以厌氧菌为主，故建议使用可抗厌氧菌的广谱抗生素。

（2）硬化治疗　向骶尾窦道内注射腐蚀性药物，破坏窦内上皮，使窦腔闭合。但是，此法疼痛剧烈、耗时长、复发率高，故应用不多。一般选用80％苯酚溶液或无水乙醇注射，但治疗周期较长，可有皮肤烧伤、脂肪感染坏死、严重疼痛、无菌脓肿等并发症，且有一定的复发率。

（3）纤维蛋白胶粘堵术　在刮勺彻底清除窦腔内感染组织、异物及窦道壁处肉芽组织的基础上，通过窦道外口向窦道内注入纤维蛋白胶，以达到粘堵窦道、促进术区愈合的目的。纤维蛋白胶是用人类纤维蛋白原及其复合物制成，通过刺激成纤维细胞增殖及促进胶原纤维的大量形成以加速创口愈合。优点是创伤小、易操作、可多次重复，但失败率较高，远期疗效不确切。

2. 手术治疗

明确诊断后，手术治疗为骶尾藏毛窦的主要治疗方式。手术目的是切除全部藏毛组织和窦道，切至骶尾筋膜和臀筋膜，尽量保留正常组织和皮肤。治疗方法的选择取决于窦道的数量、部位、范围及有无并发感染，如果并发感染，应先行抗感染治疗，待炎症控制后再行手术治疗。

（1）切开引流术　急性脓肿形成时，可在局麻下行十字切开引流。对于感染较重的藏毛窦患者，可先行切开引流及抗炎治疗，感染控制后再行根治性手术治疗。

（2）窦道切除一期缝合术　适用于囊肿和中线上的小型无感染窦道。围绕窦口作椭圆形切口，切除全部窦道并深达骶骨筋膜，如骶骨筋膜受侵，也要切除，必要时切除尾骨。游离两侧肌肉和筋膜后完全缝合伤口，避免残留死腔，切除后缺损范围大者，可采用“Z”字形皮瓣缝合术或菱形缝合术。这种手术方法可以即时手术，且疼痛程度小、恢复快。

(3) 窦道切除切口敞开术　适用于创口过大不能缝合、伴有感染或手术后复发者。用探针探查窦道走向、分布、深浅，由窦口注入亚甲蓝，根据窦道走向，作梭形切口，将窦道和继发窦道侵犯区域做整个切除，创面压迫包扎，使伤口因肉芽组织的填充而逐渐愈合。该方法手术简单，并发症少，复发率及感染率较低，但愈合时间较长。

(4) 窦道切除部分缝合术　适用于窦道较高、窦腔较大、多外口和窦道者。广泛切除全部病变组织，将切口两侧皮肤和肌肉在中线上缝合于骶骨筋膜，中央留有间隙，中间一部分伤口由肉芽组织愈合。该方法效果与窦道切除一期缝合相同，但愈合时间较长，介于窦道切除一期缝合术与窦道切除切口敞开术两者之间。

(5) 袋形缝合术　适用于病变范围较大，全部切除后创口不宜缝合或全层缝合后张力过高的患者。将窦道顶部的皮肤切除，清理腔内肉芽组织、毛发和皮脂等物，将创缘皮肤与窦道残腔做间断缝合，纱布填充伤口，若残腔壁薄不能缝合，则可将皮肤缝于底部结缔组织，对侧支窦道亦分别切至末端，分别袋形化。保持创口边缘分开，及时清除毛发、肉芽组织。本法治疗彻底、痛苦小、不易复发，但愈合时间长，近年来较多采用。

(6) Karydakis 术　该术式切除中线病灶，清除术区感染坏死物及毛发等异物，游离近臀裂处的皮瓣，将皮瓣牵拉至对侧进行缝合，以非对称缝合来避免中线切口，使切口缝合线远离臀裂，从而利于切口愈合。Bascom 在此基础上提出了臀沟抬高技术，切除中线病灶，游离对侧皮瓣覆于创面，将皮瓣无张力缝合于对侧以拉平臀沟。本法住院时间短、恢复快、复发率低。

(7) 菱形皮瓣术(Limberg 皮瓣术)　该术式用菱形标记好需切除的藏毛窦病变和转移皮瓣，切除所有窦道和病变组织，通过旋转皮瓣填补软组织的缺陷，通过转移菱形皮瓣进行无张力缝合，有效抬高臀沟。经改良，皮瓣转移后张力更小，恢复时间短，术后并发症少，并且皮瓣供血良好。

(8) V-Y 形皮瓣术　这种皮瓣成形术主要适用于病灶切除后皮肤缺损比较大的患者。完整切除藏毛窦，于侧方做“V”形皮瓣，游离“V”形皮瓣，填充中线皮肤缺损，将皮瓣前移间断缝合皮下及皮肤使之成“Y”形。该术式的主要优点是可以有效降低术区缝合口的张力，对于缺损范围比较大，多次皮瓣手术后失败的患者，可以考虑用这种办法来进行重建。

(9) Z 成形术　Z 成形术主要用于治疗复杂性藏毛窦，完整切除病变组织后，做“Z”形皮瓣翻转缝合缺损臀裂。此法缝合处张力小，术后愈合时间短，术区所形成的瘢痕远离臀裂，患者无明显术后不适感。

六、疗效标准

治愈:症状、体征消失,病灶彻底清除,伤口完全愈合。

显效:症状、体征消失,病灶彻底清除,伤口基本愈合。

有效:症状、体征改善,伤口愈合欠佳。

无效:症状、体征改善,伤口不愈合。

参考文献

[1] 张东铭. 盆底肛直肠外科理论与临床[M]. 2 版. 北京:人民军医出版社,2011:143.

[2] 李春雨. 全国高等学校"十二五"医学规划教材:肛肠病学[M]. 北京:高等教育出版社,2013:163 - 165.

[3] 何永恒,凌光烈. 中医肛肠科学[M]. 2 版. 北京:清华大学出版社,2012:398 - 400.

[4] 张尧,朱鹏,唐云昊. 骶尾部藏毛窦临床诊治研究进展[J]. 现代医药卫生,2016,32(6):875 - 877.

[5] 安阿玥. 肛肠病学[M]. 3 版. 北京:人民卫生出版社,2015:167.

[6] De Martino C, Martino A, Cuccuru A, et al. Squamous-cell carcinoma and pilonidal sinus disease: a case report and review of literature[J]. Annali Italiani di chirurgia, 2011,82(6):511 - 514.

[7] 叶文钦,曾伟金,陈泽文,等. 骶尾部藏毛窦的 MR 诊断和影像鉴别[J]. 影像诊断与介入放射学,2016,25(4):316 - 319.

[8] 徐伟祥,曹永清. 实用中医肛肠病学[M]. 上海:上海科学技术出版社,2014:293 - 296.

[9] 傅强,崔立刚,陈文,等. 骶尾部藏毛窦的超声诊断[J]. 中国超声医学杂志,2014,30(1):86 - 88.

[10] 金黑鹰,章蓓. 实用肛肠病学[M]. 上海:上海科学技术出版社,2014:208 - 211.

[11] 赖荣斌. 骶尾部藏毛窦 84 例诊治体会[C]//中国中西医结合学会大肠肛门病专业委员会、广东省医学会结直肠肛门外科学分会. 第十六届中国中西医结合学会大肠肛门病专业委员会学术会议论文集. 中国中西医结合学会大肠肛门病专业委员会、广东省医学会结直肠肛门外科学分会:中国中西医结合学会,2013:347 - 351.

[12] 吉威尔,莫特森,罗氏. 结直肠肛门疾病临床实践指南[M]. 王天宝,王锡山,傅传刚,译. 3 版. 广州:广东科技出版社,2016:323 - 324.

[13] 邵万金. 骶尾部藏毛窦诊治特点[J]. 临床外科杂志,2015,24(4):255 - 258.

[14] 李良飞,张秀峰,杨琴燕,等. 17 例骶尾部藏毛窦患者手术效果观察[J]. 浙江医学,2018,40(13):1480 - 1483.

[15] 科曼. CORMAN 结直肠外科学:第 6 版[M]. 傅传刚,汪建平,王杉,译. 上海:上海科学技术出版社,2016:811 - 815.

第八章　骶尾部肿瘤

骶尾部肿瘤较少见，是指发生于骶直间隙（或称骶前间隙、直肠后间隙）内的肿瘤。因其类型较多、位置较深、异质性较高、发病率较低，且多数患者早期无特殊症状，故容易误诊。肿瘤生长缓慢，外可以向皮肤发展，内可以向骶前间隙发展，或介于骶骨之间呈哑铃状。肿瘤发生的原因，既可由先天原始胚层组织演变而来，也可由神经源性、骨性、血管、脂肪或肌性肿瘤发展而成。女性发病多于男性，多数病灶为良性，恶性肿瘤也不少见，儿童恶性肿瘤比成年人多见，实体瘤比囊性肿瘤恶性的可能性更大。多数良性肿瘤没有明显症状，偶尔出现疼痛或梗阻表现，脑脊膜前膨出则可有体位性头痛。多数骶尾部肿瘤经直肠指诊可扪及。本病属于中医“癥瘕”“积聚”的范畴。

一、 中医病因病机

中医认为，本病都是见于腹内而有形状可以手触知的疾患，名虽不同，多由痰、食、瘀所形成，多由太阴湿土之气所致。癥、瘕、积、聚，四者形状各有不同。一般以腹中坚硬，按之应手，不能移动为癥；腹中虽硬而聚散无常，且可活动，或上或下，或左或右为瘕。癥因伤食，瘕为血生，两者多见于脐下。积与聚，《难经》区别为：积属阴，为血滞而不濡，五脏所主，发有常处，痛不离部；聚属阳，为气留而不行，六腑所成，发无定所，痛无常处。其发生的原因，大都由于起居不时，忧患过度，饮食失节，脾胃亏损，邪正相搏，结于腹中，或因内伤、外感，气郁血瘀凝结而成。五脏之积，各有其部，心积在上，肾积在下，肝积在左，肺积在右，脾积居中，溯其本源，总由中气不运所致。

二、 解剖结构

骶尾部肿瘤发生于骶直间隙，骶直间隙前方是直肠，后方是骶骨，上方是直肠后方的腹膜返折，即直肠膀胱和（或）子宫凹陷的底部，下方是肛提肌和尾骨肌，两侧是髂血管、输尿管和骶神经根，间隙内填充着多种解剖结构，如疏松结缔组织、骶丛分支、交感神经系统分支及动静脉血管。因解剖结构较为复杂，故骶尾部肿瘤的来源和组织病理类型多种多样。

三、分类

骶前组织的胚胎来源较为复杂，间隙内充满结缔组织、神经、脂肪和血管。间隙内具有能够分化成三种种系细胞的全能细胞，因此可以存在多种不同类型的肿瘤(表3-8-1)。骶前肿瘤通常分为先天性肿瘤或后天获得性肿瘤。先天性肿瘤占2/3，其中2/3为良性肿瘤，1/3为恶性肿瘤。1975年Uhlig和Johnson首先提出并将骶前肿瘤分为先天性、神经源性、骨性和混杂性四种肿瘤。成人骶尾部肿瘤多数为良性，但其中恶性肿瘤占21%，且良性的尾肠囊肿或黏液分泌性囊肿可以向恶性肿瘤转变。后世逐渐建立了分类系统，将肿瘤分为五个种类：先天性肿瘤、炎性肿瘤、神经源性肿瘤、骨性肿瘤其他类型肿物(表3-8-1)。

表3-8-1　骶尾部肿瘤分类表

先天性肿瘤	炎性肿瘤	神经源性肿瘤	骨性肿瘤	其他类型肿物
发育性囊肿	会阴囊肿	神经纤维瘤和肉瘤	成骨细胞瘤	转移癌
黏液分泌性囊肿	内瘘	神经鞘瘤	成骨性肉瘤	脂肪瘤或脂肪肉瘤
表皮样囊肿	异物肉芽肿	室管膜瘤	尤文肉瘤	纤维瘤或纤维肉瘤
畸胎瘤	慢性传染性肉芽肿	神经节细胞瘤	单纯性或动脉瘤性骨囊肿	硬纤维瘤
畸胎癌	骨盆直肠窝脓肿	神经母细胞瘤	软骨黏液肉瘤	内皮瘤
脊索瘤		恶性神鞘瘤	骨髓瘤	血管瘤或血管外皮细胞瘤
肾上腺残余肿瘤				
直肠重复性囊肿				
骶前脑脊膜膨出				

(1) 先天性肿瘤　在骶尾部肿瘤的各种发病原因中，先天性肿瘤占有较大的比例，其中发育性囊肿(表皮样囊肿、皮样囊肿、畸胎瘤等)最多，还包括直肠重复性囊肿、尾肠囊肿、黏液分泌性囊肿、脊索瘤、畸胎瘤、骶前脑脊膜膨出等。

(2) 炎性肿瘤　包括会阴囊肿、肛门内瘘、异物肉芽肿、慢性传染性性肉芽肿、骨盆直肠窝脓肿等。

(3) 神经源性肿瘤　生长往往缓慢，发现时通常已经长得非常大。其包括神经纤维瘤、神经鞘瘤、室管膜瘤、神经节细胞瘤、神经母细胞瘤、恶性神经鞘瘤(神经纤维肉瘤、神经源性肉瘤)。

(4) 骨性肿瘤　骨性肿瘤起源于骨、软骨、纤维组织和骨髓，增长快，易增长到相当大的尺寸，肺是常见的转移部位。其包括软骨肉瘤、骨肉瘤、骨髓瘤、成骨细胞瘤、成骨性肉瘤、尤文肉瘤、单纯性或动脉瘤性骨囊肿、软骨黏液肉瘤。骶尾部骨性肿瘤易造成骶骨破坏，其中骨巨细胞瘤是良性的，但是其具备局部破坏性并能转移到肺部（“良性转移性巨细胞瘤”）。

(5) 其他类型肿物　骶尾部其他肿物包括转移性结节，与克罗恩病相关的炎症性病变或憩室炎，血肿和异位肾脏。其包括转移癌、脂肪瘤或脂肪肉瘤、纤维瘤或纤维肉瘤、血管瘤或血管外皮细胞瘤、硬纤维瘤、内皮瘤。

四、临床表现

(一) 症状

骶尾部肿瘤，尤其是良性病变，早期一般无症状或表现模糊不清，通常在肿瘤较大或囊变继发感染时才会出现症状，恶性病变早期也会出现症状。最常见的症状是疼痛，疼痛无局限性，呈持续性，病灶感染或侵犯骨质可以产生腰骶部、直肠盆腔或下肢疼痛，如果肿瘤侵及骶丛，病人会有臀部或大腿后部的牵涉痛。疼痛常常与体位有关，坐位加重，站立时减轻。巨大肿瘤可压迫邻近组织和脏器，如压迫肠道，可引起便秘、排便困难等症状，压迫膀胱可引起尿失禁、尿潴留，压迫输尿管可有肾盂积水。括约肌或神经根被侵犯会引起梗阻后腹泻，可以发展为肛门失禁，也可以引起性功能障碍。

(二) 体格检查

直肠指诊对骶尾部肿瘤的诊断非常重要，可扪及实质性或囊性肿块，由此可评估病变的位置、范围、固定程度以及和其他盆腔脏器的关系。常规的骶神经和肌肉骨骼反射等神经系统检查也十分必要，可以帮助诊断局部广泛浸润的骶前肿瘤。

(三) 辅助检查

1. CT 检查和 MRI 检查

CT 和 MRI 具有互补性，是评估骶尾部肿瘤的重要的影像学诊断方法，可以确定肿瘤的部位、大小和密度值。CT 可判定病变是实性还是囊性，是否侵及直肠、膀胱、输尿管等周围脏器，CT 也是评估骨皮质破坏的最好影像学方法。MRI 在软组织上的分辨率比 CT 更高，能很好地评价神经根和椎间孔肿瘤侵犯、硬膜囊压迫及其他脊髓受累病变。MRI 在评价骨髓、血管受累的程度上也优于 CT。恶性肿瘤在新辅助治疗中行钆增强 MRI，可以显示治疗前后肿瘤体积的变化，判断治疗的敏感性。

2. 直肠镜检查

直肠镜可看到直肠壁外肿瘤。大的肿块可明显使肠腔狭窄。如果囊肿与直肠相通或进行直肠穿刺活检，可在直肠后壁见到窦道。

3. 乙状结肠镜

硬性或软性乙状结肠镜检查可观察覆盖肿物的直肠黏膜，了解肿瘤的浸润深度，并且可以在检查中钳取受累及的直肠组织送病理活检。

4. 超声检查

腹盆腔超声可以看到盆腔病变的大小、位置，同时可以检查有无肝脏转移或肾盂积水，经直肠腔内超声对深部肿瘤、小肿瘤有较高诊断率，能够区分直肠壁内与壁外病变、囊性与实质性病变，用于了解肿瘤和直肠的关系以及直肠固有肌层的受累程度。

5. X线平片

骨平片经常因内脏的气体、粪便或骨性结构的重叠而模糊不清，病变常因此被忽视，X线平片检查有时对骶前病灶诊断有用。脊索瘤表现为骶前孤立性肿块，通常位于骶骨以下。78%的骶尾部脊索瘤病人可见到骨质破坏，33%～60%的病人可以见到软组织肿块、骨硬化、骨溶解或两者可同时见到。约50%的畸胎瘤病人在骶骨前方可见到牙齿或骨碎片钙化灶。骶前见到气体，提示囊肿与直肠或皮肤相通；肿块表现为肥皂泡样，提示为血管瘤；“弯刀征”是脑脊膜膨出典型的X线表现。

6. 活组织病理检查

术后病理诊断是骶尾部肿瘤诊断的金标准，但是，术前活检应慎做穿刺或切开活检。对囊性病灶穿刺和抽液可导致感染；脑脊膜膨出穿刺可以导致脑膜炎；恶性肿瘤进行穿刺可能导致肿瘤扩散和针道种植转移。如果脊索瘤病人手术前进行过穿刺活检，手术时一定要同时切除穿刺针道。如果病变的性质很难确定，经肛周、骶骨旁活检是必需的。经直肠活检是不可取的，它可能导致未被侵犯的直肠因瘤细胞种植而不得不切除。部分骶尾部肿瘤，如骨肉瘤、尤文肉瘤在术前要行放化疗。在这些病例中，术前的活检是有益的。

五、诊断与鉴别诊断

（一）诊断

由于发展缓慢，大多数骶尾部肿瘤是在盆腔或直肠体检时偶然发现的。诊断需结合骶骨平片、CT、MRI和超声等影像学检查结果，其中有一些特征性的表现，比如骨肿瘤、脊索瘤、神经鞘瘤或动脉瘤性骨囊肿等患者中，骶骨平片中可以发现骨性扩张、骨质破坏和（或）软组织肿块钙化。CT中特征性的“弯刀征”提示骶前存在脑脊膜膨出。术前经会阴或骶骨旁病理活检可确诊。

（二）鉴别诊断

1. 脑脊膜膨出

脑脊膜膨出多发生在腰骶部中线处，以向后方突出为多，为单房性囊，无实质性成分，腹压增大时囊肿可有冲击感。挤压囊肿时婴儿可见囟门突出，X线片可有明显的骶椎裂，肛门指诊骶前无肿物。

2. 肛周感染

骶尾部畸胎瘤合并感染时易与肛周脓肿混淆。畸胎瘤形成慢性窦道时，因其瘘口与肛瘘一样均在肛隐窝处，故易被误诊为肛瘘。在对肛周脓肿引流前，应仔细询问病史，并摄骶尾部X线片，以资鉴别。

3. 藏毛窦

藏毛窦为骶尾部臀裂的软组织内的一种慢性窦道或囊肿，可见皮肤内卷，囊内伴肉芽组织、纤维增生，有毛发。常见于多毛症，皮脂分泌旺盛，臀部深陷。

六、治疗方法

(一) 中医分型证治

1. 气郁痰阻

证候：骶尾部肿块，质地软硬不均，无灼热红肿，不痛，局部坠胀，或胸胁窜痛，病情波动常与情志因素有关；舌质淡暗，苔薄白，脉弦。

辨证分析：肝郁伤脾，脾失健运，痰湿内生，以致气郁、痰湿阻于经络，痰气凝滞，结聚成块，故疼痛不显，或痛无定处；气郁痰凝，故舌质淡暗，脉弦。

治则：理气舒郁，化痰软坚。

方药：四海舒郁丸加减。常用中药：青木香、陈皮、昆布、海带、海藻、海螵蛸、柴胡、郁金、法半夏、枳壳、山慈姑、全蝎。

2. 火毒蕴结

证候：肿块位于骶尾，质地软硬不均，或为囊性，表面红肿或破溃流脓水，刺疼灼痛；肢体活动障碍，有时伴有发热，大便干秘；舌暗红，苔薄白，脉细数或弦数。

辨证分析：多因毒热攻于内，毒热蕴结，则火盛血燥，使局部坚硬如石，疼痛如刺，甚至局部灼热暗红，肢体活动障碍；肝火偏旺，故情绪易于激动，大便干结；舌暗红有瘀点，为有瘀之象，肝经有热，故脉弦数。

治则：清热解毒透脓。

方药：仙方活命饮加减。常用中药：金银花、天花粉、防风、白芷、乳香、没药、贝母、皂刺、陈皮。

3. 瘀血内结

证候：肿块在骶尾部，质地较硬或有结节，按之疼痛，经久不消，或见睾丸肿大；面黯消瘦，舌质紫或见瘀点，苔薄，脉弦涩或细涩。

辨证分析：久病血运不畅，瘀血内停，气机阻滞，脉络不通，故局部肿物按之疼痛；瘀血为有形之邪，经久难消，瘀血内停，气血运行不畅，不能濡养脏腑经络，故面面黯消瘦，舌质紫或见瘀点，脉涩。

治则:活血祛瘀,软坚散结。

方药:膈下逐瘀汤加减。常用中药:当归、川芎、桃仁、红花、赤芍、延胡索、香附、枳壳、甘草、川楝子、石见穿、海藻、炮穿山甲。

4. 虚火郁证

证候:局部肿块肿胀疼痛,皮色暗红,疼痛难忍,朝轻暮重;身热口干,咳嗽消瘦,面色不华,行走不便,精神萎靡;舌暗唇淡,苔少或干黑。

辨证分析:病延日久,气血不足,脏腑衰败,肾气亏耗,肝肾阴虚,相火内灼,水不涵木,肝经血少,虚火侵袭,伤络腐肉,故局部肿胀疼痛,皮色暗红,疼痛难忍,行走不便;阴血亏虚,故身热口干,咳嗽消瘦;舌暗唇淡为气血两虚之象。

治则:滋肾填髓,降火解毒。

方药:四骨汤。常用中药:肿节风、核桃树枝、女贞子、透骨草、生地、补骨脂、山茱萸、骨碎补、续断、寻骨风、当归、自然铜、丹皮、黄柏、知母。

(二) 手术治疗

对于可以耐受手术的病人,病灶可以切除的情况下,原则上都应行手术切除治疗。

1. 术前准备

术前检查评估对于该手术的成败有重要作用。术前根据彩超、CT、MRI 等影像学检查了解肿瘤位置、大小及其与邻近血管、神经等组织器官的关系,为手术方案、手术路径的选择和制定提供依据。

2. 术前活检

过去因为考虑到实体瘤活检可能引起的感染或恶性肿瘤细胞的扩散,故术前活检一直以来都存有争议,但随着近年来影像技术、肿瘤生物学和新辅助治疗的发展,很多骶尾部肿瘤患者都能从术前化疗和放疗中获益。但是,在进行新辅助放化疗前都需要取得病理活检结果,因此术前病理学诊断已越来越重要,对异质性很大的肿瘤手术和综合治疗决策具有重要价值。需明确的是为避免病灶感染,不能经直肠或阴道进行活检。

3. 手术方式

(1) 经骶后入路　该术式适用于肿瘤位置较低或感染性囊肿,位于第 4 骶椎以下肿瘤体积较小者。患者取俯卧折刀位,可采用正中切口、旁骶尾切口或弧形切口入路,逐层切开至骶骨,暴露并横向切断肛尾韧带。纵向切开肛提肌筋膜和肌肉达肿瘤固有包膜,助手用手指在直肠内压迫抬高病灶以帮助暴露并引导手术,采用锐性或钝性将病灶与邻近组织分离,必要时游离并切除尾骨以暴露术野。若肿瘤与直肠壁紧密粘连,需小心分离以避免损伤直肠。若为体积较大的囊肿,可吸除囊液减压,为检查肿瘤切除是否完整,必要时将肿瘤基部行快速病理检查,以确定是否完整切除。完整切除肿瘤后彻底止血，骶前间隙残留腔隙较大，将直肠周围组织与骶前筋膜缝合数针，以闭合之，重建盆膈，于手术切口放置引流管一根，逐层缝合后，加压包扎。

(2) 经腹入路　此术式适用于位置较高的良性肿瘤，以及周围组织浸润不广泛的恶性肿瘤。做耻骨上横切口，进腹后探查，分离肿瘤，游离乙状结肠后将直肠拉向前方，如肿瘤较大，先结扎双侧髂内动脉，然后沿骶前及直肠后壁之间仔细分离、结扎，逐步将肿瘤完整切除，骶前间隙置管引流后逐层缝合。术中注意保护输尿管，避免损伤骶前血管而致出血。

(3) 经腹骶联合入路　此术式适用于巨大的骶尾部肿瘤和超过第三骶椎的肿瘤。患者先取仰卧位行腹部手术，充分游离肿瘤组织至暴露肿瘤上界，逐层缝合腹部切口。再改侧卧位行骶部手术，术中如发现肿瘤侵及直肠和(或)乙状结肠部分组织，可同时切除部分被侵及肠管后，行肠端或端侧吻合。

(4) 经腹会阴联合入路　若肿瘤侵犯直肠和(或)肛管组织，位置较低时，可行经腹会阴联合肿瘤切除术，此术式同直肠癌 Miles 术式(直肠经腹会阴联合切除、永久性乙状结肠造口术)。此类手术损伤较大，术中出血较多时，可结扎双侧髂内动脉，减少出血。

4. 手术并发症防治

(1) 出血　手术时仔细的锐性分离和充分止血大多可避免大出血。如能看见断裂的静脉，可行手指压迫后缝扎止血。小的出血点缝扎困难时，不能反复进行无效的止血或观察出血是否已停止，可用热盐水垫压迫 0.5 小时以上，大多可止血。当肿瘤尚未切除、骶前出血又较多时，应当机立断，3～5 分钟内可快速将肿瘤大部分切除，再进行直视下止血。当患者一般情况较差、医院血源不足、骶前广泛渗血、术者经验不足时，纱条填塞是最稳妥、最有效的办法，术后 4～7 天再次进手术室取出纱条。

(2) 直肠损伤或肠瘘　如果肿瘤因感染与直肠壁紧密粘连，需小心分离以避免直肠损伤。肠腔内手指引导直肠检查，可以有效减少直肠壁的损伤。术前充分进行肠道准备和使用抗生素，可以减少直肠不慎损伤的并发症。如果术中直肠被穿破，可分两层缝合修补，肠黏膜内翻。修补处可以通过直肠镜向肠腔内充气，手术切口内灌注生理盐水，观察有无气泡，测试是否有漏。彻底止血，放置引流管，密闭负压吸引。术后早期直肠瘘可保持伤口引流通畅，在肛内置双套管滴注冲洗，静脉使用抗生素和肠外营养，必要时可使用生长激素加速瘘口愈合。如不能禁食，可采用直肠堵片法将创面隔开后每日冲洗换药，二期愈合。

(3) 感染　如果肿瘤体积较大、位置较深，可在其顶部切开，抽吸液体主动减压，使肿瘤体积变小，避免手术时破裂污染创面。术后应常规使用抗生素预防感染。若术后出现感染宜拆除部分缝线,开放创面引流。

(4) 骶神经损伤　对良性肿瘤而言,应尽可能保持双侧骶三神经根,否则将导致明显的神经功能障碍。如尿失禁、大便失禁、性功能损害或下肢运动障碍。

(5) 复发　肿瘤应尽可能被完整切除,尤其存在多囊时,需仔细辨认以彻底切除,减少复发。儿童骶尾部畸胎瘤需切除尾骨,以防术后复发。在特殊情况下,确实无法切除囊壁时,应切除大部分囊壁,残余囊壁予石炭酸烧灼。如复发需再次手术,切除残余囊壁。

骶尾部肿瘤是一种组织来源多样的少见肿瘤,其位置和病理性质特殊,绝大多数病例需要行外科手术治疗,手术具有很大的挑战性,部分还需要外科、骨科、放射科、神经外科、整形美容科合作完成。

参考文献

[1] 李春雨.全国高等学校"十二五"医学规划教材:肛肠病学[M].北京:高等教育出版社,2013:166-169.

[2] 贝利,比林汉姆,斯塔莫斯.结直肠外科学[M].北京:人民军医出版社,2014:467-473.

[3] 金黑鹰,章蓓.实用肛肠病学[M].上海:上海科学技术出版社,2014:198-206.

[4] 丁义江.丁氏肛肠病学[M].北京:人民卫生出版社,2006:391-395.

[5] 荣文舟.肛肠病手术技巧[M].北京:科学技术文献出版社,2007:337-345.

[6] 徐伟祥,曹永清.实用中医肛肠病学[M].上海:上海科学技术出版社,2014:296-300.

[7] 科曼.CORMAN结直肠外科学:第6版[M].傅传刚,汪建平,王杉,译.上海:上海科学技术出版社,2016:817-823.

[8] 丁义江.骶前肿瘤的诊断和治疗[C]//中国中西医结合学会大肠肛门病专业委员会.中西医结合大肠肛门病诊治新进展:第十届中国中西结合学会大肠肛门病学术研讨会论文集,2004.

第九章　直肠肛管外伤

直肠位于骶骨前，长约 12 cm，上连乙状结肠、下接肛管。其上 1/3 在腹腔内，前面和两侧有腹膜遮盖；中 1/3 前有腹膜并在此返折；下 1/3 和直肠的后壁完全位于腹膜外。解剖学肛管是指齿线以下的部分，至肛缘有 2～3 cm，而外科学肛管下自肛缘，上至直肠壶腹下方缩小部，全长约 5 cm，与直肠之间形成 90°～100°的肛直角，为内外括约肌、耻骨直肠肌和肛提肌所围绕。

直肠、肛管为消化道的终末部分，紧贴骨盆的骶骨凹，且受肛提肌保护和坐骨肛门窝内脂肪组织的支撑，故直肠肛管外伤（anorectal injury）较少见。由于直肠存在丰富的血供和门体静脉吻合，毗邻生殖和泌尿器官，故直肠损伤易并发大出血、多器官损伤和腹膜炎。肛门有重要的括约肌功能，如处理不当，则可造成功能障碍。本病具有以下特点：① 直肠内细菌含量多，损伤后污染严重；② 直肠周围结缔组织疏松，易发生严重感染；③ 常伴其他器官损伤（如骨盆骨折、泌尿生殖系统损伤、大出血等）；④ 并发症较多（如畸形、内外瘘、大小便失禁和肛门尿道狭窄等），发生率为 56.2%～79.6%；⑤ 较少见，约占腹部损伤的 0.5%～5.5%，易漏诊、误诊，延误诊治率可高达 50%。

一、病因病理及分类分级

（一）中医病因病机

直肠肛管外伤主要是外力伤害导致皮肉筋骨损伤所致，继而引起气血瘀滞，经络阻塞，津液亏损；或瘀血邪毒由表入里，从而导致脏腑不和；亦可由于脏腑不和，由里达表，引起经络、气血、津液病变，导致皮肉筋骨病损。明代薛己在《正体类要》序文中指出："肢体损于外，则气血伤于内，营卫有所不贯，脏腑由之不和。"这说明人体的皮肉筋骨在遭受到外力的损伤时，可进而影响到体内，引起气血、营卫、脏腑等一系列的功能紊乱。此外，外伤后再感受毒邪，或邪毒从伤口乘虚而入，则可引起局部和全身感染，出现各种变证。

（二）西医病因病理

1. 病因

直肠肛管的开放伤以战伤多见，尤其是下腹部和/或会阴部的火器伤、锐器伤。平时则多由于自高处坠落时臀部骑跨或跌坐于尖锐物体上所致，此类伤情严重时，常伴有膀胱、骶骨、阴道等的损伤，骨盆骨折有时也可见到。直肠肛管的闭合伤以平时多见，且多由骨盆骨折移位或骨折端刺伤所引起。综合其病因有：

（1）钝挫伤　直肠肛管遭受重物撞击，如工伤、车祸、坠落、摔跌、斗殴、拳击、牲畜顶撞等钝性暴力打击，导致肠管撕裂、直肠刺伤和穿孔等。

（2）刀刺伤　平时多见于斗殴、凶杀、抢劫等治安事故。

（3）火器伤　平时较少见，主要发生在战时。

（4）医源性损伤　直肠镜检查、直肠内局部肿物或活检手术等、直肠附近区域的手术（如清宫术、子宫切除术、阴道成形术、前列腺癌根治术等）、灌肠和分娩过程中出现的会阴与直肠撕裂等。

（5）同性恋经直肠性交造成的损伤。

2. 病理

直肠肛管外伤的病理改变，视外伤的原因、程度、性质、部位、累及范围、时间以及有无合并伤等而定。轻者仅伤及浆肌层或黏膜而无全层破裂，一般无严重后果；重者可全层肠壁断裂和广泛括约肌损伤。若伴有大血管、骶前静脉丛损伤，可致大出血，甚至发生失血性休克。腹膜内直肠破裂可因粪便、血液、尿液等进入腹腔致弥漫性腹膜炎；腹膜外直肠破裂可致直肠周围间隙感染、脓肿，易致蜂窝织炎、坏死性筋膜炎、脓毒血症等，甚至发生中毒性休克致死；会阴肛管损伤可以导致肛门括约肌损伤，进而出现肛门失禁或肛门狭窄。直肠外瘘、直肠膀胱瘘、直肠阴道（尿道）瘘是直肠外伤后的常见并发症。

（三）分类

1. 按损伤的部位分类

（1）腹膜内直肠伤　指腹膜返折以上的直肠损伤。

（2）腹膜外直肠伤　指腹膜返折以下、肛提肌以上的直肠损伤。

（3）肛门和肛管伤　肛提肌以下的肛管损伤，包括肛门括约肌及其周围皮肤的损伤，常合并会阴部撕裂伤、阴道损伤等。

2. 按损伤的类型分类

（1）挫伤（血肿）　挫伤指直肠肛管损伤后，肠壁的连续性没有中断，但是在肠壁上出现血肿，常表现为不规则腹痛，没有典型的空腔脏器穿孔症状，但是由于感染等因素可以导致肠壁穿孔。

(2) 撕裂伤

① 未穿孔:非全层或浆膜撕裂。

② 穿孔:全层撕裂,但未完全横断。

③ 大块毁损:撕脱、复杂性、破裂、组织丢失、明显粪便污染。

3. 按损伤的原因分类

(1) 医源性损伤

① 器械操作:灌肠或乙状结肠镜插入太猛;结肠气钡造影时压力过高;内窥镜检查时注气过多或镜下息肉摘除穿孔等,导致肛门部和直肠损伤。

② 肛门直肠手术:如痔 PPH 术、肛瘘切除术、骶前肿瘤切除术、直肠脱垂手术等,导致肛门部和直肠损伤。

③ 妇产科手术:如清宫术、盆腔肿瘤切除术、阴式子宫切除术等,导致肛门部和直肠损伤。

④ 盆腔放疗后。

⑤ 其他:如误将来苏尔灌肠导致的碱性烧伤等。

(2) 非医源性损伤

① 刺伤:异物刺入所造成的直肠肛管损伤。可经皮肤刺入,于体内伤及直肠肛管;也可经肛门插入,直接造成肛管直肠损伤。如从高处坠落,坐于直立的钢筋等棒状物上,或精神异常者自行将玻璃瓶、棍棒等插入肛管内损伤。

② 撕裂伤:车祸或自然分娩过程中伴随会阴部撕裂同时发生肛管直肠损伤。此外,经直肠性交也可引起肛管直肠撕裂伤。

③ 火器伤:枪弹、爆炸物可经腹部、臀部、会阴部、髋部甚至大腿射入而导致肛管直肠的损伤。

(四) 分级

美国创伤外科协会提出的直肠损伤分级见表 3-9-1。

表 3-9-1 直肠损伤分级

级别	损伤程度
Ⅰ	无血供障碍的挫伤或血肿,不完全性撕裂
Ⅱ	全层裂伤,<50%的肠周径
Ⅲ	全层裂伤,≥50%的肠周径
Ⅳ	全层裂伤,合并会阴撕裂
Ⅴ	节段性血供障碍

多处伤,分级增加一级。

二、临床表现

（一）临床特点

直肠肛管外伤常有明确的致伤因素，伤后出现肛门流血、疼痛等表现，部分患者有呕吐症状；合并血管损伤，出血严重时可出现神志淡漠、血压下降等休克表现。

腹膜内和腹膜外直肠损伤，有不同的临床表现。腹膜内直肠损伤最早表现为腹膜刺激症状，患者在受伤初期感下腹疼痛，此后范围逐渐扩大，可弥漫至全膜，但以下腹部疼痛为主，腹部有明显的压痛、反跳痛及腹肌紧张，可伴恶心、呕吐、发热和肛门出血。直肠损伤常便血较明显，直肠指检有时可触及破溃位置，部分严重者可触及小肠、小肠系膜及网膜等结构，指套上染血。由于气体自直肠进入腹腔，腹部叩诊肝浊音界缩小甚或消失，当弥漫性腹膜炎致腹腔内炎性渗出积液，叩诊还可获得移动性浊音。此外，由于直肠内容物的刺激不如上消化道内容物对腹腔的刺激强烈，所以腹膜炎表现发展较缓慢。

腹膜外直肠损伤腹痛不明显，范围也不易确定，可无腹膜炎表现。主要表现为会阴部、肛门疼痛，里急后重、肛门坠胀等，有时直肠出血或局部疼痛是唯一症状。直肠指诊可触及直肠破口，局部有压痛及肿胀，指套染血。腹膜外直肠损伤感染一般严重，多并发厌氧菌感染，且向直肠间隙扩散。直肠后壁和侧壁损伤则可引起直肠后间隙感染，肛门损伤则引起坐骨肛门窝的感染等。

（二）并发症

当下腹、会阴、骶尾、臀部和肛周有并发性损伤（包括贯通伤、非贯通伤、刺伤等），并有粪便从伤口溢出时，都应考虑到直肠肛管外伤。当并发尿道或膀胱损伤时，直肠和伤口内有尿液、排尿有血和粪便，尿道破裂有尿外渗至直肠腔内。当合并阴道损伤时，则大便可从阴道外溢。当肛管损伤发生括约肌受损时可发生大便失禁。

直肠肛管外伤出现创伤性休克，大多系合并其他内脏损伤、骨盆骨折、大血管伤、腹膜后大出血等。直肠肛管外伤可引起严重的腹膜炎或盆腔周围组织感染，严重者可发生中毒性休克。晚期直肠损伤的并发症表现有直肠膀胱瘘、直肠阴道瘘、直肠外瘘及直肠狭窄、大便失禁等。

（三）辅助检查

1. 直肠指诊

直肠指诊对直肠肛管外伤的诊断非常重要，常可发现直肠壁有无破口、缺损、肿胀和压痛；指套有无血染。如受伤部位较低，可触及损伤部位呈空洞感、破损区肿胀和压痛，指套上沾有血迹或发现肠腔内积血或血块。如发现为肛管损伤，肛门指诊时，可嘱患者收缩肛门，以确定有无括约肌损伤，括约肌完全断裂时，肛门失去张力，可容纳 3～4 指伸入。

2. 血常规

红细胞、血红蛋白、血细胞比容下降提示直肠出血；白细胞升高提示直肠损伤穿孔后伴有腹腔感染。

3. 腹腔穿刺

腹腔穿刺在腹部创伤的辅助诊断中占有重要的地位。腹腔内有 200 ml 以上液体时，可获得阳性结果。怀疑腹膜内直肠损伤，如果腹腔内抽出 0.1 ml 不凝固血液或者粪性液体，均为腹腔穿刺结果阳性，但穿刺阴性者有时也不能否定无直肠损伤。

4. 腹腔灌洗

腹腔灌洗术是腹部创伤最有用的辅助检查，诊断准确率优于腹腔穿刺，约为 98.5%。具体操作方法如下。排空膀胱，腹胀者予以胃肠减压。取仰卧位，在脐下正中线 3～5 cm 区域麻醉，做小切口或直接用套管针穿刺，插入有侧孔的塑料管进入腹腔。滴入等渗盐水或平衡盐液约 1 000 ml，约在 15 分钟内滴完。如果病情稳定，无其他禁忌证，置伤员于头低脚高位数分钟，或将伤员转侧后平卧，然后依靠虹吸作用，引流出腹腔灌洗液，流出的灌洗液至少应在 500 ml 以上。灌洗液结果判断标准：① 引流出 10 ml 以上无凝块的血性腹腔灌洗液，表明腹腔内有出血；引流血液少于 10 ml 为可疑；② 红细胞计数 $>0.1\times10^{12}$/L、白细胞计数 $>0.5\times10^{9}$/L；③ 发现有混浊粪性液体。这三个标准均为腹腔灌洗阳性，表示有腹膜内直肠损伤。

5. 影像检查

(1) X 线检查　腹部平片膈下游离气体提示腹腔空腔脏器穿孔，但是如果直肠损伤位于腹膜外，常无游离气体。骨盆 X 线摄片如果发现骨盆错位，刺向直肠，要考虑是否有直肠肛管损伤存在。

(2) CT 检查　除可能发现直肠的裂口外，腹膜外直肠损伤可以发现直肠周围气体、腹膜后血肿存在，这是直肠损伤的有力证据。

(3) MRI 检查　对诊断肠壁、膀胱、前列腺、尿道等的损伤等具有重要意义。

6. 腹腔镜检查

腹腔镜适用于腹腔感染不重的直肠损伤患者，并且是腹膜内直肠损伤。可探查直肠损伤程度、部位以及腹腔污染程度。

7. 直肠镜检查

若直肠指诊阴性，疑似有直肠创伤时，可行直肠镜检查，可直视低位直肠及肛管破裂。

8. 结肠镜检查

在病人情况许可的条件下，如果高度怀疑直肠损伤存在，但是未发现明确证据的，可考虑行纤维结肠镜检查。但是禁止做灌肠检查，以免加速感染扩散。进镜时尽量少注气，动作要轻柔，以防扩大直肠裂口。一旦明确，立即退镜，不可试图插镜至回盲部。

直结肠镜检查不能列为常规，而且在进行检查之前一定要向患者和家属交代清楚检查可能存在的风险，以防止发生并发症导致的医疗纠纷。

三、诊断与鉴别诊断

（一）中医诊断要点

1. 有明确的外伤史。

2. 临床表现根据受伤部位的不同而有所不同。

（1）肛管损伤　肛门括约肌或肛门周围皮肤可见创面，无腹膜炎表现。

（2）腹膜外直肠损伤　容易合并严重的感染，多由厌氧菌引起，可向周围间隙扩散，可有腹痛，但无腹膜炎表现。

（3）腹膜内直肠损伤　较早出现腹膜炎体征，压痛、反跳痛、腹肌紧张明显。

3. 辅助检查

（1）直肠指诊　在低位直肠损伤时可触及破口，破损区触痛明显，指套染血。

（2）X线　病情允许时，可拍摄腹部及盆腔X线，了解有无膈下游离气体或骨盆骨折。

（3）直肠镜　直肠指诊未发现创口，但不能排除直肠损伤时，在患者情况允许的条件下应小心行直肠镜检查。

（二）西医诊断要点

有明确的外伤史，伴有下列情况之一者需考虑直肠肛管外伤：① 肛门出血；② 直肠指诊发现指套染血或触及破裂口；③ 尿中含有粪便或肛门溢尿；④ 下腹疼痛伴腹膜刺激或腹部X线片示膈下游离气体；⑤ 腹腔穿刺液中含有粪汁或浑浊液。

明确直肠损伤后，还需区别是腹膜返折以上损伤还是腹膜返折以下损伤。有下列情形之一者需考虑腹膜返折以上损伤：① 有腹膜炎体征；② 腹腔穿刺液中有粪汁或浑浊液；③ 腹部X线片示膈下游离气体。腹膜返折以下直肠损伤，由于支配直肠的自主神经无痛觉，且定位不准确，患者仅有坠胀感或里急后重症状。肛管损伤多伴有肛门括约肌损伤，伤后疼痛剧烈，肛门流血。

（三）鉴别诊断

诊断时要仔细询问患者受伤的类型、体位、伤后出现的症状等，在进行多发伤抢救时要考虑到是否合并直肠肛管外伤，在查体时重视肛门部检查，诊断并不困难。但是腹膜返折以下的直肠损伤患者常缺乏典型临床症状，应结合上述辅助检查诊断，否则容易造成漏诊。由于结直肠内容物为粪便，细菌含量极高，损伤后容易形成感染，严重者甚至危及生命，因此只有提高早期诊断水平，才能提高治愈率。

四、治疗方法

（一）中医分型证治

直肠肛管外伤诊断明确后应早期手术。术后可采取补益法、调胃法等中医内治法以助气血恢复，加速创口愈合。常用方剂有：益气方，如四君子汤；养血方，如四物汤；气血双补方，如八珍汤；滋阴方，如六味地黄丸；助阳方，如桂附八味丸或右归丸；理脾和胃方，如异功散；和胃化浊方，如二陈汤；清养胃阴方，如益胃汤。

（二）西医治疗

一旦确诊直肠肛管外伤，应及早治疗。应根据损伤的部位、程度，致伤的类型，伤后时间长短，污染程度以及合并症的程度等，选择不同的手术方法。但在直肠肛管外伤的手术中，直肠冲洗、乙状结肠造瘘、骶前引流这三项重要措施不可忽视。尽可能维护直肠肛管外伤后解剖结构的完整性，保持肛门排便功能正常，减少肛门狭窄、肛门失禁等后遗症，始终是直肠肛管外伤治疗的主题。

1. 处理原则

早期彻底清创修补破损，远端直肠灌洗，充分有效引流及粪便转流性结肠造瘘。

2. 支持和对症治疗

（1）止血、抗休克

直肠肛管外伤早期出现血压下降多由伴随的血管损伤出血所致，应在进行输血输液抗休克治疗的基础上尽早手术止血。剖腹探查时除常规探查是否有腹内实质性脏器破裂外，应探查直肠和内、外血管是否有破裂出血，若直肠后及两侧有血肿时，应切开探查。对破裂的直肠血管和髂内血管可进行结扎，对髂外血管做缝合修复。若是骶前静脉丛破裂出血，应特别小心谨慎地予以处理，因骶前静脉丛是由来自下腔静脉系的骶前静脉和来自椎静脉系的椎体静脉相互吻合而成，缺乏静脉瓣，而且骶骨静脉是骶骨骨髓腔血液经血管孔流出，其周围缺乏软组织，故损伤时通过单纯的缝扎或结扎往往不能止血。此时，应先压迫破口周围暂时止血，然后试行周围环形缝合止血。当出血仍然不止时，可用钝头器械捣碎骶骨血管孔压迫止血，还可用不锈钢图钉加上大网膜或明胶海绵钉于血管孔处进行止血。

(2) 支持疗法

由于禁食和消耗，以及术后创口的大量液体渗出等，故应注意营养缺乏及水、电解质紊乱，必要时输血，予胃肠外营养。

3. 手术治疗

(1) 腹膜内直肠损伤的处理　由于多合并腹膜炎，因尽早行剖腹探查，同时在盆腔放置引流管通畅引流，彻底清创止血，清除异物。损伤肠段修补或切除后远端封闭，近端结肠造瘘，二期再还纳。对于损伤距肛门 6cm 以上、肠壁损伤轻、肠道相对清洁的患者，可行单纯肠壁修补术，近端结肠造瘘，二期再还纳，不必勉强修补，直肠周围间隙通畅引流。若中下段直肠严重损伤，可行损伤肠段切除。

对于严重的直肠毁损伤、存在高危因素(休克、输血量大、重度污染、受伤时间已较长、有合并疾病、高龄等)的直肠肛管损伤、骨盆有骨折、盆腔内大血肿、膀胱及阴道等损伤并与直肠相交通等，应行粪便转流。粪便转流可以采取 4 种术式：单腔造瘘、标准式襻式造瘘(与端式造瘘相比，具有造瘘操作简单、快速、还纳容易的优点)、远端肠道关闭法襻式造瘘(关闭襻式结肠造瘘的远侧端，达到完全转流目的。也具有造瘘操作简单、快速、还纳容易的优点)和双腔造瘘(优点是达到远端结肠完全断流的目的)。必须保证畅通的引流，包括创面引流和肛门直肠周围间隙，尤其是骶前间隙的引流。

(2) 腹膜外直肠损伤的处理　腹腔探查如确定为腹膜外直肠损伤，待探查完毕后即行乙状结肠或横结肠造瘘，并大量冲洗肠腔，同时应经会阴清创、修补直肠损伤破口，并行直肠间隙引流。若损伤距肛门较近，在 6 cm 以内，可经肛门修补损伤，直肠周围间隙充分引流；最大限度保留并修复耻骨直肠肌及外括约肌深部，尽可能保留肛管直肠环的完整性，减少肛门失禁并发症的发生。

若破口大且有移位者，可行疏松的对位缝合；高位直肠严重损伤者，经腹切开盆膈腹膜行损伤部位的修补术，加做近端结肠造瘘。术中用生理盐水或碘伏稀释液冲洗下段乙状结肠和直肠。术后直肠周围间隙置引流管，另从会阴部引出。对比较严重的直肠穿透性损伤，存在高危因素和盆腔内多个器官损伤(如膀胱、尿道、阴道等)，要考虑粪便转流，减少术后并发症，损伤局部可以修补或旷置。对毁损性的直肠会阴损伤，这种病人的病情往往比较危重，多伴有骨盆骨折、盆腔内大出血和多个器官的损伤，所以要选择损伤控制手术，紧急情况下止血，并控制大便的继续污染，经复苏抢救后，延迟 12～48 小时再次进行二次手术，毁损组织要予以清除或切除，可选择 Hartmann 手术方式(即近端端式造瘘、直肠远端关闭于腹腔内。用于直肠有严重、广泛的损伤，修补有危险，可能发生盆腔并发症时)。

(3) 肛门和肛管损伤的处理　单纯性的肛管裂伤、括约肌断裂，可不做结肠造瘘，清创后用可吸收缝线将括约肌断端按层次一期缝合修补，同时修补肛管裂伤，并放置骶前引流。严重的肛管伴括约肌损伤，应行腹-会阴联合手术，经腹乙状结肠造瘘，远端直肠灌洗后，行会阴部清创及括约肌修补术，伤口应敞开，延期缝合。对伴有肛管直肠环损伤者，需尽可能修补耻骨直肠肌及外括约肌深部，最大限度保持肛管直肠环的完整性，以免引起肛门失禁。二期结肠造瘘还纳多于 6 个月后进行。对于广泛的组织缺损和坏死无法修复者，可考虑行会阴切除和永久性腹壁乙状结肠造瘘。

4. 注意事项

由于大肠内粪便中存在大量以大肠杆菌为主的阴性杆菌、链球菌和厌氧菌等，易造成伤口的严重感染，故预防控制感染要贯穿直肠肛管外伤治疗的始终，也是决定治疗效果的关键因素。及早静脉足量应用广谱抗生素，注意预防特异性厌氧菌感染；术后持续发热应常规血培养，合理有效选用抗生素，常规注射破伤风抗毒血清。加强术后的换药及局部的冲洗，间断用过氧化氢液冲洗，防止气性坏疽、坏死性筋膜炎；及早发现并处理并发症。常见的并发症及处理：① 腹腔感染：全身应用有效抗菌药物，腹腔置管冲洗。② 肛周脓肿：应尽早切开引流。③ 直肠肛管瘘：急性感染期，应用抗菌药物，局部理疗，温水坐浴，脓肿形成时应切开引流；稳定期行瘘管切除或挂线疗法等。④ 直肠肛管狭窄：轻度狭窄可采用手法或器械渐进扩张治疗，中重度狭窄需行内括约肌切开术或肛门成形术。⑤ 肛门失禁：多由肛管直肠环或肛门括约肌、肛提肌等损伤所致，病情稳定后可行肛管括约肌修补术或肛门括约肌成形术等。

(五) 疗效标准

治愈：经治疗后症状体征消失，切口愈合良好，无并发症。

好转：急性症状及体征消失，但遗有并发症未愈。

参考文献

[1] 魏东，高春芳. 现代结直肠肛门病学[M]. 西安：西安交通大学出版社，2016：603 - 607.

[2] 吉威尔，莫特森，罗氏. 结直肠肛门疾病临床实践指南[M]. 王天宝，王锡山，傅传刚，译. 3 版. 广州：广东科技出版社，2016：580 - 585.

[3] 乔杜里，帕里. 肛肠良性疾病　诊断与治疗[M]. 尹路，陈春球，译. 上海：上海科学技术出版社，2017：93 - 101.

[4] 汪建平. 中华结直肠肛门外科学[M]. 北京：人民卫生出版社，2014：279 - 283.

[5] 黄志强，金锡御. 外科手术学[M]. 3 版. 北京：人民卫生出版社，2005：800 - 801.

[6] 钱海华，金黑鹰，曾莉. 结直肠肛管疾病诊断治疗新进展[M]. 上海：上海中医药大学出版社，2009：118 - 123.

[7] 张启瑜，钱礼. 腹部外科学[M]. 3 版. 北京：人民卫生出版社，2006：451.

[8] 王吉甫. 胃肠外科学[M]. 北京:人民卫生出版社,2000:756-759.

[9] 李荣,王子明. 外科疾病诊断与疗效标准[M]. 上海:上海中医药大学出版社,2006:14.

[10] 北京市卫生局. 外科诊疗常规[M]. 北京:中国协和医科大学出版社,2002:101.

[11] 耿桂飞,徐厚兰. 直肠肛管损伤15例诊治分析[J]. 浙江医学,2010,27(5):371-372.

[12] 高劲谋,赵山红,林曦,等. 结直肠损伤的手术治疗:附125例报告[J]. 中国普通外科杂志. 2007,16(12):1171-1173.

[13] 田洪裕,林建江,张宏志. 直肠肛管损伤的特点及诊治[J]. 中华创伤杂志. 2004,20(4):252-253.

[14] 孟荣贵,郝立强. 肛管直肠损伤的诊断及治疗[J]. 腹部外科,2002,15(2):69-70.

[15] 张春华. 直肠肛管损伤56例诊治分析[J]. 北京医学,2015,37(6):574,577.

[16] 陈佑江,文明波,吴云阳,等. 多发伤患者肠道损伤早期漏诊误诊原因分析[J]. 中华创伤杂志,2005,21(4):307-308.

[17] 周辉,牟洪超,胡雪峰,等. 结直肠损伤38例救治分析[J]. 中华创伤杂志,2005,21(12):950-951.

[18] 黎介寿. 手术学全集普通外科卷[M]. 北京:人民军医出版社,1998:420.

[19] 蒋贻康,张民英,乔占英,等. 直肠损伤[J]. 中国肛肠病杂志,1987,7(4):20-21.

[20] 王一镗. 实用急诊手册[M]. 北京:人民军医出版社,2002:668-669.

[21] 杨继震. 实用普外科手册[M]. 北京:人民军医出版社,1997:413-417.

[22] 肖软林,朱峰,陈延年,等. 危重病症救护学[M]. 北京:中国中医药出版社,1998:283.

[23] 胡国斌,金凌应,姚昌宏,等. 现代大肠外科学[M]. 北京:中国科学技术出版社,1996:94-96.

第十章　肛周皮肤病变

第一节　肛门瘙痒症

肛门瘙痒症是一种以局部瘙痒为主的常见肛门皮肤病，系肛门周围皮肤神经末梢受到某种因素的刺激而发生瘙痒。其瘙痒的特点多为阵发性，常不仅局限于肛门口，有时也可蔓延至肛门周围皮肤及会阴、阴囊部。70％的肛门瘙痒继发于肛周疾病，有明显致病原因，容易治疗。本病的发生可以看作全身瘙痒症的一种特殊部位表现。肛门瘙痒分为原发性和继发性两类。原发性肛门瘙痒症是指肛管及肛门周围皮肤及会阴部原因不明的、没有明显的原发性损害的顽固性瘙痒。原发性肛门瘙痒症病因不明，症状顽固，不易治愈。此病约占全部肛门瘙痒病症的45％，属于中医"痒风""谷道痒"的范畴，现被称为"肛痒风"。继发性肛门瘙痒症可由肛门局部疾病及全身性疾病、肠道寄生虫病等引起，一旦找到病因，很容易根治。

一、流行病学

本病发病率为5％，多见于20～40岁青壮年，男性多于女性，且多见于不喜爱活动者。老年人和20岁以下的青年较少，很少发生于儿童。

二、病因病理

（一）中医病因病机

祖国医学对肛门瘙痒症的认识有着悠久的历史。其在现存最早的医学古籍《五十二病方》中被称为"朐痒"，隋朝《诸病源候论》中被称为"谷道痒""痒疮"。中医学认为，肛门瘙痒的外因主要是风、湿、热邪及虫毒内扰，内因常为血虚风燥，肝肾亏虚、脏腑虚弱、肝经湿热下注等，有"血虚则生风，风聚则发痒"之说。其病机为：

（1）外感风邪　外感风邪，或风热相聚，风湿夹热，留滞于营卫之间，腠理皮肤之中，结而不散，则发痒出疹，而成瘙痒之症。

(2) 血虚生风　皮肤腠理需气血营养，血旺则光滑润泽，血虚不能充养皮肤腠理，生风生燥则伴痒。

(3) 湿热下注　因饮食不当，过食辛辣甘肥，积湿生热，下注肛门，阻塞肛周皮肤经络，产生瘙痒。

(二) 西医病因病理

1. 病因

(1) 变态反应　对某物、服装、环境中某些物质过敏，这样不仅有肛门部瘙痒，而且常伴有全身瘙痒反应。

(2) 肠道寄生虫　如蛲虫、蛔虫、阴道滴虫、阴虱、疥疮等，均可引起肛门瘙痒。

(3) 内分泌紊乱　妇女绝经期、男性更年期，因性激素水平降低，造成全身性内分泌紊乱，而引起全身和肛门部瘙痒。

(4) 全身性疾病　如黄疸、糖尿病、风湿热、白血病、慢性肾炎及梅毒等疾病引起全身和肛门部瘙痒。

(5) 结肠、直肠肛门部及女性生殖器官的慢性炎症　如溃疡性结肠炎、阴道炎、肛门直肠瘘等，由于长期分泌性物质，刺激肛门皮肤，引起肛门瘙痒。

(6) 局部涂搽刺激　肛门部涂搽刺激性较强的物质，引起肛门瘙痒。

(7) 精神神经因素　过度兴奋、激动、忧郁、神经衰弱等可引起肛门瘙痒。

(8) 肛周皮肤的局部刺激　肛门疾病如肛瘘、肛裂、内痔、肛窦炎、肛周湿疹、皮炎等导致黏液增多外溢，以及妇女阴道分泌物的刺激可诱发本病；着装不当，内裤质地不适也可引起本病。

2. 病理

由于病程的不同，局部改变也不同。初期局部皮肤发红，光亮，有时干燥，有时潮湿，肛门皮肤皱褶肿胀变平，褶间纵沟变平坦。病变只累及肛门部分皮肤或肛门全周，其受累范围不等。慢性期因纤维组织增生而皮肤变厚，表面粗糙不平，呈黄白色及水肿状态，弹性降低，褶间呈现裂口。因瘙痒手抓，常有抓痕，表皮脱落后，有时出血，也可出现糜烂和臭味分泌物。本病组织学改变似化学性皮炎的变化，可见到上皮细胞水肿、毛囊过度角化、皮脂腺萎缩、血管和淋巴管扩张，但神经末梢没有变化。

本病病理过程：上皮细胞水肿，肛门皮肤皱褶肿胀变平→纤维组织增生、皮脂腺萎缩→皮肤变厚、表面粗糙不平，弹性降低→表皮脱落，可见出血、糜烂和臭味分泌物。

三、临床表现

（一）临床特点

1. 各期临床表现

（1）早期表现　肛门瘙痒症的临床表现为只在肛门的一侧或小块地方感觉不适或轻度瘙痒，长期不愈则会蔓延到阴囊或阴唇，特别是在会阴部的前后方区域痒得较重。

（2）中期表现　夜间尤重，有如虫爬蚁行感，或如蚊虫叮咬、火烤状，令人难以入眠；精神紧张、饮食、饮酒或吃海味食品可引起瘙痒发作或加重，每次数分钟或数小时，个别病人可表现为持续瘙痒不止。

（3）后期严重表现　瘙痒明显，持续发作，搔抓后可见局部皮肤出血、糜烂、刺痛；可伴发神经衰弱、精神萎靡不振、饮食及睡眠不佳等表现。

2. 临床分型

按其病情可分为急性、慢性两种类型。

（1）急性肛门瘙痒　急性发作、渗出，有结痂、糜烂，瘙痒剧烈。

（2）慢性肛门瘙痒　一般又可分为三度：

Ⅰ度：肛门皮肤无明显水肿和增厚，仅有轻度抓痕、渗血。

Ⅱ度：肛门皮肤水肿、增厚明显。

Ⅲ度：肛门皮肤色素脱失，呈苔藓样变。

（二）辅助检查

（1）真菌镜检　检查有无真菌感染导致的感染类疾病。

（2）多系统检查　通过血液学、超声检查等，筛查有无血糖、肝肾疾病等造成的瘙痒。

（3）过敏原检测　检查有无特异性 IgE 抗体导致的变态反应性疾病。

（4）粪便检查　检查是否有蛔虫等寄生虫。

（5）局部分泌物培养　检查是否有表皮葡萄球菌、金黄色葡萄球菌定植所发生的临床症状。

四、诊断及鉴别诊断

（一）中医诊断要点

1. 血虚生风证

证候：肛门部不分昼夜奇痒，或痒如虫行蚁走，局部皮肤干燥无光泽及弹性，皱襞如蛛网延至前阴；伴有面色苍白，口舌干燥，消瘦；舌红，脉细数。

2. 湿热阻滞证

证候:肛门瘙痒、渗出、潮湿,被衣裤摩擦痒痛更剧,甚至局部破溃;常伴面色潮红,心烦易怒,胁肋不舒,口苦咽干;舌红苔黄腻,脉弦数。

3. 风湿挟热证

证候:肛门瘙痒,渗出潮湿,经活动摩擦则痒痛更甚,肛门下坠不适;困倦身重,腹胀食少,夜卧不安;舌苔厚腻,脉濡滑。

(二) 西医诊断要点

根据典型的肛门瘙痒史,结合临床症状、体征,本病不难诊断,但要明确病因有时则比较困难。应进行全身体检,有针对性地做必要的实验室检查,如血、尿、大便常规,肝、肾功能,尿糖、血糖、糖耐量试验及活组织和涂片等检查。根据典型的肛门瘙痒症状,结合局部检查即可诊断。

1. 原发性瘙痒

原发性瘙痒不伴有明显的原发性皮肤损害,以瘙痒为主要症状,日久可见继发性皮肤损害。需排除肛周器质性疾病后方可诊断。

2. 继发性瘙痒

继发性瘙痒症产生于原发性疾病及各种皮肤病,伴有原发病变和明显的特异性皮肤损害,如局部皮肤肥厚、糜烂等。瘙痒常是原发病变的一个症状。如肛瘘、肛门湿疹、湿疣、神经性皮炎、肛管直肠肿瘤、蛲虫、白色念珠菌感染等引起的肛门瘙痒均属此类。

(三) 鉴别诊断

1. 肛门湿疹

肛门湿疹临床可出现局部皮肤潮红糜烂,也可见丘疹、浸润或皮肤增厚等多行性损害,少数发生皲裂。病程较长,反复发作,剧烈瘙痒为其主要临床症状。

2. 会阴扁平苔藓

会阴扁平苔藓主要表现为肛周皮肤糜烂部位周围花边状白网,会阴部也可以受累。

3. 肛门皮肤划痕症

肛门皮肤划痕症的发生与摩擦和压力有关,做皮肤划痕试验表现为阳性。

4. 蛲虫病

蛲虫病主要发病人群为儿童,瘙痒症状以夜间为甚,可以通过大便检查,以及胶带试验检查。

五、治疗方法

（一）中医分型证治

1. 辨证中药口服

（1）血虚生风证

治则：养血润燥，祛风止痒。

方药：四物消风饮或当归饮子加减。

（2）湿热阻滞证

治则：清热利湿。

方药：萆薢渗湿汤、龙胆泻肝汤、二妙散加减。

（3）风湿挟热证

治则：疏风清热，健脾除湿。

方药：消风散加减。

2. 中医外治

（1）熏洗法　将汤药加热后先熏后洗，然后坐浴。每次 30 分钟，每日 2 次，取祛风止痒、收敛消肿的作用。方用苦参汤加减、硝矾洗剂等。如黄氏的复方苦参汤，在原方基础上加入苍术、防风、白芷、丹皮等药物，在清热止痒的基础上还能起到除湿、止痉、健脾燥湿、解郁、凉血活血的效果，既能体现中医学的整体观念特色，又能反映出中药的现代药理学意义。

（2）外敷法　将具有收敛止痒、祛风除湿的药物直接敷于洗净的患处，方用止痒散等。方药：熟地、露蜂房、丹参、地肤子、苦参各 100 g，蝉衣、乌梢蛇各 50 g。上药共研细末，过 120 目筛后装瓶密闭备用。

（3）针灸治疗　取主穴：会阴、长强。配穴：三阴交、血海、足三里等。每次取穴 2～3 个，留针 10 分钟，每日 1 次，一周为 1 个疗程。或用梅花针点刺肛周皮肤；也可用维生素 B_1 注射液 200 mg、异丙嗪注射液 25 mg 混合后于长强、会阴穴封闭，具有较好的止痒效果。

3. 小针刀治疗肛门瘙痒症

近年来，有人以小针刀治疗肛门瘙痒症取得了一定效果，现介绍如下：用甲紫将瘙痒区标出，选择尾骨尖至肛缘间的中点为进针处，将 0.5%利多卡因 20 ml 加亚甲蓝 2 ml、肾上腺素 2 滴摇匀后，进行肛周浸润麻醉。

右手持小针刀仍从进针处刺入皮肤，深达皮下组织。在肛外左手食指引导下，小针刀先向肛门左上侧倾斜，并潜行性缓慢切割肛周皮下组织呈扇形面。向外超过瘙痒区 2 cm，向内达肛缘，向前达会阴部。勿切穿肛周皮肤及肛管，此后退回小针刀并将刀锋改为反向而紧贴肛周皮肤的内面，边搔刮边退小针刀至原进针处。同法治疗肛门右下侧，并于会阴会合，完成肛周皮肤及皮下组织的游离术。然后用小针刀在进针处，将肛门外括约肌皮下部切断，松解肛周皮肤，防止括约肌痉挛。最后用干纱布挤压肛周，使积血从原进针处排出。

该种疗法较传统手术方式损伤小，保留肛周皮肤组织的同时，阻断了肛周感觉神经冲动的上传。远期疗效有待观察。

（二）西医治疗

1. 治疗原则

治疗引起肛门瘙痒的有关疾病，去除病因，避免和减少局部刺激，区别不同病变，合理施治。

2. 一般治疗

(1) 抗组胺药物治疗　可酌情选用抗组胺药物，如苯海拉明、扑尔敏、硫代硫酸钠、非那根等，或静注 10%葡萄糖酸钙 10 ml 等。

(2) 性激素治疗　更年期或老年患者可适当使用性激素，如：男性患者可用丙酸睾丸酮 25 mg，肌肉注射，每周 2 次，或服甲基睾丸酮 5 mg，1 日 2 次；女性可服用乙烯雌酚0.5 mg，1 日 2 次，或用孕酮 10 mg，肌肉注射，每日 1 次，维生素 A 及复合维生素 E 等也可应用。

(3) 抗生素治疗　如患者合并细菌感染则可酌情选用抗生素。

3. 局部注射疗法

(1) 亚甲蓝肛周皮内或皮下注射　亚甲蓝 2 ml 加 1%利多卡因 20 ml，肛周皮内或皮下多点注射。一般首次注射多在皮内，以后可改为皮下注射。1 次注射约 10 ml，也可根据瘙痒的程度而增加剂量，但 1 次不超过 20 ml。需要注意的是，长期多次注射可造成皮肤局部溃疡，注射过深，可造成肛门失禁。

(2) 盐酸异丙嗪注射液　以盐酸异丙嗪 2 ml，配以 1%利多卡因 10 ml，一次性均匀注入皮内或皮下。如一次效果不佳，再次注射需间隔 5～7 天。

(3) 长效普鲁卡因皮内点状注射　将肛门周围分成 4 个象限，每次注射 1 个象限，隔 3 天注射 1 次，每次总量 8～10 ml，2 个疗程之间间隔 2 个月。

4. 手术治疗

(1) 皮浅神经末梢切断术

[手术方法] 患者取截石位，常规消毒、骶麻，分别在肛门两侧距肛缘 2.0 cm 处各做一弧形切口，并沿切口向两侧行皮肤游离，充分切断皮下浅层感觉神经末梢。充分止血，皮肤复位，间断缝合。术后预防感染，1 周拆线。

[注意事项] 离断皮下神经末梢范围根据瘙痒范围而定；保持术区引流通畅，

预防感染。

(2) 瘙痒皮肤切除缝合术

[手术方法] 患者取截石位,常规消毒,骶麻,在肛门皮肤两侧各做一月牙状切口,切除瘙痒皮肤,在肛门皮下进行潜行分离,破坏感觉神经末梢,以 4 号丝线间断缝合切口,注意潜行分离充分,不可张力过大,术后注意预防感染,5~7 天拆线。

[注意事项] 手术的目的在于切除病损皮肤、阻断感觉神经冲动上传至脑皮质,但手术疗法也不可避免地会损伤肛门周围运动神经,同时肛门周围皮肤对于其他感觉的反应亦会减弱,所以此手术仅在患者临床症状严重、保守疗法无效后采用。

六、预防

1. 保持肛门局部清洁,勤换内裤,积极治疗原发病,尽量避免刺激性食物,不用刺激性洗剂,切勿高温水洗浴。

2. 避免焦急、忧虑、过度紧张等情绪,不要用手搔抓肛门皮肤。

第二节　肛周化脓性汗腺炎

肛周化脓性汗腺炎是由于各种因素导致的肛周顶泌汗腺开口发生角化性阻塞而继发的慢性复发性感染,是一种慢性蜂窝织炎样皮肤疾病,见于顶泌汗腺(即大汗腺、顶浆分泌腺)分布区域。其特点为肛周、会阴、臀部或骶尾反复出现疖肿,自行溃破或切开后形成窦道和瘘管,反复发作,甚至相互连通而形成"桥形瘢痕",病程较长,发病缓慢,常影响患者生活质量。多数情况下瘘道与直肠不相通,与肛隐窝亦无联系,不通过肛门括约肌间隙。解剖学肛管近端没有毛囊及其附属腺,所以化脓性汗腺炎好发于解剖学肛管远端 2/3 的部位。本病属中医"肛周窦道""蜂窝瘘"或"串臀瘘"的范畴。

一、流行病学

本病致病菌主要为 F 组链球菌。本病可与聚合性痤疮、脓肿性穿掘性毛囊周围炎、慢性脓皮病同时存在,又称"痤疮四联征",若疏于治疗有恶变倾向。国外 Jackman 报道,125 例肛周化脓性汗腺炎中有 4 例恶变为鳞癌(鳞状细胞癌),发生率为 3.2%。以 20~40 岁青壮年男性为多,尤其是有吸烟习惯、糖尿病、痤疮和肥胖者易患此病。由于本病有家族高发倾向,因此可能存在遗传易感性。本病长期不愈有恶变可能,大多发生在病后 10~20 年。

二、病因病理

(一) 中医病因病机

中医认为,本病多因正虚,表卫不固,湿毒蕴结于肌肤而致热盛肉腐成脓所致。

(二) 西医病因病理

本病于1832年,由Velpean首先提出并于1864年由其命名,1990年Wiltz做了详尽的临床报道以后,该疾病才逐渐得到认识和重视。

1. 病因

(1) 腺管口梗阻 大汗腺由毛囊发育而来,分布于腋下、颈后、肛门周围、会阴部和腹股沟等处的真皮深部。这些区域的大汗腺于青春期及青春期后十分活跃,腺管上皮细胞破裂,细胞原浆进入腺管内,因此又称大汗腺为顶浆分泌腺。大汗腺的分泌物黏稠,呈干酪样,由腺管通过毛囊排出体外,或者腺管紧靠毛囊,开口于毛囊邻近的表面,由于分泌物中含有细胞组织而有特殊臭味。如果汗腺的出口被堵塞,就可能发生感染而引起化脓性汗腺炎。

(2) 感染 局部感染继发于梗阻,本病感染的细菌有一定的规律性,会阴部主要是厌氧链球菌感染;肛门和生殖器主要是F组链球菌感染。腺口堵塞为细菌创造了条件。腺口梗阻后,病菌会迅速繁殖,于局部形成脓肿,初起似疖肿,当压力增高后,可有几个转归:一是自然溃破,或手术切开,脓液流出,由于引流不畅,破口久不愈合即成窦道;二是脓液在皮内扩散;三是直接破入皮下,向周围扩散,炎症可蔓延至会阴、臀部、阴囊、阴唇等处,因而形成许多相互联系的复杂瘘道,此即中医所谓的串臀瘘和蜂窝瘘;四是感染沿淋巴管蔓延。

(3) 雄性激素作用 大汗腺、皮脂腺开口所在的毛囊在发育上均受雄激素的控制。青春期开始分泌,活动的最高峰是在性活跃期。女性绝经后,大汗腺逐渐萎缩,分泌功能明显减弱。本病的发病完全与大汗腺的活动一致,青春期以前从不发病,绝经期后不再发作,因此,无论从生理上还是从病理上,均表明本病是一个雄激素依赖性疾病。

(4) 遗传因素 早在1985年Fitzsi mmons和Guilbert两位学者认为遗传因素参与了化脓性汗腺炎的发生过程。后在2010年Wang等在进行了长达6年的研究中对6个中国汉族家系进行全基因组连锁扫描和单元型分析后发现了部分家族性化脓性汗腺炎的发病是由于编码γ-分泌酶不同亚单位的基因发生功能缺失突变引起的。

2. 病理

肛管远端的皮肤有毛囊和特别粗大的皮脂腺和大汗腺。当大汗腺发生炎症时,则称为化脓性汗腺炎。化脓性汗腺炎实质上是一种皮肤病。当发生感染、炎症、化脓后腺内脓液可穿破腺管，使炎症向其邻近皮内扩散，可使皮肤出现反复肿胀，形成与疖肿相似的小节，触痛小节穿破后，排出黏稠的分泌物，伤口久不愈合，局部病变时好时坏，呈慢性过程，大汗腺遭到严重破坏而消失，腺组织为纤维组织所代替，纤维组织收缩，致使肛管及肛门周围皮肤下凹，形成许多的凹陷瘢痕，这是化脓性汗腺炎的特征。凡是大汗腺分布的区域皆可发现这一特征。

化脓性汗腺炎有较多的瘘道，瘘道都源于肛管的皮内，多位于肛管前方或后方。在肛管前方的病变，其瘘道可向前通至阴囊、坐骨和肛门周围；在后方的病变，瘘道可通至尾骨、臀部，甚至沿肛管后方皮内弯向前方，通至阴囊附近，也有的瘘道很长，通至会阴远处；有的还可横过正中缝通至对侧。可见瘘道非常复杂，以往被误认为是复杂性肛瘘。

病理进展过程：肛周大汗腺腺管阻塞，汗液潴留→细菌感染，形成脓肿→反复发作，多个腺体受侵，病变蔓延→引起肛周蜂窝状脓肿、窦道和致密的瘢痕。

三、 临床表现

（一）临床分型

临床上可分为急性型、慢性型。

1. 急性型

急性型较少见，起病急，肛门周围皮肤变硬，或者皮肤深处有硬结，用手触摸时有明显的疼痛，可伴有发热和全身无力。如进行局部热敷或口服抗生素可暂时改进症状，硬结会消散，但是对本病的本身来讲是无用的。多数常有反复，有时可以数年之后再出现此症状，成为慢性型。

2. 慢性型

慢性型最多见，一般是多次反复患病，形成硬结，连成斑块。有脓疱，破溃后形成管道。有时因为皮肤和皮下组织的变硬、增厚，形成瘢痕瘤，是本病的特征之一。病变区域比较大，病变区有色素沉着。

（二）临床分期

临床上常使用赫尔利（Herley）分期：

（1）Ⅰ期　单发或多发的孤立性脓肿形成，不伴窦道和瘢痕。

（2）Ⅱ期　一个或多复发性脓肿，伴有窦道形成和瘢痕。

（3）Ⅲ期　多个窦道相互连通和广泛脓肿形成。

化脓性汗腺炎发病于青春期后，身体健康、皮肤油脂多的中年人易患本病。此类病人皮肤油脂丰富，常伴有粉刺。初期肛门周围皮肤表面可见汗腺、毛囊一致的小硬结，局部发红、肿胀、化脓，多自然破溃，流出糊状有臭味的脓性分泌物。由于本病反复发作，时好时坏，逐渐于皮内形成互相交通的瘘道，融合成片，可扩展到肛门周围、阴囊、阴唇、骶尾部、臀部、腰部和腿部，瘘口可达数个至数十个，皮肤受炎症的影响，逐渐增厚、变硬，色素沉着，呈暗紫色，瘘口处瘢痕多，纤维收缩使皮肤下陷，因而病变区凹凸不平。若炎症侵犯肛门括约肌，可造成括约肌纤维化，影响肛门功能。若治疗不及时，脓液破入皮下，炎症可向深部蔓延，出现发热、头痛、白细胞增多、局部肿痛加重等症状。由于病情缠绵，若病变长期未能获得适当处理，可出现贫血、消瘦、低蛋白血症等。

四、诊断与鉴别诊断

（一）中医诊断要点

1. 实热型

证候：局部红肿疼痛明显，分泌物多，大便燥结，小便短赤；舌质红，苔黄燥，脉浮数。

2. 痰湿型

证候：身体肥胖，咳嗽痰多，局部湿烂，分泌物多；舌胖淡，苔白腻，脉濡滑或缓。

3. 心脾两虚型

证候：久病体弱，面色苍白，心悸气短，体倦无力，少气懒言，食欲缺乏，肉芽不鲜，脓水时多时少；舌质淡，苔薄白，脉细弱。

（二）西医诊断要点

化脓性汗腺炎是一种皮肤病。根据病史、症状和检查易于诊断。

1. 病史

肛周有反复发作的化脓性感染、破溃或切开引流史，病程持续3个月以上。

2. 典型的症状

初起肛门周围皮肤表面出现单发或多发的、皮下或皮内、大小不等、与汗腺毛囊位置一致的小硬结，色红肿胀时有脓液，形如疖肿，触痛明显。脓肿自溃或切开后排出黏稠糊状有臭味的脓性分泌物，广泛皮下窦道和瘘口，融合成片，瘘口可达数个至数十个。一般全身症状较轻，若继发感染，向深部蔓延，则有发热、头痛、全身不适、白细胞升高、淋巴结疼痛肿大等症。病程较长的可表现为慢性病容，如贫血、消瘦、低蛋白血症等。

3. 专科检查

当诊断有困难时，可在麻醉下探查，瘘道位于内括约肌浅面。病变起源于肛管下端的皮内，在肛管内可能发现一个或多个化脓性汗腺炎特征的下陷性瘢痕。切开肛管段瘘道，可见瘘道壁平整、已上皮化。在臀部、肛门周围或会阴部的瘘道较硬，切开可见丰富的肉芽组织。若伴有腋窝、乳腺等顶泌汗腺分布处相同的感染，则更易确诊。

(三) 鉴别诊断

1. 复杂性肛瘘

复杂性肛瘘管道较深,可穿行于肛门直肠括约肌间,条索与周围组织界限清楚,与肛管相通,常有内口。而化脓性汗腺炎则源于肛管的皮内,管道位于括约肌浅面,并与肌间间隙无任何联系,肛门周围及臀部有凹陷瘢痕是其特征,直肠腔内超声可鉴别。

2. 肛周淋巴结核

初期多为孤立结节,光滑,活动好,随病程延长,结节融合成块,不规则,活动度差。可形成脓肿,破溃后可形成窦道,分泌物稀薄,肉芽组织晦暗,随皮肤下部潜行,经久不愈,可见低热、盗汗,取病变组织进行 PCR 检测,可呈阳性结果。

3. 坏死性筋膜炎

感染部位主要累及筋膜,一般不会影响肌层及肌层以下组织,起病急骤,蔓延迅速,全身症状重,可出现脓毒败血症,不及时处理有生命危险。手术切开可见组织为鱼肉样坏死,恶臭。

4. 克罗恩病肛瘘

克罗恩病与化脓性汗腺炎可以并存,若是同一病人肛周有较多的瘘道,或是发现肉芽肿,鉴别则有一定的困难。因克罗恩病和化脓性汗腺炎都有慢性瘘道,尤其是双侧都有,或者瘘道横过正中。克罗恩病有明显的病史,而化脓性汗腺炎无胃肠道症状,诊断性检查小肠和大肠为阴性,直肠黏膜正常等,加之皮肤表面凹凸不平与瘢痕的特征,即可作出鉴别诊断。

五、治疗方法

(一) 中医分型证治

1. 中药口服

(1) 实热型

治则:清热解毒,消肿散结。

方药:仙方活命饮或五味消毒饮加减。

(2) 痰湿型

治则:燥湿祛痰。

方药:苍术二陈汤合三仁汤加减。

(3) 心脾两虚型

治则:补养心脾。

方药:归脾汤加连翘、苍术、黄柏、土茯苓、薏苡仁、猪苓等。

因本病病程长，病久入络成瘀，无论何种证型，均可适当加用三棱、莪术、土鳖(土元)、丹参等活血化瘀之品，应用清热解毒药物，应选择夏枯草、连翘等兼有消肿散结功效的药物，全蝎、蜈蚣等化痰通络散结药物可酌情少量选用。

2. 中药外治

冯六泉等用痔痛消洗剂熏洗。

痔痛消洗剂药物组成：金银花 30 g，黄柏 30 g，蒲公英 20 g，黄芩 10 g，花椒 10 g，苍术 10 g，黄连 6 g，五倍子 10 g，枳壳 10 g，侧柏叶 10 g，防风 10 g，玄明粉 30 g，明矾 10 g，甘草 15 g。

用法：煎药液 400 ml，分两袋包装，嘱患者将药液 200 ml 加 20～25 倍开水稀释，趁药液温度较高时先熏蒸肛门切口，待药液温度降低至 37 ℃左右再行肛门坐浴 10～15 分钟，每次 2～3 次。

(二) 西医治疗

1. 治疗原则

肛周化脓性汗腺炎的治疗，初期以抗感染治疗为主，可以局部或系统使用抗生素治疗；成脓、形成窦道或反复感染者，以手术彻底切除炎症累及的顶泌汗腺组织为主。

2. 内科治疗

(1) 一般治疗

① 注意肛门局部清洁卫生，夏日及活动后汗时多，及时清洗肛门及周围区域。

② 忌食辛辣刺激之品，勿饮酒。

(2) 药物治疗

① 抗感染治疗：急性期可酌情应用抗生素，可根据细菌培养和药敏试验，选择敏感抗生素。虽然抗生素不能治愈，但能有效缓解疼痛和减少排脓，可以对轻度(赫尔利Ⅰ期)的患者起到控制感染的作用，宜早期介入。由于本病病变部位长期慢性炎症刺激，局部病灶纤维化明显，药物浸润困难，所以药敏试验不一定与临床效果一致。

② 激素治疗：对于疾病分期为轻、中度(赫尔利Ⅰ期、Ⅱ期)、抗感染治疗无效的女性患者或激素水平异常的女性患者可考虑抗雄激素治疗。抗雄性激素药物环丙氯地孕酮(CPA)或睾酮阻断药醋酸氯羟甲烯孕酮治疗 2～3 个月，有较好效果。

③ 皮质激素治疗：对反复发作病人在应用抗生素的基础上可加用皮质激素治疗，如强的松、地塞米松等，但不宜久用。

④ 类固醇治疗：早期皮损局部使用类固醇软膏可以迅速缓解局部症状。大剂量抗生素控制不佳的患者可全身性使用类固醇，阻止硬结形成脓肿。类固醇治疗需要尽快减量并撤药。

3. 手术治疗

反复发作形成皮内窦道、瘘管及瘢痕时，应选择手术治疗。本病的治疗关键是广泛切开窦道或瘘管以及切除病灶周围的汗腺结构。下面介绍几种常用的手术方法：

(1) 局部切除术

[适应证] 适用于各种化脓性汗腺炎。

[手术方法] 麻醉成功后，病人取侧卧位或折刀位，肛周常规消毒铺无菌巾。取探针从较大瘘口处探入，从另一瘘口处探出，先用刀片切开瘘道皮肤，再用电刀切开并切除瘘道及管壁组织。同法探查其余瘘道并切除，术中应特别注意观察切除边缘有无异常组织，任何微小的瘘道均应一并切除。术中也可从瘘道外口注入1∶20的亚甲蓝稀释液(1 ml亚甲蓝注射液，20 ml注射用水)进行瘘道染色，然后沿着染色的瘘道逐一切除。术中应仔细止血，术毕可用止血纱布或明胶海绵压迫止血，加压包扎固定即可。伤面过大者，可加用植皮的方法。

[并发症] 手术切除彻底，但伤面相对较大，愈合时间长，术后瘢痕大，愈合肛门有紧缩感，2～3个月后症状可消失。

(2) 去顶开窗术

[适应证] 适用于各种化脓性汗腺炎。

[手术方法] 通过目测和触诊确定手术范围，并用墨水标记。于结节破溃处置入有槽探针，对于没有破溃的病变，切开炎性结节后置入探针；在探针引导下用电刀混切模式进行切除，采用喷凝模式创面止血。切除全部病变的顶壁，基底敞开，瘘道侧壁再次用探针探查，切开遗漏的窦道分支或残端。此术式1959年由Mullins等指出。

[并发症] 瘘道遗漏，力度过大形成假道。

(3) 切除缝合术

[适应证] 适用于化脓性汗腺炎病灶较局限者。

[手术方法] 病人取侧卧位或折刀位，麻醉成功后，肛周常规消毒铺无菌巾。用电刀将病灶相对较小、较局限的病灶一次全部切除，修剪皮缘，查无可疑盲道时，将伤面完全缝合，并放置引流片，局部加压包扎即可。

[并发症] 引流不畅或阻塞腺管切除不彻底时可致引流口长期不愈。

(4) 切除植皮术

[适应证] 适用于化脓性汗腺炎病灶较广泛者。

[手术方法] 病人取侧卧位或折刀位，麻醉成功后，肛周常规消毒铺无菌巾。用电刀广泛而彻底地切除病灶组织，因病灶广泛，若伴有感染且深达正常筋膜，应进一步扩创引流，切开所有潜在皮下瘘及窦道，开放引流，等伤面渗出明显减少，肉芽新鲜时，行游离皮瓣或带蒂转移皮瓣植皮术。

[并发症] 术后植皮要求条件高，皮瓣血供不良及伤面感染均易导致植皮失败。

六、 预后

1. 本病病程迁延，反复发作，愈后遗留瘢痕。

2. 手术切除病灶完全，术后复发率低，据有关资料报道复发率约为3%～6%。若长期失治、误治，会有癌变的可能，恶变率为3%左右。

第三节 肛门湿疹

肛门湿疹是一种发生于肛周部的多见的皮肤非感染性炎症，属于特殊部位湿疹。它是由内在及外在因素所引起的一种急性、亚急性或者慢性皮肤炎症，致病因素复杂多样。临床出现的损害局限于肛门及肛周皮肤，也可累及会阴部位，临床上具有多形性皮损、明显渗出倾向、反复发作、病程不定、经久不愈及易复发等特点，其中以病程较长、反复发作、剧烈瘙痒为主要临床症状。临床上分为急性湿疹、亚急性湿疹、慢性湿疹。中医称为肛门湿疮、湿疡症、浸淫疮、血风疮等。《医宗金鉴·外科心法要诀》描述肛门湿疹为“风湿客于谷道而成，形如风癣作痒，破流黄水，浸淫遍体，微痛。”

一、 流行病学

任何年龄均可发病，无明显性别倾向，约占肛门疾病的1/10左右。

二、 病因病理

(一) 中医病因病机

祖国医学认为肛门湿疹与风、湿、热邪客于肌肤有关，如《医宗金鉴·外科心法要诀》中记载：“初起如粟米，而痒兼痛，破流黄水，浸淫成片，随处可生。由脾胃湿热，外受风邪，相搏而成。”中医认为，湿疹的内因是脾虚为湿热所困，运化失职，湿热下注；外因是感受湿热之邪，充于腠理，湿热搏结。急性湿疹，为湿热内聚，复感外邪，浸淫肌肤。慢性湿疹，为病久耗血，血虚生风生燥，风燥郁结，肌肤失荣。

(二) 西医病因病理

肛门湿疹的发病机制复杂，多认为是在内因和外因的作用下引起的一种迟发型变态反应。

1. 内因

(1) 遗传因素 遗传性过敏性皮炎有形成IgE抗体素质，对体内或体外的致病因子敏感性较正常人高,因而易于患本病。

(2) 精神与神经功能障碍　精神紧张、焦虑、压抑、忧思、惊恐,都可引起湿疹加重。其具体机制尚不清楚,可能由于精神刺激,导致免疫功能异常,进而发病。

(3) 消化功能障碍　胃肠功能紊乱可造成黏膜的分泌吸收功能失常,消化道黏膜屏障作用降低,大分子异体蛋白或过敏原进入体内诱发迟发型变态反应而发生湿疹。

(4) 内分泌紊乱　女性内分泌紊乱、月经不调、糖尿病等,也易并发湿疹。

2. 外因

外因包括各种物理和化学因素,例如日光、多汗、局部环境的湿热或干燥、搔抓、创伤、摩擦以及各种动物皮毛、植物、人造纤维、尘螨、食物中的鱼虾蟹等。在肛肠专科疾病中,痔、直肠脱垂、肛瘘、肛管上皮缺损、肛门失禁等疾病的分泌物刺激肛门周围皮肤,也可引起湿疹。

急性湿疹以渗出为主。在红斑期,真皮浅层毛细血管扩张;显著水肿,表皮细胞内水肿,严重时可使细胞破裂,细胞间体液增多,表皮内发生水疱,水疱不断增大,融合成大疱,常因搔抓后形成渗出糜烂面。表皮细胞可见角化不全,皮肤附件和血管周围有炎性细胞浸润。

慢性湿疹以增生为主。常见棘状层肥厚,上皮脚延长,表皮细胞间轻度水肿,无水疱形成,角质层角化明显不全,基底层有时黑色素增多,真皮浅层血管周围有炎性细胞浸润,强力纤维和胶原纤维皆可有变性。

三、 临床表现

(一) 临床特点

1. 按病情分类

按病情可分为急性、亚急性和慢性三种类型(参照 1994 年国家中医药管理局制定的《中药病证诊断疗效标准》以及 2011 年中华医学会皮肤性病学分会免疫学组制定的《湿疹诊疗指南》)。

(1) 急性湿疹　起病迅速,初起在红斑的基础上出现小丘疹、丘疱疹、小水疱并可融合成片,在皮损的周边出现散在的丘疹、水疱,边界不清,在肛门周围呈对称性分布。合并感染后,可形成脓疱,渗出脓液,结黄绿色或褐色脓痂。亦可并发毛囊炎、疖肿等。病程一般为 1～2 周,愈后容易复发。

(2) 亚急性湿疹　多由急性湿疹炎症减轻,或未及时处理,迁延日久而成。特点是皮损以小丘疹、鳞屑和结痂为主,仅有少数丘疱疹或水疱糜烂。

(3) 慢性湿疹　多数由急性、亚急性反复发作不愈而成,少数一开始即呈慢性炎症。特点是局部皮肤增厚、浸润、色棕红或灰色，表面粗糙，肛缘及肛管可有皲裂，鳞骨样抓痕及抓破后形成的结痂，外围可有散在丘疹、丘疱疹。

2. 按皮损特点分型

根据湿疹各阶段的皮损特点，可分为七种类型。

（1）红斑型　湿疹初起，患部发热、潮红、发痒、肿胀、分布对称，边界不清，可逐渐向健康皮肤蔓延。

（2）丘疹型　随病程发展，出现散在或密集成片的小米粒状丘疹。

（3）水疱型　炎性加重，则丘疹出现浆液，变为水疱型，或丘疱疹。

（4）脓疱型　水疱感染成为脓疱，可引起腹股沟淋巴结发炎、肿痛，亦可出现毛囊炎、疖肿或发热。

（5）糜烂型　由于搔抓，水疱或脓疱破裂，浆液或脓汁流出，疮面湿润糜烂，渗液腥臭，触之疼痛。

（6）结痂型　渗液干燥后，形成黏着的痂皮。

（7）鳞屑型　各型湿疹的炎症减轻，患部覆以细微的白色糠皮状脱屑。

3. 肛周症状

（1）肛门瘙痒　肛门湿疹的最主要表现为，呈阵发性奇痒，严重者可影响睡眠。

（2）肛门潮湿、溢液　水疱和脓疱破裂后，浆液或脓液流出，可引起肛门潮湿不适，甚者导致肛门皮肤磨损或糜烂。

（3）肛门疼痛　若肛周皮肤继发感染发炎，可产生肛门疼痛和排便时疼痛。

（二）辅助检查

1. 皮肤病理

急性期为棘细胞海绵水肿的浅层血管周围炎，慢性期为表皮的角化不全和角化过度，棘层肥厚，真皮乳头层增厚，乳头内可见红染的胶原，浅层血管周围可见淋巴细胞及少许嗜酸性粒细胞浸润。

2. 实验室诊断

疑有接触过敏物质的患者可做斑贴实验、皮内点刺实验、血清特异性 IgE 抗体检测。

四、诊断与鉴别诊断

（一）中医诊断要点

1. 湿热下注证

证候：发病急骤，肛门皮肤潮红，伴有丘疹、水疱、黄水淋漓，局部灼热、瘙痒，大便秘结，小便短赤；舌质红，苔黄腻，脉弦滑或弦数。

2. 血虚风燥证

证候:肛周皮肤肥厚,伴角化皲裂,皮肤损害表面有抓痕和血痂;病程缠绵,反复发作,伴心烦易怒,午后低热,夜寐不佳;舌淡苔白,脉弦细或沉细。

3. 脾虚湿盛证

证候:肛周皮肤粗糙肥厚,伴有少量渗液,味腥而黏,皮肤表面因搔抓而产生抓痕和出血点,伴有鳞屑;口渴不思饮,大便不干或便溏,腹泻;舌淡胖,舌边有齿痕,苔白腻,脉沉缓或滑。

(二) 西医诊断要点

1. 病史

临床上肛门湿疹以肛门部位反复发作的瘙痒为主要临床表现,询问是否有蛋白质、花粉、皮毛、染料、化妆品、肥皂等接触史,是否患有痔疮、脱肛、肛管上皮缺损、糖尿病等疾病,女性患者是否有月经不调病史,症状是否发展迅速且反复发作。

2. 体征

湿疹皮损的特点是:皮疹呈对称性分布,呈红斑、丘疹、丘疱疹、水疱等多形,急性者有渗出,慢性者有浸润肥厚。病程多不规律,反复发作,瘙痒剧烈。

(三) 鉴别诊断

1. 萎缩性硬化性苔藓

这是一种慢性炎症性疾病,好发于肛门生殖器部位,全身各处皮肤也可受累,瘙痒是本病的最常见症状。女性发病率大于男性,主要表现为色素减退,皮肤变薄,而局部皮肤出现的紫癜为本病的特征性改变。本病有肿瘤倾向。

2. 肛周单纯性皮肤苔藓

此疾病主要表现为局部皮肤呈苔藓样改变,皮肤纹路加深,皮肤增厚,有脱屑,患者常诉有剧烈的瘙痒。发病与患者的情绪变化有关。

3. 肛门瘙痒症

肛门瘙痒症表现为肛门部位未见明显原发性皮肤损害为特征的瘙痒性皮肤病。局部皮肤在初期阶段无原发性皮损,在后期剧烈的搔抓后可以表现为皮肤增厚、皮纹加深的临床表现。肛门瘙痒症可以看作瘙痒症的一种特殊表现。肛门瘙痒症常先发痒,无渗出液。搔抓破后,继发渗出、出血、糜烂。肛门湿疹常先有丘疹、红斑、渗出、糜烂,以后继发瘙痒。

4. 接触性皮炎

接触性皮炎有明显的接触刺激物病史,皮疹仅限于接触部位,形态单一,水疱大,界限清楚,去除病因后,皮炎消退较快,很少复发。肛周接触性皮炎的病因以外因为主,病因明确,而肛门湿疹以内因为主,病因不明;接触性皮炎的疹型多较单一，边界清楚，而湿疹皮疹多形性边界欠清，常对称分布；接触性皮炎的病程具有自限性，而湿疹病程较长，反复发作，容易转为慢性。

5. 肛周神经性皮炎

肛周神经性皮炎，常先瘙痒，后出现扁平丘疹，有苔藓样变，淡褐色，干燥而坚实，病变部位可延至骶尾部、会阴及阴囊。

五、治疗方法

（一）中医分型证治

1. 中药口服

（1）湿热下注证

治则：清热利湿，祛风止痒。

方药：萆薢渗湿汤加减。

（2）血虚风燥证

治则：养血润燥，清热祛风。

方药：滋水清肝饮加减。

（3）脾虚湿盛证

治则：健脾益气，燥湿祛风。

方药：除湿胃苓汤加减。

2. 中药外洗

（1）急性与亚急性期：以清热燥湿止痒立法，方药如下：苦参、黄柏、防风、蛇床子、白鲜皮、土槿皮、苍耳子、苍术、鱼腥草，水煎坐浴，每日1～2次，每次15分钟。

（2）慢性期：以养血润燥、祛风止痒立法，方药如下：当归、生地、麦冬、防风、红花、赤芍、蛇床子、白鲜皮，水煎坐浴，每日1～2次，每次15分钟。坐浴水应在40～50℃之间，不可过热。

3. 针灸疗法

（1）针灸法　针灸有良好止痒、抗渗出、改善局部和全身症状的作用。主穴：天枢、关元、中脘、足三里、大肠俞、肾俞、脾俞、三阴交。配穴：大椎、合谷、风池。每日或隔日针刺1次，10日为一个疗程。针后加灸足三里、曲池、三阴交，或在发痒时施灸湿疹奇痒处。

（2）耳针法　常用穴为肺、大肠、内分泌。每取2～3穴，用毫针刺入，留针1小时，每日1次，10次为一个疗程。或用埋针法，埋针24小时，有明显止痒效果。

(二) 西医治疗

1. 治疗原则

(1) 寻找病因　尽可能对病人的工作环境、饮食习惯、嗜好及思想情绪等方面作深入的了解,寻找潜在的病因,并对全身情况进行全面检查,有无慢性病灶、内脏器官疾病及肛门直肠疾病。

(2) 避免刺激　避免各种可能致病的外界刺激,如过度的搔抓、洗拭,潮湿,积汗,皮毛制品,刺激性的食物等。

2. 全身治疗

(1) 抗过敏治疗　我国第二代抗组胺药物应用较为广泛的主要有氯雷他定、西替利嗪等。氯雷他定常规用量一般为 10 mg/次,每日 1 次;西替利嗪,成人用量一般为 10 mg/次,每日 1 次。近年发现部分第二代抗组胺药物有较明显的心脏毒性而逐渐减少使用。非索非那定、左旋西替利嗪等第三代抗组胺药物逐渐开始应用。如瘙痒剧烈者,可用葡萄糖酸钙 20 ml,缓慢静脉注射,但有心功能不全者及应用洋地黄药物时禁用钙剂;亦可应用硫代硫酸钠,有抗过敏、解毒作用。成人用 10%硫代硫酸钠液缓慢静脉注射 10 ml,每日 1 次,常见副作用为头晕、乏力、恶心、呕吐等,还可引起血压下降。

(2) 糖皮质激素　炎症广泛而严重或用一般药物治疗无效时,可考虑激素的应用。治疗肛门湿疹,一般局部应用糖皮质激素药物即可,必要时可口服,如泼尼松 10 mg/次,每日 3 次。一般不需静脉给药,常用外用药物为卤米松乳膏、倍他米松乳膏、地塞米松乳膏等,该类药物起效迅速,但停药后症状会出现反弹,甚至加重,故应逐渐减量停药。

(3) 抗感染治疗　局部伴有感染者,需给予抗感染治疗。

(4) 免疫抑制剂　对于严重病例且其他药物无效的病例,可适当应用免疫抑制剂,如雷公藤多苷,20 mg/次,每日 2 次。

3. 局部治疗

(1) 急性期　局部红肿糜烂渗液多者,可用 5%醋酸铝溶液、3%硼酸湿敷后,外搽缓和无刺激性药物如炉甘石洗剂干燥收湿。糜烂结痂时,用硼酸氧化锌软膏外搽。亦可用 10%葡萄糖酸钙、10%硫代硫酸钠溶液静脉注射,10 ml,每日 1 次,10 日为一个疗程。继发感染时可配合有效抗生素。维生素 B 族、维生素 C、丙种球蛋白等对本症有辅助作用。激素的运用需慎重,一般不做常规用药。

(2) 亚急性期　亚急性期时可根据渗出及糜烂的多少,适当应用收敛剂,此时患部皮肤仍发红,以丘疹为主的可用炉甘石洗剂或氧化锌油。以斑状脱屑为主的可用氧化锌或氟氢化可的松软膏。

(3) 慢性期 慢性湿疹选用软膏剂、糊剂或加焦油制剂。如10%氧化锌软膏、2%～10%硫黄煤焦油软膏或者10%黑豆馏油软膏。也可应用皮质激素软膏,如0.1%糠酸莫米松等,也可应用复方类激素软膏,如派瑞松等。如果角质层较厚也可应用封包疗法。如遇到湿疹局部感染时,可应用抗生素类药膏,如夫西地酸软膏、多粘菌素B软膏等。

4. 局部封闭

慢性顽固性瘙痒者,可用0.5%的利多卡因20 ml加亚甲蓝2 ml,肛周皮下注射。

5. 局部注射

将复方亚甲蓝液(由0.75%布比卡因、祖师麻、亚甲蓝按3∶2∶1配比)或芍倍注射液在肛门湿疹皮损内呈扇形皮下注射,疗效可靠。

六、预防

1. 参加体育锻炼,增强体质,避免过度疲劳和精神过度紧张。
2. 避免刺激性食物,如鱼、虾、咖啡等,不抽烟、饮酒。
3. 可做过敏原测定,根据检查结果,避免接触过敏原。
4. 治愈后应避免各种外界不良刺激,以免复发。

第四节 肛门皮肤结核

肛门皮肤结核是由结核分枝杆菌直接侵犯肛周皮肤或者由其他脏器结核灶内的结核分枝杆菌经血行或淋巴系统播散到肛周皮肤组织所致的肛周皮肤损害。临床较少见,多见于男性青年,男女发病率之比为4∶1。结核分枝杆菌的毒力并不特别强,人们在感染结核分枝杆菌后发病率仅为5%～10%,属中医“瘰毒”范畴。

一、病因病理

(一) 中医病因病机

中医认为,本病为情志不畅,肝气郁结,郁而化火,灼津为痰,结聚成核,日久肝肾阴虚,正不胜邪所致。

(二) 西医病因病理

1. 西医病因

现代医学认为,肛周皮肤结核是由结核菌感染所致。其感染途径有:

(1) 直接侵犯 邻近脏器如子宫、睾丸、前列腺、尿道、阴道等处结核菌可直接蔓延至肛门周围;或因肛门周围皮肤有擦伤或破损,接触到含有结核杆菌的粪便、痰液、尿液或用具等,直接感染导致肛周皮肤结核的发生。

(2) 血行感染　内脏器官深部或邻近脏器如肺、骨关节、子宫、睾丸、尿道、阴道、前列腺等处有结核病灶,结核菌可由血液循环传播到肛周皮肤。

(3) 淋巴转移　体内其他部位的结核灶,特别是淋巴结核,可通过淋巴系统将病菌播种到肛周皮肤而发病。

(4) 自我接种　肠结核病人,通过自然腔道将结核菌带至肛门口及肛周附近皮肤,引发结核性肛瘘或肛门皮肤结核。

2. 西医病理

感染结核杆菌后不一定都发病,发病与否以及病变轻重取决于病菌的数目、毒力大小和机体抵抗力。当有一定毒力的结核杆菌达到一定数目,机体抵抗力下降时,则引起局部结核结节增生、皮肤溃疡等一系列病变。

当结核杆菌侵入机体后,首先遭到中性粒细胞的吞噬,但结核杆菌并不能被中性粒细胞消灭,结核杆菌在白细胞中继续繁殖,并把细菌带到体内深部。由于白细胞寿命较短,一旦破溃后,细菌散出,则又被体内巨噬细胞所吞噬。但由于机体此时还没有抗结核杆菌的特异性免疫,巨噬细胞还不能将吞入细胞内的结核杆菌杀死、消灭,细菌在细胞内继续繁殖,因而引起细胞浸润,形成慢性肉芽肿。此时细菌抗原分别刺激 B 淋巴细胞及 T 淋巴细胞,产生抗体及致敏淋巴细胞。由于细菌多潜藏于细胞内,以致抗体不能进入细胞内抗御细菌,所以抗体对之免疫防护作用不强。但致敏的淋巴细胞与结核杆菌或含有结核杆菌的吞噬细胞接触时,即释出一系列免疫效应因子,主要是巨噬细胞游走抑制因子(MIF)、巨噬细胞激活因子(MAF)及趋化因子等,吸引巨噬细胞聚集在结核杆菌和致敏淋巴细胞的周围,使巨噬细胞活性增强,细胞内消化酶如溶菌酶和水解酶增多,成为激活的巨噬细胞,能把潜藏在细胞内的细菌杀死和消灭。

正常未曾感染过的豚鼠皮内注射适量的结核杆菌,经过 8～12 天后,局部出现硬性结节,不久破溃形成溃疡。在接种后 10～14 天,此种溃疡组织学上显示有大量中性粒细胞的急性炎症浸润,且有很多结核杆菌,并可出现组织坏死区。到第 3～4 周时,接种部位的组织可渐渐发生改变,即有单核细胞及上皮样细胞出现,代替了中性粒细胞。在接种第 4 周后,则出现明显的结核结节,即中心有干酪样坏死,其四周由上皮样细胞构成的细胞浸润区,其间有多少不等的郎格汉斯巨细胞,其外围再绕以密集的淋巴细胞所组成的浸润带。此时结核杆菌迅速减少,因此可将此种典型结核结节作为诊断的依据。事实上,在皮肤结核的组织中,此种典型结核结节不易见到,而是一种结核样结构,或仅为含上皮样细胞的增生性慢性炎症浸润。

二、临床表现

（一）临床特点

皮肤结核可发生于全身各部位，常见有结核性初疮、寻常型狼疮、瘰疬性皮肤结核、疣状皮肤结核、溃疡性皮肤结核、硬结性红斑、苔藓皮肤结核、颜面播散性粟粒皮肤结核八种类型。发生于肛门周围者，多为疣状皮肤结核（增殖型）和溃疡性皮肤结核两种。

1. 增殖型肛门皮肤结核

此类皮肤结核多为牛型结核杆菌感染所引起。初起为肛管或肛周红色或暗红色硬节性小结节，数目不定，发展缓慢。数月后结节逐渐增大，表面粗糙角化，附有灰白色鳞屑或痂皮，互相融合，呈乳头状、疣状或菜花状。疣状增生裂隙间可有脓液，皮损四周有炎症红晕，界限清楚。中央呈乳头状突起，挤压有脓样分泌物，有臭味，中心可萎缩结疤自愈。自觉肛门灼热发痒，一般无痛。结节病理检查和脓液涂片均可查到结核杆菌，结核菌素试验呈弱阳性。

2. 溃疡性肛门皮肤结核

此类皮肤结核是一种传染性很强的疾病，初发多在肛管，呈颗粒样结节，逐渐破溃，向外蔓延至肛周皮肤，形成不规则的浅表溃疡。溃疡基底苍白，肉芽粗糙，触之易出血，边界清楚，周围有明显潜形凹陷。多为单发，一般不痛，但受外界刺激可引起疼痛，分泌物增多。病程迁延，可数年不愈，常伴有腹股沟淋巴结核，结核菌素试验阴性或呈弱阳性。

（二）辅助检查

常用辅助检查有皮肤活检、组织病理学检查、组织或脓液的结核分枝杆菌培养、结核菌素试验、PCR检测结核分枝杆菌DNA。

三、诊断与鉴别诊断

（一）中医诊断要点

1. 阴虚火旺

证候：肛门局部灼热胀痛，心烦口干，潮热盗汗；舌红绛而干，脉细数。

2. 气阴两虚

证候：肛门局部隐隐疼痛，脓水清稀，伴有气短，声低，神疲乏力，潮热，自汗或盗汗；舌淡无苔，脉虚无力。

（二）西医诊断要点

1. 根据临床症状和局部检查，结合病人体内既往是否有结核病史，或是否有饮用牛奶等生活史。

2. 结核分枝杆菌培养阳性是诊断的金标准,PCR是快速检测的有效方法。若从溃疡分泌物中找到结核杆菌,病理活体组织检查,可见干酪样坏死,或豆渣样改变,即可确定诊断。

(三) 鉴别诊断

1. 三期梅毒溃疡

边缘有堤状隆起及暗红色浸润,形状整齐,多呈肾形,质较坚硬,梅毒血清反应常为阳性。

2. 急性女阴溃疡

急性发病,炎症较明显,可自愈,但易复发。溃疡呈漏斗状,常并发结节性红斑及滤泡性口腔炎,分泌物中可查到粗大杆菌。

3. 基底细胞癌

溃疡基底部有多数珍珠样小结节,边缘卷起,触之较硬,活检可发现癌细胞。

四、 治疗方法

(一) 中医分型证治

1. 阴虚火旺证

治则:养阴清热。

方药:青蒿鳖甲汤加减。青蒿 10 g,鳖甲 10 g,生地 12 g,知母 12 g,黄柏10 g,丹皮 10 g,百部 10 g,百合 10 g,胡黄连 10 g,麦冬 12 g。水煎服,每日 1 剂,分两次服用。

2. 气阴两虚证

治则:益气养阴。

方药:保真汤加减。黄芪 20 g,党参 12 g,沙参 12 g,麦冬 12 g,生地 12 g,五味子 6 g,百部 10 g,阿胶 10 g(烊化),炙甘草 5 g。水煎服,每日 1 剂,分两次服用。

(二) 西医治疗

1. 治疗原则

加强营养,增强体质,抗结核药长期联合应用。

2. 内科治疗

(1) 一般治疗

补充综合维生素、蛋白质,加强营养,增强体质抵抗力。初期不要过量运动,等病情有所控制后根据医生的建议再进行适量的运动。

(2) 药物治疗

① 内服药物:在抗结核治疗中应选用高效、敏感、低毒的药物,方案中至少包

含3种杀菌药物,异烟肼和利福平是最重要的基本药物,再加吡嗪酰胺或其他药物联用,达到杀菌灭菌和减少复发的作用,这成为标准的抗结核短程化疗方案。治疗皮肤结核成人标准的6个月治疗方案为:最初2个月口服利福平(10 mg/kg)、异烟肼(5 mg/kg)、吡嗪酰胺(35 mg/kg)、乙胺丁醇(15 mg/kg);后4个月的持续治疗阶段口服利福平和异烟肼治疗。如果患者对异烟肼没有产生耐药性,可不加乙胺丁醇。

② 外用药物局部可用10%硝酸银或0.5%新霉素软膏或5%异烟肼软膏或5%~10%焦性没食子酸软膏等涂擦。

③ 局部封闭可用链霉素0.5~1 g溶于0.5%利多卡因溶液10 ml中,局部消毒后注射于病灶周围。

3. 外科治疗

增殖型肛门皮肤结核,全身无活动性结核者,若肛门皮肤结核病变局限,全身条件良好,可做病灶局部切除、有蒂皮瓣填充术。

(1) 手术方法 病人取侧卧位或折刀位,麻醉成功后,肛周常规消毒铺无菌巾。将病变周边扩大0.5 cm切除。在病灶近处,取同等大健康有蒂皮瓣作补填,然后将皮瓣周边缝合固定。取皮瓣处伤口缝合。外盖无菌敷料,术后5~7天拆线。

(2) 并发症 皮瓣血供不良坏死或局部切口感染,延期愈合。手术切除范围不够,易复发。

五、预后

1. 肛周皮肤结核并非局部疾患,应视为全身性的结核感染。

2. 抗结核药应长期联合应用,才能取得较好的效果,通过规范的抗结核治疗大多不需手术即可治愈。

第五节 肛周尖锐湿疣

尖锐湿疣又名生殖器疣,系人乳头状瘤病毒(HPV)感染所致的生殖器、会阴和肛门等部位的表皮瘤样增生,属性传播疾病。中医多称尖锐湿疣为"臊疣"和"臊瘊"。

一、流行病学

尖锐湿疣通常发生在肛门及外生殖器部位,主要通过性接触传染。美国有报道近15年尖锐湿疣的发病数增加了5倍,英国尖锐湿疣发病从1970—1988年增加了8倍。据我国全国性病控制中心统计资料,尖锐湿疣占生殖道性传播疾病的第二位。据估计，75%～80%的性活跃人群一生中至少感染一次 HPV，病人的性伴侣 2/3 以上会被传染此病。经调查分析，此病好发年龄在(27.82±7.20)岁，偶见于老年人和幼儿。男女发病率几乎相等，可有恶性变。

二、病因病理

(一) 中医病因病机

中医认为尖锐湿疣发生的主要病因病机是房事不洁或间接接触污秽之物品，湿热淫毒从外侵入外阴皮肤黏膜，导致肝经郁热，气血不和，湿热毒邪搏结而成臊疣。由于湿毒为阴邪，其性黏滞，缠绵难去，容易耗伤正气。正虚邪恋，以致尖锐湿疣容易复发，难以根治。

1. 房事不洁

男女婚外性生活或性滥交或多个性伴侣是导致尖锐湿疣发生的主要原因。由于不洁的性生活，容易从外感受湿热淫毒之邪。病邪由外阴皮肤黏膜侵入机体，引起肝经下焦湿热郁阻，气血不和。湿热毒邪搏结积聚于外阴皮肤腠理而成臊疣。

2. 间接接触污秽之物品

尖锐湿疣亦可由于外阴皮肤黏膜接触了有病邪的污秽之物品而感染，例如带有病邪的浴巾、浴缸、内衣裤、医疗用品等。

3. 正虚邪恋

由于湿毒之邪为阴邪，其性黏滞，侵入机体后缠绵难去，且易耗伤正气，以致正虚邪恋，外阴皮肤黏膜的尖锐湿疣容易复发，难以根除。

(二) 西医病因病理

1. 病因

尖锐湿疣的病原是人乳头状瘤病毒(human papilloma virus，HPV)。HPV 是一种裸露型的 DNA 病毒，目前已知它的分子生物学分型有 70 多种，其中 HPV－6、HPV－11、HPV－16、HPV－18 与人类外阴生殖器尖锐湿疣关系最为密切。人类是 HPV 的唯一宿主，临床主要通过直接接触传染，亦有小部分通过间接接触或自体接种而感染。而儿童患生殖器及肛门尖锐湿疣主要通过患病的母亲分娩时感染。

2. 病理

HPV 通过微小的皮肤黏膜损伤侵入机体后，主要感染上皮组织尤其是鳞状上皮。受感染的上皮出现表皮乳头瘤样增生伴弥漫性角化不良，棘细胞层肥厚，棘细胞内出现类似核丝分裂现象，而棘层上部细胞形成明显空泡，核浓缩深染，核周围有透亮的晕而成为 HPV 感染的特征性改变。真皮浅层毛细血管扩张、增生，间质周围常有少量炎性细胞浸润。

三、临床表现

（一）临床特点

尖锐湿疣好发于性活跃的中青年，HPV 感染后的潜伏期为 2 周至 8 个月，平均 3 个月。发病后在男性的阴茎头（龟头）、包皮、冠状沟，女性的阴唇、阴道口、尿道口、阴道壁、宫颈等部位出现单个或多个散在的淡红色小丘疹，因质地柔软而顶端尖锐而得名。皮疹初起为微小淡红色乳头状隆起，逐渐增大至米粒大小，数目增多，可融合成片或像瓦重叠。表面凹凸不平，柔软湿润，顶端尖锐，根部有蒂，呈乳头状、蕈样或菜花样突起，表面易糜烂，有的质硬，分泌物恶臭，有时出血，常因搔抓而引起继发感染。同性恋及肛交者则可见于肛周及直肠内。体积巨大时形成菜花样肿物，易与肿瘤混淆。直肠下端的尖锐湿疣在体积较大时会出现肛门下坠感、疼痛以及大便次数增多等表现。

感染可分三种情况：尖锐湿疣显性感染、亚临床感染、隐性（潜伏）感染。

1. 显性感染

症状初起多为淡红色或皮色丘疹状，渐次增大增多，融合成乳头状、菜花状或鸡冠状增生物，根部可有蒂，疣体表面呈白色、污灰色或粉红色，可有痒感、灼痛感和恶臭。有的疣体可呈条索状、或手指状。肛门、直肠、阴道、子宫颈尖锐湿疣可有疼痛或性交痛和白带增多，但约 70%病人无任何症状。少数病例疣体过度增生，成为巨大尖锐湿疣。妊娠期尖锐湿疣生长快，可能与雌激素增高有关。好发部位在男性多为包皮、龟头、冠状沟、阴茎系带附近，在女性好发于大小阴唇、前庭区、阴蒂、宫颈和阴道。另外，尖锐湿疣亦可发生于男女的肛周、直肠、尿道口等部位。

2. 亚临床感染

亚临床感染通常指临床上肉眼不能辨认的病变。主要表现为很微小或外观正常的病损。病损区用 3%～5%醋酸液局部外涂或湿敷 5～10 分钟，可出现局部感染区发白，即所谓“醋酸白现象”。

3. 隐性（潜伏）感染

隐性（潜伏）指外观皮肤黏膜正常，5%醋酸发白试验阴性，但用分子生物学检测方法，如 PCR，在局部皮肤黏膜可检测到 HPV，具有传染性，可发展为亚临床感染和显性感染，如果经过合理治疗，亦可感染消失而不发病。

（二）辅助检查

用于诊断尖锐湿疣的实验室检查主要包括以下几种：

（1）醋酸白试验　用棉拭子蘸 5%醋酸溶液涂在疣及周围皮肤黏膜上，如果在 3～5 分钟后涂抹部位变成与周边分界清楚、均匀一致的白色可以确定为 HPV 感染。

(2) 组织学检查　从病变组织处取材后行组织学检查,镜下看到棘细胞空泡化、核浓缩深染及核周围有透亮的晕等特征性变化可以确定为HPV感染。

(3) 聚合酶链式反应(PCR)提取组织中的物质进行检查　扩增发现HPV的DNA,是HPV感染最直接的证据。

(4) PCR检测HPV-DNA　此检测主要用于亚临床感染和潜伏感染的检查。

四、诊断与鉴别诊断

(一) 中医诊断要点

1. 湿毒聚结

证候:外阴、肛门皮肤黏膜柔软赘生物菜花状或鸡冠状,表面灰白湿润或粉红滑润,或伴有瘙痒不适。女性白带增多色黄。口干口苦,大便干结或稀烂不畅,尿黄。舌红苔黄或黄腻,脉滑或濡细。

2. 脾虚毒蕴

证候:外阴、肛门尖锐湿疣反复发作,屡治不愈,体弱肢倦,声低食少,大便泄,小便清长或女性白带多而清稀。舌质淡胖,苔白,脉细弱。

(二) 西医诊断要点

1. 不洁性交史

结合临床表现及不洁性交史可初步诊断。

2. 年龄

本病多见于性生活活跃的青年男女,儿童和老年人散见发病。

3. 好发部位

外阴生殖器或肛周出现柔软增生物,无自觉症状或仅有微痒不适。男性多见于冠状沟、阴茎颈、龟头、包皮内侧;女性多见于阴道口、小阴唇内侧、处女膜沟、尿道口两侧隐窝、阴唇后联合和大阴唇。亦可见于男女的尿道口、肛周以及女性的阴蒂、阴道内、宫颈口。

4. 疣体形态

疣体的形态多样,常见的有菜花状、乳头状、鸡冠状、蘑菇状、丘疹状,亦有呈手指状、条带状、扁平状或不规则状。个别巨大尖锐湿疣可呈拳头状或袋状。一般疣体的基底较小、较窄。

5. 疣体颜色

发生在黏膜部位的疣体表面多为粉红色或灰白色;皮肤部位的疣体表面多为灰褐色或灰白色。有的疣体表面呈颗粒状或分叶状,伴有少许分泌物。大多数疣体短时间内明显增大或增多;如果是妊娠期发病,疣体增大更快,更明显。

6. 醋酸白试验

将5%冰醋酸涂在患处，3分钟后疣体变白，即可确诊。

7. 病理学检查

光镜下可见明显的棘层高度肥厚，呈乳头瘤样增生，表面突增宽，延长，可有不规则分支，向真皮内延伸，有时可见大量核分裂象，表皮上部有明显的空泡变性，真皮内明显水肿，血管扩张充血，其周围有中等度慢性炎症细胞浸润。电镜下可见嗜碱性细胞的胞核中有病毒颗粒。

（三）鉴别诊断

1. 扁平湿疣

扁平湿疣是二期梅毒的特征皮肤损害，亦常见于外阴、阴茎冠状沟及肛门部位，表现为大小不等、边界清楚的扁平样隆起，表面无角化，获取分泌物行暗视野检查可见大量的梅毒螺旋体，梅毒血清试验阳性可帮助诊断。

2. 阴茎癌及肛管癌

阴茎癌或肛管癌多见于老年人，病变呈浸润性生长，肿瘤破溃后容易发生溃疡及出血，活检组织病理检查发现癌细胞可以确诊。

3. 增殖型肛门结核

增殖型肛门结核呈疣状或乳头状结节增殖，形成片状，周围有炎症红晕，界限清楚，中央呈乳头状瘤样突起，有脓性分泌物，呈污秽状。分泌物培养可查到结核杆菌。病理组织检查，可找到结核结节。

4. 女性假性湿疣

女性假性湿疣又称绒毛状小阴唇，为一种良性乳头瘤，常见于青年女性。皮疹特点是双小阴唇内侧对称性（偶有不对称）鱼卵状或丝状增生性改变，均匀分布，无自觉症状或有微痒不适。长时间不增大不发展，无传染性。

五、治疗方法

（一）中医治疗

1. 分型证治

中医学将尖锐湿疣分为湿毒聚结和脾虚毒蕴两型进行治疗。湿毒聚结型以燥湿清热、解毒祛邪为主，脾虚毒蕴型以健脾益气、利湿解毒、扶正祛邪为主。

（1）湿毒聚结

治则：燥湿清热，解毒散结。

方剂：燥湿解毒除疣方。

基本处方：板蓝根20 g，土贝母12 g，虎杖15 g，紫草15 g，土茯苓20 g，玄参

15 g,茵陈蒿 20 g,莪术 15 g,赤芍 12 g,龙胆草 10 g,薏苡仁 20 g,甘草 5 g。每日 1 剂,水煎服。

加减法:外阴瘙痒明显者去薏苡仁、玄参,加白鲜皮 12 g、地肤子 12 g,利湿解毒止痒;女性病人白带色黄而多者去玄参,加苍术 12 g、黄柏 12 g,以燥湿止带。

(2) 脾虚毒蕴

治则:益气健脾,化湿解毒。

方剂:参芪扶正方。

基本处方:黄芪 20 g,党参 15 g,白术 15 g,薏苡仁 20 g,茯苓 12 g,板蓝根 15 g,虎杖 15 g,紫草 12 g,刘寄奴 15 g,白花蛇舌草 20 g,莪术 12 g,甘草 5 g。每日 1 剂,水煎服。

加减法:大便溏泄明显者去虎杖、紫草,加山药 20 g、炒扁豆 20 g,以加强健脾化湿之功效。

2. 中医外治

尖锐湿疣的治疗临床上一般以外治法为主。外治的目的主要有两个:一是去除肉眼可见的增生性疣体;二是从外清除残留和潜伏的湿热毒邪。对于反复发作的尖锐湿疣,治疗又当内外合治,从内扶正祛邪,防止尖锐湿疣复发。

(1) 鸦胆子制剂　常用单味鸦胆子或鸦胆子的复方制成油剂、糊剂、软膏直接点涂疣体使之枯萎脱落。有一定的刺激性,要注意掌握鸦胆子的用量和使用方法。

(2) 水晶膏　石灰水、糯米各适量。将糯米放于石灰水中浸泡 24～36 个小时,取糯米捣烂成膏备用,使用时将膏直接涂在疣体上,每天 1 次,直至疣体脱落。要注意保护好周围正常皮肤。

(3) 火针　局麻下用火针从疣体顶部直刺至疣体基底部,视疣体大小,每个疣体治疗 1～3 次直至脱落。

(4) 疣体注射　用中药莪术注射液或消痔灵注射液直接注射于疣体,使疣体枯萎坏死脱落。

(5) 湿疣外洗方　虎杖 30 g,龙胆草 30 g,大黄 30 g,赤芍 20 g,石榴皮 30 g,枯矾 20 g,莪术30 g,紫草 30 g,水煎成 2 000 ml 微温擦洗疣体 15～20 分钟,每天 1～2 次。

(6) 灸法　局麻后,将艾放在疣体上点燃任其烧尽,视疣体大小每次 1～3 个,每天 1 次,至疣体脱落。

(二) 西医治疗

目前任何治疗方法都不能完全根除 HPV,其治疗目的只是去除外生疣,改善症状和体征。主要方法包括以下几种:

1. 局部外用药物治疗

(1) 0.5%足叶草毒素酊　是一种抗病毒有丝分裂药物,可以直接涂抹于皮损部位,具体用法为每日 2 次涂抹,连用 3 天后停用 4 天为一个疗程,根据病变严重程度连续使用 1～3 个疗程。该药有明确致畸作用,禁用于孕妇。

(2) 10%～25%足叶草酯酊　刺激性较大,涂抹药物之前先在疣周围的正常皮肤黏膜上涂抹凡士林予以保护,每周 1～2 次直接涂抹于疣体表面,抹药后 2～4 小时清洗掉,用药 6 次后无效则需改用其他疗法。该药有明确致畸作用,禁用于孕妇。

(3) 50%三氯醋酸或二氯醋酸液　通过对蛋白质的凝固作用破坏疣体,有腐蚀性,涂抹药物之前先在疣周围的正常皮肤黏膜上涂抹凡士林予以保护,每周 1 次,用药不超过 6 周。

2. 物理治疗

常用方法包括 CO_2 激光、微波、电灼、冷冻、刮除、手术切除等。其中 CO_2 激光、手术切除可用于一些巨大型的尖锐湿疣。这些治疗方法的优点是可以较快去除外生性疣体,缺点是需要一定的设备,需麻醉,有明显的创伤,创面易继发感染,不能解决尖锐湿疣的亚临床感染和潜伏感染,复发率高,愈合后均有发生瘢痕及色素沉着的可能。

3. 局部注射药物

目前临床上常用的有干扰素制剂,干扰素的主要作用是抗病毒和免疫调节。

4. 自体免疫疗法

用病人自己的疣体组织经灭活病毒以后制成注射液自身注射。该方法由于使用较复杂,疗效也不很理想,临床上较少应用。

5. 光动力疗法(PDT)

光动力疗法是利用光敏剂与光结合发生光动力反应,对疾病进行诊断和治疗的一种新技术。1990 年,Kennedy 等首次将 5-氨基酮戊酸(5-ALA)光动力疗法应用于皮肤科领域。5-氨基酮戊酸光动力治疗的优点为选择性地杀伤肿瘤细胞和病毒感染后异常增生的细胞,对正常细胞无损伤,靶组织选择性高,且能使靶组织内的浓度迅速达到最高,不良反应小,安全性高。被人乳头状瘤病毒感染后的细胞增生活跃,5-ALA 能够选择性地被这些细胞吸收,联合适当能量的 He－Ne 激光照射,可以杀伤疣体组织,而对周围正常组织损伤很小。5-氨基酮戊酸光动力疗法治疗尖锐湿疣治愈率高,复发率低,安全性好,特别适用于男性尿道口尖锐湿疣的治疗。

6. 手术治疗

手术适用于单发、巨大尖锐湿疣,切除过程中注意尽量保留肛周皮肤及肛管黏膜,一般距疣边缘 2～3 mm 切开皮肤即可。

六、预防

应避免婚外性行为或不洁性行为，防止性接触感染。治疗期间使用一次性内裤。夫妻双方有尖锐湿疣的要同时治疗，并在治疗期间忌性生活。治疗后 3 个月内性生活要使用避孕套。

目前的各种治疗方法都较难根除 HPV，有效率在 20%～94%之间，但复发率较高，通常 3 个月内最低复发率为 25%，治疗目的只是去除外生疣，改善症状和体征，减少复发。近年国外 HPV 疫苗研发也有了一些进展，包括 HPV 预防性疫苗与治疗性疫苗。预防性疫苗主要有四价疫苗（针对 HPV－6、HPV－11、HPV－16、HPV－18 型）和双价疫苗（针对 HPV－16、HPV－18 型）。目前 HPV 疫苗已在美国及大部分欧洲国家使用。

参考文献

[1] 陈方林，闫译兮. 从风论治肛门瘙痒症经验[J]. 四川中医，2017，35(12)：27－29.

[2] 吴文江，范小华，于林冲. 肛门瘙痒症的临床研究进展[J]. 云南中医中药杂志，2013，34(6)：60－62.

[3] 贺平，黄安清. 复方苦参汤外治肛门瘙痒症的临床疗效[J]. 辽宁中医药大学学报，2009，11(6)：114－115.

[4] 汪丽娜，赵向东，姚伟，等. 肛周化脓性汗腺炎手术治疗进展[J]. 结直肠肛门外科，2009，15(5)：369－371.

[5] Wang B，Yang W，Wen W，et al. Gamma-secretase gene mutations in familial acne inversa[J]. Science，2010，330(6007)：1065.

[6] Miller I M，McAndrew R J，Hamzavi I. Prevalence，risk factors，and comorbidities of hidradenitis suppurativa[J]. Dermatologic clinics，2016，34(1)：7－16.

[7] 冯六泉，宋伟平，石淑敏，等. 揭盖式切除加中药治疗肛周化脓性汗腺炎探讨[J]. 世界中西医结合杂志，2013，8(9)：947－949.

[8] 吕舒怡，王军省. 肛周湿疹治疗方法概述[J]. 新疆中医药，2017，35(5)：149－151.

[9] 杨珍，夏颖，黄长征，等. 皮肤结核 1 例[J]. 临床皮肤科杂志，2014，43(10)：626－627.

[10] 向敏峰. 肛周皮肤结核 11 例诊治分析[J]. 医学文选，1999(6)：3－5.

[11] 中华医学会皮肤性病分会性病学组，中国医师协会皮肤科分会性病亚专业委员会. 尖锐湿疣临床诊疗与防治指南(一)[J]. 中国艾滋病性病，2015，21(2)：172－174.

[12] Weaver B A. Epidemiology and natural history of genital human papillomavirus infection[J]. The journal of the American osteopathic association，2006，106(3 suppl 1)：S2－S8.

[13] 林华杰. 某地区男性肛周尖锐湿疣的流行病学调查分析[J]. 心电图杂志(电子版)，2019，8(2)：85－87.

第十一章　结直肠肛管肿瘤

第一节　直肠癌

直肠癌是指乙状结肠直肠交界处至齿线之间的癌，较常见，是胃肠道中常见的恶性肿瘤，发病率仅次于胃癌和食管癌，是大肠癌的最常见部分（占 60%左右）。绝大多数病人在 40 岁以上，30 岁以下者约占 15%，男性较多见，男女之比为（2～3）：1。直肠癌的发病原因尚不清楚，其相关因素如结肠癌所述。

一、流行病学

直肠癌是危害人类健康的常见恶性肿瘤之一。1951 年 Naimton Morgan 报道直肠癌约占全部肿瘤的 12%。男性直肠癌的发病率仅次于胃癌，居第二位；女性直肠癌的发病率仅次于子宫颈癌和乳腺癌。在我国长江以南的血吸虫病流行地区，直、结肠癌比华北地区多。上海市直肠癌占恶性肿瘤的 5.93%；苏州占 7.5%；而血吸虫病非流行区的北京只占 3.28%；在血吸虫病流行的浙江省嘉善县 10 个乡初步调查发现，直、结肠癌的发病率为 22.36/10 万。

中国人直肠癌的流行病学有三个特点：① 直肠癌比结肠癌发病率高，约 1.5：1，大约占 60%。② 低位直肠癌所占的比例高，约占直肠癌的 65%～75%；绝大多数癌肿可在直肠指检时触及。③ 青年人（<30 岁）直肠癌发病比例高，约为 10%～15%。直肠癌根治性切除术后的总 5 年生存率在 60%左右，早期直肠癌术后的 5 年生存率为 80%～90%。同时由于消化道缝合器的应用，许多原来需做肠造口的直肠癌病人免去了人工肛门的苦恼，提高了患者的生活质量。

二、病因病理

（一）中医病因病机

古代文献对直肠癌病因病机的认识主要有饮食、起居不节、感受外邪、情志因素等几个方面。宋代许叔微提出便血有肠风、脏毒之不同,并对各自临床特点做了说明:“如下清血色鲜者,肠风也;血浊而色黯者,脏毒也。”《素问·生气通天论》:“因而饱食,筋脉横解,肠澼为痔。”宋代严用和认为:“过餐五味,鱼腥乳酪,强食生冷果菜,停蓄胃脘遂成宿滞……久则积聚,结为症瘕,面黄羸瘦,此皆宿食不消而主病焉。”金元时期张从正认为:“积之始成也……或伤酸苦甘辛咸之味,或停温凉寒热之饮。”明代张景岳认为:“饮食之滞,留蓄于中,或结聚成块,或胀满硬痛,不化不行,有所阻隔者,乃为之积。”元代罗天益认为:“凡人脾胃虚弱或饮食过常,或生冷过度,不能克化,致成积聚结块。”因此,中医认为饮食不节等因素伤及脾胃,日久痰湿内生,毒邪蕴结,直肠络脉受阻,结而成积。

感受外邪是直肠癌发病的重要原因,《灵枢·百病始生》曰:“积之始生,得寒乃生,厥乃成积也”,指出积病的开始,是受寒邪的侵犯。《素问·风论》曰:“久风入中,则为肠风飧泄”,认为感受风邪是肠风的主要致病原因。《圣济总录》:“肠风下血者,由肠胃有风,……故令下血,故以为名。”元代朱丹溪认为积聚是“因外有寒,血脉凝涩,汁沫与血相搏则气聚而成积矣。”唐代孙思邈指出:“春伤于风,夏为脓血,凡下多滞下也。”可见,寒邪、风邪对直肠癌发病起重要作用。中医认为,脏腑本虚,是直肠癌发生的根本原因。《灵枢·百病始生》指出:“风雨寒热,不得虚,邪不能独伤人……是故虚邪之中人也……留而不去,传舍于肠胃之外,募原之间,留着于脉,稽留而不去,息而成积。”明代张景岳认为:“凡脾肾不足及虚弱失调之人多有积聚之病。”明代李中梓认为:“积之成也,正气不足,而后邪气踞之。”

情志因素也可以导致直肠癌。《灵枢·上膈》指出:“喜怒不适,食饮不节,寒温不时……邪气胜之,积聚以留。”金元时期张从正认为:“积之始成也,或因暴怒喜悲思恐之气。”明代陈实功认为:“又有生平性情暴急……凡犯此未得见其有生。”元代朱丹溪认为:“气血冲和,万病不生,一有怫郁,诸病生焉。故人身诸病,多生于郁。”这说明了“七情”不适,气血郁滞,导致积聚的发生。

综上所述,中医古文献就认识到直肠癌是一种全身性疾病,认为直肠癌发生的最根本病因是正气亏虚,其兼挟病因为七情、饮食、外感邪气三种。由于各种致病因素的作用,机体阴阳失调,脏腑经络气血功能障碍,从而引起气滞、血瘀、痰凝、湿聚、热毒等各种病理状态的发生,这些进一步发展、相互作用,导致了肿瘤的形成。直肠癌发生于肠道,与脾胃功能密切相关。脾胃为后天之本,脾气虚弱则脾不升清,胃阴不足则胃不降浊,故而湿浊塞滞;邪毒内侵,与痰湿、血瘀互结,久之形成肿块,阻碍中焦气血运行,使脾气更虚,胃失和降,最终造成肠腑不通。

现代医家认为,直肠癌根本病机是机体阴阳失调,脾虚、肾亏、正气不足为病之本,湿热、火毒、瘀滞属病之标,常是几种因素互为因果。如何使直肠癌病因病机研究与现代医学的科研成果相结合，并利用现代医学的科研成果进一步拓展和深入中医直肠癌病因病机理论研究，任重道远。

（二）西医病因病理

1. 直肠癌的病因

直肠癌的病因目前仍不十分清楚，其发病与社会环境、饮食习惯、遗传因素等有关。直肠腺瘤是直肠癌的高危因素。直肠慢性炎症、遗传因素和其他因素，如血吸虫病、盆腔放疗、环境因素（如土壤中缺钼）、吸烟等有关。目前基本公认的是动物脂肪和蛋白质摄入过高、食物纤维摄入不足是直肠癌发生的高危因素。

（1）饮食因素　致癌物质可由饮食进入肠道，或在大肠内由细菌形成。目前认为高脂肪、高蛋白、低纤维素的所谓西方饮食与直肠癌发生有关。经济发达地区、饮食中动物脂肪和蛋白质所占比例高、纤维素含量低的地域和群体发病率明显高。饮食结构与结直肠癌发生之间的确切机理尚不完全清楚，一般认为可能与动物脂肪的代谢产物、细菌分解产物以及低纤维素饮食状态下，肠蠕动减慢，肠道的毒素吸收增加等因素有关。西方国家是大肠癌、直肠癌的高发地区，与此对比的南非班替氏族摄取的是低脂肪而富有纤维素的粗糙食物，直肠癌发病率低。其原因可能是富含纤维的食物能够增加粪便量、稀释致癌物质的浓度、缩短肠道通过时间，减少致癌物与大肠黏膜的接触，从而减少癌症的发生。

（2）慢性炎症　血吸虫性直肠炎，由于血吸虫卵在直肠黏膜上沉积，可能引发病变，这已被国内学者证实。慢性溃疡性结肠炎、慢性血吸虫病形成的肉芽肿等与结直肠癌的发生有直接的关系。其病程越长，发生结直肠癌的可能性越高，患病20年以上的溃疡性结肠炎患者结直肠癌的发生率约为20%～40%。

（3）息肉恶变　息肉恶变与直肠癌有密切关系，家族性腺瘤病和绒毛状腺瘤被公认为癌前期病变。国内文献有报道，家族性多发性息肉病，如不治疗，10～15年后将发生癌变。同时，单个腺瘤直径大于1.5 cm者，癌变率明显增加。

（4）遗传因素　大量研究认为约有25%结直肠癌患者的发病与遗传因素有关。另一些研究调查了大肠癌患者一级亲属恶性肿瘤的发病率，结果显示比普通人群高4倍。有报道说：大肠癌患者约1/3的后代可能发生癌，尤其是癌患者比较年轻（年龄40岁左右）或存在多发性息肉，其父母有15%～20%的患病可能性。大肠癌亲属属于高危人群，应定期检查。

2. 直肠癌病理

直肠癌的大体分型为浸润型、肿块型、溃疡型三型。① 溃疡型：多见，占50%以上。形状为圆形或卵圆形，中心凹陷，边缘凸起，向肠壁深层生长并向周围浸润。早期可有溃疡，易出血，此型分化程度较低，转移较早。② 肿块型：亦称髓样癌、菜花型癌。向肠腔内突出，肿块增大时表面可产生溃疡，向周围浸润少，预后较好。③ 浸润型：亦称硬癌或狭窄型癌。癌肿沿肠壁浸润，使肠腔狭窄，分化程度低，转移早而预后差。

3. 组织学分类

(1) 腺癌　结、直肠腺癌细胞主要是柱状细胞、黏液分泌细胞和未分化细胞。腺癌进一步分类主要为管状腺癌和乳头状腺癌，占75%～85%，其次为黏液腺癌，占10%～20%。① 管状腺癌：癌细胞呈腺管或腺泡状排列。根据其分化程度可分为高分化腺癌、中分化腺癌和低分化腺癌。② 乳头状腺癌：癌细胞排列组成粗细不等的乳头状结构，乳头中心索为少量血管间质。③ 黏液腺癌：由分泌黏液的癌细胞构成，癌组织内有大量黏液为其特征，恶性程度较高。④ 印戒细胞癌：肿瘤由弥漫成片的印戒细胞构成，胞核深染，偏于胞浆一侧，似戒指样，恶性程度高，预后差。⑤ 未分化癌：癌细胞弥漫呈片或呈团状，不形成腺管状结构，细胞排列无规律，癌细胞较小，形态较一致，预后差。

(2) 腺鳞癌　腺鳞癌亦称腺棘细胞癌，肿瘤由腺癌细胞和鳞癌细胞构成。其分化多为中度至低度。腺鳞癌和鳞癌主要见于直肠下段和肛管，较少见。

4. 扩散与转移

(1) 直接浸润　癌肿首先直接向肠管周围及向肠壁深层浸润性生长，向肠壁纵轴浸润发生较晚。估计癌肿浸润肠壁一圈约需1～2年。直接浸润可穿透浆膜层侵入邻近脏器如子宫、膀胱等，下段直肠癌由于缺乏浆膜层的屏障作用，易向四周浸润，侵入附近脏器如前列腺、精囊腺、阴道、输尿管等。

(2) 淋巴转移　淋巴转移是主要的转移途径。上段直肠癌向上沿直肠上动脉、肠系膜下动脉及腹主动脉周围淋巴结转移。发生逆行性转移的现象非常少见。如淋巴液正常流向的淋巴结发生转移且流出受阻时，可逆行向下转移。下段直肠癌（以腹膜返折为界）向上方和侧方转移为主。大宗病例（1 500 例）报道发现：肿瘤下缘平面以下的淋巴结阳性者98例（6.5%）；平面以下2 cm仍有淋巴结阳性者仅30例（2%）。齿线周围的癌肿可向上、侧、下方转移。向下方转移可表现为腹股沟淋巴结肿大。淋巴转移途径是决定直肠癌手术方式的依据。

(3) 血行转移　癌肿侵入静脉后沿门静脉转移至肝；也可由髂静脉转移至肺、骨和脑等。直肠癌手术时约有10%～15%的病例已发生肝转移；直肠癌致肠梗阻和手术时挤压，易造成血行转移。

(4) 种植转移　直肠癌种植转移的机会较少，上段直肠癌偶有种植转移发生。

5. 分期

目前国内外公认的结直肠癌分期是美国癌症联合委员会（AJCC）和国际抗癌联盟（UICC）联合制定的TNM分期和改良版Dueks分期法。

(1) TNM 分期:美国癌症联合委员会(AJCC)/国际抗癌联盟(UICC)结直肠癌 TNM 分期系统(2017 年第八版)。

① 原发肿瘤(T)

Tx　原发肿瘤无法评价;

T0　无原发肿瘤证据;

Tis　原位癌:黏膜内癌(侵犯固有层,未侵透黏膜肌层);

T1　肿瘤侵犯黏膜下(侵透黏膜肌层但未侵入固有肌层);

T2　肿瘤侵犯固有肌层;

T3　肿瘤穿透固有肌层但未穿透腹膜脏层到达结直肠旁组织;

T4　肿瘤侵犯腹膜脏层或侵犯或粘连于附近器官或结构;

T4a　肿瘤穿透腹膜脏层(包括大体肠管通过肿瘤穿孔和肿瘤通过炎性区域连续浸润腹膜脏层表面);

T4b　肿瘤直接侵犯或粘连于其他器官或结构。

② 区域淋巴结(N)

Nx　区域淋巴结无法评价;

N0　无区域淋巴结转移;

N1　有 1～3 枚区域淋巴结转移(淋巴结内肿瘤≥0.2 mm),或存在任何数量的肿瘤结节并且所有可辨识的淋巴结无转移;

N1a　有 1 枚区域淋巴结转移;

N1b　有 2～3 枚区域淋巴结转移;

N1c　无区域淋巴结转移,但有肿瘤结节存在:浆膜下、肠系膜或无腹膜覆盖的结肠旁,或直肠旁/直肠系膜组织;

N2　有 4 枚或以上区域淋巴结转移;

N2a　4～6 枚区域淋巴结转移;

N2b　7 枚或以上区域淋巴结转移。

③ 远处转移(M)

M0　无远处转移;

M1　转移至一个或更多远处部位或器官,或腹膜转移被证实;

M1a　转移至一个部位或器官,无腹膜转移;

M1b　转移至两个或更多部位或器官,无腹膜转移;

M1c　仅转移至腹膜表面或伴其他部位或器官的转移。

表 3-11-1　解剖分期/预后组别

期别	T	N	M
0	Tis	N0	M0
Ⅰ	T1	N0	M0
	T2	N0	M0
ⅡA	T3	N0	M0
ⅡB	T4a	N0	M0
ⅡC	T4b	N0	M0
ⅢA	T1-2	N1/N1c	M0
	T1	N2a	M0
ⅢB	T3-4a	N1/N1c	M0
	T2-3	N2a	M0
	T1-2	N2b	M0
ⅢC	T4a	N2a	M0
	T3-4a	N2b	M0
	T4b	N1-2	M0
ⅣA	任何 T	任何 N	M1a
ⅣB	任何 T	任何 N	M1b
ⅣC	任何 T	任何 N	M1c

注:cTNM 是临床分期,pTNM 是病理分期;前缀 y 用于接受新辅助(术前)治疗后的肿瘤分期(如 ypTNM),病理学完全缓解的病人分期为 ypT0N0cM0,可能类似于 0 期或Ⅰ期。前缀 r 用于经治疗获得一段无瘤间期后复发的病人(rTNM)。

(2) Dukes 分期法

Dukes A

A0　病灶局限于黏膜层(包括原位癌—局限于黏膜上皮和局灶型癌),可作局部切除;

A1　病灶侵犯黏膜下层(早期浸润癌);

A2　病灶侵犯肌层。

Dukes B

病灶侵犯及浆膜,或侵犯周围组织和器官(尚可作根治性切除)。

Dukes C

C1　伴病灶附近淋巴结转移(指肠壁旁和边缘血管淋巴结)；

C2　伴供应血管周围和系膜切缘附近淋巴结转移(尚可作根治性切除)。

Dukes D

D1　伴远处脏器转移(如肝、肺、骨、脑等)；

D2　伴远处淋巴结转移(左锁骨上)或供应血管根部淋巴结广泛转移,无法全部切除(主动脉前或旁和髂内血管淋巴结等)；

D3　伴腹膜广泛扩散,无法将其全部切除;病灶已广泛浸润邻近器官,无法切除,如全身情况尚可,可将原发病灶作姑息性切除。

三、临床表现

(一)临床特点

直肠癌早期无明显症状,癌肿破溃形成溃疡或感染时才出现症状。

1. 直肠刺激症状

便意频繁,排便习惯改变;便前肛门有下坠感、里急后重、排便不尽感,晚期有下腹痛。

2. 肠腔狭窄症状

癌肿侵犯致肠管狭窄,初时大便变形、变细,当造成肠管部分梗阻后,有腹痛、腹胀、肠鸣音亢进等不完全性肠梗阻表现。

3. 癌肿破溃感染症状

大便表面带血及黏液,甚至脓血便。症状出现的频率依次为:便血80%～90%、便频60%～70%、便细40%、黏液便35%、肛门痛20%、里急后重20%、便秘10%。癌肿侵犯前列腺、膀胱,可出现尿频、尿痛、血尿。侵犯骶前神经可出现骶尾部剧烈持续疼痛。

4. 晚期转移

晚期出现肝转移时可有腹水、肝大、黄疸、贫血、消瘦、浮肿、恶病质等症状。① 肝、肺:此两器官血运丰富,肿瘤多经血道种植而来,最初可无任何症状,只有拍胸部X线片或CT检查时尚可发现。当原发直肠癌切除后又出现肝转移时,则患者多诉右上腹部隐痛,随着病情发展,可出现乏力、发热、恶病质。晚期可出现贫血、黄疸和腹水。② 骨转移:最常见的部位是脊柱或长骨,如股骨、肱骨。初起时,可仅有疼痛,后出现肿块,有时到发生病理性骨折时始被发现。③ 颅内转移:初起时可有头痛、头晕等颅内压升高的表现,如果压迫运动中枢.可有肢体活动障碍,但早期即出现昏迷者亦不罕见。④ 罕见部位的转移:部分患者原发灶很小,尚不足以引起症状，而转移灶肿块大，部位特殊，使患者毫无消化道症状，故易引起误诊，延误时日。

（二）辅助检查

1. 大便潜血检查

大便潜血检查可在大规模普查时或对一定年龄组高危人群作为结、直肠癌的初筛手段。阳性者再做进一步检查。无症状阳性者的癌肿发现率在1%以上。

2. 直肠指检

直肠指诊是诊断直肠癌最重要的方法，由于中国人直肠癌近75%为低位直肠癌，能在直肠指检时触及。因此凡遇病人有便血、大便习惯改变、大便变形等症状，均应行直肠指检。指检可查出癌肿的部位，距肛缘的距离，癌肿的大小、范围、固定程度、与周围脏器的关系等。

3. 内镜检查

内镜检查包括直肠镜、乙状结肠镜和电子肠镜检查。门诊常规检查时可用直肠镜或乙状结肠镜检查，操作方便、不需肠道准备，但在明确直肠癌诊断需手术治疗时应行电子肠镜检查，因为结、直肠癌有5%～10%为多发癌。内镜检查不仅可在直视下用肉眼作出诊断，而且可取活组织进行病理检查。

4. 影像学检查

（1）钡剂灌肠检查　钡剂灌肠检查是结肠癌的重要检查方法，对直肠癌的诊断意义不大，用以排除结、直肠发癌和息肉病。

（2）腔内B超检查　用腔内探头可检测癌肿浸润肠壁的深度及有无侵犯邻近脏器。内镜超声也逐步在临床开展应用，《结直肠癌诊疗规范（2010年版）》中提出，对中低位直肠癌推荐行腔内超声，可在术前对直肠癌的局部浸润程度及有无侵犯邻近脏器进行评估。

（3）CT检查　CT检查可以了解直肠癌盆腔内扩散情况，有无侵犯膀胱、子宫及盆壁，是术前常用的查方法。腹部CT可扫描有无肝转移癌。

（4）腹部超声检查　由于结、直肠癌手术时约有10%～15%同时存在肝转移，所以腹部超声、CT检查应列为常规。

（5）MRI检查　《中国结直肠癌诊疗规范（2017年版）》推荐MRI作为直肠癌常规检查项目，以评估肿瘤在肠壁内的浸润深度，对中低位直肠癌的诊断及术前分期有重要价值。对于局部进展期直肠癌病人，需在新辅助治疗前、后分别行基线MRI检查，目的在于评价新辅助治疗的效果。

5. 肿瘤标记物

目前公认的在大肠癌诊断和术后监测有意义的肿瘤标记物是癌胚抗原

(carcinoembryonic antigen,CEA),但 CEA 作为早期结、直肠癌的诊断尚缺乏价值。大量的统计资料表明,结、直肠癌病人的血清 CEA 水平与 Dukes 分期呈正相关的关系,DukesA、B、C、D 期病人的血清 CEA 阳性率依次分别为 25%、45%、75%和 85%左右。CEA 主要用于预测直肠癌的预后和监测复发。

6. 其他检查

低位直肠癌伴有腹股沟淋巴结肿大时,应行淋巴结活检。癌肿位于直肠前壁的女性病人应做阴道检查及双合诊检查。男性病人有泌尿系统症状时应行膀胱镜检查。

四、诊断与鉴别诊断

(一)中医诊断要点

1. 湿热蕴结证

证候:腹部阵痛,大便带血或有黏液脓血,里急后重,肛门灼热,或有发热,恶心呕吐,脘腹胀满;舌红,苔黄腻,脉滑数。

2. 肠道瘀滞证

证候:腹胀痛,泻下脓血,色紫暗,量多,里急后重,或可触及固定不移的包块;舌质紫暗或有斑点,脉弦涩。

3. 脾肾阳虚证

证候:腹胀痛,畏寒肢冷,面色苍白,少气乏力,纳食不振,腰膝酸软,大便溏薄,小便清长;舌淡胖,苔白滑,脉沉细微。

4. 气血两虚证

证候:腹胀痛,大便变形,或带黏液脓血,肛门坠胀,甚至脱肛,面色萎黄,唇甲不华,少气乏力,神疲懒言;舌淡,苔薄白,脉沉细无力。

5. 肝肾阴虚证

证候:腹胀痛,大便形状细扁,或带黏液脓血,形体消瘦,五心烦热,头晕耳鸣,腰膝酸软,盗汗;舌红,少苔,脉细数。

(二)西医诊断要点

1. 临床表现

患者表现为便血、大便次数增多、里急后重、坠胀等症状。

2. 直肠指诊

直肠指诊可触及质硬、凹凸不平肿块;晚期可触及肠腔狭窄,肿块固定。指套可及暗红色血便或含粪的污浊脓血。凡疑似直肠癌者必须常规做肛门指检,了解直肠肿块大小、大体形状、质地、占肠壁周径的范围、基底活动度、肿瘤下缘距肛缘的距离。

3. 内镜检查

内镜检查有直肠镜、乙状结肠镜及电子肠镜检查。通过直肠镜检查,可直接观察直肠癌肿的形态、大小、部位,同时可以钳取活体组织做病理检查,一次阴性并不能排除肿瘤可能性,需重复活体组织检查。电子肠镜检查可排除结肠多原发癌可能。

4. 直肠癌脱落细胞学检查

对临床怀疑直肠癌的患者,在解完大便或灌肠后,在直肠镜直视下用棉签在病变处拭取细胞,涂2～4张,立刻置于酒精固定液中,固定30分钟,做苏木精-伊红染色,镜检阳性率为97.8%。或用生理盐水作直肠或乙状结肠灌肠,将排出液沉淀涂片检查,此法简便,阳性率高,设备简单,无出血等并发症,不失为有效的诊断方法。

5. 组织病理切片检查

直肠癌的最后确诊有赖于病理检查证实,凡直肠指诊和直肠镜检查发现直肠肿瘤时,均需行活体组织病理切片检查。采取标本时,应在病变与正常组织交界部位取活组织,活检时,尽可能避免右前、右后及左正中部位,因为此处直肠血管分布较丰富。采取活检标本,应在癌肿边缘和正常组织之间,一般分三处钳夹,以取得较高的阳性率。钳夹时,深度适宜,严禁在溃疡中心取材,以免引起出血。细胞分化程度及其形态、组织结构等变化情况,除明确诊断外,同时还有助于指导治疗和判断预后。对检查结果为阴性者,应重复检查。

(三) 鉴别诊断

对有便血、便频、便细、黏液便等症状的患者予以高度警惕,必须进一步检查,排除直肠癌的可能性,通过直肠指诊、内镜检查及病理检查明确诊断。在临床中对于拟诊内痔、息肉、肠炎及慢性痢疾的患者,应常规行直肠指诊,排除直肠癌后,方可按以上疾病治疗。

1. 痔病

痔病和直肠癌并不难鉴别,之所以会误诊,主要原因是医务人员轻视病情,未行认真检查。内痔一般多为无痛性便血,血色鲜红不与大便相混合,据出血量的多少而出现大便表面带血、滴血、线状流血或喷射状出血。而直肠癌的便血常伴有黏液而出现黏液血便和直肠刺激症状。临床上所见的一些早期直肠癌患者仅有便血而无其他伴随症状,因此,对便血患者行直肠指诊就十分必要。根据这些病史和直肠指诊,患者不难鉴别。

2. 溃疡性结肠炎

溃疡性结肠炎主要侵及直肠、结肠黏膜层,常形成糜烂、溃疡,是一种原因不明的弥漫性非特异性大肠炎性疾病，以黏液血便、腹痛、腹泻为主要症状，多数病程缓慢，反复发作。

3. 克罗恩病

克罗恩病是一种慢性非特异性胃肠道炎症性疾病，可累及胃肠道任何部位，以远端小肠和近端结肠多见，主要表现为腹部包块，腹痛、腹泻、发热、营养障碍、不完全性肠梗阻等。

4. 大肠息肉病

大肠多发息肉，常遍及全大肠，多于100个，直径多小于1 cm。病理类型为，管状、绒毛状或混合性腺瘤，均有癌变倾向。

5. 血吸虫病

病人肝脾肿大，嗜酸性粒细胞增高，粪便中可发现血吸虫卵或孵化出的毛蚴，肠黏膜活组织中可查到虫卵。

6. 直肠结核病

起病缓慢，多有原发结核病灶存在。午后发热、盗汗，腹泻便秘交替出现。患者有肺结核或曾有肺结核的病史，指诊可触及溃疡面硬，周边隆起，镜下可见潜行边缘不整齐的溃疡，溃疡表面有分泌物，从分泌物中可检查出结核杆菌。

五、治疗方法

（一）中医辨证分型论治

1. 肠道湿热证

治则：清利肠道湿热。

主方：清肠饮加减。

常用药：当归、地榆、薏苡仁、黄芩、银花、甘草、玄参、麦冬等。

2. 肠道瘀滞证

治则：行气化瘀，解毒散结。

主方：膈下逐瘀汤加减。

常用药：川芎、丹皮、赤芍、乌药、延胡索、甘草、桃仁、红花、香附、枳壳、当归、五灵脂等。

3. 脾肾阳虚证

治则：温补肾阳。

主方：附子理中汤合四神丸加减。

常用药：附子、人参、白术、炮姜、甘草、肉豆蔻、补骨脂、五味子、吴茱萸、大枣等。

4. 气血两虚证

治则：补气益血，扶正祛毒。

主方：八珍汤加减。

常用药：人参、白术、茯苓、甘草、当归、白芍、熟地、川芎等。

5. 肝肾阴虚证

治则：滋补肝肾，清泻肠热。

主方：知柏地黄汤合清肠饮加减。

常用药：知母、黄柏、熟地、山药、山茱萸、泽泻、丹皮、当归、地榆、薏苡仁、黄芩、银花、甘草、玄参、麦冬、茯苓等。

(二) 西医治疗原则

1. 治疗原则

西医治疗原则是以手术切除为主的综合治疗。根据病人的全身情况和各个脏器功能状况、肿瘤的位置、肿瘤的临床分期、病理类型及生物学行为等决定治疗措施。合理利用现有治疗手段，以期最大程度地治疗肿瘤、最大程度地保护脏器功能和改善病人的生活质量。

2. 手术原则

西医手术治疗原则包括：(1) 足够的肿瘤原发灶切除；(2) 合理的淋巴结清扫；(3) 合理的直肠系膜全切除术(TME)①；(4) 保留盆腔自主神经减少术后排尿及性功能障碍。

(三) 手术治疗

1. 直肠癌局部切除(cT1N0M0)

需满足以下要求：

(1) 肿瘤大小＜3 cm；

(2) 切缘距离肿瘤＞3 mm；

(3) 活动，不固定；

(4) 距肛缘 8 cm 以内；

(5) 仅适用于 T1 期肿瘤；

(6) 无血管淋巴管浸润(LVI)或神经浸润(PNI)；

(7) 高—中分化；

(8) 治疗前影像学检查无淋巴结转移的征象；

---

① TME 原则(肿瘤远端肠管 2 cm；切除平面远端的直肠系膜 5 cm)；(2) 建议检出至少 12 枚淋巴结，接受过术前治疗病人的淋巴结可低于 12 枚。

(9) 内镜下切除的息肉，伴癌浸润，或病理学不确定，需追加扩大的局部切除。

2. 经腹会阴联合直肠切除术(即 Mile's 手术)

适应证：

① 巨大的、浸润性的或分化差的距齿线 5 cm 以内的直肠癌(直肠下段癌)；

② 距齿线上 3 cm 以内的直肠癌；

③ 肛管癌经局部切除加化疗失败的病人；

④ 肛管及肛门周围癌。

禁忌证：

① 高龄、体弱，心、肺功能不能耐受手术者；

② 全身出血性病变不能手术者；

③ 严重水、电解质紊乱，全身衰竭或严重低蛋白血症，糖尿病，未能得到适当处理者；

④ 直肠癌局部广泛浸润呈冰冻骨盆无法切除者；

⑤ 直肠癌全身广泛转移，局部病灶无严重出血或梗阻者。

3. 经腹部直肠切除吻合术(即 Dixon 手术)

适应证：

① 乙状结肠癌和直肠上段癌；

② 直肠中下段直肠癌，切除癌肿下缘 2 cm 以上后，肛管直肠环完整，无癌肿浸润。

禁忌证：

① 直肠下段直肠癌，切除癌肿下缘 2 cm 时需要一并切除肛管直肠环，因横断或切除肛管直肠环将不可避免地导致肛门失禁；

② 中下段直肠癌已侵犯周围组织，盆壁有浸润或转移，直肠癌虽能被切除，但复发可能性较大者。

4. 经腹直肠癌切除术、近端造口、远端封闭手术(即 Hartman 手术)

适应证：适用于位于腹膜返折处或其上方的直肠癌，伴有梗阻症状，癌肿可以被切除，但由于患者年迈体弱，或伴有严重的心血管疾患，或已有肝脏、腹腔内远处转移，不能耐受或不适宜其他方法进行直肠切除术者。

禁忌证：同 Mile's 术。

5. 术前新辅助放化疗

新辅助化疗的目的在于提高手术切除率，提高保肛率，延长患者无病生存期。

(1) 推荐新辅助放化疗仅适用于距肛门不到 12 cm 的直肠癌；

(2) 推荐以氟尿嘧啶类药物为基础的新辅助放化疗；

(3) T1－2N0M0 不推荐新辅助治疗；

(4) T3 和/或 N+的可切除直肠癌推荐术前新辅助放化疗；

(5) T4 或局部晚期不可 R0 切除的直肠癌必须行新辅助放化疗；

(6) 推荐首选卡培他滨单药+同步长程放疗。

6. *直肠癌术后辅助治疗*

(1) Ⅰ期(T1N0M0)不推荐辅助治疗；

(2) Ⅱ期直肠癌，无高危因素者，建议随访观察，或者单药氟尿嘧啶类药物化疗；

(3) Ⅱ期直肠癌，有高危因素[①]者，建议辅助化疗；

(4) 肿瘤组织检查为 d mmR(错配修复缺陷)或 MSI－H(微卫星不稳定)，不推荐氟尿嘧啶类单药化疗；

(5) Ⅲ期直肠癌推荐辅助化疗；

(6) T3－4 或 N2，距肛缘不到 12 cm 直肠癌，未行新辅助放疗的，可考虑辅助放疗。

六、 疗效标准

对治疗后的直肠癌病人进行定期复查和随访。术后前两年内每 3 个月复查一次，以后每 6 个月复查一次，至 5 年；5 年之后每年一次，并进行详细问诊和体格检查、肝脏 B 超及 CEA 等肿瘤标志物检测。高危复发病人可考虑每年一次胸腹增强 CT 检查(共 3 年)。术后一年内行肠镜检查，若无异常，每 3 年复查一次；如果术前因肿瘤梗阻无法行全结肠镜检查，术后 3～6 个月内行肠镜检查。低位前切除者 5 年内每 6 个月进行一次直肠镜检查。

第二节　结肠癌

结肠癌是指结肠上皮来源的消化道恶性肿瘤，自乙状结肠至回盲部(包括回盲部、升结肠、横结肠、降结肠及乙状结肠)的癌，我国结肠癌发病的高发年龄为 41～65 岁，近年来发病呈上升趋势。城市地区高于农村地区，男性高于女性，发病率随年龄增长而呈上升趋势，好发部位从高到低依次为乙状结肠、盲肠和升结肠、降结肠及横结肠。

① 高危因素：组织学分化差(Ⅲ或Ⅳ级)、T4、血管淋巴管浸润、术前肠梗阻/肠穿孔、标本检出淋巴结少于 12 枚、神经侵犯、切缘阳性或无法判断。

一、流行病学

结肠癌是最常见的消化道肿瘤之一，其发病情况有显著的地区性差异。地区分布中北欧、西欧、北美发达国家及新西兰等结直肠癌发病率最高，南欧、东欧和拉丁美洲等一些社会经济较发达的国家发病率居中，亚洲、非洲和大多数不发达拉美国家的发病率最低。经济发展的差异可能是居民结直肠癌发病率高低的一个重要因素，一般认为西方发达国家结直肠癌的发病率明显高于发展中国家。

我国结直肠癌发病率属低水平国家之一，但是近年来随着经济的发展，人们生活方式尤其是饮食结构的变化，结肠癌已经成为我国发病率上升最快的恶性肿瘤之一，严重威胁着国人的生命和健康。近20～30年间，在世界范围内，结肠癌的发病倾向有如下特点：世界大多数国家或地区发病率呈上升趋势，尤以发病率低的国家上升更为明显，发达国家的上升趋势减缓并达到一个相对稳定的水平，极个别的地区结肠癌发病率有所下降。

世界各地结肠癌的发病率差异很大，最高者和最低者可相距10～20倍。这种不同地域发病率的差距，提示了结肠癌的发生与环境有密切关系。我国结肠癌的发病率及死亡率亦有明显的地域特征，长江中下游及沿海地区结肠癌发病率高，内陆各省发病率死亡率低，同世界范围内的分布趋势亦较一般，即经济发达地区高于经济不发达地区(上海结肠癌的死亡率为6.6/10万，而甘肃仅为8.28/100万)。

性别、种族、年龄和结肠癌的发病率存在着密切关系。大多数国家的结肠癌发病率男女相似，而年轻的结肠癌患者中以男性患者为多。在种族分布上，既往认为白种人可能更易患结肠癌，但从移民中的流行病学资料分析来看，这种人种差异并不显著。结直肠癌的发病率和死亡率随时间推移发生变化，不同地区变化不同。在美国洛杉矶，白人结肠癌男性为36.6/10万，中国人为24.7/10万，日本人为24.7/10万；女性白人为23.7/10万，黑人为27.6/10万，中国人为8.0/10万。因此，除部分结肠癌的主要原因为遗传因素外，可能饮食习惯与结构更是结肠癌的重要诱因。

从性别及年龄来看，世界范围内男女结直肠癌发病率接近，男性略高于女性。结直肠癌发病率随年龄增长而逐步上升，85岁以上年龄组发病率略有降低。近年来，青年人结直肠癌颇受关注，一些研究表明青年人结直肠癌可能与遗传因素关系密切。国内则男多于女，发病比例约为2∶1；年龄方面，以40～60岁者最多，30岁以下的青年人占11％～15％，40岁以下者则占40％左右。我国结直肠癌患者发病中位年龄为45岁，较欧美国家报道的55岁提前了10岁，可见结直肠癌在我国虽然发病率较欧美低，但危害对象则较欧美年轻。

从发病部位来看，从整个结直肠而言，结直肠癌的好发部位依次为直肠、乙状结肠、盲肠、升结肠、降结肠和横结肠。目前,直肠癌和乙状结肠癌加在一起仍占大肠癌的60%以上。

从发病趋势来看,近20～30年来,结直肠癌发病率上升速度在许多地区超过了肺癌而跃居升幅之首。预防和控制结直肠癌任重而道远。

二、病因病理

(一)中医病因病机

祖国医学源远流长,中医学文献关于大肠癌的论述散见于“脏毒”“锁肛痔”“肠风”“积聚”“肠蕈”“下痢”等病证中。如《灵枢·五变》篇说:“人之善病肠中积聚者……如此则肠胃恶,恶者邪气留止,积聚乃伤。”清代祁坤《外科大成·论痔论》中记载:“锁肛痔,肛门内外如竹节锁紧,形如海蜇,里急后重,便粪细而带扁,时流臭水,此无法治。”关于“肠蕈”病,《灵枢·水胀》中记载:“(黄帝曰:)肠蕈何如?岐伯曰:寒气客于肠外,与卫气相搏,气不得荣,因有所系,癖而内着,恶气乃起,息肉乃生。其始生者,大如鸡卵。”上述现象极似现代医学的肠癌。综上所述,结直肠癌大抵属于中医“肠蕈”“脏毒”“肠癖”等范畴。

中医学根据历代众多医家对癌症的描述,结合临床实践,认为大肠癌的发病,主要因六淫外侵,或饮食不节,或七情内伤,加之正气不足,脾虚失运,毒邪踞之,蕴结于大肠,凝聚成积。大肠癌的正虚以脾胃亏虚,久致肾虚、气血不足为主;标实以痰、湿、瘀、毒、滞、寒、热、火为主。两者互为因果,正虚则邪恋,邪实则正虚,故使疾病缠绵难治。如《景岳全书·积聚篇》云:“凡脾肾不足及虚弱失调之人,多有积聚之病。盖脾虚则中焦不运,肾虚则下焦不化,正气不行则邪滞得以居之。”

总之,肠癌的产生是素体脾肾不足或饮食不节致脾胃虚弱,因热毒蕴结,火热湿毒下注肠道,日久积结而成。湿热、火毒、瘀滞属病之标;脾虚、肾亏、正气不足乃病之本,二者互为因果。由虚而致积,因积而益虚,久则积渐大而体更虚,治疗难以速效,终则阳离阴绝、神离气脱。

(二)西医病因病理

结肠癌的病因尚未明确,但其相关的高危因素逐渐被认知,肠癌很大程度上与所摄入的食物有关。资料表明,常吃肉类罐头食品、动物肝脏以及高动物脂肪的人易患肠癌,而常吃蔬菜、水果以及仅用植物油烹饪菜肴的人很少患肠癌。

1. 高脂肪饮食促进结直肠癌生长

在工业国家癌症导致的死亡中,结直肠癌排第三位,发达国家直肠癌的发生率在下降,而发展中国家则仍在迅速提高。高脂肪饮食与肠癌有密切关系,众多资料表明,肠癌的地区发病率与本地区的脂肪摄入量呈正相关。索尔克生物研究所的科学家们最近的一项研究表明，高脂肪饮食可以通过扰乱肠道中胆汁酸的平衡来触发激素信号，让潜在的癌细胞生长，从而促进结直肠癌细胞的生长。这一研究成果发表在 2019 年 2 月 21 日国际著名期刊 *Cell* 上，该研究可以解释为什么在高脂饮食的年轻人中，可能需要几十年的时间才会发现结直肠癌。高脂饮食致大肠癌发病的机制多数认为系脂肪刺激胆汁分泌，其胆盐与脂肪酸经肠道内厌氧细菌的作用而形成致癌因子，导致大肠癌的发生。

2. 肠道菌群与结直肠癌的关系

理论和逻辑上，肠道菌群和大肠癌可能存在联系。肠道细菌主要定居在大肠内，癌症总是发生在大肠，很少发生在小肠，细菌生存的部位和癌症发生存在相关关系。过去 10 年，比较大肠癌和非大肠癌对照的肠道细菌，所有的生化分析结果都提示，肠道细菌和大肠癌存在联系。但肠道细菌在大肠癌发生发展过程中的具体作用仍然不清楚。常见的结果是发现大肠癌患者肠道菌群有高水平的梭菌属，梭菌属常见于健康人口腔，在肠道内比较少见。许多研究发现，大肠癌患者肠道内大肠杆菌水平也高于健康人。佛罗里达大学微生物学家 Christian Jobin 说，大肠癌的发生常需要几十年，细菌类型的差异不一定是大肠癌发生的原因。根据约翰斯·霍普金斯大学 Cynthia Sears 的研究，如果阻断 IL-17 抑制炎症，脆弱类杆菌也不再具有促癌效应。IL-17 在其他器官肿瘤发生中也具有重要作用。这些动物实验结果说明，肠道细菌是大肠癌产生的重要因素，但不是唯一因素。

总体而言，肠道菌群是结直肠癌形成的重要条件因素，但炎症反应和其他致癌因素是重要的诱因。没有某些细菌不会出现大肠癌，但有这些细菌没有炎症反应也不会形成结直肠癌。

3. 特种酒精饮料与结直肠癌

长期以来流行病学几乎没有提出酒精与结直肠癌的关系，但近年来很多研究已经提示酒精摄入与结直肠癌的风险有一定的关系，但是，精确定量多少才算是轻或中等量的酒精摄入值以及可能引起作用的酒精摄入阈值还需要进一步明确。在大量饮酒的情况下亚洲人得结直肠癌的风险比其他种族的人更大。研究人员认为出现这种种族差异的原因是亚洲人群中大多数人的乙醇脱氢酶的代谢作用比较慢。

4. 含糖饮料会促进肠道肿瘤生长

根据贝勒医学院、Weill Cornell 医学研究所的科学家们最新发表在 *Science* 期刊上的一项研究发现，每天摄取适量的高果糖玉米糖浆[high-fructose corn syrup，一种含糖饮料中主要的甜味添加剂，相当于人每天饮用 12 盎司(约 355 ml)的含糖饮料]，会加速小鼠体内肠道肿瘤的生长。且这一影响与肥胖无关。随后，研究团队研究了糖促进肿瘤生长的机制。他们发现，摄取高果糖玉米糖浆的 APC 缺失小鼠的结肠中，含有高水平的果糖和葡萄糖。同时，小鼠血液中的果糖和葡糖糖含量也较高。进一步分析发现，这些果糖会经历化学反应，并在这一过程中有效促进脂肪酸的产生，由此产生的丰富脂肪酸可能被癌细胞用于生长，包括形成细胞膜、信号分子或影响炎症。这是一项维持了 34 年的观察性研究，共分析了 38 000 名男性和 81 000 名女性的数据。结果显示，含糖饮料会增加患心血管疾病、结肠癌及乳腺癌的风险。

5. 维生素 A 与大肠癌

流行病学和实验研究表明维生素 A 和视黄酸有抗人类结肠癌的作用，维生素 A 对于上皮组织的分化有相当大的调控作用，它可使上皮组织细胞的发育导向成熟的非角质化细胞。维生素 A 还具有将已向癌细胞分化的移行细胞恢复正常的非凡作用；维生素 A 的抗肿瘤作用可能与其调节细胞的分化、增殖和凋亡有关，也可能与抗氧化功能有关。有证据表明，维生素 A 至少能对抗 8 种癌症，结直肠癌就在其中之列。可见维生素 A 对肠黏膜的癌变具有一定的拮抗作用。

6. 亚硝胺与大肠癌

亚硝胺类化合物广泛存在于食品添加剂以及用亚硝酸盐处理过的腌制食品中，如咸肉、火腿、咸鱼等。在动物实验中几乎可诱发各种器官的肿瘤。一般小剂量的亚硝胺，如长期接触就可致癌。动物实验已证实亚硝胺类化合物在肠道细菌作用下转化成的肼类物质可引起大肠癌。国内杨工等研究发现腌制食品的正相关作用是一类独立的结直肠癌危险因素。每周摄取 3 次以上腌制食品者发生结肠癌的超额危险是不足 1 次者的 2.2 倍（$P<0.01$），直肠癌为 2.3 倍（$P<0.01$），左半结肠癌为 2.1 倍，右半结肠癌为 1.8 倍。

7. 生活方式与大肠癌

关于体力活动与大肠癌的关系，在职业体力活动的分析中发现，长期或经常处于坐位的职业类别，患结肠癌的危险性是体力活动较大的职业的 1.4 倍，并与盲肠癌的联系较为密切。有人认为，体力活动减少，可致食物通过肠道时间延长，同时增加了致癌物与肠道黏膜接触的机会。此外，肠蠕动受前列腺素的影响，而体力活动可以刺激前列腺素的产生与分泌。因此，缺少体力活动可以增加患结肠癌的危险性，而直肠癌与体力活动的联系性尚不肯定。病例对照研究结果也支持中等强度的体力活动对防止大肠癌（尤其是结肠癌）有决定性作用。

有学者调查了华人和旅居北美华人的体力活动和饮食情况与结直肠癌的关系，结果表明静态工作和体育锻炼少者发生结直肠癌的可能性比活动性较强的工作者和经常参加体育锻炼者高 4 倍。体力活动的保护作用见于腺瘤和癌，可能由于其对结肠动力的影响。体力活动刺激结肠蠕动并减少杂乱的非推进性节段活动。病例对照研究的结果也支持体力活动对防止大肠癌（尤其是结肠癌）的保护作用。在职业与大肠癌发病的关系调查中发现，职业的体力活动与大肠癌发生密切相关。

8. 吸烟

加拿大科研人员通过数年研究发现，吸烟者患大肠癌的风险明显高于不吸烟者。加拿大纽芬兰纪念大学的研究人员在最新一期《加拿大公共卫生期刊》(*Canadian Journal of Public Health*)上报道说，他们在1999年至2003年间追踪调查了702名大肠癌患者和对照组的717名身体健康者，所有被调查者都回答了有关吸烟和饮酒的问题。研究人员在分析报告中说，与不吸烟者相比，吸烟会使一个人患大肠癌的风险增加13%。吸烟增加患大肠癌风险的情况在男性和女性身上都存在，但这种影响对男性尤为显著。该研究还发现，吸烟的饮酒者患大肠癌的风险高于不吸烟的饮酒者。研究表明，吸烟对大肠癌患病风险的影响在男性和饮酒者身上表现得比较突出。结肠和直肠都是大肠的组成部分，而吸烟同直肠癌的关系大于同结肠癌的关系。

吸烟增加大肠癌危险性的可能机制为，与吸入特异性致癌物如芳香胺类有关，但具体机制不明。有人认为烟草中含致癌物二甲基肼，长期吸烟的人会通过呼吸道黏膜吸收该致癌物而诱发大肠癌。

9. 环境因素与大肠癌

关于阳光、维生素D与结肠癌的关系，一项新的研究显示，每增加一次血液维生素D水平，女性患结肠癌的概率就会下降19%、在男性下降7%。首席研究员马乔里·麦卡洛说，阳光促进了维生素D的产生，维生素含量足够的人患结肠癌的风险降低了22%。结肠癌流行病学研究发现，地球上阳光照射少的地区，结肠癌的发病率和死亡率都较高；相反，阳光照射多的地区，结肠癌发病率就低。有人认为阳光并不是影响肠癌发病的直接因素，而是使人体内产生内源性维生素D，提高人体2,5-羟基维生素D[2,5-(OH)D]的水平而预防结肠癌。有人指出，日照多的地区，其谷类、蔬菜和水果生长时接受的阳光多，这些食物中含的维生素D可能更丰富，人们以谷类为主食，结肠癌发生率就低；相反，同一地区以肉类为主食的人，结肠癌发病就更高。

10. 心理、精神因素与大肠癌

人是一个心理与生理紧密结合的有机整体。随着医学模式的转变，心理、精神因素对恶性肿瘤发生与发展的影响越来越受到人们的关注。

大量流行病学资料提示，长期受沮丧、焦虑、苦闷、恐惧、悲观甚至绝望等不良情绪刺激的人好发癌症，其主要原因在于不良情绪会造成肾上腺素和肾上腺皮质激素分泌增加，引起心率加快、血管收缩、血压升高、胃肠蠕动减慢，从而造成食物残渣在肠腔停留时间延长，使更多的致癌毒物被吸收而致肠癌。另外，长期过度的精神刺激可导致大脑皮质兴奋、抑制功能失调，使抵御癌细胞的免疫能力减弱，对某些突变的上皮细胞的监视清除能力丧失而形成肠肿瘤，这一观点需要流行病学的进一步证实。

11. 遗传因素与大肠癌

(1) 遗传性非息肉性结直肠癌(hereditary non-polyposis colorectal cancer，HNPPC)　又称林奇综合征(Lynch syndrome，LS)，属常染色体显性遗传疾病，占所有结直肠癌的 2%～3%，人群中发病率约 0.5%。该病是常染色体显性遗传疾病，但由于外显率不全、发病年龄、进行筛查和预防性手术等，并不是所有的 LS 相关基因变异携带者都是肿瘤患者。

我国的 LS 家系筛查标准是：家系中至少有 2 例被组织学证实的大肠癌患者，其中的 2 例为父母与子女或同胞兄弟姐妹的关系，并且符合以下任一条：

① 至少 1 例为原发性大肠癌患者(包括腺瘤)；

② 至少 1 例大肠癌发病早于 50 岁；

③ 家系中至少 1 例患 LS 相关肠外恶性肿瘤(胃癌、子宫内膜癌、小肠癌、肾盂输尿管癌、卵巢癌、肝胆系统癌)。

(2) 家族性腺瘤性息肉病(familial adenomatous polyposis，FAP)　FAP 为多在青少年至青年期发病，表现为结肠多发性息肉且不可避免地发展为结肠癌。FAP 是常染色体显性遗传病，常常有结肠外表现，包括胃和十二指肠息肉、骨瘤、牙齿异常、硬纤维瘤、甲状腺和脑瘤、先天性视网膜色素上皮肥大、表皮样囊肿等。诊断主要依靠在大肠内存在大量息肉，发病年龄为 20～30 岁。FAP 的基因鉴定可在患者症状出现之前做出 FAP 诊断。FAP 患者到 15 岁约 50%发展为腺瘤，到 35 岁约 95%发展为腺瘤；21 岁时 5%～10%发展为腺癌；50 岁时约 90%发展为腺癌。

(3) 轻表型家族性腺瘤性息肉病(attenuated familial adenomatous polyposis，AFAP)　经典 FAP 发生在青少年，而轻型家族性腺瘤性息肉病(AFAP)患者往往在成年后发生息肉。尽管有些需要接受外科结肠切除，但一部分患者通过内镜治疗即可控制。腺瘤为扁平状，其厚度不到其周围正常黏膜厚度的 2 倍、直径不足 1 cm。腺瘤中央凹陷为红色，比典型的腺瘤样息肉组织学分化程度高，常呈簇状分布。此外，可伴有上消化道损伤、乳腺癌、先天性视网膜色素上皮细胞肥大、骨瘤、硬纤维瘤等表现。FAP 和 AFAP 都是由 APC 基因变异导致的。APC 是抑癌基因，在 wnt 信号通路中起负性调控作用，与细胞迁移、黏附、转录激活以及细胞凋亡相关。APC 基因突变会导致截断蛋白产物的产生，促进肿瘤的发生发展。APC 基因变异发展成结直肠癌的病例约占所有结直肠癌患者的 0.5%，但是随着高风险家庭成员信息的早期筛检和预防性手术切除，这一数字在降低。

12. 疾病因素与结肠癌

(1) 溃疡性结肠炎(ulcerative colitis，UC)　流行病学研究指出 UC 病人比一般人群发生结直肠癌的危险性高 20～30 倍。Ekbom 等的研究表明结直肠癌的相对危险性为 5.7%(95% CI 4.6～7.0)。绝大多数的结肠肿瘤是腺癌，原发性结肠淋巴瘤和多中心类癌肿瘤也有报道。UC 形成 CRC 的两个最主要因素是疾病持续时间和病变范围。当病程小于 10 年，很少发生肠癌，以后患癌的危险性每年上升 0.5%～1.0%，并有较高的累积癌变率，人群调查中 UC 相关肠癌的发生率 10 年为1%～5%，20 年为 5%～25%，30 年之后为 9%～42%。病变范围广泛者（如全结肠炎）癌变危险性最高，而仅患直肠炎者癌变率与普通人群相同。全结肠炎病人相对危险性为 14.8%，左侧结肠炎为 2.8%，直肠炎为 1.7%。

（2）克罗恩病　克罗恩病患者发生结直肠癌的危险性是普通人群的 4～20 倍，发病率为 1.8%，但 20 年以上的 Crohn 病发生结直肠癌的危险性可能为 2.8%。克罗恩病并发癌症的危险性较溃疡性结肠炎要小得多。患者癌变年龄相对年轻，性别分布无差异，男女发病率相同，超过一半的结肠癌变发生在 40 岁以下。无论在上消化道还是在下消化道，其癌变率在整个消化道均升高，不只局限于炎症明显部位。80%以上的患者，癌症发生于克罗恩病病变累及的结肠直肠部位，而回肠较少发生。约 2/3 的癌肿位于左半结肠。

（三）病理分型

1. 肿块型（菜花型、软癌）

肿瘤向肠腔内生长、瘤体较大，呈半球状或球状隆起，易溃烂出血并继发感染、坏死。该型多数分化较高，浸润性小，生长较慢，好发于右半结肠。

2. 浸润型（缩窄型、硬癌）

肿瘤环绕肠壁浸润，有显著的纤维组织反应，沿黏膜下生长，质地较硬，易引起肠腔狭窄和梗阻。该型细胞分化程度较低，恶性程度高，出现转移早。好发于右半结肠以远的大肠。

3. 溃疡型

肿瘤向肠壁深层生长并向肠壁外浸润，早期即可出现溃疡，边缘隆起，底部深陷，易发生出血、感染，并易穿透肠壁。细胞分化程度低，转移早。溃疡型是结肠癌中最常见的类型，好发于左半结肠、直肠。

（四）分期

请参考直肠癌。

三、临床表现

（一）临床特点

结肠癌早期常无特殊症状，也可表现为排便习惯的改变和粪便性质的改变、腹痛、腹部包块、肠梗阻、全身症状等。

1. 排便习惯与粪便性状的改变

此常为最早出现的症状，多表现为排便次数增加，腹泻，便秘，粪便中带血、脓或黏液。一般来说，结肠远端的病变引起的表现要比近端病变更显而易见，这是因为远端肿瘤还可能出现其他症状，如便血、疼痛等，这使患者更易注意到排便习惯的改变。便血虽为结肠癌最常见的主诉，但很容易与痔疮、痢疾或肠炎等疾病相混淆。病变部位越靠近远端，血液变化越少，越鲜红。部分患者由于癌灶位于右半结肠或更靠近回盲部，且出血在肠道内停留时间较长，可出现类似上消化道出血形成的黑便或柏油样便。

2. 腹痛与腹胀

结肠癌患者可出现腹痛现象，伴随腹胀发生，其中腹痛的发生率要比腹胀高。当肿瘤侵犯到黏膜下层或肌层时，疼痛会随侵犯的深度增加而加重；肿瘤所致的肠道刺激也会引起疼痛。当肿瘤进一步向腹腔转移扩散后，会出现腹胀，腹胀多由急慢性肠梗阻、肿瘤所致肠道功能失调等引起，其发生率较低。在结肠癌患者中，腹痛发生率为60%～81%。升降结肠牵拉后腹膜造成的后背痛是一个不常见并且是晚期的症状。当肿瘤部分或全部堵塞肠腔，粪便在肠腔内不能正常通过，水分被过分吸收以致大便干结，引起便秘，发生的时间多晚于稀便。如果患者先出现稀便的症状而后出现便秘的症状，则可能提示瘤灶在不断增大，病情在不断加重。

3. 腹部肿块

腹部肿块多为瘤体本身，其次是由于肿瘤侵及肠壁全层后引起肠周炎症反应而与邻近组织或脏器粘连形成，肿瘤不断增大引起肠梗阻后也可出现腹部肿块，有时可能为梗阻近侧肠腔内的积粪。肿块大多坚硬，呈结节状。如为横结肠和乙状结肠癌可有一定活动度，升结肠、结肠右曲或结肠右曲的肿瘤，腹部肿块活动度相对较小。如癌肿穿透并发感染时，肿块固定，且可有明显压痛。腹部肿块是结肠癌主要表现之一，发生率为47%～81%。当肿瘤局限于肠壁且与其他组织无粘连时，腹部肿块常可推动或随体位变化而变化。肿瘤外侵并与周围组织粘连形成的肿块，位置相对固定，活动度小，但此时扪及的肿块大小并不代表肿瘤本身真正的大小，因为其包括了周围粘连的组织。另外触及的腹部肿块不一定是原发肿瘤，也可能是网膜、肠系膜、卵巢等处的转移灶或肿大的淋巴结。盲肠及升结肠近侧的癌肿如伴有感染，可被误诊为阑尾周围脓肿。

4. 稀便和便秘

在结肠癌患者中，常常出现稀便和便秘症状，有时二者还可交替出现。稀便主要是肿瘤局部渗液或黏液分泌增多，刺激肠道导致肠道功能紊乱等引起。便秘主要是由于肿瘤引起的急慢性肠梗阻所致。临床上出现稀便和便秘的患者，以左半结肠以下部位肿瘤病灶者居多，且表现出越靠近结直肠远端症状越明显。便秘的症状较稀便少见。

5. 肠梗阻

肠梗阻一般属结肠癌的中晚期症状，多表现为慢性低位不完全肠梗阻，在结肠梗阻的患者中，经手术证实有20%～55%的患者是由结肠癌所致；在急性肠梗阻患者中，国外报道3%的患者是由结肠癌引起，因此在患者(尤其是老年患者)出现下消化道梗阻征象时，应首先考虑结肠肿瘤的可能性。主要表现是腹胀和便秘。腹部胀痛或阵发性绞痛，当发生完全梗阻时，症状加剧。左侧结肠癌有时可以急性完全性结肠梗阻为首先出现的症状，发作前无明显的自觉症状，或虽有慢性梗阻症状，未被患者重视，待出现急性肠梗阻时才就诊。其特点是进行性加重，非手术方法常难以解除。患者常仍能少量进食，但进食后症状加重。有时可表现为急性肠梗阻，当结肠发生完全性梗阻时，因回盲瓣阻挡结肠内容物逆流至回肠而形成闭袢性肠梗阻。从盲肠至梗阻部位的结肠可以极度膨胀，肠腔内压不断增高，迅速发展为绞窄性肠梗阻，甚至肠坏死穿孔，引起继发性腹膜炎，有些患者既往症状不典型，很难在术前明确诊断。位于盲肠、横结肠、乙状结肠的癌肿在肠蠕动剧烈时可导致肠套叠。

6. 全身症状

由于慢性失血、癌肿溃烂、感染、毒素吸收等，病人可出现贫血、消瘦、乏力、低热等。病情晚期可出现肝肿大、黄疸、浮肿、腹水、直肠前凹肿块、锁骨上淋巴结肿大及恶病质等症状。

结肠癌可有其他症状，如癌肿侵及周围脏器形成内瘘(胃结肠瘘、结肠膀胱瘘、结肠阴道瘘)，从而引起相应的症状，癌肿引起肠套叠的相应症状，甚至有学者报道皮肤转移的病例。

临床上一般以横结肠中部为界，将结肠分为左半结肠与右半结肠两部分，左、右半结肠在解剖及生理、病理方面存在着血运、结构、功能等方面的不同，其临床特点也表现不同。

(1) 右侧结肠癌　右半结肠在解剖及生理病理上有如下特点：① 肠壁较薄，肠腔较宽大；② 盲肠及升结肠蠕动较小、较密，粪便在此呈稀糊状；③ 血运及淋巴组织丰富，吸收能力强。从病理学上看右侧结肠以隆起型病变为多见，此类病变恶性度较低，发展缓慢，癌肿向肠腔内发展可生长得较大，易导致肿瘤远端缺血、坏死、溃破、出血和继发感染。

临床上常表现为：① 由于肠腔大，发生肠梗阻的比例较左侧低；② 由于流经的大便为稀糊状，故因大便摩擦而引起出血的症状较左半结肠少，在少量出血时，由于血液和粪便混合均匀，以致肉眼不易察觉；③ 由于吸收能力强而造成全身中毒症状明显，常表现为乏力、消瘦、贫血、腹部肿块、腹痛等；④ 右侧腹部往往可触及肿块，表面呈结节状，当继发感染时可有压痛，早期肿块可活动，如癌肿浸润周围组织，则活动度差或不能活动。腹部包块是右半结肠最常见的症状，据 Wallack 等报道，右半结肠癌就诊时有 70%～80%可扪及腹部包块。由于盲肠及升结肠均为腹膜间位器官，位置相对固定，该部位肿块活动度小，上下活动度较左右活动度小。结肠右曲肿块活动度较大，可随肝下缘水平的变化有所升降。

腹部肿块继续增大时，部分患者可出现肠梗阻，尤其是不全性肠梗阻，但发生肠梗阻的比例较低。腹痛也是右半结肠癌常见症状，早期患者一般没有腹痛的表现，或仅在进食后可有右腹部隐痛和发胀，进展期的患者可有右腹部持续性胀痛或钝痛，有时可类似于胆囊炎或十二指肠溃疡的症状，这主要是因为腹痛定位不准确（牵涉痛）造成的。

需要注意的是，腹痛及压痛最明显的部位常常是癌肿所在的部位。便血与贫血也是右半结肠癌常见症状，而且患者往往因贫血而就诊，临床医生亦常以“不明原因性贫血”而给予治疗，结果贫血却越来越重，直至出现进一步症状，才引起重视而确诊贫血原因。综上所述，右半结肠癌的主要临床表现为腹块、腹痛、便血与贫血。

（2）左侧结肠癌　左半结肠在解剖及生理病理上有如下特点：① 肠腔较右侧狭小；② 粪便由糊状变成半固体或固体状；③ 距离肛门近；④ 原发肿瘤多为浸润型癌，呈环形生长，易致肠腔环状狭窄。因此，临床表现以便血、黏液血便、脓血便、大便习惯改变、肠梗阻等症状多见。

便血是左半结肠癌最常见的症状。由于左半结肠肠腔小，大便为固体，而固体大便对癌肿的摩擦，及左半结肠较右半结肠蠕动强均易造成癌肿表面损伤、破裂，引起出血，出血后肠腔内的血液与大便混合不均匀，又很快被排出体外，故常为肉眼可见的血便，当继发感染时常为黏液血便或脓血便。因易发觉、就诊早，发生贫血者较右半结肠癌少。

大便习惯改变也是左半结肠癌患者常见的症状之一。这主要是由于肠道刺激征引起，如癌肿位于乙状结肠表现为腹泻和便秘交替，其机制为肿瘤导致肠腔狭窄，粪便通过困难而出现便秘，随后狭窄上端的大便、分泌物大量积聚，肠蠕动亢进，故在便秘后出现腹泻。因肿瘤的分泌物、坏死组织、继发感染等可导致大便次数增多，故常被误诊为结肠炎或痢疾。

肠梗阻以左半结肠癌多见，较右半结肠癌发生梗阻者多 8 倍。一旦发生梗阻，即出现常见的梗阻症状，而发生梗阻者一般病情较晚，但不意味已丧失切除或根治的机会，应积极术前准备争取手术探查。

结肠癌病人并不一定具有全部上述症状，大多是以一或两种症状为突出的临床表现，或表现为便次增多及血便，或表现为腹部肿块，或表现为肠梗阻，或表现为“无原因”的贫血、乏力、体重下降。少见情况下，转移所致的肝脏肿块或锁骨上淋巴结肿大可以是首发症状。

(二) 辅助检查

1. 直肠指检

直肠指诊应列为常规检查的首要项目，因为从总体来看，目前我国大肠癌中直肠癌仍居多数，而直肠癌中75%位于直肠指检可及范围内。尽管直肠指检未扪及肿瘤，但指套染有血性粪便，则应高度怀疑结肠癌的可能，这是一具有重要诊断意义的阳性发现。

2. 电子肠镜检查

结肠镜检查是诊断结肠癌最安全、有效的检查方法。纤维结肠镜检查可直接观察病灶，了解其大小、范围、形态、单发或多发，同时采取活体组织做病理诊断。取活检时需注意取材部位，应作多点取材。对于活检阴性，且临床考虑为肿瘤的患者，应重复取材以免漏诊。但肠镜检查仍有一定的缺陷，在少数患者中由于肠痉挛使进镜困难，或因肿瘤引起肠腔狭窄前进受阻，无法继续进镜到结肠近端，进而无法判断肠受侵长度，不能判断有无伴发肠癌或腺瘤样息肉。因此，肠镜检查结果如能确定诊断固然价值很大，但当结果否定而症状可疑时，则尚应进一步做气钡双重对比灌肠造影 X 线检查。此外，肠镜检查还有一个缺点，就是对病变的定位较差。荷兰学者的研究成果表明，在结肠镜检查中对肿瘤取活检有可能造成肿瘤细胞在结肠内的种植转移。在一项原理验证研究中，研究者从荷兰国家病理登记中心收集了 2013 年至 2015 年期间所有诊断为 CRC，并且在手术后 6 个月至 3.5 年内又再次被诊断为 CRC 的患者资料。回顾这些病理结果，筛选出可能的异时性 CRC（组织学证实为腺癌，并位于远离吻合口的结直肠其他位置）。在 22 例符合入选条件的患者中，分析推测最大可能系内镜操作时的肿瘤种植，因为异时性肿瘤的发生部位与首次内镜操作（如活检及息肉切除）部位吻合。

3. 气钡双重对比灌肠造影

气钡双重对比灌肠造影 X 线检查是诊断结肠癌最常应用而有效的方法。它可提供结肠癌病变部位、大小、形态及类型等相关信息。结肠癌的钡灌肠表现与癌的大体形态有关，主要表现为病变区结肠袋消失、充盈缺损、管腔狭窄、黏膜紊乱及破坏、溃疡形成、肠壁僵硬，病变多局限，与正常肠管分界清楚。隆起型癌多见于盲肠，主要表现为充盈缺损及软组织肿块，呈分叶状或菜花状，表面不规则。溃疡型癌表现为不规则充盈缺损及腔内龛影，周围黏膜皱襞紊乱，不规则破坏。浸润型癌多见于左侧结肠，由于肿瘤生长不平衡，狭窄而高低不平，肠管呈向心性或偏心性狭窄，肠壁增厚。气钡造影的最大缺点是对所见病变不能定性。

4. B 型超声波扫描检查

此检查并不是诊断结肠癌的主要手段，仅在腹部扪及肿块时，对判断肿块属实质性或非实质性有帮助。因为肿块周围均为肠段，肠腔反射常使实质性的图像不能正确地反映出来，故阴性结果并不可靠。但结肠癌时腹部B型超声扫描对判断肝脏有无转移有一定价值，故应列为术前常规检查的内容之一。目前已有超声内镜，可判断肿瘤的浸润深度甚至局部淋巴结的受侵情况，EUS因能清楚显示肠壁各层结构，既可直接观察肠腔内病变，又可获得病变与管壁各层次结构关系及周围临近脏器的超声图像，为临床的正确诊断及选择合适的治疗方法提供了依据。有文献报道EUS对大肠癌浸润深度的诊断准确率为60％～94％，对大肠癌肠周淋巴结转移诊断准确率为61％～89％，对术前病期判断有很大帮助，并对选择合适的内镜下治疗和腹腔镜治疗有良好的指导意义。

5. CT扫描和MRI成像检查

腹盆腔增强CT检查应为常规检查项目。它能在术前了解肝内有无转移，腹主动脉旁淋巴结是否肿大，癌肿对周围结构或器官有无浸润，判断手术切除的可能性和危险性等方面为指导术前选择合理治疗方案提供可靠依据。胸部X线检查包括胸部正位和侧位片。对胸片检查异常的患者应行胸部CT检查。

6. 血清肿瘤标志物测定

目前尚无一种特异的肠癌抗原。癌胚抗原(CEA)则是结肠癌临床上应用最广泛的一种细胞膜糖蛋白，CEA是首先在结肠癌病人的血清中发现的一种糖蛋白，在胎儿3～6个月的血清中也可以检测到，所以称作癌胚抗原。在大肠癌和其他组织中均可测到此种抗原，它在结肠癌和其他非胃肠道癌肿时均可升高。部分良性疾病，如直肠息肉、结肠炎、肝硬化、肝炎、肺气肿、直肠息肉也有不同程度的CEA水平升高，但升高程度较低。总体而言，患结肠癌时血清CEA值高于正常者仍为数不多，它与癌肿的侵袭范围正相关，主要对术后复发的监测和预后的判断有帮助。

CA-199是Kopowski等从结肠癌细胞株SW1116中分离出来的一种肿瘤相关抗原，但它对胰腺癌具有较高敏感性和特异性，对结直肠癌的敏感性不及CEA，但特异性则较CEA高，结直肠癌的阳性率为60％，肝癌的阳性率为65％。

CEA和CA-199之间并无明显相关性，然而当CA-199与CEA联合检测时，敏感性可达86.36％，特异性为88.79％，尤其适用于术后监测，有助于早期发现复发和转移，可作为结直肠癌患者术后的常规监测手段。

四、诊断与鉴别诊断

(一) 中医诊断要点

本病的辨证主要应辨别便血、便质及腹痛、腹泻，以区别其虚实。

1. 辨便血

直肠癌的患者便血为常见症状。其血色鲜红，常伴大便不爽，肛门灼热，此为湿热下注、热伤血络所致。

2. 辨大便形状

大便变细、变扁，常夹有黏液或鲜血，症状进行性加重，这是由于肿块不断增大堵塞肠道所致。

3. 辨腹痛

腹痛时作时止，痛无定处，排便排气稍减，为气滞；痛有定处，腹内结块为血瘀；腹痛隐隐，得温可减，为虚寒；痛则虚汗出或隐痛绵绵，为气血两虚。

4. 辨腹泻

大便干稀不调多为气滞；泻下脓血、腥臭，为湿热瘀毒；久泻久痢，肠鸣而泻，泻后稍安，常为寒湿；泻下稀薄，泻后气短头晕，多为气血两虚。

（二）西医诊断要点

结肠癌早期症状多不明显或较轻，易被忽视，故多数结肠癌患者就医时，癌肿已属晚期，因此凡40岁以上、有下列症状时应考虑到结肠癌的可能：① 延期出现持续性腹部不适、隐痛、腹胀，经一般治疗后症状不缓解；② 无明显诱因的大便习惯改变，慢性腹泻、慢性便秘，或两者交替；③ 黏液血便，粪便带脓血，而无痢疾、溃疡性结肠炎等病史；④ 腹部出现肿块；⑤ 原因不明的贫血或体重减轻的病史。

右侧结肠癌的诊断要点：① 不明原因的贫血和乏力，因癌肿的坏死、脱落、慢性失血而引起，约占50%～60%，血红蛋白低于100 g/L；② 消化不良；③ 右侧结肠癌约有70%～80%病人有腹痛，多为隐痛；④ 右侧腹部可扪及肿块，腹部肿块同时伴梗阻的病例临床上并不多见；⑤ 粪便隐血试验阳性；⑥ 结肠镜、气钡双重对比灌肠造影X线检查看到具有特征性的病变。

左侧结肠癌的诊断要点：① 排便习惯改变，便频、便秘或二者交替；② 血便或黏液血便：70%以上可出现便血或黏液血便；③ 腹痛：约60%出现腹痛，可为隐痛，并发结肠梗阻，可表现为腹部绞痛；④ 腹部肿块：约40%左右的病人可触及左下腹肿块；⑤ 结肠镜或乙状结肠镜、气钡双重对比灌肠造影X线检查中显示特征性病变。

（三）鉴别诊断

结肠癌需要鉴别的疾病有肠结核、肠息肉、炎性肠病、阑尾炎及阑尾脓肿、血吸虫病性肉芽肿等。通过详细的问诊和体检、科学合理的辅助检查，鉴别一般不难，关键是对该病的正确认识和重视程度。

1. 炎症性肠病

本病可出现腹泻、黏液便、脓血便、大便次数增多、腹胀、腹痛、消瘦、贫血等症状，伴有感染者尚可有发热等中毒症状，与结肠癌的症状相似，结肠镜检查及活检是有效的鉴别方法。

2. 阑尾炎

阑尾炎占误诊病例的10%左右，回盲部癌常因局部疼痛和压痛而被诊断为阑尾炎。特别是晚期回盲部癌，局部常发生坏死溃烂和感染，临床表现有体温升高、白细胞计数增高、局部压痛或触及肿块，常被诊断为阑尾脓肿，而采取保守治疗。经过一段时间治疗，肿块不见缩小，甚至增大，才考虑到肿瘤。对于一般阑尾脓肿，认真询问病史都会发现有急性发病过程，有炎症表现，在短期治疗观察后常可明显好转。如癌肿与阑尾炎并存或癌肿致阑尾阻塞成阑尾炎，虽治疗有所好转，但不会彻底，停药后继续加重需进一步检查诊断。在高度怀疑时应及时手术探查。

3. 肠结核

肠结核在我国比较常见，其好发部位在回肠末端、盲肠及升结肠，肠结核最常见的症状有腹痛、腹块，腹泻和便秘交替出现，这在结肠癌患者中亦较多见。特别是增殖型肠结核与结肠癌有很多相似之处，如低热、贫血、消瘦、乏力，局部可以扪及肿块等。但肠结核的全身症状更明显，表现为午后低热或不规则发热、盗汗、消瘦乏力。故当临床上出现这些症状时，尤其是以腹泻为首诊症状时，常易从常见病、多发病角度考虑，首先想到肠结核病。大约有1%的患者在术前结肠癌被误诊为肠结核。检查血象却有特殊改变，血沉快，结核菌素试验呈强阳性。结合病史、年龄及全身表现一般可明确诊断。

4. 结肠息肉

结肠息肉是常见的良性肿瘤，其主要症状是便血，血为鲜血，不与粪便混淆，有些患者还可有脓血样便。钡剂灌肠检查可表现为充盈缺损。在气钡双重对比灌肠造影X线检查时，呈边缘光滑锐利的圆形或椭圆形充盈缺损，在肠腔内，若有蒂可上下移动，结肠轮廓多无改变，腺瘤或息肉周边如附近有少量钡剂时可形成一环状阴影，与气体形成鲜明对比。行纤维结肠镜检查并取活组织送病理检查，是最有效的鉴别方法。

5. 血吸虫病性肉芽肿

此病多见流行区，在我国南方多见，目前已少见。肠血吸虫病是血吸虫卵在肠黏膜下沉积，早期引起较大的慢性炎症性肉芽肿。后期结肠纤维组织增生，与周围组织粘连形成炎性肿块，结肠黏膜不断形成溃疡和瘢痕。由于溃疡修复组织增生，可形成息肉样增生。少数病例可癌变，在流行区结肠癌亦有肠血吸虫病者占48.3%～73.9%，说明血吸虫病与结直肠癌有密切关系。结合血吸虫感染病史、粪便中虫卵检查，以及钡灌肠、纤维结肠镜检查和活检可以帮助鉴别。

6. 阿米巴肉芽肿

此病可有肠梗阻症状或查体扪及腹部肿块与结肠癌相似。行粪便检查时可找到阿米巴滋养体及包囊，钡剂灌肠检查常可见巨大的单边缺损或圆形切迹。

7. 淋巴瘤

淋巴瘤好发于回肠末端、盲肠及升结肠，也可发生于降结肠及直肠。淋巴瘤与结肠癌的病史及临床表现方面相似，但由于黏膜相对比较完整，出血较少见。鉴别诊断主要依靠结肠镜下的活组织检查以明确诊断。

五、治疗方法

（一）中医辨证分型论治

1. 湿热下注

证候：腹部阵痛，便中带血或黏液脓血便，里急后重，或大便干稀不调，肛门灼热，或有发热、恶心、胸闷、口干、小便黄等症；舌质红，苔黄腻，脉滑数。

治则：清热利湿，化瘀解毒。

方药：槐角丸（《寿世保元》）。方中槐角、地榆、侧柏叶凉血止血；黄芩、黄连、黄柏清热燥湿，泻火解毒；荆芥、防风、枳壳疏风理气；当归尾活血祛瘀。腹痛较著者可加香附、郁金，以行气活血定痛；大便脓血黏液，泻下臭秽，为热毒炽盛，加白头翁、败酱、马齿苋以清热解毒，散血消肿。

2. 瘀毒内阻

证候：腹部拒按，或腹内结块，里急后重，大便脓血，色紫暗，量多，烦热口渴，面色晦暗，或有肌肤甲错；舌质紫暗或有瘀点、瘀斑，脉涩。

治则：活血化瘀，清热解毒。

方药：膈下逐瘀汤加味。本方用桃仁、红花、五灵脂、延胡索、丹皮、赤芍、当归、川芎活血通经，行瘀止痛；以香附、乌药、枳壳调理气机；甘草调和诸药，共呈活血化瘀、行气止痛的功效。临床应用常配伍黄连、黄柏、败酱草等，以加强清热解毒之力。

3. 脾肾阳虚

证候：腹痛喜温喜按，或腹内结块，下利清谷或五更泄泻，或见大便带血，面色苍白，少气无力，畏寒肢冷，腰酸膝冷；苔薄白，舌质淡胖有齿痕，脉沉细弱。

治则：温补脾肾。

方药：附子理中汤。理中汤温中健脾，更加附子以增强温肾散寒之力。如下利清谷、腰酸膝冷之症突出，可配四神丸以温补脾肾，涩肠止泻。四神丸中补骨脂、肉豆蔻温脾肾而涩肠止泻；吴茱萸暖脾散寒除湿；五味子酸甘温涩。

4. 气血两虚

证候：腹痛绵绵，或腹内结块，肛门重坠，大便带血，泄泻，面色苍白，唇甲不华，神疲肢倦，心悸气短，头晕目眩，形瘦纳少；苔薄白，舌质淡，脉沉细无力。

治则：补气养血。

方药：八珍汤。以四君汤益气健脾，以四物汤补血调血。腹痛绵绵，重用白芍、炙甘草以缓急止痛;便血不止者,加三七、茜草、仙鹤草化瘀止血;泄泻者,加肉豆蔻、赤石脂以收敛固涩;心悸失眠者,加酸枣仁、远志养心安神。

5. 肝肾阴虚

证候:腹痛隐隐,或腹内结块,便秘,大便带血,腰膝酸软,头晕耳鸣,视物昏花,五心烦热,口咽干燥,盗汗,遗精,月经不调,形瘦纳差;舌红少苔,脉弦细数。

治则:滋肾养肝。

方药:知柏地黄丸。本方以六味地黄滋补肝肾,加知母、黄柏清虚火。便秘者,加柏子仁、火麻仁润肠通便;大便带血者,加三七、茜草、仙鹤草化瘀止血;遗精加芡实、金樱子益肾固精;月经不调者加香附、当归益气活血调经。

(二)西医治疗

1. 治疗原则

西医治疗原则参考“直肠癌”。

2. 手术治疗

(1)适应证　全身状态和各脏器功能可耐受手术;肿瘤局限于肠壁或侵犯周围脏器,但可整块切除,区域淋巴结能完整清扫;已有远处转移(如肝转移、卵巢转移、肺转移等),但可全部切除,酌情同期或分期切除转移灶;广泛侵袭或远处转移,但伴有梗阻、大出血、穿孔等症状应选择姑息性手术。

(2)禁忌证　全身状态和各脏器功能不能耐受手术和麻醉;广泛远处转移和外侵,无法完整切除,无梗阻、穿孔、大出血等严重并发症。

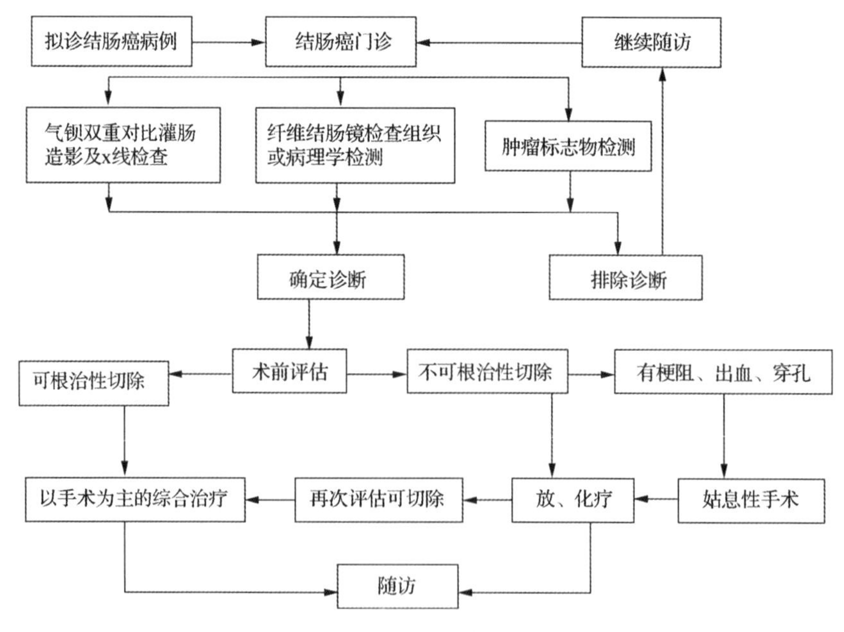

图3-11-1　结肠癌诊治流程

(3) 手术原则

T1N0M0 结肠癌建议局部切除。术前检查属 T1 或局部切除术后病理提示 T1,如果切除完整、切缘干净而且具有预后良好的组织学特征(如分化程度良好、无脉管浸润),则无论是广基还是带蒂,不推荐再行手术切除。如果具有预后不良的组织学特征,或者非完整切除,标本破碎切缘无法评价,推荐行结肠切除术加区域淋巴结清扫。结肠癌根治性手术应将原发性病灶与所属引流区淋巴结整块切除。为了减少及防止肿瘤复发,应做到:① 手术切缘应保证足够的无肿瘤侵犯的安全范围,切除肿瘤两侧包括足够的正常肠段。如果肿瘤侵犯周围组织或器官,需要一并切除,还要保证切缘足够且清除所属区域淋巴结。切除肿瘤两侧 5～10 cm 正常肠管已足够,但为了清除可能转移的肠壁上、结肠旁淋巴结,以及清除系膜根部引流区域淋巴结,需结扎主干血管,切除肠段范围亦根据结扎血管后的肠管血运而定。② 完全清除引流区域淋巴结。③ 避免挤压肿瘤。④ 防止肠腔内播散。⑤ 梗阻性结肠癌手术处理原则:右侧结肠癌并发急性梗阻时应尽量争取做右半结肠切除及一期吻合术;当对右侧结肠癌局部无法切除时,可选做末端回肠与横结肠侧吻合术(内转流术);左侧结肠癌引起的急性梗阻在条件许可时应尽量一期切除,若粪便较多可行灌洗后予以吻合;若肠管扩张、水肿明显,可行近端造口、远端封闭,将封闭的断端固定在造口周围并做好记录,以便在回纳造口时容易寻找;对肿瘤无法切除的左侧结肠癌,可选做内转流术或横结肠造口术。

(4) 手术方法

① 右半结肠切除术:适用于盲肠、升结肠和结肠右曲肿瘤,其切缘范围包括切除 15 cm 末段回肠、盲肠、升结肠、结肠右曲及右侧横结肠、结扎结肠中动脉、大网膜及系膜淋巴结。

② 横结肠切除术:适用于横结肠中部肿瘤,其切除范围包括全部大网膜、横结肠及结肠右曲和结肠左曲及其系膜和淋巴结。

③ 左半结肠切除术:适用于结肠左曲和降结肠肿瘤。切除范围包括大网膜、横结肠左半、结肠左曲、降结肠及其系膜淋巴结。视肿瘤部位高低的情况决定是否切除部分乙状结肠。

④ 乙状结肠切除术:适用于乙状结肠癌,切除范围包括乙状结肠及其系膜和淋巴结。

⑤ 全结肠切除术:适用于结肠多处原发癌。切除范围包括末端回肠 15 cm、全部结肠及其系膜和淋巴结以及大网膜,行回肠与直肠吻合。

3. 放射治疗

对于可手术切除结肠癌,术前、术后辅助放疗无意义。放射治疗结肠癌仅限于以下情况:局部肿瘤外浸固定无法手术;术中局部肿瘤外侵明显,手术无法切净应予以钛夹标记;晚期结肠癌骨或其他部位转移引起疼痛时作姑息止痛治疗;如术中发现肿瘤无法切除或切净时,可考虑术中局部照射再配合术后放疗;除晚期结肠癌姑息止痛治疗之外,结肠癌的放疗应基于5-FU之上的同步放化疗。

4. 化学治疗

T4b结肠癌术前辅助化疗:① 对于初始局部不可切除的T4b结肠癌,推荐选择客观有效率高的化疗方案或化疗联合靶向治疗方案。必要时,在多学科讨论下决定是否增加局部放疗。② 对于初始局部可切除的T4b结肠癌,推荐在多学科讨论下决定是否行术前化疗或直接手术治疗。

辅助化疗的适应证:Ⅲ期结肠癌术后应行辅助化疗,辅助化疗可使Ⅲ期结肠癌患者术后总的5年生存率提高10%～15%。Ⅱ期结肠癌的术后辅助治疗尚无定论,一般认为辅助治疗对生存率的提高小于5%。对具有以下预后不良因素的高危Ⅰ期结肠癌患者应推荐术后辅助化疗,包括T4(ⅠB期)、组织学分级(3级或4级)、脉管瘤栓、术前肠梗阻或穿孔、淋巴结检出数目小于12个或切缘不净。

六、疗效标准

痊愈:自觉症状消失,客观检查连续3年以上无复发并能参加工作者。

显效:凡触及或可以测量之肿块(包括X线造影所见)消失或缩小一半以上且自出现疗效起维持一个月以上者。

有效:肿块缩小,但不及一半以上,能维持一个月以上者,或病状明显好转,客观指标检查稳定维持半年以上者。

无效:肿块或X线表现无改变或恶化者。凡疗程未结束,开始时缩小、以后增大者均作无效论。

第三节　肛管癌

肛管癌是指发生于齿线以下至肛门开口部位的恶性肿瘤,多见于老年妇女,发病率约3倍于肛门周围癌。以鳞状细胞癌最多见,约占2/3以上。肛管和肛管周围肿瘤在临床上较为少见,在结直肠肿瘤中所占的比例不足2%。

一、流行病学

从流行病学的调查来看,导致肛管癌的主要危险因素有人乳头状瘤病毒(HPV)感染、肛门性交史、性传播疾病史、宫颈癌、会阴部肿瘤、免疫抑制和吸烟等。HPV是一种嗜黏膜和皮肤上皮的DNA病毒,根据致癌性分为高危型和低危型两大类，导致宫颈癌和肛门部癌的主要高危型有 HPV－16、HPV－18、HPV－31、HPV－45。在欧洲，肛管癌中 HPV 感染发生率达 90.7％，且绝大多数为 HPV-16。我国的统计结果为肛管癌 HPV－16/HPV－18 型阳性率为 90％，且存在逆行性向上感染近端结直肠的现象。HIV 阳性者肛管癌的发病率较普通人群高 40～80 倍。目前普遍认为，HIV 相关性肛门癌是一种性传播疾病，鳞状细胞癌是其主要的病理学类型，可能是通过性交感染了 HPV，是最终导致肛门癌的重要危险因素。因此，对肛管癌患者应同时检查 HPV 和 HIV，女性患者还应常规行妇科检查和进行宫颈癌筛查，女性发病率略高的原因也可能在于 HPV 感染率更高。

已有临床研究证实，青少年预防性使用 HPV 疫苗可以减少肛管肿瘤的发生，该疫苗于 2010 年 12 月 22 日被美国食品药品监督管理局（FDA）批准用于 HPV 相关性肛门癌的预防。但由于防病知识的欠缺和价格等问题，HPV 疫苗目前在国内尚未被普及推广。

二、病因病理

（一）中医病因病机

忧思抑郁，情志不畅，日久气滞血瘀；肝气不舒，横逆犯脾，运化失常，湿热痰浊内生；或饮食不节，久泻久痢，息肉虫积，损伤脾胃，湿热痰浊内生，与气血结聚于肠道而成肿瘤。总之，湿热痰浊、气血瘀结成肿块是本病之标，而正气不足、脾肾亏虚乃本病之本。

（二）西医病因病理

肛管癌的真正病因尚未明了，但有研究表明是多因素作用下多基因失控所致，长期慢性刺激，如肛瘘、湿疣和免疫性疾病与肛管癌发生有关。肛管癌也存在基因表达异常，67％的肛管癌可见 p53 基因突变，71％的肛管癌有癌基因 C-myc 的表达，且分布异常。此外，也有人注意到吸烟也是肛管癌的重要诱因，有吸烟史的男、女性发病率分别是正常人的 9.4 倍和 7.7 倍。

1. 病因

（1）感染　肛管癌的发病因素并不清楚，其中人乳头状瘤病毒（HPV）的感染是肛管癌最重要的发病因素。在 HPV 的众多亚型中，HPV－216 与肛管癌的关系最为密切。有文献报告，在肛管的鳞癌中 HPV－216 的阳性率可以达到 56％，应用分子技术，相当多的肛管癌可以被检测到 HPV 的 DNA。性行为异常也是肛管癌的高危因素，男性同性恋患者 47％有肛管湿疣史，其肛管癌发病危险系数是正常配偶的 12.4 倍。女性患者中 30％有肛交史。

（2）免疫功能低下　患者的免疫功能与肛管癌有明显的相关性。艾滋病

(AIDS)患者的肛管癌发病率明显增加。患者危险度的增加一般认为可能是因为患者免疫功能低下,在这种情况下增加了 HPV 的易感性;同样,进行肾移植的患者罹患肛管癌的危险明显增加,是普通人群的 100 倍。此外,放射治疗是肛管癌的危险因素,可能是因为机体的免疫系统受到抑制的缘故。

(3) 肛门周围的慢性疾病、局部刺激和损伤　这类人群患肛管癌的危险性较普通人群明显增加。有研究显示,41%的患者在出现肛管癌之前存在肛瘘和其他良性疾病,但是这些疾病与肛管癌的直接关系还存在争论。

(4) 遗传因素　可能与 11 号染色体长臂(11q22)或 3 号染色体短臂(3p22)突变有关。

2. 病理

肛管癌的肿瘤的中心位于齿线的 2 cm 以内。按组织学分,发生于黏膜上皮,无论是腺上皮、移行上皮还是鳞状上皮,均称为肛管癌;发生于皮肤或远端黏膜皮肤交界处的,称为肛缘癌。

WHO 肛管癌的病理分类:鳞状细胞癌、腺癌、黏液腺癌、小细胞癌和未分化癌。在北美和欧洲,鳞癌占 80%。然而,病理类型有地域的变化,例如,在日本仅20%的肛管癌是鳞癌。在 WHO 分类中,除了 80%的鳞癌外,剩下的 20%上皮肿瘤主要为结直肠黏膜型的腺癌,以及少见的来自肛管腺体或肛窦的黏液腺癌、小细胞癌和未分化癌。肛管上皮性癌的播散方式主要是直接浸润和淋巴转移,血行转移较少见。早期即可有括约肌和肛周组织的直接侵犯。约有半数的病例肿瘤侵犯到直肠和(或)肛周区域。进展期的肿瘤可浸润骶骨或骨盆壁。女性常浸润至阴道,然而男性的前列腺浸润则不常见。进展期肿瘤的局部转移较盆腔外转移更常见,仅 10%的患者在诊断时发现已有远处转移,发生远处转移的常见部位是肝脏和肺。

齿线以上肿瘤的淋巴主要引流到直肠周围、髂外、闭孔和髂内。Boman 的报道显示,在经腹会阴切除术中,发现 30%的肛管癌有盆腔淋巴结转移,16%有腹股沟淋巴结转移。位于远端肛管的肿瘤引流至腹股沟—股骨区域、髂外和髂总淋巴结。约 15%~20%的患者在就诊时已有腹股沟淋巴结转移,通常是单侧腹股沟转移,而 10%~20%是在以后的检查时发现的。约 30%淋巴结转移浅表,60%可为深部。约有 5%的患者在初次就诊时已有盆腔外转移,转移的途径多通过门静脉系统或体静脉系统,常见的转移部位为肝脏和肺。

3. 分期

目前肛管癌的分期最为公认的是 AJCC/UICC 的 TNM 分期系统。与肠道系统的其他 T 的分期不同,肛管癌分期中 T 采用的是肿瘤的大小而非肿瘤的侵犯深度。

AJCC/UICC 的 TNM 分期如下：

(1) 原发肿瘤(T)

Tx 原发肿瘤无法评价；

T0 没有原发肿瘤；

Tis 原位癌；

T1 肿瘤最大直径≤2 cm；

T2 肿瘤最大直径>2 cm,但<5 cm；

T3 肿瘤的最大直径>5 cm；

T4 肿瘤侵犯邻近器官(阴道、尿道、膀胱),不论肿瘤的大小；肿瘤侵犯括约肌不属于 T4。

(2) 淋巴结转移(N)

Nx 区域淋巴结无法评价；

N0 区域淋巴结无转移；

N1 直肠周围淋巴结存在转移；

N2 存在单侧的髂内淋巴结转移和/或腹股沟淋巴结转移；

N3 直肠周围淋巴结存在转移和腹股沟淋巴结转移和/或双侧髂内淋巴结转移和/或双侧腹股沟淋巴结转移。

(3) 远处转移(M)

Mx 远处转移无法评价；

M0 无远处转移；

M1 存在远处转移。

(4) 临床分期

0 期 TisN0M0；

Ⅰ期 T1N0M0；

Ⅱ期 T2N0M0 T3N0M0；

ⅢA 期 T4N0M0 T 任何 N1M0；

ⅢB 期 T4N1M0 T 任何 N2、3M0；

Ⅳ期 T 任何 N 任何 M1。

三、临床表现

(一) 临床特点

1. 大便习惯改变

排粪次数增加,常伴里急后重或排便不尽感。

2. 粪便性状改变

粪条变细或变形,常带有黏液或脓血。

3. 肛门疼痛

肛门疼痛是肛管癌主要特征,初时肛门不适,逐渐加重以致持续疼痛,便后更明显。

4. 肛门瘙痒伴分泌物

由于肛管癌分泌物刺激肛周皮肤,患者肛门瘙痒。分泌物伴腥臭味。

5. 肛管内肿块

直肠指检或用肛门镜检查可见肛管内溃疡型肿块或息肉样、蕈状肿块,也有呈浸润型肿块伴肛管缩窄。

6. 腹股沟淋巴肿大

肛管癌病者就诊时常可及一侧或双侧腹股沟多个淋巴结肿大,质韧实,或带有疼痛。

(二) 辅助检查

1. 肛门指诊

齿线附近可触及肿块,指套染有腥臭分泌物。

2. 影像学检查

对于肿瘤的分期有很大的帮助,进行这些检查的目的在于了解肿瘤对于周围组织的侵犯情况、是否存在区域淋巴结的转移、是否存在远处的转移。包括胸部的X线检查、腹部的超声或者CT检查、盆腔的CT检查,有条件的单位可以进行肛管直肠内的腔内超声检查,对于判断病变的侵犯深度有帮助。盆腔的CT检查对于判断肛管癌的侵犯深度和区域淋巴结的情况有很大帮助。

四、诊断与鉴别诊断

(一) 中医诊断要点

(1) 早期　肛管癌早期正盛邪实,局部出现肿块,舌脉大多如常,饮食起居正常。

(2) 中期　正虚邪实,癌肿不断扩大,形体日渐消瘦,倦怠无力,饮食日减,大便或溏或结,小便短赤,舌淡,脉细无力。

(3) 晚期　正气衰败,癌肿坚硬如石。身体消瘦、面黄食少,精神衰弱,呈恶病质状态。

(二)西医诊断要点

(1)对有肛门刺激症状、肿块结节等或原有肛门部疾患者,局部出现硬结或溃疡时,应考虑到有肛管癌的可能性而进行进一步检查。

(2)肛门部视诊、肛门指诊、肛门镜检查可见肛管部有硬结或癌性溃疡,晚期肛门括约肌松弛,肛门指诊可明确癌肿的质地、扩展范围及固定程度等。

(3)肛管癌的最后确诊有赖于肿块的活组织检查,阳性者即可确定诊断。

(4)腹股沟淋巴结触诊检查,若发现淋巴结肿大而坚韧者,应进行淋巴结活检,明确其性质。

(三)鉴别诊断

1. 直肠癌

直肠癌可以侵犯到肛管,甚至可以到达齿线处,诊断要靠病理检查。但直肠腺癌的预后较鳞状细胞癌为佳。

2. 肛瘘

感染性肛瘘的表现有时类似肛管癌,肛瘘多在肛管后、前正中处,并与齿线处相连,肛管黏膜完整,探针检查有助于鉴别。

3. 恶性黑色素瘤

该肿瘤在肛管处少见。典型的黑色素瘤外观似血栓性痔,但触诊为硬性结节,偶有压痛。若表面有色素及溃疡,则诊断不难,但半数黑色素瘤无色素,易误诊,活检可明确诊断。

五、治疗方法

(一)中医分型证治

(1)早期　方用乌龙散或消瘤散,局部敷二味拔毒散。

(2)中期　治则以扶正为主,兼以祛邪。全身用消瘤散合归脾汤加减口吸取,局部用二味拔毒散加皮癌散。未破溃者,用凡士林调敷;已溃破者,药面干撒,每日1次。

(3)晚期　治则以扶正为主,方用人参养荣汤加白头翁、大麦芽等。局部可用二味拔毒散加艾粉散。

(二)西医治疗

1. 治疗原则

对于鳞癌和一穴肛原癌,目前的治疗方式是以放疗和化疗为主的综合治疗;手术治疗适用于疾病的组织病理活检确诊者,或者作为在综合治疗效果不佳的情况下的补救措施;单纯放疗在有明显的化疗禁忌证的情况下采用;一般不将化疗单独作为肛管癌的治疗方法。

2. 手术治疗

手术治疗是治疗肛管癌的主要方法。影响术式选择的因素主要有肿瘤大小、浸润深度、淋巴结转移及病人全身情况等。

(1) 局部切除术

原发瘤≤2 cm的肛管癌行局部肿瘤切除,多可获治愈性效果,但目前临床诊断时肛管癌原发瘤小于2 cm者仅占少数。尽管局部肿瘤切除是患者最易接受的术式,但当作为肛管癌治疗的唯一手段(不加术后放疗等)时应严格掌握其指征。对原发瘤大于2 cm者,效果不理想。

(2) 腹会阴联合切除术

20世纪70年代以前,肛管癌的最主要的治疗方式是广泛的腹会阴联合切除术。对大多数肛管癌来说,腹会阴联合切除是标准而有效的治疗手段。其手术切除范围与直肠癌腹会阴联合切除相似。但肛管癌的淋巴转移途径有上方向、侧方向和下方向三个方向。其上方向的淋巴转移率较直肠癌低,且多发生于左结肠动脉分支以下,但其侧方向的淋巴转移明显,且还有相当数量的下方向的腹股沟淋巴结转移。这种淋巴转移方式决定了肛管癌根治术与直肠癌根治术不可能完全相同。肛管癌的腹会阴联合切除术对上方向的淋巴清扫只清除到左结肠动脉分支以下即可,而对侧、同方向的淋巴清扫则必须彻底。对于下方向淋巴清扫首先要充分切除肛周的皮肤,至少要切除肛门周围3 cm以上的皮肤。一般前方应切至阴囊基部与皮肤交界处,女性为阴道口与肛门之间的中点,若癌肿位于肛管前壁,应将阴道后壁一并切除。后方应切至尾骨,两侧切至坐骨结节内侧,皮下组织及坐骨肛门窝1 cm内脂肪也应充分切除。对于肛管下方向的腹股沟淋巴结转移,由于腹股沟淋巴清扫术后常发生淋巴瘘、下肢水肿、下肢感染、会阴部肿胀等明显影响生活质量的并发症,因此一般不主张常规作腹股沟淋巴结清扫。对无明显淋巴结转移者,原发瘤治疗后对腹股沟淋巴结随诊即可,一般术后6个月内应每月检查一次,6个月后至2年内应每2个月复查一次。对临床已有腹股沟淋巴结转移可疑的病例,局限的腹股沟淋巴结清除加术后放疗并不比扩大的髂腹股沟淋巴结清除效果差,但可明显降低下肢水肿等并发症。

3. 放射治疗

20世纪70年代以前,放射治疗仅作为那些不能手术的晚期或复发后病例的姑息性治疗。自从Nigro等提出对于肛管鳞癌进行术前放疗同时行化疗的综合治疗方法后,对肛管癌的治疗观念发生了根本性的变化,肛管癌的治疗从以手术为主转变为放化疗结合的综合治疗。其优势在于可以保留肛门,提高患者的生活质量,而疗效与手术治疗是相似的。越来越多的放射治疗结果显示了其对肛管癌的良好疗效及其保留肛门功能方面的作用。对于T1、T2及较小的T3期肿瘤,放疗治愈率较高,对于较大的肿瘤,采用放疗加手术的联合治疗方法可使部分病例达到根治目的。

4. 化疗治疗

肛管癌对化疗有一定敏感性。常用的化疗药物有5-Fu、丝裂霉素、博莱霉毒等。5-Fu作为化疗的增敏剂可明显延长无瘤生存期及远期生存率。5-Fu与丝裂霉素联合应用可减少单药的剂量而提高局部控制率及远期生存率。

5. 放化疗联合治疗

放射治疗与化疗结合的方案可以获得满意的无病生存率和总体生存率，被认为是肛管癌的标准治疗方案。目前在欧美，综合治疗作为肛管癌的治疗措施已经得到公认。对T1、N0的患者，NCCN指南要求采用放射治疗(RT 50～59 Gy)±丝裂霉素或5-Fu。对T2～4、N0或任何T淋巴结阳性的患者，主张采用丝裂霉素或5-Fu＋放射治疗(RT 50～59 Gy)，并包括腹股沟淋巴结的照射。

目前在美国被广泛接受的综合治疗方案是患者接受持续的盆部放疗，总剂量达到45 Gy(其中30 Gy为全盆照射，15 Gy为真骨盆照射)，并且同时进行两个周期(第1周和第5周)的持续的5-Fu输注(1 000 mg/m^2，第1～4天)和单次的丝裂霉素(10 mg/m^2，D1)给药；如果在治疗结束6周以后没有达到完全缓解，患者接受为期1周的补充治疗，具体包括一个周期的化疗[持续的5-Fu输注，1 000 mg/m^2，第1～4天；单次给予顺铂(CDDP)10 mg/m^2，第2天]，同时进行9 Gy的原发肿瘤的照射，在经过补充治疗后6周，如果进行活检仍然存在残余病灶，则进行补救性手术。手术方式为腹会阴联合切除。

综合治疗可以同时进行或顺序进行。若顺序治疗，化疗先于放疗。有报道显示，顺序治疗的效果差于同时进行的效果，因此对于肛管癌的综合治疗多数是同时进行的。需要强调的是，尽管同时进行综合治疗的患者施行补救性手术的机会较低，但是在这方面有随机性的前瞻性研究资料，对于某些存在高危因素的患者(如T4期肿瘤)，首先进行诱导化疗，然后同时进行放疗和化疗可能效果更好，这方面需要更加深入的研究。

六、疗效标准

治愈：根治性切除，切口愈合，无并发症。

好转：姑息性切除，症状减轻。

未愈：症状未改善，或未治疗。

第四节　肛门部少见肿瘤

肛门部少见肿瘤主要有鲍文病、乳房外佩吉特病(肛周佩吉特病)、基底细胞癌和恶性黑色素瘤。临床医师必须根据明确的解剖标志,如肛缘、齿线和肛管直肠环等来确定肿瘤位置。2000年,世界卫生组织在组织学上重新定义了"肛管"和"肛缘"、美国癌症联合委员会(AJCC)和国际抗癌联盟(UICC)分期以及传统的解剖标志。解剖学上,根据肛缘线和齿线位置,肛管被定义为解剖学肛管和外科学肛管。依据不同的组织来源和淋巴回流,解剖学肛管以齿线为界。齿线近端主要为移行上皮而不是柱状上皮,淋巴回流与直肠上动静脉伴行进入肠系膜下淋巴结或经直肠下血管伴行进入髂内淋巴结;齿线远端主要为鳞状上皮,淋巴回流主要进入腹股沟淋巴结。外科学肛管以肛缘线为界,更有利于预测肛门部肿瘤的生物学行为,与TNM分期一致。

美国癌症联合委员会(AJCC)最新的分期系统将会阴和肛管区域分为三个易于识别的区域:肛管、肛周和皮肤。肛管病变是指不能看到或轻拉臀部不能完全看到的病变;肛周病变是肛门周围5 cm以内的病变,轻拉臀部即可看到;肛门外5 cm以外的病变为皮肤病变。

一、鲍文病

肛周鲍文病(Bowen's disease),是肛周表皮内鳞状细胞癌,少见。鲍文(Bowen)于1912年报道本病时称之为癌前期表皮增生。本病可累及任何年龄,好发于60岁以上,该病好发于肛周皮肤,临床表现多为瘙痒,是原位鳞状细胞癌的一种类型,生长缓慢,但5%的患者呈侵袭性生长和转移。发病可能与HPV感染、肛周尖锐湿疣病史及免疫功能有关。

(一)病因病理

1. 中医病因病机

本病为肛周少见的恶性肿瘤,其病因病机可参考"肛管癌"。

2. 西医病因病理

本病主要特征是临床上长期限于表皮内相对良性的病灶,本质上却是真性癌,进展缓慢,约11%转为浸润型癌,极少病例虽经过20～30年也不进展为浸润型癌。免疫功能正常的人很少会转变为恶性肿瘤(＜10%)。但免疫功能低下或免疫抑制(如HIV阳性及器官移植术后)的患者癌变倾向较高。多点活检通常可以确定诊断。鲍文病的镜下特征是有多核的巨大 Bowen 细胞，上皮细胞水肿，棘细胞层肥厚，表皮细胞排列不规则，伴角化过度、角化不全，各层可见少数角化性细胞和非典型性细胞，表皮基底膜带若破坏提示为浸润型癌。临床有价值的特点是 70%～80%的本病晚期发生其他部位或内脏的原发肿瘤。

（二）临床表现

多数患者没有任何临床症状，或有轻微肛周烧灼感、瘙痒、疼痛。早期表现有肛门周围淡红色硬韧的丘疹，其表面皮肤过度角化，后逐渐形成界限明显的红色斑块，其表面形成污秽的暗褐色皮痂，痂下剥露面为湿腻的暗红色基底。这种皮肤损害向外扩展很慢，呈现出正常的皮肤外观。在后期主要表现为局部瘙痒灼痛，此外还可出现疹块、肛周刺激征、分泌物。

（三）诊断与鉴别诊断

1. 中医诊断要点

本病为肛周少见的恶性肿瘤，暂时缺少相关文献支持中医诊断要点。

2. 西医诊断要点

本病的诊断主要依靠病理组织学检查。临床上往往因诊治其他疾患而做组织病理检查时偶然发现本病。病理活检是本病确诊的金标准。组织病理常以鳞状细胞原位癌为表现形式，显微镜下可见表皮角化不全及不典型角质形成。

3. 鉴别诊断

(1) 寻常疣　是由人乳头状瘤病毒所引起的表皮良性赘生物，一般无自觉症状，偶有压痛，皮损为针尖至豌豆大的半圆形或多角形丘疹，乳头样增殖，表面多呈花蕊或刺状，呈褐色、灰色、淡黄色或黄褐色。

(2) 肛周湿疹　局限于肛门周围皮肤，少数可累及会阴部。奇痒难忍；常潮湿，皮肤浸润肥厚，可发生皲裂。急性期皮疹多为密集的粟粒大的小丘疹、丘疱疹或小水疱，基底潮红。当合并有感染时，则炎症可更明显，形成脓包，脓液渗出或结黄绿色或污褐色痂。

(3) 银屑病　典型表现为境界清楚，形状大小不一的红斑，周围有炎性红晕，表面覆盖多层银白色鳞屑，多在冬季加重，部分患者自觉不同程度的瘙痒。

(4) 念珠菌感染　肛周、会阴部皮肤表面有米粒或豆粒大小的圆形红色扁平斑疹或糜烂，界限明显，周边有散在丘疹，上覆白色环状鳞屑或浸渍，有裂纹、疼痛、出水。经刮屑显微镜检查，可见菌丝和芽孢。

(5) 肛门部疣样鲍温病　此病由(iloyed)于 1970 年首次报道，是一种多发的灰棕色或棕红色斑状丘疹，有的呈现疣样，除肛周外，还好发于生殖器，组织学表现为恶性，而在临床上却属真正的良性疾病。疣样鲍温病可能是一种病毒感染，具有自愈倾向，且发病年龄较轻。

（四）治疗方法

1. 中医辨证分型论治

本病主要以西医治疗为主，可以根据患者体质适当选用中医药调理。

2. 西医治疗

与肛周佩吉特病不同，鲍文病通常不会引起其他脏器的恶性肿瘤，因此局部广泛地全层切除病变是可以接受的治疗方式。对于仅仅存在无症状皮损，且预期寿命较短的老年性患者不需要治疗。

（1）手术切除　对于小病灶或微小病灶，一般手术切除范围应包括病灶范围0.5 cm以上，需完整切除皮肤层，肛管齿线以下的肛管区域顺时针每隔1 cm取组织，快速冰冻切片确诊病变区域，在病灶外1 cm区域行局部扩大切除术。根据切除范围决定是否行肛周皮瓣（肌瓣）成形术。有文献报道，对于大病灶，可采用Mohs显微外科手术（皮肤癌根治术），根据切缘情况明确切除范围，以保留更多正常皮肤组织。

（2）电烧灼　适用于局限性损害，但术后愈合较慢，且易留瘢痕。

（3）冷冻治疗　用液氮治疗皮损，冻融周围至少60秒，但本法可能复发。

（4）放射治疗　可用境界线、X线、镭、钴等作浅表放射治疗。但远期可能发生放射性坏死、瘢痕等不良反应。

（5）局部化疗　① 5%氟尿嘧啶（5-Fu）软膏外用，2次/d；② 1% 5-Fu、丙二醇或0.7%斑蝥素丙酮明胶混合包封治疗。

（五）疗效标准

本病早期可作局部切除。切除后必须做长期随访，观察有无其他肿瘤或其他器官发生的肿瘤。早期确诊后手术切除预后良好。但本病至少有5%可能发生侵袭性生长。一旦发生则转移率达37%，对预后影响较大。另外，如果合并内脏恶性肿瘤，则预后不佳。

二、肛周佩吉特病

肛周佩吉特病（perianal Paget's disease，PPD）又名湿疹样癌，是一种少见的上皮内腺癌。1874年佩吉特（Paget）首先描述了一种乳房皮肤病变，组织病理学检查发现病变细胞大而圆，胞质淡染，核大。1893年Darier等首先描述了肛周类似病变，被称为乳房外（肛周）佩吉特病，大约占全部佩吉特病的20%，常发生在腋下、脐部、会阴部、腹股沟、大腿和臀部等大汗腺分布区域，以肛周最为多见。无明显性别差异，文献报道发病平均年龄为59～65岁。肛周佩吉特病很少见，到现在全世界文献报道的病例仅100多例。

（一）病因病理

1. 中医病因病机

本病为肛周少见的恶性肿瘤，其病因病机可参考“肛管癌”。

2. 西医病因病理

目前病因不明，组织学起源有争议。从PPD被发现后，有许多学说被提出。下面两种学说被大多数接受：① 起源可能与附件腺癌有关，其出现概率7.0%～24.0%，组织学特点为：一般PPD由汗腺分化，起源于上皮，酶标GCDFP15（+）；② 起源可能合并内脏肿瘤，尤其胃肠道肿瘤，出现概率12.0～14.0%，组织学特点为：一般PPD由内胚层分化，具有胃肠腺结构，酶标CK20（+）和GCDFP15（－）。

病理分三型：① 发生于肛周而不伴深部的附件癌；② 伴有大汗腺癌或小汗腺癌；③ 发生于肛周并伴有更深部的直肠癌、尿道癌、宫颈癌或乳腺癌等。Brainard于2000年报告了13例肛周佩吉特病，12例都伴有表皮增生损害。佩吉特病的主要病理学特征为表皮内有单个或呈巢状排列的佩吉特细胞，细胞内有较大、圆形或椭圆形、偏心的细胞核，胞质丰富而淡染，甚至空泡状。醛品红染色阳性，证实胞质中含中性黏多糖，而鲍文病醛品红染色无着色。乳腺佩吉特病都表现为相关的浸润型癌，但文献报道肛周佩吉特病仅30%～44%表现为浸润型腺癌。

（二）临床表现

1. 临床特点

本病起始缓慢，病史长，从出现症状到确诊平均4年左右。早期常见肛周顽固性的瘙痒，且局部用皮质醇药物也不能缓解，肛周丘疹或鳞屑状红斑，逐渐扩展为浸润斑。肛周潮红，类似湿疹，偶有出血和疼痛，而后形成溃疡，边缘高起，界限清楚，溃疡表面有黏腻黄色渗液，可结黄痂，溃疡长期不愈，有灼痛感。1/3的患者可侵犯全部肛管上皮。晚期若累及肛管黏膜、尿道和阴道，多伴发相应部位的癌的表现。症状持续存在的中位时间是3年。主要与鲍文病、尖锐湿疣、肛周湿疹以及鳞状细胞癌等通过病理来鉴别，肛周佩吉特病皮损邻近区域发生癌肿的比率较高，Helwig等报道的40名患者中，13名伴有皮肤癌，另7名则合并早期内脏肿瘤或其他皮肤外肿瘤。

2. 辅助检查

本病极易被误诊，误诊率高达67.7%，经常被误诊为湿疹、痔和慢性炎症。病例的确诊依靠组织学检查。对于长期不愈的肛周湿疹患者应进行活检，提高对本病的诊断水平。因肛周佩吉特病易于并发直肠肛管肿瘤，故应常规进行肠镜检查。

(三)诊断与鉴别诊断

1. 中医诊断要点

本病为肛周少见的恶性肿瘤，暂时缺少相关文献支持中医诊断要点。

2. 西医诊断要点

组织病理检查是唯一的确诊方法。凡肛周湿疹斑伴顽固性的瘙痒，且局部用皮质类固醇药物也不能缓解症状者，应高度怀疑本病。特别是有下列表现者应引起注意：① 肛周溃疡长期不愈，并排除了其他疾病的可能；② 肛周有损害，而伴有直肠癌、尿道癌或宫颈癌者。

3. 鉴别诊断

(1) 肛周湿疹　局限于肛门周围皮肤，少数可累及会阴部。常潮湿，皮肤浸润肥厚，可发生皲裂，急性期皮疹为多数密集的粟粒大的小丘疹、丘疱疹或小水疱，基底潮红。由于搔抓，皮损可呈点状渗出及小糜烂面，局部应用皮质类固醇药物后可缓解症状；可做组织病理检查排除。

(2) 尖锐湿疣　患者多有不洁性生活史或配偶感染史。典型皮损为生殖器或肛周等潮湿部位出现丘疹，乳头状、菜花状或鸡冠状肉质赘生物，表面粗糙角化。醋酸白试验阳性，核酸杂交可检出 HPV - DNA 相关序列。

(3) 肛周鲍文病　系肛周表皮内鳞癌，与本病症状体征相似，可做组织病检来确诊。

(4) 浅表真菌感染　股癣蔓延至肛周，皮肤损害类似本病，可作刮屑镜检寻找菌丝或孢子，亦可用抗真菌药物作诊断性治疗。

(四)治疗方法

1. 中医辨证分型论治

本病主要以西医治疗为主，可以根据患者体质适当选用中医药调理。

2. 西医治疗

(1) 本病的分期

Ⅰ期：佩吉特细胞局限在肛周真皮及其附器，不伴原位癌，行广泛性局部切除；

ⅡA 期：表皮佩吉特病且伴随附件癌，行广泛性局部切除；

ⅡB 期：表皮佩吉特病且伴随肛管直肠癌，行经腹会阴直肠切除术；

Ⅲ期：佩吉特病且伴随癌已有局部淋巴结转移，行根治切除＋局部淋巴结清扫；

Ⅳ期：佩吉特病且伴随癌已有远处转移，行放疗＋化疗＋局部姑息治疗。

(2) 手术切除　手术切除是本病治疗的主要方法，包括局部切除术，广泛性局部切除(WLE)，经腹会阴直肠切除术(APR)，放、化疗和我国首次运用的光动力学治疗。化疗不能消除病灶，但1%～5% 5-Fu局部应用可改善瘙痒症状。手术的关键是要保证有足够的镜下阴性切缘。根据局部病理变化来决定相应的手术。

① 局部切除术：用于病变仅累及肛周表皮者。切除范围应是病灶及其周围距离病灶边缘至少1 cm的正常组织。

② 广泛地局部切除术（WLE）：广泛切除皮下脂肪和部分外括约肌，适用于病变侵犯较深的肿瘤，其切除范围包括病变缘外至少3 cm，肛管黏膜和齿线以上的5 mm黏膜，完整保留内括约肌，同时要行术中冰冻切片检查，确保切缘无癌细胞残留。广泛性局部切除若皮肤缺损较大，应行植皮术。若切除肛周皮肤超过50%的范围或切除半径超过3 cm，推荐术前行乙状结肠造口。

③ 经腹会阴直肠切除术（APR）：适用于ⅡB和Ⅲ期PPD，局部复发或发展为侵袭性的佩吉特病时就要行腹会阴根治术，病变累及直肠、尿道、宫颈时，按直肠癌、尿道癌或宫颈癌作相应根治术。

（3）辅助性放化疗　辅助性放化疗对在肛周佩吉特病的治疗作用存在争议。若放疗作为PPD的主要治疗方法，用浅部X线或兆伏光子，剂量为44 Gy，分11次进行放疗。国内采取的化疗方案为奥沙利铂/d1＋5-Fu/d1～5＋CF/d1～5。

概括起来，对于Ⅰ期和ⅡA期的PPD采用WLE术；ⅡB期和Ⅲ期采用APR术；对Ⅳ期患者采用放化疗或加用姑息治疗，此期患者单纯运用放疗或化疗效果均不满意，放化疗合用被推荐。对于Ⅰ～Ⅲ期术后是否行放化疗，我们认为，若术后发现切缘有癌细胞残留和患者不愿接受再次切除术，可以考虑行放化疗，否则不必辅助治疗。

（五）疗效标准

肛周佩吉特病若无浸润或不伴发其他部位癌，广泛切除后效果较好。若伴发深层附件癌或直肠癌，则预后恶劣。一旦本病发展为巨大肿瘤，大部分于18个月内死亡。术后应定期随访，可及时发现本病是否复发或有无伴发的恶性疾病，对植皮处的边缘应每年进行一次活检。

三、基底细胞癌

基底细胞癌（basal cell carcinoma）又称基底细胞上皮癌，系一种源于表皮基底细胞的低度恶性肿瘤，是最常见的皮肤肿瘤，但是发生在肛周的基底细胞癌却极为少见，大约占全部基底细胞癌的0.27%，占肛管直肠恶性肿瘤的0.1%～0.2%。它的特点是局部生长缓慢，能导致广泛组织破坏，转移少见，转移是通过淋巴播散到淋巴结，经血液播散到长骨和肺，既可侵犯脉管系统，又可侵犯骨膜，主要好发暴露于紫外线部位的皮肤。

(一) 病因病理

1. 中医病因病机

本病为肛周少见的恶性肿瘤，其病因病机可参考“肛管癌”。

2. 西医病因病理

本病发生原因尚不清楚，可能与肛瘘、化脓性汗腺炎、肛门尖锐湿疣、肛门白斑等被视为癌前期的病变有关，由于慢性长期刺激引起细胞退行性变化，失去正常再分化能力以致癌变。镜下肿瘤无明显退行性病变，有不同程度角化、中心有钙化。组织病理表现为真皮内有多个大小不等、形态不一或条索状排列的肿瘤细胞团。细胞团周围常由特征型的栅栏状排列的单层柱状上皮细胞组成，上皮细胞团和间质之间常可见裂隙样空隙，空隙内可见黏液积聚；肿瘤细胞由增生的基底细胞样细胞组成，细胞小，细胞质少，边界不清；细胞核大，呈卵圆形，嗜碱性，部分病例可见核分裂。

(二) 临床表现

1. 临床特点

肛门部基底细胞癌组织结构大体与其他部位的基底细胞癌类似，肿瘤大小常介于 1～2 cm，多数患者初期在肛门周围出现小丘疹，表面光滑，有鳞屑，生长缓慢，继后在丘疹中央出现溃疡，基底坚硬，溃疡周围绕以串珠样隆起的边缘，随后癌灶逐渐向周围扩展，但较少侵犯肛管括约肌。其他伴随症状有疼痛、瘙痒、大便习惯改变等，具有低度侵袭性和转移性。肛周基底细胞癌，29.4%有溃疡，大部分肿瘤位于肛缘(75%)，少部分(27%)肿瘤伸入到肛管累及齿线以上。临床上 2/3 的患者自觉局部肿块或溃疡，其他主诉有出血、疼痛、瘙痒及溢脓。

2. 辅助检查

基底细胞癌的确诊主要依靠病理，结节囊肿型、腺样型、微结节型、浸润型、硬斑病样型、角化型、基底鳞状型、色素型、浅表型和溃疡型，大体表现为色素性和非色素性结节或溃疡。

(三) 诊断与鉴别诊断

1. 中医诊断要点

本病为肛周少见的恶性肿瘤，暂时缺少相关文献支持中医诊断要点。

2. 西医诊断要点

早期诊断困难，因病变小而表浅，不易被患者重视，临床上常被误诊为肛乳头瘤、肛裂、肛门湿疣、基底细胞样癌等，确诊有赖于病理检查。组织病理检查可见肿瘤来源于皮肤马尔皮基皮层的基底细胞，并可见成片的嗜碱性染色的肿瘤细胞，核大，蓝染，细胞质很少，瘤细胞团巢状，浸润型生长，细胞体积小，排列不规则，瘤细胞巢边缘细胞栅栏状排列，诊断时区分基底细胞癌和基底细胞样癌很重要。

3. 鉴别诊断

（1）肛乳头瘤 是一种常见的肛门良性肿瘤，受慢性炎症等因素影响，肛乳头出现变硬增大的现象。可随排便反复脱出肛门外，如不能及时回纳入肛门易引起嵌顿现象，导致肛门肿胀、疼痛。

（2）肛裂 患者主要表现为肛门疼痛、便血和便秘，查体可见肛门溃疡，形似梭形或椭圆形小溃疡，方向与肛管纵轴平行，前哨痔及肛乳头肥大。

（3）肛门湿疣 是一种常见的过敏性皮肤病，颜色多是污灰色或淡红色，并呈现菜花状，生长速度极快，表面往往会腐烂，有较多浑浊浆液，确诊需依靠病理学检查。

（4）基底细胞样癌 主要依据发病部位、细胞的异型性、肿瘤侵袭性加以区别。基底细胞样癌多位于齿线以上，据统计 35％的肿瘤发生在超过齿线 6～12 mm 处；细胞异型性明显，是肛管上皮细胞癌中非角化类型，来源于上皮细胞的变迁，合并有鳞癌的结构，比基底细胞癌更具侵袭性；30％～50％的该病患者会发生转移，并且首先犯腹股沟淋巴结，远处转移发生率是 10％，预后较差，放化疗是主要的治疗方法，对非手术疗法反应不大的采用经腹手术切除，5 年生存率 60％左右。而基底细胞癌几乎专门发生在有毛发生长的肛门皮肤到齿线之间，单纯基底细胞癌一般不发生转移，5 年生存率高达 72.6％。有研究报道，一些免疫组化标记物可用来区分基底细胞癌和基底细胞样癌，比如上皮抗原、癌胚抗原、凝集素Ⅰ，在基底细胞样癌是阳性，在基底细胞癌是阴性。而 Ber-EP4 单克隆抗体则着色于基底细胞癌。

（四）治疗方法

1. 中医分型证治

本病主要以西医治疗为主，可以根据患者体质适当选用中医药调理。

2. 西医治疗

基底细胞癌的治疗以广泛性局部切除为主，切除范围应为距肿瘤至少 1.0 cm 的正常皮肤及深层的皮下组织，必要时可切除部分括约肌。做或不做手术创面皮瓣移植，要根据创面大小决定。若肛门部病变范围较大，侵及齿线上，可采用腹会阴联合切除（Miles）术；当肿瘤较大，组织学更有侵袭性，并且希望得到最大的组织保留时，MOHS 微创手术提供了很好的治疗机会；另外也可采用冷冻、激光、干扰素及中药等治疗。基底细胞癌对放疗很敏感，术前及术后可行放疗。对于复发的病例可以行再次扩大切除。对于侵犯肛管的病变，应该首选放化疗，不能控制的患者再行腹会阴联合切除术。

(五) 疗效标准

预后比较乐观,Gibson 等报道 30 位患者随访超过 5 年,只有 1 例基底细胞癌患者局部切除后复发。复发后应首选再次局部切除。

四、 恶性黑色素瘤

恶性黑色素瘤罕见,约占黑色素瘤的 0.2%～3%,多数来源于肛管,因此称为肛管直肠恶性黑色素瘤(anorectal malignant melanoma,ARMM)。胃肠道黑色素瘤转移性较原发性多见,肛管直肠恶性黑色素瘤罕见。本病由 Moore 在 1857 年首次报道,若临床无皮肤、眼睛黑色素瘤的病史,ARMM 常考虑为原发。临床表现为直肠出血,肛门疼痛,扪及肿块及消瘦,因无特异性,常被误诊为痔疮或息肉,发现时肿瘤体积往往较大。恶性程度高,预后差,5 年生存率仅为 6%,远处转移发生率高。

原发性恶性黑色素瘤发病范围广泛,约占恶性肿瘤的 1%～2%,多发于皮肤,其次好发于视网膜,肛管直肠位居第三。内脏发生恶性黑色素瘤较少见,发生于肛管直肠者更罕见。ARMM 的发病率较低,约占直肠恶性肿瘤的 1%～1.9%,占黏膜恶性黑色素瘤的 23.8%,占所有大肠肿瘤的 0.8%,占全部肛管直肠恶性肿瘤的 0.25%～2.5%。ARMM 发病有显著的性别差异,其中女性患者约占 54%～76%,综合国内外文献报道,男女发病之比为 1∶1.7,几乎不发生于直肠上段或者更高部位。患者发病年龄多在 40～80 岁,最常见于 60 岁左右。近年来,一项基于美国 NCI 资料库的流行病学调查显示,男性 ARMM 患者可较女性有着更好的生存预后,同时该研究还发现在年轻患者(25～44 岁)中 ARMM 的发病率在上升,从而发病年龄呈双峰分布。

(一) 病因病理

1. 中医病因病机

中医称色素病为“脱疽”或“厉疽”,其发生与以下因素有关:风邪搏于血气,变化所生;或脉络之血,滞于卫分,阳气束结而成;肾中浊气混于阳,阳气收束所致;血凝气滞等。《诸病源候论·黑痣候》谓:“黑痣者,风邪搏于血气,变化生也。夫人血气充盛,则皮肤润悦,不生疵瘕。若虚损则黑痣变生。”《外科正宗·黑子》中曰:“黑子,痣名也。此皮肾中浊气混滞于阳,阳气收束,结成黑子,坚而不散。”这些论述表明,恶性黑色素瘤之基本病因乃在虚损的基础上,或外邪搏于血气,或阳气束结而致血瘀气滞。瘀血结聚,肿块乌黑;瘀久化热,热毒瘀阻,则肿块色红溃烂,流污黑血水。

2. 西医病因病理

目前肛管直肠恶性黑色素瘤病因未明，皮肤黑色素瘤的唯一可能病因就是与过度接受紫外线照射相关。良性黑痣被认为是肛管直肠恶性黑色素瘤产生的原因，良性黑痣反复受刺激或损伤后形成该病，因为患者中65%～84%有良性黑痣史。还可能起源于直肠肛管黑色素母细胞、黑色素细胞、直肠黏膜腺体的鳞状化生或移位的神经嵴细胞。在同性恋、双性恋男性人群及其他HIV的人群中，患病率明显增加。发生恶性黑色素瘤的高危因素包括：明确的家族史、黑色素瘤病史，多发非典型痣或发育不良痣和先天基因突变。

关于肛管恶性黑色素瘤的组织起源，一般认为始于肛管黏膜鳞状上皮基底层的黑色素母细胞恶变。对于直肠恶性黑色素瘤的来源，一种认为发源于肛管的恶性黑色素瘤沿黏膜由下向上侵袭、蔓延而来，为转移性病变；另一种认为源于直肠黏膜的黑色素瘤细胞在刺激因素的作用下发生恶变所致。

(1) 大体形态　ARMM可分为息肉型、结节型和溃疡型三型。息肉型基底部宽而短，蒂部瘤组织多侵犯黏膜下层达浅肌层；结节型易向肠管突出但无蒂，病变多侵及肠壁各层，形成较大肿块；溃疡型是在结节型病灶的基础上表面液化坏死脱落而成。通常情况下，结节型和溃疡型病灶的侵及范围较大，浸润深度达浆膜或纤维膜，伴有淋巴结及血行转移。

(2) 镜下特征　肛管恶性黑色素瘤细胞可呈多角形表皮样细胞(A)、梭形细胞(B)、淋巴细胞样细胞(C)、多边形细胞(D)；核大、畸形、泡状，核仁明显，分裂象不定，胞质偏少；细胞排列无规则，可呈巢状、条索状、腺样排列。常在嗜酸性核仁及细胞内可有黑色素颗粒，有的可类似腺癌、鳞状细胞癌或基底细胞癌。约70%的病例标本中可见到色素，而30%的患者无色素，只有做特殊染色才能发现色素。新鲜组织可采取多巴反应和酪氨酸反应，而对固定组织，则可行Fontana硝酸银法来观察瘤细胞内有无色素的存在。

(3) 免疫组织化学染色特征　免疫组织化学染色有助于肛管恶性黑色素瘤的诊断。各种免疫组织化学染色标识特征如下：① HMB-45和Melan A(又称为MART-1)：是恶性黑色素瘤细胞特异性染色最常用的标志，对恶性黑色素瘤的诊断有特异性；其单克隆抗体特异性标识存在于黑色素前体组织中的内膜蛋白质，几乎仅见于具有黑色素细胞分化的细胞内。因此，HMB-45和MART-1染色不仅对恶性黑色素瘤具有特异性的染色属性，而且也见于具有黑色素细胞分化的肿瘤组织中(如：血管平滑肌脂肪瘤、淋巴管肌瘤病、透明细胞肌黑色素瘤)。需要说明的是，尽管HMB-45和MART-1染色对恶性黑色素瘤具有高度的特异性，但是其敏感性低于S-100蛋白。另外，皮肤恶性黑色素瘤的HMB-45和MART-1阳性率90%～100%，但是在具有梭形细胞形态特征的促纤维增生性恶性黑色素瘤组织中，HMB-45和MART-1染色阴性。② S-100蛋白：抗S-100蛋白是最常用的恶性黑色素瘤诊断的免疫组织化学检查手段；S-100蛋白存在于多种组织中，包括神经鞘瘤和神经胶质瘤、神经内分泌肿瘤、增生的黑色素细胞、朗格汉斯细胞以及低分化腺癌，由于缺乏特异性，S-100蛋白主要是一种筛查性的免疫组织化学手段。③ KIT：是一种跨膜酪氨酸激酶受体，在黑色素细胞的演进和增殖过程中发挥作用。C-kit基因表达的缺失与皮肤恶性黑色素瘤的演进有关（在转移病灶中，KIT蛋白的表达降低）。KIT在恶性黑色素瘤中表达的阳性率为75%；在具有淋巴瘤样肿瘤特征的组织中，KIT的表达缺失；而在不具有淋巴瘤样特征的肿瘤组织中，KIT的表达阳性（至少是局灶性的阳性反应）。具有梭形细胞特征的肿瘤组织与KIT蛋白表达缺失无相关性，此类肿瘤易被误诊为直肠源性的胃肠间质瘤。

（4）疾病分期

① Breslow深度描述是目前公认的临床手术和预后的重要指标，根据现行的美国癌症联合委员会（American Join Committee on Cancer，AJCC）分期标准，分期体系侧重于病变厚度（从表皮颗粒层到肿瘤最下方的距离，以mm为单位）：

Ⅰ期：黑色素瘤病变厚度≤1.5 mm；

Ⅱ期：病变厚度>1.5 mm，但这两期病变均无淋巴结转移；

Ⅲ期：有局部淋巴结转移或局部播散转移，无远处转移；

Ⅳ期：有远处转移。

② MM的临床分期：

0期（原位癌）；

ⅠA期（BreslowⅠ期，ClarkⅡ～Ⅲ级）：有或无潜在不良特征，如切缘阳性、广泛浸润等；

ⅠB期（BreslowⅡ期，ClarkⅢ～Ⅳ级）：无淋巴结转移；

Ⅲ期：临床发现淋巴结转移或移行转移；

Ⅳ期：远处转移。

③ Ball等根据侵犯程度将ARMM分为三期：

Ⅰ期：癌肿局限于肛管直肠；

Ⅱ期：腹股沟或盆腔淋巴结转移；

Ⅲ期：远处转移。

（二）临床表现

1. 临床特点

肛管直肠恶性黑色素瘤首发症状往往是没有特异性的，一般以便血、肛门疼痛或肛门肿块为主诉的较为多见，其次有里急后重及瘙痒等症状，本病常偶然被发现。

（1）最常见的症状为大便带血及肛门区肿块，早期肿瘤较小时，可以出现直肠肿物脱出，并可自行还纳。后渐增大，便后往往以手助其还纳，出血多为新鲜血，有时也为黏液血便，或有暗褐色溢液，恶臭味。

（2）直肠肛管刺激症状：患者有类似痔疮发作，肛门坠胀不适，排便习惯改变，排便不尽感，有时出现腹泻、便秘交替，甚至发生排便受阻，肛门疼痛多系肿瘤已侵犯肛门括约肌。

（3）少数患者首发症状为腹股沟淋巴结肿大，活检时才被确诊。

（4）局部可见突起肿块，外形似蕈伞，蒂短而宽，或结节状，一般为3～6 cm大小，有时呈菜花状，大部呈紫黑色或褐黑色。晚期患者肛门部可见巨大溃疡肿物，出现下腹疼痛，腹股沟有肿大坚硬的淋巴结，同时伴体重减轻、重度贫血等。眼和直肠来源的黑色素瘤容易发生肝转移。

（5）由于肛管、直肠下端有丰富的血管和淋巴管，加上大便的反复机械刺激而可能易于发生转移。转移方式有：① 血行转移：血行转移发生较早，主要转移至肝、肺、脑、骨等处。② 淋巴转移：其转移途径与肛管、直肠的其他恶性肿瘤相同，可早期发生肠系膜淋巴结、髂总动脉旁淋巴结、腹主动脉旁淋巴结、腹股沟淋巴结等转移。③ 直接浸润：肿瘤可以沿黏膜下侵犯近端直肠，但一般不侵及阴道、子宫、前列腺、膀胱等邻近脏器。

2. 辅助检查

（1）直肠指诊　由于肿瘤常位于齿线上3 cm内，因此行常规直肠指诊便可触及，故对于怀疑痔的患者，应常规行直肠指诊，可减少误诊、漏诊的可能。如发现肿物表面有黑色素沉着，更应高度警惕。

（2）实验室检查　包括血常规、肝肾功能，有报道LDH＜0.8倍正常值的患者总生存期明显延长。黑色素瘤尚无特异的血清肿瘤标志物，不推荐肿瘤标志物检查。

（3）影像学检查　区域淋巴结B超（颈部、腋窝、腹股沟、腘窝等）、胸部CT和腹部（B超、CT或MRI），根据临床症状或经济情况可行全身骨扫描及头颅检查（CT或MRI），经济情况好的患者可行PET－CT检查，特别是对原发灶不明的患者。

（4）病理检查　黑色素瘤的确诊需病理学检查，需要特别注意的是，黑色素瘤常血供丰富，如行切取活检，不仅确诊率低，更可能导致医源性播散，因此应行完整的肿瘤切除活检。

（三）诊断与鉴别诊断

1. 中医诊断要点

本病为肛周少见的恶性肿瘤，暂时缺少相关文献支持中医诊断要点。

2. 西医诊断要点

本病因临床少见,常被忽视,又因典型的症状,很容易被漏诊、误诊。诊断主要依靠临床表现、直肠肛门检查及病理。因肿瘤恶性程度高,转移早,疾病在诊断时大多已是中晚期。

诊断标准包括:① 有肛管黑痣史。② 有便血、肛门疼痛或者肛门肿物的临床表现。③ 肛门指诊或者肛门镜检发现肠腔内肿物。④ 局部活检病理证实为黑色素瘤,必要时行免疫组织化学检查。特别要注意的是,黑色素瘤常血供丰富,如行切取活检或咬取活检,不仅活检确诊率低,更可能导致医源性播散,因此应行完整的肿瘤切除活检。⑤ 排除其他部位恶性黑色素瘤转移的可能。⑥ 排除其他类型的恶性肿瘤。

3. 鉴别诊断

(1) 直肠癌　直肠癌形成很大肿块而不伴肠梗阻的情况少见,因其常呈浸润性生长,使肠腔狭窄,导致肠梗阻。直肠癌转移淋巴结很少大于 3 cm。由于黑色素瘤具有特征性的 MRI 信号,与直肠腺癌易鉴别。无黑色素性黑色素瘤 MRI 信号与直肠腺癌信号类似,信号特征难鉴别。

(2) 间质瘤　直肠壁或直肠周围软组织肿块,肿瘤与直肠壁关系密切。肿块主要向肠腔外生长,对周围组织产生推挤压迫。直肠呈不同程度的受压、变窄。小的肿瘤边缘规整无分叶,大的肿瘤边缘有分叶。径线在 5 cm 以下的肿瘤,平扫密度信号均匀;径线在 5 cm 以上的肿块,密度信号不均匀,肿块大而淋巴结肿大不明显。

(3) 痔　痔的血便中几乎没有黏液,还应特别注意肿物的颜色,部分恶性黑色素瘤表面可呈黑色、褐色或灰色。

(4) 息肉　息肉型恶性黑色素瘤和肠息肉在外观上不易鉴别,一般需要病理协助诊断。

(四) 治疗方法

1. 中医辨证分型论治

(1) 扶正消瘤法

按“邪之所凑,其气必虚”的内虚学说,凡肿瘤疮疡多为正虚邪盛之疾,不论临床见症多少,也不管术前术后或放疗前后,均宜扶正消瘤法,临床常用扶正消瘤片、扶正抗癌冲剂、八珍益气汤、六味地黄丸等加减。临床常用药:高丽参、西洋参、人参、党参、太子参、广明参、北沙参、黄芪、山药、白术、大枣、鹿角霜、甘草、熟地、阿胶、制首乌、当归、枸杞子、桑葚子、黄精、龙眼肉、紫河车、杜仲、川断、补骨脂、肉苁蓉、菟丝子、仙茅等。

（2）理气散瘀法

按阴阳互根之理，气为血帅，血为气母，气行则血行，气滞则血瘀，故情志抑郁之人，多有气滞血瘀之候。故临床常见胸闷烦，胁肋胀满，嗳气吞酸，肿块胀痛、刺痛，脉弦涩或弦浮，舌尖瘀黯等证。临床常用越鞠丸、舒肝散、桃红四物汤、血府逐瘀汤、大黄䗪虫丸等方加减。临床常用药方：乳香、没药、丹参、桃仁、红花、刘寄奴、三七、茜草、木馒头、水红花子、三棱、莪术、蒲黄、归尾、赤芍、虻虫、五灵脂、石见穿、水蛭、马鞭草、䗪虫、麝香、黄药子、昆布、海藻、木香、沉香、枳壳、枳实、青陈皮、砂仁、丁香、旋覆花、八月札、半夏、刀豆、香附子、苏梗、厚朴、沙苑子、槟榔。

（3）消痰散结法

由于气机阻滞，脾失健运，肾火衰退，故湿痰凝于经髓，结于肤表，症见胸腹满闷，纳谷不香，脉濡苔腻，肿块增大迅速，发痒陷痛，或破溃，渗流黄汁，病人黑尿。临床常用消瘰丸、海藻玉壶汤、舒肝溃坚汤、桂枝茯苓丸等方加减。临床常用药：牛黄、山慈菇、生半夏、天南星、全瓜蒌、莱菔子、常山、皂角刺、刺猬皮、浙贝母、泽泻、白术、苦参、木通、车前子、猪苓、茵陈、白鲜皮、防己、抽葫芦、半边莲、生薏苡仁、佩兰、藿香、瞿麦、金钱草、石韦。

（4）败毒祛邪法

由于邪毒侵扰日久，或因素食肥腻等，邪毒壅聚经络肌表郁久化火而成此候，常见发烧恶寒，包块肿痛，或破流血水，心烦口渴，失眠多梦，消瘦食少，舌红绛，少苔，脉细数无力等证。临床常用仙方活命饮、普济消毒饮、五味消毒饮、四妙勇安汤、青蒿鳖甲散等方加减。临床常用药：蒲公英、野菊花、半边莲、苦参、山豆根、虎杖、紫花地丁、甘草、穿心莲、半枝莲、连翘、白花蛇舌草、七叶一枝花、芙蓉叶、草河车、金银花、大青叶、凤尾草、山栀子、土茯苓、石上柏、板蓝根、藤梨根、露蜂房、猫人参、核桃枝、黄芪、皂角刺、穿山甲、熊胆、牛黄、黄药子。

2. 西医治疗

（1）治疗原则　ARMM 目前仍以外科手术切除为主要治疗手段，辅以放疗、化疗及免疫治疗。本病的主要治疗目的是尽可能延长生存期和改善生存质量。提高恶性黑色素瘤治疗效果的关键还在于早期发现、正确诊断和合理治疗。

（2）治疗方法

① 手术治疗：手术方法包括腹-会阴联合切除或局部切除两种手术方式，对于术式的选择还存在一定争议。肿瘤的完整切除和保证阴性切缘应作为外科手术治疗的基本原则。据统计，腹-会阴联合切除术后的局部复发率为 29%，行局部扩大切除术后的局部复发率为 58%，腹-会阴联合切除在降低局部复发率上有一定的优势，但是本病在诊断时已是全身性疾病，即使扩大切除范围，也不能够改善预后。

腹会阴联合切除术并无明确的长期生存优势，患者术后需行永久结肠造瘘，因此只有在无法行局部扩大切除时，可试行腹会阴联合切除术。

② 辅助治疗：包括化疗、放疗和免疫治疗。

对不能手术切除转移灶的患者应进行化疗，药物主要是达卡巴嗪、替莫唑胺、顺铂和福莫斯汀，达卡巴嗪是晚期黑色素瘤内科治疗的一线用药。

一般认为黑色素瘤对放疗不敏感，黑色素瘤的放疗分为辅助放疗和姑息放疗。前者主要用于淋巴结清扫和某些头颈部黑色素瘤的术后补充治疗，特别是用于减轻疼痛，缓解梗阻症状；后者主要用于骨转移和脑转移。

免疫治疗是恶性黑色素瘤治疗的重要组成部分，目前针对恶性黑色素瘤的免疫治疗主要包括：应用非特异性生物免疫调节剂（细胞因子）改善机体免疫抑制状态；应用肿瘤疫苗诱导性主动免疫反应；单克隆抗体治疗；应用回输树突状细胞过继性免疫治疗等。其中细胞因子（干扰素、白介素-2）治疗已作为恶性黑色素瘤的一线治疗方案，其他方法的疗效还需要进一步观察，2011 年美国 FDA 已批准靶向药物 Ipilimumab 用于治疗晚期黑色素瘤。

（五）疗效标准

ARMM 预后极差，肿瘤厚度＞1. 7 mm 者几乎全部有转移，5 年生存率不到 1％，85％在 2 年内死亡。当侵犯深度＞2 mm 时，病人术后多难以生存 2 年以上。因此在手术后的检查，特别是在术后两年内常规进行 CT、MRI 等检查十分重要；术后常规作胸片、腹部 B 超、CT 等检查也有意义。

参考文献

[1] 江滨，丁义江. 中医文献对直肠癌病因病机的探讨[J]. 辽宁中医药大学学报，2009，11(4)：5－7.

[2] 王锡山. 中美结直肠癌流行病学特征及防诊治策略的对比分析[J]. 中华结直肠疾病电子杂志，2017，6(6)：447－453.

[3] 董志伟，谷铣之. 临床肿瘤学[M]. 北京：人民卫生出版社，2002：935－954.

[4] NCCN. Rectal cancer clinical practice guidelines in oncology v. 3. 2013.

[5] Edge S B B, Compton C C, Fritz A G, et al. Cancer Staging Manual[M]. 7th ed. New York: Springer, 2010.

[6] 唐琪琳，杨帆，王学岭. 大肠癌的中医病因病机及治疗研究概况[J]. 长春中医药大学学报，2016，32(1)：216－219.

[7] Science 揭示直接证据：含糖饮料会促进肿瘤生长[J]. 肿瘤防治研究，2019，46(4)：387.

[8] 杨崇美，孙艳，炎症性肠病与结直肠癌[J]. 医师进修杂志（内科版），2004，27(5)：11－12.

[9] 余志金，彭晓峰，陈惠新. 超声内镜在大肠癌诊断及微创治疗中的应用[J]. 中国临床新

医学,2015,8(5):408－410.

[10] Gastroenterology 2019; 157: 1222－1232.

[11] Skamperle M, Kocjan B J, Maver P J, et al. Human papillomavirus (HPV) prevalence and HPV type distribution in cervical, vulvar, and anal cancers in central and eastern Europe[J]. Acta dermatovenerologica alpina pannonicaet Adriatica, 2013, 22: 1－5.

[12] 刘万里,耿建祥,樊志敏,等.肛管及结直肠恶性肿瘤中人乳头瘤病毒16/18型感染的基因分析[J].医学研究生学报,2011,24(10):30－34.

[13] Dandapani S V, Eaton M, Thomas C R Jr, et al. HIV-positive anal cancer: an update for the clinician[J]. Journal of gastrointestinal oncology, 2010, 1(1): 34－44.

[14] Ortoski R A, Kell C S. Anal cancer and screening guidelines for human papillomarirus in men. The journal of the American osteopathic association, 2011, 111(3 suppl 2): S35－S43.

[15] 赵宝明,张书信.大肠肛门病学[M].上海:第二军医大学出版社,2004.

[16] 张书信,张燕生.肛肠外科并发症及其防治[M].北京:科学技术文献出版社,1997.

[17] 李雨农.中华肛肠病学[M].重庆:科学技术文献出版社重庆分社,1990.

[18] 李国栋,寇玉明.中西医临床肛肠病学[M].北京:中国中医药出版社,1996.

[19] 史兆歧.中国大肠肛门病学[M].郑州:河南科学技术出版社,1985.

[20] 张庆荣.临床肛门大肠外科学[M].天津:天津科技翻译出版公司,1992.

[21] 金黑鹰,章蓓.实用肛肠病学[M].上海:上海科学技术出版社,2014:372－373.

[22] Kim S J, Thompson A K, Zubair A S, et al. Surgical treatmentand outcomes of patients with extramammary Paget disease: a cohort study[J]. Dermatologic Surgery, 2017, 43(5): 708－714.

[23] Herrel L A, Weiss A D, Goodman M, et al. Extramammary Paget's disease in males: survival outcomes in 495 patients[J]. Annals of surgical oncology, 2015, 22(5): 1625－1630.

[24] 袁星海,王豫平,李振鲁,等.乳房外Paget病53例临床与病理分析[J].中国皮肤性病学杂志,2020,34(6):720－721.

[25] 蔡元坤,程明荣,喻德洪.中国31例肛周Paget病的临床特点[J].结直肠肛门外科,2008,14(3):166－169.

[26] Shutze W P, Gleysteen J J. Perianal Pagetsdisease: classification and review of management: report of two cases[J]. Disease of the colon and rectum, 1990, 33(6): 502－507.

[27] Brown R S, Lankester K J, McCormack M, et. al. Ra-diotherapy for perianal Paget's disease[J]. Clinical oncology, 2002, 14(4): 272－284.

[28] 庄华章.肛门基底细胞癌2例报告[C]//中国中西医结合学会大肠肛门病专业委员会.第十一次全国中西医结合大肠肛门病学术会议论文汇编.中国中西医结合学会大肠肛门病专业委员会:中国中西医结合学会,2006:321－322.

[29] 姜河.肛周基底细胞癌误诊1例[J].内蒙古中医药,2010,29(9):73.

[30] Paterson C A, Young-Fadok T M, Dozois R R. Basal cell carcinoma of the perianal region: 20-year experience[J]. Disease of the colon and rectum, 1999, 42(9): 1200－1202.

［31］冯滢滢，尹淑慧，赵克，等. 肛周基底细胞癌一例[J]. 中华临床医师杂志（电子版），2011，5(7)：2160－2161.

［32］Corman M L. 结肠与直肠外科学：第 5 版[M]. 杜如昱，王杉，汪建平，译. 2 版. 北京：人民卫生出版社，2009：578－581.

［33］Gibson G E，Ahmed I. Perianal and genital basal cellcar cinoma：a clinicopathologic review of 51 cases[J]. Journal of the American academy of dermatology，2001，45(1)：68－71.

［34］Damin D C，Rosito M A，Gus P，et al. Perianal basal cell carcinoma[J]. Journal of cutaneous medicine and surgery，2002，6(1)：26－28.

［35］吴孟超，吴在德. 黄家驷外科学[M]. 7 版. 北京：人民卫生出版社，2008：1657.

［36］宋琳毅，孙建方. 基底细胞癌[M]//麦基，卡隆赫，格兰特尔. 皮肤病理学：与临床的联系：第 3 版. 朱学骏，孙建方，译. 北京：北京大学医学出版社，2006：1173－1675.

［37］Moore W. Recurrent melanoma of the rectum after previous removal from the verge of the anus in a man aged sixty-five[J]. Lancet，1857，1：290.

［38］王锡山. 肛管直肠恶性黑色素瘤诊治指南解读[J]. 中华结直肠疾病电子杂志，2015，4(2)：132－134.

［39］吴昊. 恶性黑色素瘤的治疗研究进展[J]. 浙江创伤外科，2015，20(6)：1259－1262.

［40］刘经州. 肛管恶性黑色素瘤一例[J]. 天津医药，2016，44(10)：1295－1296.

［41］周兵，王洁，邵波. 原发性肛管、直肠恶性黑色素瘤 5 例临床病理分析[J]. 诊断病理学杂志，2016，23(10)：746－748.

第十二章 排便功能障碍性疾病

第一节 肛门失禁

肛门失禁又称大便失禁，是指各种原因引起的肛门自主控制和排粪功能障碍，不能随意控制排便和排气，症状持续至少 3 个月，包括被动型(患者无意识的粪便外漏)、急迫型(患者有意识但主观无法控制)和漏粪(紧随一次正常排便之后的粪便漏出)，轻者粪便排出污染内裤，重者频发腹泻或排出软便，是较常见的一个临床综合征。肛门失禁的发病率随年龄的增大而上升，高危人群包括：经产妇、认知障碍者、神经性疾病患者和养老院人群。本病并不会威胁生命，但给日常生活造成不便，严重影响患者的生存质量。

一、流行病学

人群中的肛门失禁发病率报道差异很大，据美国的一项大规模调查，普通人群中有高达 7.1%的人被报告有不同程度的肛门失禁，失禁率随着年龄增大和精神生理状态的下降而上升。既往大规模研究提示患病率为 0.004%～18%不等。我国尚无确切的肛门失禁的发病率数据，德国问卷调查得出的流行率为 5%。1995 年，Nelson 等调查美国 2 570 个家庭(近 7 000 人)，总发生率为 2.2%，其中 30%为 65 岁以上老年人，约 2/3 为女性，其中 36%为完全性失禁。本病可发生于儿童、成年人和老年人，一般老年人比年轻人多见，女性比男性多见，男女之比为 1∶3。

二、病因病理

(一) 中医病因病机

中医称本病为“遗矢”或“大便滑脱”等，中医学认为本病多为人体的脾胃虚弱，气血衰退，或久痢泄泻，体虚脱肛，中气下陷，肛门收缩无力或不能控制而致肛门失禁；或年老体虚，或病后亏损，脾肾亏损而致大便控制无权；或因外伤而致。“虚寒”

“失治”是导致肛门失禁的主要因素,但与人体阴阳、脏腑、气血和情志调节密切相关。《诸病源候论·大便失禁候》曰:“大便失禁者,由大肠与肛门虚弱冷滑故也。肛门,大肠之候也,俱主行糟粕,既虚弱冷滑,气不能温制,故使大便失禁。”

(二)西医病因病理

西医学认为,完整的肛门排便控制机制包括三个因素,即:大便的储存机能、直肠反射弧的完整、灵敏的括约功能。这三个因素中,任何一个发生障碍,都能引起不同程度的肛门失禁。

1. 神经源性病变

排便是在内脏自主神经和大脑中枢神经双重支配下的反射活动,如果这些神经功能失调或传递神经,就会引起排便失禁。① 先天性:脊柱裂、脊髓脊膜突出等先天性疾病均可造成肛门失禁。② 精神性:老年性痴呆、脑动脉硬化、脑萎缩、运动性共济失调、精神发育迟缓、镇静状态等。③ 中枢性:中风、脑肿瘤、脊柱损伤、多发性硬化、脊髓瘤和脊柱裂等,可以导致自主神经功能紊乱,细菌过度生长,摄入己糖醇过多和胰腺供血不足,引起大便失禁。④ 外周神经系统受累:马尾神经损伤;多发性神经炎,如糖尿病、Shy-Drager 综合征(又称 Shy-Drager 氏直立性低血压综合征)、中毒;神经损伤性病变,如肛门直肠、盆腔及会阴部神经损伤,无控制大便能力。⑤ 直肠感知性改变(损伤部位不明),如粪便嵌顿、“延迟感知”综合征。

2. 肌源性病变

肛门的放松、收缩和控制排便的能力,是由神经支配下的肛门内、外括约肌和肛提肌来维持的,这些肌肉萎缩、松弛、张力降低,或被切断、切除,或形成了大面积瘢痕,就会引起肛门失禁。如医源性损伤(各种肛肠疾病手术的副损伤,术中损伤肛管直肠环、肛门内括约肌、肛提肌和肛门直肠神经是常见的病因)、产科会阴部损伤(阴道分娩)、骨盆骨折、肠切除术后、肛门撕裂伤、直肠脱垂、内痔脱出等。高位直肠闭锁的患儿,肛门失禁率可高达 70%~80%。先天性肛门直肠畸形手术修复不当,无论是高位还是低位畸形,局部仍存有括约肌组织,在修复手术时,如果不重视括约肌的处理,特别是下移直肠未通过肛门直肠环,术后发生肛门失禁常是不可避免的。

3. 其他因素

① 骨骼肌疾患:骨盆底部肌肉组织损伤或功能异常可引起盆底肌功能障碍,如重症肌无力、肌病、肌营养不良、硬皮病、多发性硬化等,从而肛门失禁。② 老龄、严重腹泻、全身营养不良、躯体残疾、肠易激综合征、肥大细胞增生病、特发性甲状腺功能减退、滥用泻药等因素引起的肛门失禁。

三、临床表现

（一）临床特点

患者不能随意控制排粪和排气，肛门、会阴部经常潮湿，黏液刺激皮肤导致瘙痒。患者经常集中注意控制肛门，防止粪便外溢，但稍不注意，如横过马路、躲避车辆和劈腿牵扯肛门时粪便即会流出。完全失禁时，粪便自然流出，肠蠕动时即由肛门溢出粪便，用力屏气和咳嗽也可使粪便流出，污染内裤，睡眠时粪便排出污染被褥；不完全失禁时，粪便干时无失禁，但控制稀便困难，尤其对腹泻不能控制。感觉性失禁不流出大量粪便，如粪便稀软，排粪前常溢出少量粪便和黏液，污染内裤，腹泻时明显，并常有黏液刺激皮肤，引起肛门痛痒。部分患者也可伴有便急、便秘、尿失禁现象。大便失禁对患者有很深的精神影响，患者常隐藏自己的症状，变得越来越孤独，并且频繁如厕，有的患者因餐后大便失禁增加，往往不愿再到公共场合进餐。

对于大便失禁的评估应包括严重程度和影响。严重程度的评估应包括类型、频率和失禁量；生活质量影响问卷应反映生活质量和评估失禁对情绪、工作、生理和社会功能的影响。对于大便失禁严重程度的测量应分为分级衡量和总结衡量两类。分级衡量按大便失禁的程度和（或）失禁的类型（从胃肠气到固体粪便）予以评分，然而因缺乏对频率的评估而变得不准确。总结衡量有着较强的合理性，可用于反映治疗干预后控便评分的上升或下降，同时，通过对生活方式评分的评估，总结衡量显示出与生活质量的相关性。

1. 局部视诊

局部视诊时可见肛门流出排泄物；或肛门部有粪便，内衣有污粪，肛周皮肤潮湿，可有溃疡、湿疹、皮肤瘢痕或黏膜脱出、肛门收缩无力。可见洞状肛门，如用手向两侧牵开臀部，可见肛门松弛或完全开张，用力时直肠黏膜或内痔脱出。因神经损伤而造成肛门失禁者，肛门外观可正常。

2. 肛门直肠指诊

嘱患者放松，伸入示指触摸括约肌，感受患者静息状态下括约肌的张力；再用示指牵拉肛门内肌肉，感受括约肌的张力及收缩力；最后嘱患者自己收缩肛门，若感受到括约肌和肛管直肠环的收缩力减弱或完全消失，肛门松弛无力或紧闭不严，则可判定为肛门括约肌收缩无力或失禁。若有大面积瘢痕形成，手术后瘢痕及肛门畸形，则应考虑肛门功能损伤，应检查瘢痕大小和深浅范围，确定括约肌无功能部分或有功能部分的长度。

(二)辅助检查

1. 肛管直肠压力测定

肛管直肠压力测定是测肛门直肠动力和感觉功能的首选办法,检测指标包括肛管静息压、肛管最大收缩压和肛管自主收缩持续时间、括约肌应激反应、直肠感觉功能、直肠肛管抑制反射、直肠顺应性。可用于评估肛门直肠的生理反射、感觉功能、节制功能、内外括约肌功能等。肛门失禁时表现为肛管静息压和肛管最大收缩压均降低,括约肌功能长度缩短,直肠感觉膨胀,耐受容量减少,以及直肠肛管抑制反射减弱或消失等。肛门内括约肌损伤引起的肛门失禁,表现为肛管静息压降低,直肠肛管抑制反射减弱;肛管外括约肌损伤引起的肛门失禁则以肛管最大收缩压降低为主;神经病变或特发性肛门失禁,表现为肛管静息压和最大收缩压明显降低,肛管高压带缩短,直肠肛管抑制反射、直肠肛管收缩反射均减弱,直肠最大耐受容量明显降低;直肠炎性疾病引起的肛门失禁,表现为肛管括约肌功能正常,直肠感觉阈值、最大耐受容量以及直肠顺应性明显降低。

2. 肌电图检查

肌电图可用来记录控制直肠肛管功能的肌肉电活动,也可用于确定在排便过程中是否有不正常的耻骨直肠肌收缩,并提供证据。它检查的是骨盆底部、肌肉及控制肌肉的神经的健康程度,可反映盆底肌肉和括约肌的生理活动,通过量化运动单位来评价外括约肌情况,是了解神经、肌肉损伤部位和程度的客观依据。肛门失禁患者在做收缩及用力大便动作时肌电活动均减弱。

3. 肛管直肠腔内超声检查

肛管直肠腔内超声是评价肛门直肠生理功能和大便失禁的基础,可简便快速了解肛门括约肌解剖形态,清晰地显示出肛门内外括约肌、耻骨直肠肌和直肠阴道隔等组织结构,精确显示损伤的部位、范围、不对称状况和内括约肌厚度。这项技术的有效性已被 Sultan 等证实。这种检查耐受性好,为医师提供了大便失禁病人、肛瘘及肛门疼痛病人解剖方面的重要信息。在超声检查中,肛管内外括约肌分别表现为低回声区和高回声区,瘢痕多为混合中等回声,耻骨直肠肌反射为“U”形结构。有经验的临床医师进行操作时,通过超声成像确定括约肌缺陷的敏感性和特异性能够达到 100%。且通过超声内镜能够发现大便失禁的唯一危险因素,即既往有产科损伤病史的肛门失禁患者中,约 90%的女性存在括约肌畸形,因此肛管直肠腔内超声对全面评估患者病情有重要意义。

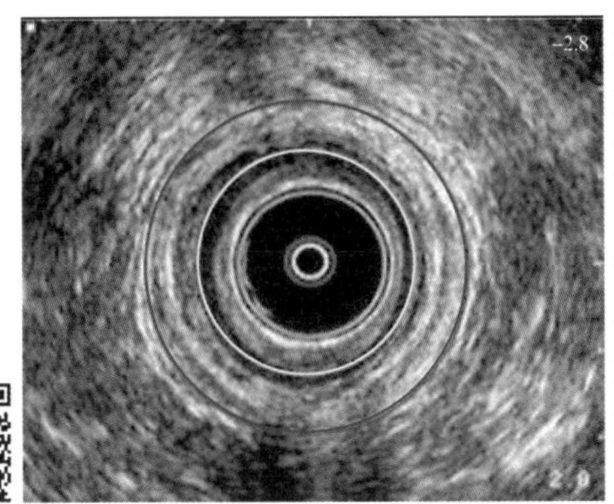

扫一扫 看图更清晰

图 3-12-1 正常直肠腔内超声

红线表示肛门外括约肌的界限(高回声)

黄线代表肛门内括约肌的界限(低回声)

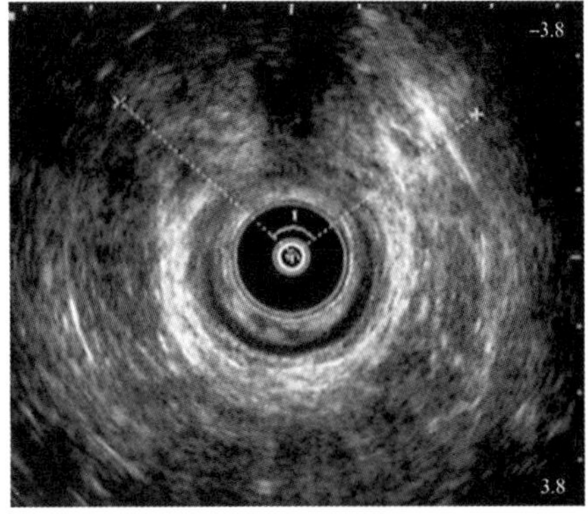

扫一扫 看图更清晰

图 3-12-2 前方括约肌缺损的直肠腔内超声表现(内、外括约肌)

4. 排粪造影检查

排粪造影是用放射成像的方法描述排便行为,是对排粪时动态变化的记录,观察排便时盆底肌和直肠动力活动,通过肛直角的改变,可以提供排便时连续的图像以及重复过程中盆底动态变化情况,从而推测耻骨直肠肌的状态和损伤程度,为括约肌修补术提供形态学依据。在大便失禁病人中,排粪造影主要证实粪便不完全排出,医生可以由此判断是否存在充盈性大便失禁。不过该检查临床应用价值有限,其主要价值在于诊断隐匿性直肠脱垂或其他盆底疾病。

5. 阴部神经末梢运动潜伏期

阴部神经的神经纤维由骶骨神经 S_2～S_4 神经前支组成,提供运动神经支配外括约肌,并接收来自会阴的感觉信息。阴部神经病变可引发尿失禁和大便失禁,是评价大便失禁的一种重要方法。检查者手指上放置一次性电极,朝向坐骨嵴方向,电刺激传递到阴部神经,记录肛门外括约肌发生反应的时间,正常范围为(2.0±0.2) ms,时间增加可能与产科损伤、会阴下降、直肠脱垂和医源性神经病变有关。前方括约肌折叠成形术后,可能发生阴部神经病变。但由于阴部神经两侧交叉分布于外括约肌,即使是潜伏期正常也不能排除损伤病变。

6. 盆腔 MRI 检查

MRI 可以观察整个盆底肌肉的情况,尤其对括约肌的损伤有良好的显示作用,用于检查有无肛门括约肌变薄或结构缺损的情况,但诊断肛门内括约肌病变的准确性不如肛管直肠腔内超声检查。

7. 结肠镜检查

内镜检查对大便失禁病人是必要的,可以了解肠腔内有无病变,以及有无炎性肠病所导致的粪便控制力和直肠顺应性改变。近期有反复腹泻、排便习惯改变者，可行结肠镜检查，排除器质性病变，必要时行黏膜活检。

四、诊断与鉴别诊断

（一）中医诊断要点

1. 中气下陷

证候：不能控制排便排气，轻重程度不一；伴肛门坠胀，神疲乏力，脱肛不收，少气懒言，食少无味，舌淡，苔白，脉沉细无力。

2. 脾肾亏虚

证候：大便滑脱不止，污染内裤，泻利完谷不化，腹痛隐隐，形寒肢冷，舌淡，苔薄白，脉沉迟无力。

3. 热毒炽盛

证候：多见于久痢患者，起病急骤，下痢脓血鲜紫或呈血水样便，高热烦躁，口渴，甚则痉厥神昏，大便自遗，舌红苔黄，脉洪数或滑数。

（二）西医诊断要点

1. 临床特点

（1）症状　患者不能随意控制排出粪便和气体，会阴部经常潮湿，污染内裤。

（2）查体　肛门视诊可见皮肤瘢痕、肛门畸形、皮肤缺损、肛门部粪便污染、肛周皮疹、糜烂、溃疡、用力时见直肠黏膜和内痔脱出。肛门指诊可判断失禁的状态，收缩能力，松弛程度，有无内脱、外翻等（图3－12－3、图3－12－4）。

扫一扫

看图更清晰

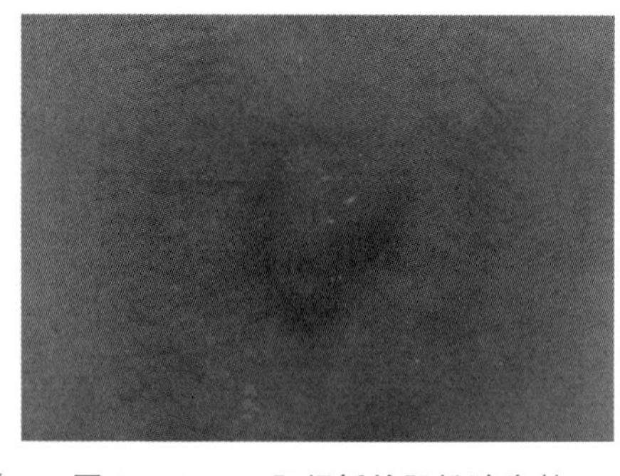

图3－12－3　肛门括约肌松弛失禁

肛门松弛闭合不严，黏膜外露，肠液及粪便外溢

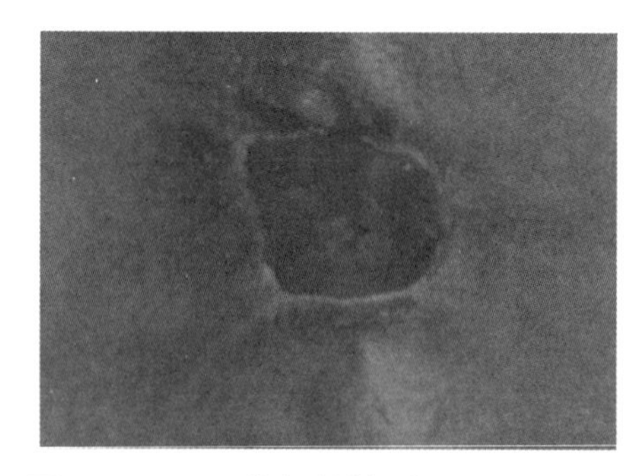

图3－12－4　肛管皮肤缺损致肌门感觉性失禁

扫一扫

看图更清晰

（3）大便失禁评分　大便失禁的量化是有意义的，目前已经应用多种评分系统来评价大便失禁，应用时要考虑到病人病情和对治疗的反应。CCF-FIS（克利夫

兰大便失禁评分系统)因与大量生活元素相结合,应用简便,是评价大便失禁的有效工具(表3-12-1)。

表3-12-1 克利夫兰大便失禁评分

失禁类型	发作频率				
	从不	很少	有时	经常	总是
固体	0	1	2	3	4
液体	0	1	2	3	4
气体	0	1	2	3	4
需要用垫	0	1	2	3	4
影响生活	0	1	2	3	4

说明:0=没有失禁;20=完全性失禁;从不=0;很少≤1次/月;有时≥1次/月,<1次/周;经常≥1次/周,<1次/天;总是≥1次/天。

2. 临床分型

(1) 按程度分

① 完全性肛门失禁:干大便、稀便和气体均不能控制。

② 不完全性肛门失禁:稀大便及气体不能控制,但干大便可以控制。

(2) 按性质分

① 感觉性失禁:肛门括约肌存在,由于肛管和直肠下段黏膜缺损造成感觉障碍而失禁,如内痔环切术后和Soave手术后。

② 运动性失禁:主要是指肛门括约肌、肛提肌的损伤。

(3) 按直肠感觉分

① 真性失禁:为中枢神经系统病变(如脊髓瘤),粪便通过直肠时无感觉或无足够的随意收缩。

② 部分失禁:气体或稀便通过肛门时无感觉或无足够的收缩,或两者同时存在,多见于内痔环切术后或括约肌的部分损伤。

③ 溢出失禁:由于直肠过度扩张,内、外括约肌松弛或疲劳无力收缩。如老年人或术后直肠内粪便堆积嵌顿,只有黏液和稀便经肛门溢出。

(三) 鉴别诊断

通过对患者的问诊,能够了解是否存在肛门失禁,通过检查来确定失禁的病因,但是不能因为肛周有粪便污染就判断为肛门失禁。临床上对于神经发育尚未健全,偶然出现稀便和排气失控,肛门仅有黏液溢出或肛肠术后近期肛门不洁,不视为肛门失禁。

表 3-12-2 肛门失禁的鉴别诊断

项目	克罗恩病	结直肠癌术后	直肠脱垂	脊髓截瘫后
肛门失禁	偶尔	偶尔	可伴有	常见
腹泻	中度	中度	偶尔	偶尔
腹痛	中度	中度	偶尔	不常见
里急后重	不常见	偶尔	偶尔	不常见
粪便性质	伴有黏液血便或水样便	少数伴黏液血便	伴有黏液便	可伴有水样便或便秘
发热	低热	少见	少见	少见
肛门会阴部病变	偶见潮湿、湿疹样改变	偶见潮湿、湿疹样改变	潮湿、湿疹样改变	皮肤皱襞干涸样改变
肠黏膜特点	鹅卵石样	局部皱襞	放射至皱襞	黏膜粗糙
病变过程	慢性表现	慢性表现	反复发作	持久不愈

五、治疗方法

(一)中医辨证分型论治

1. 中气下陷证

治则:补气提升,收敛固摄。

方药:补中益气汤加减。炙黄芪 30 g,党参 20 g,炒白术 30 g,当归 10 g,柴胡 6 g,升麻 6 g,陈皮 6 g,益智仁 10 g,诃子肉 10 g,山药,10 g,五味子 10 g,煅龙骨(先煎)20 g,煅牡蛎(先煎)20 g,炙甘草 3 g。

加减:伴肠鸣辘辘,大便溏黏,舌苔厚腻难化者,可加防风、羌活、厚朴、苍术等以升阳化湿;伴大便泻下呈黄褐色者,可加黄连、厚朴、地锦草等以清热除湿。

2. 脾肾亏虚证

治则:健脾温肾,补气升提。

方药:四神丸合参苓白术散加减。莲子肉 15 g,扁豆 15 g,山药 15 g,补骨脂 15 g,诃子 15 g,龙骨 30 g,煅牡蛎(先煎)30 g,人参 12 g,茯苓 12 g,白术 12 g,山茱萸 12 g,泽泻 12 g,肉豆蔻 8 g,五味子 6 g,甘草 5 g。

加减:伴久泻不止,中气下陷者,可加黄芪、党参、白术以益气升阳;伴滑脱不禁者,可加桃花汤或真人养脏汤以固涩止泻。

3. 热毒炽盛证

治则:清热解毒,凉营开窍。

方药:黄连解毒汤合白头翁汤加减。黄连 9 g,黄柏 12 g,秦皮 12 g,金银花 15 g,生地 15 g,赤芍 10 g,丹皮 10 g,木香 6 g。

加减：伴食滞者，加枳实、山楂、莱菔子以消食导滞；伴暑湿困表者，加藿香、佩兰、荷叶以芳香透达；热入营分，高热神昏谵语者，可合用犀角地黄汤。

（二）针灸治疗

主穴：提肛、长强。配穴：肾俞、白环俞、承山、百会、足三里、八髎穴或配合电针。

艾灸：取上述穴位，点燃艾条，艾火距皮肤约 3 cm，灸 10～20 分钟，以灸至皮肤温热红晕，而又不致烧伤皮肤为度。

（三）西医治疗

1. 治疗原则

对不同损伤所致的肛门失禁，治疗上要根据损伤部位、程度、范围和患者年龄、生活习惯以及术者的经验采取不同的治疗方法。

2. 保守疗法

对肛门失禁患者，术前应进行一段时间的保守治疗，保守疗法也是手术前的准备工作之一。

(1) 病因治疗　只要能明确病因，无论何种患者应尽量设法祛除病因。例如糖尿病神经病变引起的肛门失禁者，有效控制高血糖可使症状改善。对直肠内干粪便嵌顿引起的肛门失禁，单纯洗肠不能奏效，需戴手套用手将干硬粪块分割捣碎后再灌肠排出。

(2) 饮食疗法　避免刺激性食物，控制油腻及产气事物的摄入，多吃含纤维素高的及富有营养的食物，增加膳食中食物纤维的含量 6～8 g，适当服用增加大便体积的药物，刺激肠道蠕动，同时养成定时排便的习惯，有助于改善肠道功能，这对直肠感觉功能障碍所致的肛门失禁有益。

(3) 排便训练　为了建立规律性排便习惯，可以根据患者以前的排便时间，在同一时间使用栓剂或开塞露，建立反射性排便，配合腹部按摩，持续 3～4 周。

(4) 肛门括约肌锻炼　对术后轻度的肛门失禁，试行此种方法，加强肛门会阴运动可改善外括约肌、耻骨直肠肌和肛提肌随意收缩能力，增加肛门收缩功能，每日练习，持续锻炼数周到数月。嘱患者收缩肛门（提肛），每天提肛 500 次左右，每次坚持数秒钟，这样可增强肛门括约肌的功能。

(5) 药物治疗　应用一些能改变结肠运动、吸收，结肠内液体含量和直肠敏感性的药物，可用糖皮质激素或用 5-ASA 灌肠可减轻直肠炎症和直肠的敏感性，改善便急症状，减轻肛门失禁。肠蠕动抑制剂对肛门失禁有改善作用。

① 填充剂类药物：天然或者合成的纤维是治疗轻度肛门失禁的一种方法。它们可以增加粪便体积，吸收多余的水分，使慢性腹泻患者粪便成形。

② 止泻药物：慢性腹泻患者大便失禁的发生率可高达 50%。根据病因不同，

可选用洛哌丁胺、可待因、地芬诺酯＋阿托品、地芬诺酯＋阿托品和阿米替林。洛哌丁胺是一种合成的阿片，通过 M 受体抑制大小肠的蠕动，除具有止泻作用外，还能直接增强大便节制能力。因此，当患者表现为慢性腹泻伴肛门大便失禁时，洛哌丁胺可为首选药物。一般用于治疗肛门失禁的药物剂量低于用于止泻的剂量，按需要间歇性给药，用药期间应根据症状改善情况及时调整剂量，以防发生便秘。

(6) 生物反馈治疗　生物反馈治疗指对肛门失禁患者进行排便生理过程训练。这种训练安全无创伤，可以让患者自发反应性适应，也可借助于仪器来完成。训练的目的是达到在直肠扩张时肛门外括约肌收缩。一般训练 3～5 次就可使患者恢复正常的感觉，建立起良好的感觉挤压反应。

通常生物反馈训练可分为三期。第一期：在专门的生物反馈训练室进行，并有专业人员指导训练，在要领掌握后以便携式生物反馈治疗仪居家训练，1 个月后复查。第二期：训练患者肛门自主收缩时括约肌与直肠的协调性。第三期：以引起直肠扩张感的容量阈值开始扩张直肠，但不让患者看到监视器上的各种反馈信号，仅凭直肠扩张感觉收缩肛门外括约肌。每次训练持续 30～60 分钟，每周 2～3 次，6～10 周为 1 个疗程。

(7) 电刺激疗法　电刺激法常用于自发性肛门失禁或神经性肛门失禁，将刺激电极插入外括约肌内，间歇或连续刺激括约肌和盆底肌肉，引起肌肉有规律收缩和感觉反馈，逐步建立括约肌的张力和收缩力。电流逐渐加大至患者产生麻刺感，常用刺激频率每次 30 分钟，每日 1～2 次。对盆底痉挛收缩、瘢痕狭窄的患者和孕妇应慎重使用。

(8) 骶神经刺激疗法　对神经源性肛门失禁和由于盆底肌松弛引起的特发性肛门失禁者，骶神经刺激使肛管直肠的神经纤维被刺激，导致直肠收缩和乙状结肠蠕动，低电压下可训练外括约肌的收缩力，有利于改善腹压增高时的应力性尿便失禁，使盆底及括约肌肌力增强，从而改善肛门失禁的情况。

3. *手术治疗*

手术干预的主要指征是生物反馈疗法无效和出现骶神经刺激症状。这也是产科手术导致部分括约肌损伤引起大便失禁的首选治疗方案，疗效较佳。手术应力求恢复肛门直肠和括约肌的正常解剖和生理状态，括约功能恢复有赖于：① 将直肠恢复成一个足够大而能扩张的容器，并恢复其顺应性；② 重建肛直角，靠人工肛管直肠环，使肛直角恢复 90°左右；③ 修补、加强或重建内、外括约肌结构。手术时力求解剖层次清楚。对感觉性肛门失禁，则实行皮肤的移植或移位术。术后要重视肛门功能锻炼，使排便功能易于恢复。

(1) 肛门紧缩术(图 3－12－5)

手术方式的选择取决于病变的性质和大便失禁的程度。术前须行肠道准备和预防性使用抗生素。

① 适应证:适用于括约肌松弛,肛门不全失禁,肛门无瘢痕缺损者。

② 术前准备:术前 1 日流质饮食,术前 1 晚和手术当日清晨分别清洁灌肠 1 次。

③ 麻醉与体位:骶麻或局麻,截石位。

④ 手术步骤:麻醉成功后,常规消毒,铺无菌巾。在肛门后方距肛门缘 1.5 cm,沿肛门缘做一半环形切口,切口的长短按肛门松弛程度而定。切开皮肤、皮下组织,在肛门后面露出肛尾韧带和外括约肌浅层,然后将皮瓣分离至齿线,露出肛门后三角区,将皮瓣推入肛门内。先用稀释的庆大霉素冲洗术区,然后用圆针可吸收线将肛门后三角闭合,可吸收线应贯穿外括约肌浅层之下,然后将推入肛门内的皮瓣拉出,将多余的皮瓣做"V"字形切除,对口丝线间断缝合,用酒精纱布外敷。

⑤ 术后处理:术后应注意局部感染,应用抗生素,控制排便 3～5 天。卧床休息,避免用力排便。

⑥ 并发症:结扎过紧导致血运坏死,术后肛周感染。

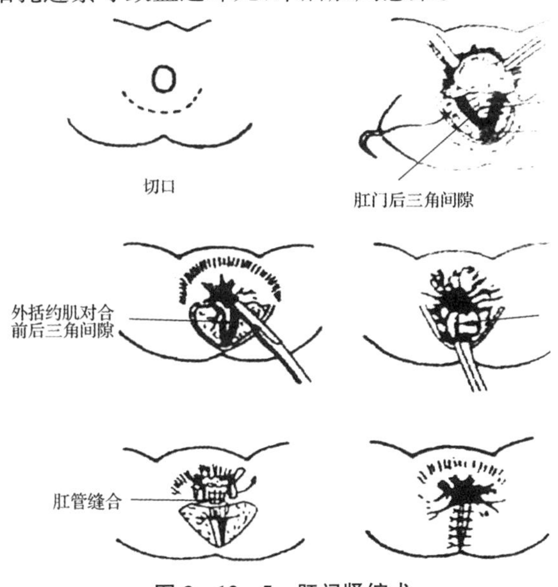

图 3－12－5　肛门紧缩术

(2) 肛门括约肌折叠术(图 3－12－6)

① 适应证:适用于长期肛管直肠脱垂、内痔脱出造成的括约肌松弛无力、肛门闭合不全的大便失禁者。

② 术前准备:术前 1 日流质饮食,术前 1 晚和手术当日清晨分别清洁灌肠 1 次。

③ 麻醉与体位:低位硬膜外麻醉或腰麻。头低臀高截石位或折刀位。

④ 手术步骤:常规消毒会阴部皮肤与直肠黏膜。于截石位 3、9 点处肛旁皮肤分别做一长 12 cm 的横行切口,切至皮下组织,用止血钳潜行分离外括约肌的皮下部部分肌纤维,然后将其挑出切口,一般以肛门内能放入两横指为度。挑出的肌纤维束不要切断,将其折叠两层后,用可吸收线做褥式缝合 2～3 针。将折叠部分再送回皮下,皮肤切口用丝线间断缝合 2～3 针,对好切口皮缘,无菌敷料包扎,丁字带悬吊固定。

⑤ 术后处理:术后 1 周给予抗生素预防感染,尽量控制大便 4～5 日,拆线后鼓励患者做提肛运动,以增强肛门括约肌功能。

⑥ 并发症:结扎过紧导致血运坏死,术后肛周感染。

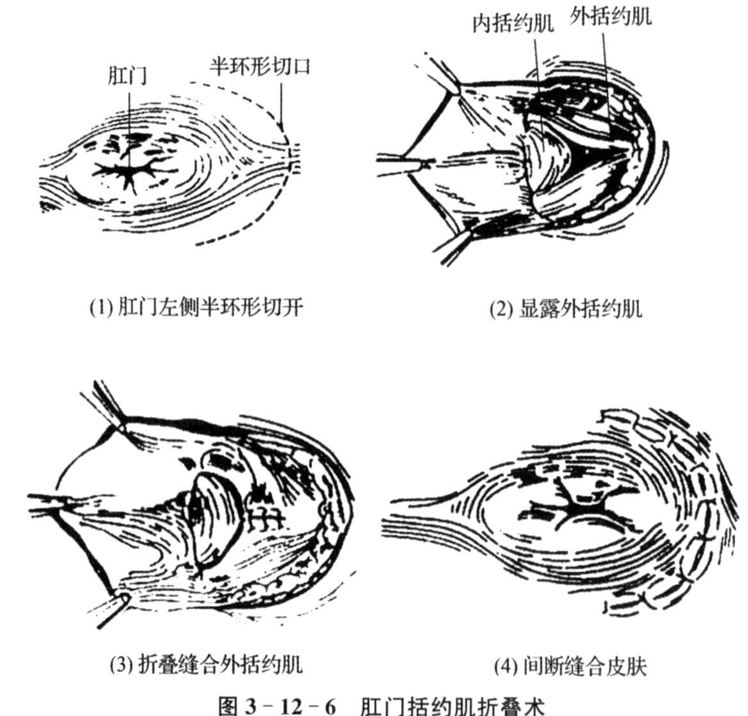

(1) 肛门左侧半环形切开　(2) 显露外括约肌

(3) 折叠缝合外括约肌　(4) 间断缝合皮肤

图 3－12－6　肛门括约肌折叠术

(3) 括约肌断端对合缝合术

① 适应证:适用于肛管直肠环和部分括约肌损伤,瘢痕不甚广泛,括约肌有功能部分超过 1/2 的患者。

② 术前准备:损伤或手术切断病例,应待创面愈合、感染控制后,方行手术修补括约肌,多在 3～6 月后;术前 1 天进流质饮食;术前晚及术晨清洁灌肠,排净灌

肠液后擦净肛周皮肤，备皮；术前 3 日起，口服卡那霉素和甲硝唑等。

③ 麻醉与体位：椎管内阻滞麻醉或腰麻。截石位或侧卧位。

④ 手术步骤：常规消毒会阴部皮肤与直肠黏膜。沿瘢痕外侧做弧形切口，切口的中间部位正对括约肌断端中间瘢痕，切口距离肛门宜尽可能远，以免术后粪便污染伤口。逐层切开皮肤和皮下组织，将外括约肌下部断端和内括约肌断端从瘢痕组织中游离出来，切除周围瘢痕组织，但在括约肌断端可留少许纤维组织，以便缝合时不被撕裂。沿内外括约肌间隙，将内括约肌与外括约肌游离开，并向上分离至肛提肌平面，然后将内括约肌断端拉紧交叉重叠在一起，以 3－0 的可吸收线或丝线做褥式缝合，并将肛管黏膜及其皮肤缝合于括约肌浅面，同样以褥式缝合处理外括约肌断端。如伴有耻骨直肠肌断裂，应牵出肌肉断端，使之围绕肛管，与对侧断端缝合。同时还应注意修复其他组织的缺损部分，避免手术后瘢痕收缩形成凹陷。最后缝合皮肤，伤口下视情况放置皮片，有时可将伤口下部开放，以便引流。

⑤ 术后处理：术后预防性应用抗生素，防止感染；若置引流条应于 36～48 小时内拔除；术后流质饮食 3～5 天；术后 5 天开始口服液体石蜡，保持大便通畅；术后肛门部保持清洁干燥。

⑥ 如有感染形成脓肿，应及时拆线或切开引流；2 周内不做指诊检查，4 周内不做肛门镜检查；恢复后应坚持提肛运动，以增强肛门部肌肉的功能。

⑦ 并发症：结扎过紧导致血运坏死，术后肛周感染。

(4) Parks 肛管后方盆底修补术

① 适应证：适用于原发性失禁、扩张术后引起的失禁和肛管直肠脱垂，固定术后仍有失禁者。

② 麻醉与体位：椎管内阻滞麻醉或腰麻。膀胱截石位。

③ 手术步骤：麻醉满意后，常规消毒铺巾。在距离肛门 2～3 cm 处做肛门后方弧形切口。向前翻转皮片，在内外括约肌之间向上分离。将内括约肌和肛管拉向前方，向上继续分离到耻骨直肠肌上方，显露直肠后方脂肪、髂骨尾骨肌、耻骨尾骨肌。间断缝合两侧耻骨直肠肌，使其作用弓缩短，肛直角前移。同法折叠缝合松弛的外括约肌。缝合皮肤切口。

④ 术后处理：术后预防性应用抗生素，防止感染；流质饮食 3～5 天；术后 5 天开始口服液体石蜡，保持大便通畅；肛门部保持清洁干燥。

⑤ 并发症：结扎过紧导致血运坏死，术后肛周感染。

(5) 肛门前侧括约肌成形术

① 适应证：分娩或外伤所致的陈旧性会阴Ⅳ度撕裂，致肛门失禁的女性患者。

② 术前准备：应行阴道分泌物检查，有滴虫、真菌感染者应先治疗；避开经期；

其余同经肛旁肛门括约肌修补术。

③ 麻醉与体位：椎管内阻滞麻醉。膀胱截石位。

④ 手术步骤：用两把 Allis 钳夹住会阴缺损部位两侧，另在阴道后壁中线缺损的上缘上方 2～3 cm 处也置 Allis 钳。将缺损两侧 Allis 钳对合，判断预定修复的高度。拉紧缺损两侧 Allis 钳，使成横行，便于区分直肠与阴道间的间隙，用手术刀或电刀分离，尽量靠近阴道壁分离，以免损伤直肠。充分分离直肠侧方及上方。常可遇到两侧凹陷处，相当于撕裂、回缩的肛门外括约肌断端，游离断端并留少许瘢痕组织。用 Allis 钳将括约肌两断端拉近，分离其覆盖组织，用 2－0/3－0 的可吸收线"U"形缝合。食指插入肛门，确定括约肌两端是否已有效地缝在一起，括约肌缝线打结后肛管应明显缩紧。缝合会阴浅、深筋膜，加强会阴中心腱。阴道后联合成形，尽可能修复前庭、阴唇外观。采用"Z"形皮瓣转移法缝合会阴部皮肤，延长阴道口与肛管间的距离。

⑤ 术后处理：术后预防性应用抗生素，防止感染；给予流质饮食 1 周；术后第 9 天，开始做肛门括约肌锻炼。

⑥ 并发症：肌瓣的缺血坏死及感染。

(6) 股薄肌移植括约肌重建术

① 适应证：适用于外伤、先天或畸形括约肌修复失败的患者，其括约肌功能完全消失。

② 术前准备：术前 3 日流质饮食，术前一晚和手术当日清晨分别清洁灌肠 1 次，术前 1 日应用抗生素。

③ 麻醉与体位：低位硬膜外麻醉、腰麻或全身麻醉。截石位，两下肢外展。

④ 手术步骤：选取一侧股薄肌，进行常规消毒。在下肢内侧做三个小切口，最低在膝内侧，自下而上游离后从上方切口拉出该肌，注意保护好血管和神经，用盐水纱布包裹备用。在肛门前、后方距肛缘 1.5 cm 各做 2 cm 弧形切口，由此两切口做隧道围绕肛门两侧，再从肛门前切口与股部上切口做一隧道，将股薄肌通过隧道拉至肛门前方，再围绕肛门 1 周，由耻骨结节切口拉出。屈曲内收大腿，拉紧肌髓，助手示指感知松紧度后，将肌腱末端固定在耻骨结节骨膜上，最后缝合各切口。

⑤ 术后处理：术后 1 周给予抗生素预防感染，应随时清除肛周分泌物，控制排便 1 周。首次排便避免用力，以免肌肉撕裂。术后 3 周开始功能训练。

⑥ 并发症：肌瓣的缺血坏死及感染。

(7) 臀大肌移植括约肌重建术

① 适应证：适用于肛门括约肌损伤后，其功能完全消失者。

② 术前准备：术前 3 日流质饮食，术前 1 晚和手术当日清晨分别清洁灌肠

1 次，术前一日应用抗生素。

③ 麻醉与体位：低位硬膜外麻醉或腰麻。俯卧折刀位。

④ 手术步骤：在两侧坐骨结节至骶尾关节处，顺臀大肌纤维走行方向做弧形切口，暴露臀大肌肌腹，远端腱性部分在大转子止点处切断，保留骶尾骨固定点。在该肌内侧下缘游离一条 2.0 cm 宽、1.0 cm 厚的肌瓣，其长度以在无张力情况下能包绕肛门半周为度，注意保护该肌的臀下血管和神经。然后在 3、9 点距离肛缘 1.0 cm 处做长 1.5 cm 横切口，即顺肛缘弧形切口，在肛周做皮下隧道，适当切除瘢痕组织，隧道宽度应能顺利通过肌瓣，注意防止损伤直肠和阴道，避免肌瓣牵拉过度和扭曲。将左侧肌瓣向下经隧道由肛前在 9 点切口穿出并缝合固定于右侧肌瓣，而右侧肌瓣经肛后在 3 点切口拖出缝合固定于左侧肌瓣上。重建肛门括约肌时，助手示指在肛管内，以牵拉两侧肌瓣时示指有紧缩感为度。注意两肌瓣需在不同高度环绕直肠。放置引流管于肌间隙内，逐层关闭。

⑤ 术后处理：术后 1 周给予抗生素预防感染，应随时清除肛周分泌物，控制排便 1 周。首次排便避免用力，以免肌肉撕裂。术后 3 周开始功能训练。

⑥ 并发症：肌瓣的缺血坏死及感染。

(8) 会阴浅横肌移植括约肌成形术

① 适应证：适用于外伤性肛门失禁的患者。

② 术前准备：术前 3 日流质饮食，术前 1 晚和手术当日清晨分别清洁灌肠 1 次，术前 1 日应用抗生素。

③ 麻醉与体位：低位硬膜外麻醉、腰麻或全身麻醉。截石位，两下肢外展。

④ 手术步骤：于肛门前方外侧距肛缘 2 cm 处做一弧形切口，将括约肌断端与瘢痕组织分离，并游离同侧会阴浅横肌，由其起点坐骨结节处切断，向后方牵拉，在肛周皮下做隧道，将游离的会阴浅横肌从隧道绕过肛管侧方，与括约肌断端缝合。会阴浅横肌的神经支配和活动与外括约肌相同，其他肌肉无这种特点。有时可将两侧会阴浅横肌围绕肛管两侧，将两侧肌肉断端缝合在肛管后方。

⑤ 术后处理：术后 1 周给予抗生素预防感染，应随时清除肛周分泌物，控制排便 1 周。首次排便避免用力，以免肌肉撕裂。术后 3 周开始功能训练。

⑥ 并发症：肌瓣的缺血坏死及感染。

(9) 人工肛门括约肌植入术

① 适应证：主要适用于其他手术失败的严重大便失禁和骶神经刺激试验无反应或不适合此试验的肛门括约肌病变。

② 材料：人工肛门括约肌主要包括环绕于肛门可充水的袖套、埋植于大阴唇或阴囊内的控制泵以及埋于腹膜外膀胱左侧的压力调节囊，其为可植入性弹性硅

胶假体。肌袖放置在外括约肌外面，泵置于阴囊或阴唇左侧，而压力调节囊在膀胱左侧或腹膜外，中间以硅橡胶管连接。整个装置充满液体，患者可以控制括约肌袖套的充盈程度以控制肛门的开合。

③ 术前准备：术前 3 日流质饮食，术前 1 晚和手术当日清晨分别清洁灌肠 1 次，术前 1 日应用抗生素。

④ 麻醉与体位：全身麻醉，截石位。

⑤ 手术步骤：在 3、9 点(或 6、12 点切口)距离肛缘 1.0 cm 处做长 1.5 cm 横切口，即顺肛缘弧形切口，在肛周做皮下隧道，适当切除瘢痕组织，切口深度要达 5 cm，以保留足够的空间植入套囊，注意防止损伤直肠和阴道。从切口处钝性分离外括约肌与周围组织至坐骨肛门窝，肛门后方钝性分离同样的深度，置入套囊分检器来确定选择套囊的长度，一般推荐要置入的套囊要比分检器测量的长 1 cm，宽度多选择 1.5 cm 或 2 cm。腹部操作通过腹股沟切口，分离肌肉，进入 Retizius 区，选择压力为 0.81～0.9 kPa 的气球，把套囊的管子连上套管针或隧道器，进入腹股沟切口，在腹股沟切口和阴唇(男性阴囊)的内侧之间打成通道。植入气泵，用连接器连接 4 个管子，仔细止血，抗生素冲洗伤口，用可吸收线逐层缝合。

⑥ 术后处理：术后 1 周给予抗生素预防感染，给予 1 周流质饮食，应随时清除肛周分泌物。植入 6 周后，教患者如何开关气泵，有造口者，择期行肠连续性修补。

⑦ 并发症：有控制泵机械障碍、出口梗阻。当并发感染和套囊腐蚀，一定要取出装置，绝对不能试图用抗生素来保留植入物。

(10) 阑尾造瘘顺行结肠灌洗

① 适应证：主要适用于其他手术均失败的严重的肛门失禁患者。

② 术前准备：术前 1 日流质饮食，术前 1 晚和手术当日清晨分别清洁灌肠 1 次，术前可放置胃管。

③ 麻醉与体位：腰麻或全身麻醉，仰卧位。

④ 手术步骤：沿下腹横纹切口进腹，找出阑尾。保留阑尾系膜，将阑尾根部带部分盲肠壁切除，使其末端呈喇叭口状，切除阑尾头部，使阑尾成两端通的管腔。沿盲肠结肠带切开浆肌层，长度 5 cm，切口远端切开黏膜，用无损伤线吻合阑尾近头端于结肠黏膜开口处，阑尾置于黏膜下隧道内并缝合结肠浆肌层，这样就形成一抗反流通道。术前已选定好阑尾造口部位并将呈喇叭状的阑尾根部移至该处，固定盲肠于前腹壁以防阑尾扭转，取切口外侧较宽广皮瓣做成一皮肤管道并与阑尾根部喇叭口吻合。造瘘管道内需放支架管 2～3 周，支架管拔除后造口管道可放置导尿管，便于插管冲洗。

⑤ 术后处理：术后 1 周给予抗生素预防感染，给予 1 周流质饮食。

⑥ 并发症：造瘘口会出现狭窄或闭塞。

（四）其他疗法

1. 肛门塞

用聚氨基甲酸酯海绵制成的肛门塞，将其留置于肛门直肠交界处，遇水膨胀后可截留住粪便。64%的患者有效，但有2/3的患者感觉不适，不愿忍受，且不利排气而造成腹胀，还时有滑脱。国内也有人用丹碧丝内用棉条代替，减少了滑脱。另一种形式的肛门塞由两部分组成：一个硅酮环和一个可改变长度的球囊。通过一个单向活瓣机制，球囊可以用30 ml注射器充气和放气。最近有一种装置已经美国FDA批准进入临床试验，这一管状装置纳入肛门后，如有粪便进入直肠，则连接的报警器会提示，以使患者有足够的时间去厕所，适用于痴呆、脑卒中（中风）等患者的护理。

2. 外治法

此法适用于各种类型的大便失禁导致的肛门疼痛不适、潮湿等。

（1）熏洗法　该法具有活血止痛、收敛消肿等作用，常用的方剂有五倍子汤、苦参汤、止痛如神汤等。以药物加水煮沸，先熏后洗。

（2）敷药法　该法有消肿止痛、收敛祛腐生肌作用，常用药有消痔膏、九华膏等。

（3）塞药法　该法是将药物制成各种栓剂塞入肛内，依靠体温将其融化，直接敷于肛门直肠皮肤黏膜，起到清热消肿、止痛止血作用。常用药有痔疮栓、太宁栓等。

六、疗效标准

治愈：能随意控制气体、液体、成形粪便排出。

好转：可控制成形粪便排出，不能控制气体、液体，肛门括约肌功能不全。

未愈：肛门控制功能无改善。

第二节　功能性便秘

便秘是一种临床常见的症状，也是一种基于症状的疾病，主要表现为排便困难、费时费力，或排便次数减少、排便不尽感等，可单独出现，也可伴随其他疾病。发病主要因素与性别、年龄、饮食、职业、遗传、教育程度、家庭收入、地理分布、居住区域等有关。目前其发病机制尚未明确，公认的观点有胃肠动力学改变、内脏感觉异常、免疫及肠黏膜屏障异常、感染、精神心理社会因素、遗传因素等。引起便秘的原发疾病不同，其临床表现也有差别。便秘可继发于大肠肿瘤、器质性狭窄梗阻、脊髓损伤及阿片类药物应用后等，但本书所阐述的功能性便秘，主要指无明显器质性疾病、系统性疾病、代谢性疾病、明确的形态结构异常和明确的药物因素的慢性便秘。功能性便秘长期反复发作，患者排便努挣时易诱发心脑血管意外，也可导致痔疮、肛门疼痛不适等肛周疾病，还可引起心理疾患，甚至增加肠道癌变的风险，对工作、生活造成严重影响。

一、流行病学

功能性便秘是世界范围内常见的一种慢性胃肠病，在便秘中占57.1%，且随着社会老龄化、现代生活节奏的加快、饮食习惯的改变以及社会-心理等因素的影响，发病率逐年上升，在我国一项针对内地多地区共16 078名中国成人的慢性便秘流行病学调查中显示：功能性便秘患病率为6%～10%，老年人及女性患者居多，成年女性达12.8%。

二、病因病理

（一）中医病因病机

功能性便秘属中医"便秘""后不利""大便难""秘结"等范畴。便秘的病位在大肠，与脾、胃、肝、肾、肺等脏腑功能失调有关。便秘主要是饮食不节、情志失调、年老体虚、感受外邪等因素导致热结、气滞、寒凝、气血阴阳亏虚而引起的肠道传导失司。基本病机为热结、气滞、寒凝、气血阴阳亏虚，大肠传导功能失常。

1. 饮食不节

饮酒过多，过食辛辣肥甘厚味，导致肠胃积热，大便干结；或恣食生冷，致阴寒凝滞，胃肠传导失司，造成便秘。

2. 情志失调

忧愁思虑过度，或久坐少动，每致气机郁滞，不能宣达，于是通降失常，传导失职，糟粕内停，不得下行，而致大便秘结。

3. 年老体虚

素体虚弱，或病后、产后及年老体虚之人，气血两亏，气虚则大肠传送无力，血虚则津枯肠道失荣，甚则致阴阳俱虚。阴亏则肠道失荣，导致大便干结，便下困难；阳虚则肠道失于温煦，阴寒内结，导致便下无力，大便艰涩。

4. 感受外邪

外感寒邪可导致阴寒内盛，凝滞胃肠，失于传导，糟粕不行而成冷秘。若热病之后，肠胃燥热，耗伤津液，大肠失润，亦可致大便干燥，排便困难。

（二）西医病因病理

引起功能性便秘的常见原因有肠道所受刺激不足和肠神经系统病变、内分泌紊乱或代谢性疾病、精神因素、药物性因素等。

1. 肠道所受刺激不足

蔬菜、水果等长期摄入减少时，进食的纤维素和水含量相应减少，消化道缺少生理性刺激物，不能及时将食物残渣推向直肠，肠内容物通过时间延长，水分过度吸收，致大便干结；粪便的含水量及容积减少，对肠壁的刺激也减弱，进入直肠后不能产生足够的压力，刺激直肠壁的神经感受细胞产生排便反射，从而形成便秘。

2. 排便动力不足

老年人、活动过少的产妇、营养障碍者等可因膈肌、腹肌及肛门括约肌的收缩力下降、腹压降低而使排便动力不足，使食物通过时间延长，粪便不易排出，发生便秘。

3. 肠神经系统病变

肠壁内肠神经丛可分为两类：黏膜下神经丛和肌间神经丛。神经丛中包含许多神经节，神经节发出的纤维纵横交织，相互联系。Wedel 等用免疫组织化学的方法研究发现，慢传输型便秘患者肌间神经丛神经节细胞和神经元细胞明显减少，神经胶质细胞的比例明显增多，其形态学改变是神经发育不良性神经节病，而黏膜下神经丛却无此变化，提示肌间神经丛在便秘发病中起主要作用。而通过刺激汗腺反应的试验发现，几乎所有的慢传输型便秘患者都有节前交感胆碱能神经功能紊乱。

4. 胃肠调节肽的改变

胃肠调节肽在慢性便秘发病中的作用越来越引起人们的重视，胃肠调节肽的异常表达可能在功能性便秘发病过程中占据重要地位。这些调节肽包括阿片肽(opioid peptides)、血管活性肠肽(vasoactive intestinal peptide，VIP)、一氧化氮(nitric oxide，NO)、胆囊收缩素(cholecystokinin，CCK)、胰多肽、生长抑素、酪酪肽(peptide tyrosine tyrosine，PYY)、神经肽 Y 等结肠抑制性调节肽，以及乙酰胆碱、P 物质、5-羟色胺、胃动素等结肠兴奋性调节肽。

5. 神经精神因素

排便是受大脑皮质随意控制的动作，人可以通过大脑皮质和自主神经系统随意和不随意的反射活动，使便意缓解，粪便通过直肠的向上逆行蠕动返回乙状结肠，暂时不排便。但如果经常任意地延长排便时间，就会使直肠壁上的神经细胞对粪便进入直肠后产生的压力的感受性变迟钝，无便意感产生，形成便秘。精神病、抑郁症患者或长期存在焦虑、抑郁、恐惧等的人，其大脑皮质持续受到抑制，阻碍排便反射的下传，抑制肠系膜上丛、腹下丛、直肠神经丛等副交感神经，肌间神经丛结肠运动降低，敏感度下降。一些有肛裂、痔疮等肛门疾病的患者，因大便时剧痛、流血、脱出等，常恐惧排便，有意识地延长排便时间，也会产生这种习惯性便秘。

三、临床表现

(一) 临床特点

便秘不是一种病，而是多种疾病的一个症状，不同的病人表现不同，包括：① 大便量太少、太硬，排出困难；② 7 天内排便次数少于 2～3 次；③ 排便困难合并一些特殊说下候群，如腹痛、腹胀，恶心，肛门疼痛，长期用力排便，有直肠胀感、排便不尽感或依靠手法协助排便，心情烦躁等。

(二) 辅助检查

1. 直肠指诊

指诊能准确判定直肠内粪便和坚硬粪块填塞、直肠异物、外来压迫等，能发现直肠肿物、直肠狭窄、直肠腔扩大、肛门括约肌松弛、肛门紧缩，并常用于解除粪便嵌塞等，对便秘的诊断和治疗颇有价值。

2. 粪便检查

粪便检查包括一般性状检测、显微镜检查和隐血试验。如粪便坚硬块大，排出困难，多为直肠型便秘；若带有黏液血丝，应考虑直肠黏膜有特发性炎症，如宿便性溃疡、慢性直肠炎等。粪便变细、变扁，多为肛门括约肌痉挛引起，但持续变细时则要考虑直肠癌或直肠狭窄。粪便呈坚硬小块，状如羊粪，多为痉挛性便秘；结肠过敏除羊粪状便外，常有多量黏液；粪结气臭、色黄，多是实热内结；粪结味臭、色黑，多是津少血燥。

3. 血清学检查

血清学检查包括血常规、血生化、甲状腺功能、肿瘤标记物等，特别注意血钙、血钾、血甲状腺素水平，以排除便秘的结肠外病因，如消化道肿瘤、糖尿病、甲状腺疾病、肾功能不全等。

4. 内镜检查

内镜检查是便秘患者的重点检查项目，对年龄超过 40 岁的新发便秘、有报警征象(包括便血、粪便隐血阳性、贫血、消瘦、明显腹痛、腹部包块、有结直肠息肉史和结直肠肿瘤家族史)、难治性便秘患者，特别是对粪便隐血试验阳性、血 CEA 高的患者，怀疑有器质性病变时，应行直肠镜、乙状结肠镜或电子肠镜检查。

5. 结肠运输试验

受试者自检查前三日起禁服泻剂及其他可能影响肠功能的药物。检查日早餐服含有 20 粒标记物的胶囊，每隔 24 小时摄腹部平片 1 张，至标记物排出 80%以上为止(最多不超过 5 张腹部平片，未婚女性应减少摄片张数)。正常者在 72 小时内排出 80%标记物。异常分为：结肠型、直肠型、结肠直肠混合型。

6. 球囊逼出试验

首先将球囊置于受试者直肠壶腹内，注入温水(39 ℃)50 ml，然后让受试者取习惯排便姿势(坐或蹲位)，嘱其尽快将球囊排出。正常：排出在5分钟内排出球囊。异常：超过5分钟或排不出。

7. 钡灌肠检查

钡灌肠检查包括单纯钡灌肠和气钡双重对比造影，可用于筛查憩室病和结直肠癌等。钡灌肠对结肠肠腔直径、结肠长度、病变部位定位有一定优势，可以发现结肠冗长、巨结肠、巨直肠、直肠狭窄等病变(图3-12-7)。

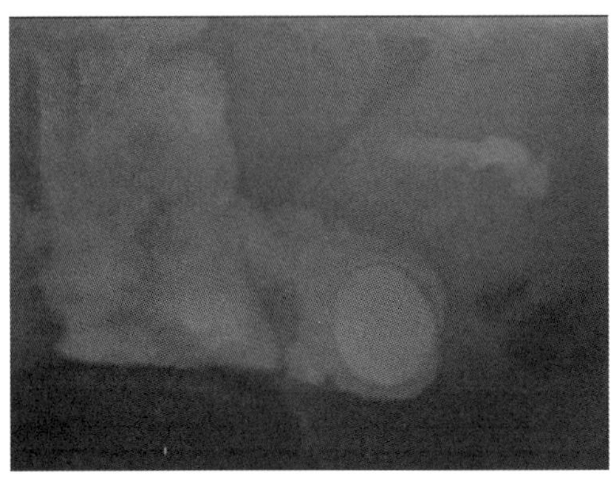

扫一扫

看图更清晰

图3-12-7　钡灌肠示盲肠内巨大粪石

8. 排粪造影

排粪造影包括常规X线排粪造影、磁共振排粪造影，是排便障碍型便秘的重要检查手段之一，它能同时显示肛管直肠部位的功能性改变，对诊断直肠前突(见图3-12-8)、小肠疝、直肠肛管内套叠、耻骨直肠肌矛盾收缩及直肠脱垂有意义。

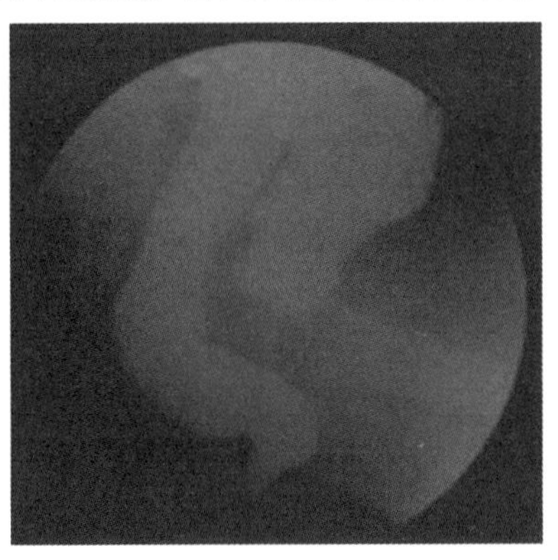

扫一扫

看图更清晰

图3-12-8　排粪造影示耻骨直肠肌痉挛及直肠前突

操作方法：检查前保持直肠、乙状结肠空虚，排出远端大肠积粪。检查前3～4小时口服钡剂100 g，充盈小肠，以利观察有无内脏下垂及小肠疝。受检者取侧卧位，用钡剂涂抹肛管作为标记，将80%（W/V）硫酸钡悬液300～400 ml注入直肠内。令受检者坐于特制透X线便器上，观察排粪造影的全过程。同时拍摄静息相、力排相、黏膜相、提肛相。必要时加排正位相及强忍相。摄片需上达骶椎S1高度，下包肛门、前包耻骨联合、后包骶尾骨。

9. 肛管直肠压力测定

肛管直肠压力测定是评估肛门直肠和盆底肌肉的正常生理功能及其病理生理改变的重要工具，可测定肛管静息及收缩压、直肠排便压等，而测定直肠肛管抑制反射可用以鉴别单纯慢传输型便秘和先天性巨结肠。

10. 肛周肌电图

肛门括约肌肌电图有肛管内肌电图和皮肤表面肌电图两种，其有助于判断便秘有无肌源性和（或）神经源性病变，了解有无直肠-肛门括约肌协调运动异常，可协助分析是否存在出口梗阻型便秘，如盆底失弛缓综合征。

11. 阴部神经终末运动潜伏期

此检查主要用于大便失禁、会阴下降综合征、尿失禁等会阴神经病变的患者，也用于肛门括约肌重建术前后（如经阴道分娩术后损伤），或直肠脱垂修补术前后的评价。对长期慢性便秘和排便困难患者，在直肠切除术前，预测有无术后发生大便失禁的可能。

四、诊断与鉴别诊断

（一）中医诊断要点

功能性便秘分为实秘和虚秘。

1. 实秘

（1）热秘

证候：大便干结，腹胀腹痛，口干口臭，面红心烦，或有身热，小便短赤，舌红，苔黄燥，脉滑数。

（2）冷秘

证候：大便秘结涩滞，腹痛拘急，腹满拒按，胁下偏重，手足不温，呃逆呕吐，舌苔白腻，脉弦紧。

（3）气秘

证候：大便干结或不干，排便不畅，欲解不得，肠鸣矢气，腹中胀痛，嗳气频作，纳食减少，胸胁满闷，舌苔薄腻，脉弦。

2. 虚秘

(1) 气虚秘

证候:大便并不干硬,虽有便意,但排便困难,用力努挣则汗出短气,便后乏力,面白神疲,肢倦懒言,舌淡苔白,脉弱。

(2) 血虚秘

证候:大便干结,面色无华,头晕目眩,心悸气短,失眠,多梦健忘,唇甲色淡,舌淡苔白少津,脉细。

(3) 阳虚秘

证候:大便干或不干,排出困难,小便清长,面色晄白,四肢不温,腹中冷痛,或腰膝酸冷,舌淡苔白,脉沉迟。

(4) 阴虚秘

证候 :大便干结,状如羊屎,形体消瘦,头晕耳鸣,颧红面赤,五心烦热,潮热盗汗,腰膝酸软,舌红少苔,脉细数。

(二) 西医诊断要点

(1) 必须包括以下两项或两项以上:>25%的排粪感到费力;>25%的排粪为干球粪或硬粪;>25%的排粪有不尽感;>25%的排粪有肛门直肠梗阻(或阻塞)感;>25%的排粪需要手法辅助;每周自发排粪少于 3 次。

(2) 不用泻药时很少出现稀粪。

(3) 不符合 IBS 的诊断标准。

诊断前出现症状至少 6 个月,且近 3 个月内满足症状要求。

(三) 鉴别诊断

1. 结直肠肿瘤

结直肠肿瘤患者可表现为便秘,特别是直肠肿瘤,排便习惯改变、粪便变形、便血、粪潜血阳性以及出现其他警报征象提示结直肠肿瘤的可能性,除常规肛门直肠指诊外,还应及时安排结肠镜检查,以助鉴别诊断。

2. 直肠前突

由于全身结缔组织受损,盆底(盆膈)支持结构松弛,加上不良排便习惯的影响,直肠阴道隔松弛,排便时直肠向阴道侧膨出甚至可疝入阴道,导致患者排便困难,肛门和会阴部坠胀及有便意不尽感,甚至需将手插入阴道内按压方能排出。直肠前突是引起妇女便秘的主要原因之一,一些患者施行手术后便秘症状依然存在,或短期内复发。本病常伴有盆底松弛、直肠黏膜内脱垂等。指诊时可扪及直肠前壁易凹陷的薄弱区呈疝囊向阴道后壁膨出,可助鉴别。

3. 直肠内套叠

患者以排便困难、费时费力、排便不尽感和肛门坠胀或阻塞感为主诉，由排粪造影检查可确诊，可见直肠黏膜自肠壁一侧或两侧向腔内突出、直肠黏膜环形向直肠腔内突出，X线改变呈聚拢现象或直肠黏膜进一步向腔内突出，直肠壁呈套叠或折叠状。指诊时患者取蹲位或侧卧位，令做排便状，可触及直肠腔内黏膜折叠堆积，柔软光滑、可上下移动、有壅阻感或绕指感，内脱垂部分与肠壁之间有环形沟。肛门镜检查时患者腹压稍增加即可见到直肠黏膜下垂堆积，似瓶塞样突入肛门镜镜筒开口，若局部黏膜发炎或发生孤立性溃疡，则见充血、水肿、散在溃疡、糜烂及出血点。

4. 炎性肠病

炎症性肠病包括溃疡性结肠炎和克罗恩病，多数患者表现为腹泻、脓血便，伴有腹痛、发热等，少数患者表现为便秘，此类病容易被误诊为功能性便秘。多次粪便检查、炎症指标检查、内镜检查和X线检查有助于鉴别诊断。

5. 便秘型肠易激综合征

肠易激综合征表现为腹痛、腹泻或便秘，或腹泻与便秘交替。肠易激综合征中的便秘型是与腹痛或腹胀有关的慢性便秘，具有排便次数少，排便困难，排便、排气后腹痛或腹胀减轻等特点。

6. 慢性假性肠梗阻

慢性假性肠梗阻累及结肠时可表现为顽固性便秘、肠梗阻，患者腹胀明显，很少或不出现高调肠鸣音。腹部X线平片可显示肠道液气平，肠管高度扩张，不难鉴别。

7. 先天性巨结肠

先天性巨结肠是一种常见的先天性消化道畸形，主要累及直肠和乙状结肠，成年患者常表现为严重便秘、腹胀和不全肠梗阻。借助钡灌肠中典型的表现有助于鉴别诊断。

8. 盆底痉挛综合征

盆底痉挛综合征患者肛门测压多为正常；测量患者盆底常规肌电图和单纤维肌电图时发现肌电图异常，盆底痉挛综合征结肠通过时间可正常或稍微延长。排粪造影是诊断的主要手段，主要表现为排便过程中，肛直角变化不大，甚至反而缩小。

9. 耻骨直肠肌综合征

这是一种以因耻骨直肠肌痉挛性肥大致使盆底出口处梗阻为特征的排便障碍性疾病，可能与肛管长期慢性炎症、滥用泻药及盆底痉挛等因素有关。直肠指诊见肛管紧张度增高，肛管明显延长，耻骨直肠肌明显肥大，有疼痛；结肠运输功能测定可发现，部分患者有明显的直肠滞留现象；肛管直肠压力测定，静息压及最大收缩压均增高，括约肌功能长度增加，可达5～6 cm。

10. 系统性和代谢性疾病

糖尿病、甲状腺功能低下、帕金森病、脑卒中、脊髓损伤、系统性硬化等系统性疾病均可引起便秘，根据情况行相应检查。

11. 药物因素引起的便秘

明确的药物因素引起的便秘不应列入功能性便秘范畴，能引起便秘的药物包括：阿片类药物、精神类药物、抗痉挛剂、抗胆碱能药物、多巴胺类药物、钙拮抗剂、胆汁酸结合类药物、非甾体消炎药、钙剂和铁剂等。可通过详细询问用药史以排除。

五、治疗方法

（一）中医辨证分型论治

便秘的治疗应以通下为主，但决不可单纯用泻下药，应针对不同的病因采取相应的治法。实秘为邪滞肠胃、壅塞不通所致，故以祛邪为主，给予泄热、温散、通导之法，使邪去便通；虚秘为肠失润养、推动无力而致，故以扶正为先，给予益气温阳、滋阴养血之法，使正盛便通。如《景岳全书・秘结》曰："阳结者，邪有余，宜攻宜泻者也；阴结者，正不足，宜补宜滋者也。知斯二者即知秘结之纲领矣。"

1. 实秘

(1) 热秘

治则：泄热导滞，润肠通便。

方药：麻子仁丸加减。火麻仁 20 g，芍药 9 g，枳实 9 g，制大黄 9 g，厚朴 12 g，杏仁 20 g，白蜜 2 匙。

加减：伴咳喘者，可加瓜蒌仁、苏子、黄芩等清肺降气以通便；伴痔疮、便血者，可加槐花、地榆等清肠止血；伴热势较盛、痞满燥实坚者，可用大承气汤以急下存阴。

(2) 冷秘

治则：温里散寒，通便止痛。

方药：温脾汤合半硫丸加减。大黄 15 g，当归 9 g，干姜 9 g，附子 6 g，人参 6 g，芒硝 6 g，半夏 15 g，甘草 6 g。

加减：伴便秘腹痛者，可加枳实、厚朴、木香以助泻下之力；伴腹部冷痛，手足不温，可加高良姜、小茴香以助散寒。

(3) 气秘

治则：顺气导滞。

方药：六磨汤加减。乌药 10 g，木香 10 g，沉香 10 g，大黄 10 g，槟榔 10 g，枳实 10 g。

加减:伴腹部胀痛甚者,可加厚朴、柴胡、莱菔子以助理气;伴气逆呕吐者,可加半夏、陈皮、代赭石以降逆止呕;伴七情郁结、忧郁寡言者,加白芍、柴胡、合欢皮以疏肝解郁;伴跌扑损伤,腹部术后,便秘不通者,可加红花、赤芍、桃仁等以活血化瘀。

2. 虚秘

(1) 气虚秘

治则:益气润肠。

方药:黄芪汤加减。生黄芪 30 g,火麻仁 20 g,白蜜 2 匙,陈皮 10 g。

加减:伴脘腹痞满、舌苔白腻者,可加白扁豆、生薏苡仁以健脾祛湿;伴脘胀纳少者,可加炒麦芽、砂仁以和胃消导;伴乏力汗出者,可加白术、党参以补中益气;伴肢倦腰酸者,可加大补元煎以滋补肾气。

(2) 血虚秘

治则:养血润燥。

方药:润肠丸加减。大黄 15 g,火麻仁 15 g,桃仁 15 g,当归尾 15 g,枳实 15 g,白芍 15 g,升麻 15 g,人参 9 g,陈皮 9 g,木香 6 g,槟榔 6 g,生甘草 9 g。

加减:伴面白、眩晕甚者,可加玄参、何首乌、枸杞子以养血润肠;伴手足心热,午后潮热者,可加知母、胡黄连等以清虚热;伴阴血已复,便仍干燥者,可加五仁丸以润滑肠道。

(3) 阳虚秘

治则:温阳通便。

方药:济川煎加减。当归 15 g,牛膝 6 g,肉苁蓉 9 g,泽泻 10 g,升麻 15 g,枳壳 15 g。

加减:伴寒凝气滞、腹痛较甚者,可加肉桂、木香以温中行气止痛;伴胃气不和、恶心呕吐者,可加半夏、砂仁以和胃降逆。

(4) 阴虚秘

治则:滋阴通便。

方药:增液汤加减。玄参 15 g,麦冬 15 g,生地 15 g,当归 10 g,石斛 10 g,沙参 10 g。

加减:伴口干面红、心烦盗汗者,可加芍药、玉竹以助养阴;便秘干结如羊屎状者,可加火麻仁、柏子仁、瓜蒌仁以增润肠之效;胃阴不足、口干口渴者,可用益胃汤;肾阴不足、腰膝酸软者,可用六味地黄丸;若阴亏燥结、热盛伤津者,可用增液承气汤以增水行舟。

(二) 针灸治疗

1. 一般针刺

治则:调理肠胃,行滞通便。以足阳明、手少阳经穴为主。

处方：天枢、支沟、水道、归来、丰隆。

配穴：热秘者加合谷、内庭；气秘者加太冲、中脘；气虚者加脾俞、气海；血虚者加足三里、三阴交；阳虚者加神阙、关元。

操作：主穴用毫针泻法；配穴按虚补实泻法；神阙、关元用灸法。

2. 电针疗法

电针疗法适用于盆底松弛型便秘，肛门会阴部前后左右用4根针，经皮下刺入肌层，电针通电引起针反复跳动，增强盆底肌收缩力。

3. 耳针法

选大肠、直肠、交感、皮质下。毫针刺，中等强度或弱刺激，或用揿针，或用王不留行籽贴压。

4. 穴位注射、穴位埋线法

选穴参照基本治疗穴位。穴位注射用生理盐水或维生素 B_1、维生素 B_{12} 注射液，每穴注射0.5～1 ml；穴位埋线选取羊肠线或无菌蛋白线。

（三）西医治疗

1. 治疗原则

功能性便秘的治疗应从基础治疗入手，从调整饮食和生活方式入手，多饮水，增加有氧运动，建立良好的排粪习惯。适当疗程（如4～8周）的基础治疗无效后，再以症状为基础，分析病理机制，筛选药物或非药物治疗。

2. 一般治疗

改善生活方式，保持精神愉快，按时睡眠，养成良好排便习惯（晨起或早饭后）；增加膳食纤维摄取及饮水量，推荐量为每天25～30 g；适当运动、腹式呼吸锻炼和腹部按摩也有一定的帮助，盆底松弛的患者可做提肛运动，坐位、卧位强力吸气上提收缩肛门（节律为收缩10秒—保持—放松10秒，如此往复，10次为1组，可根据耐受性反复练习多组），每次运动10～15分钟，每日数次。尽可能避免可能引起便秘的药物，避免长期服用泻剂。

3. 药物治疗

（1）纤维素和容积性泻剂

该类药物适用于轻、中度便秘，为非淀粉性多糖浓缩物，被多数便秘指南推荐，如饮食和生活方式调整无效，在使用泻剂或客观检查之前，可选择膳食纤维或补充纤维素实验性治疗。适用于摄食植物纤维不足所致慢性便秘而患者本身又不能耐受进食过多富含植物纤维的食物的情况。常用制剂有两类：一是膳食或经加工的自然纤维（如糠、麸），二是化学合成的纤维素（甲基纤维素）和合成的聚合物如聚卡波非钙。其作用是在结肠内经过细菌的发酵作用，产生短链脂肪酸，增加肠道的渗透性和水潴留，而增加泻药效果。罗马Ⅳ指南特别指出，纤维素及其酵解产物的另一功能是对肠道微生态的调节、黏膜免疫激活和维持肠道通透性，并可调节肠道功能和感觉。

副作用：纤维素治疗会产生剂量依赖的腹胀和胃肠胀气，降低患者的依从性。有轻度吞咽困难、帕金森病以及没有食道病变的病例在口服容积性泻剂后会产生急性食道梗阻。药物的应用过量或液体摄入不当会引起肠梗阻。容积性泻药治疗慢性便秘作用有限，但可作为长期治疗手段，副作用相对较小。

（2）渗透性泻剂

此为中重度便秘患者首选，主要包括：吸收差的阳离子盐类和阴离子盐类，如硫酸镁等；乳果糖和山梨糖醇；不能代谢的药物，如聚乙二醇。该类药物不被肠道吸收，依靠其在肠道内发酵产生脂肪酸、氢气及二氧化碳，降低粪便 pH；可促进水电解质分泌、增加粪便体积、促进肠道蠕动，安全有效且价格低廉。

副作用：盐类泻剂过量使用可能导致电解质失衡，如高镁血症、高磷酸盐血症、低钙血症、高钠血症、低钾血症和低白蛋白血症等。肾功能受损者及儿童患者应慎用盐类泻剂。

（3）刺激性泻剂

刺激性泻剂包括酚酞（果导）、蒽醌类（番泻叶、芦荟）、比沙可啶（便塞停）、蓖麻油和表面活性剂（多库酯钠）。可减少肠道对水分的吸收，激发肠道动力（或）影响肠上皮对水电解质的吸收，促进前列腺素的释放，也会刺激肠道神经。罗马Ⅳ指南肯定了比沙可啶和匹克硫酸钠等刺激性泻剂对便秘的疗效，并指出这些药物在推荐剂量下使用是安全的，但建议短期、间断服用。

副作用：果导是美国最常用的非处方药，由于动物试验认为有致癌作用，现在已被禁用；蒽醌类药的副作用除腹痛、电解质失衡、过敏反应和肝脏毒性以外，结肠黑变病、泻药性结肠和新生物也与蒽醌类代谢产物有关；便塞停可致结肠上皮细胞凋亡，并可引起腹部绞痛及水样大便，较难调节恰当剂量，故应慎用该类药物；蓖麻油可引起痉挛性腹痛；多库酯钠会促进胃肠道或肝脏对其他药物的吸收，从而增加肝脏毒性，并且会损害和减少肠肌丛的神经节细胞，造成肠黏膜结构的改变。

（4）润滑性泻剂

润滑性泻剂适用于顽固性便秘、粪便干结、排出无力的体弱者，常见的润滑性泻剂包括液体石蜡、香油、甘油等，这类油剂经口服或直肠给药，减少水分重吸收，对肠壁和粪便起润滑作用，服用后可随大便排出体外。

副作用：吞咽不慎时可致类脂质性肺炎，可引起肛门及直肠黏膜处异物反应，长期应用可致脂溶性维生素如维生素 A、维生素 D、维生素 E、维生素 K 的吸收减少，造成脂溶性维生素缺乏的危险。

（5）微生态制剂

微生态制剂适用于菌群紊乱和过度生长者，如双歧杆菌制剂、嗜酸乳杆菌制剂、枯草杆菌制剂等。不作为便秘的常规治疗，其他方法无效时可酌情试用。

（6）胃肠道促动力剂

应用最广泛的是5-HT_4受体激动药，通过激活胃肠道的胆碱能中间神经元及肌间神经丛的5-HT_4受体，使之释放乙酰胆碱，增强胃肠运动功能，恢复结肠推进式运动，缩短结肠通过时间。对于结肠慢传输型便秘患者，首选是促动力剂，如莫沙必利、普芦卡必利等，替加色罗因副作用已退出临床。

4. *灌肠*

灌肠适用于急性便秘和重症病人。灌肠是将一定量的溶液直接注入直肠、结肠，直接刺激肠壁而反射性促进肠蠕动，使大便排出，起效快。一般用生理盐水或1%肥皂水灌肠导泻，温度控制在39～40 ℃为宜，对大便嵌塞者可用50%硫酸镁30 ml、甘油60 ml、水90 ml。灌肠液也可用大承气汤。另外，开塞露法、肥皂条通便法也是常用的通便方法。

副作用：短时间内反复多次应用可损害直、结肠黏膜。

5. *生物反馈*

生物反馈是利用肌电（或压力）设备，使患者直观地（可视图像或声音）感知其排便的盆底肌的功能状态，“意会”在排便时如何放松盆底肌，同时增加腹内压实现排便的疗法。该治疗前需先向患者解释盆底解剖、生理，说明此治疗的方法、步骤，使其配合治疗，掌握如何根据压力变化来调整排便动作，学习如何放松盆底肌等。这些方法需经反复训练建立条件反射来实现。

6. *手术治疗*

手术治疗适用于极少数严重便秘者。当患者症状严重影响工作和生活，且经过至少6个月严格的非手术治疗无效时，可考虑手术治疗。手术方式包括全结肠切除术、结肠次全切术。手术能改善患者便秘，恢复结肠传输时间，但具有潜在风险，因此要严格掌握手术适应证。

手术指征：有确切的结肠无张力的证据；无出口处梗阻；肛管有足够的张力；临床上无明显的焦虑、忧虑及精神异常；无弥漫性肠道运动失调的临床证据，如肠易激综合征。

（1）结肠全切除联合回直肠吻合术　该术式适用于伴有或不伴有先天性巨结肠的结肠慢传输型便秘。术中切除结肠并行回肠直肠吻合。其可能出现的并发症有出血、吻合口漏、粘连性肠梗阻、大便次数过多及肛门湿疹等。

（2）全结肠切除术　该术式彻底，复发率低，已作为国内外公认的标准术式，据国内外总的综合资料分析，其治愈率为50%～100%，腹泻发生率为30%～

40%，尤其是短期腹泻几乎100%，小肠梗阻率为8%～44%，便秘复发率10%，需再次手术率为41%～100%。由于切除了回盲部，短期内腹泻发生率较高，需经0.5～1年不断治疗和训练方可望好转，但若术中发现盲肠功能差，不做切除，术后腹泻同样不可避免，甚至更加严重，故大多学者认为，术前或术中发现盲肠功能差，扩张明显者应选用此术式，可减少腹胀、腹痛和腹泻。另外，除从严掌握手术适应证外，还需在术中特别注意手术技术，以免发生粘连性梗阻和便秘复发。

（3）结肠次全切术　该术式疗效不低于全结肠切除术而术后腹泻发生率却明显降低，损伤也较之减小，恢复较快，已作为国内外推荐术式。结肠次全切术有切除升结肠至直肠中上段、行盲肠直肠吻合，以及切除盲肠至乙状结肠中下段、行回肠乙状结肠吻合两种方法。前者又有顺蠕动和逆蠕动的盲直肠吻合两种，均保留盲肠、回盲瓣和末端回肠襟，有助于控制食糜进入结肠的速度，同时盲肠作为一生理性容器，保留了代谢未消化的淀粉和制造短链脂肪酸的结肠菌群的功能，有助于形成正常的粪便，维持正常的水分、钠和维生素 B_{12} 吸收，减少术后腹泻发生，预防肾、胆结石等。但术后会增加肠梗阻发生率，切除直肠可能损伤腹下神经，顺蠕动吻合还需保留5～10 cm升结肠，术后便秘复发率及腹痛发生率较高。后者保留全部盆腔结直肠，术后无性功能及排便功能障碍，也保留了末端回肠，操作简单，但术后一段时间内可出现腹泻。

（4）结肠节段切除术　根据结肠传输试验和结肠压力测定，若动力障碍局限于某一肠段，可行选择性肠段切除。需要注意的是，至少3次检查确定存在动力障碍的结肠肠段，术中探查其余结肠无扩张、肠壁无变薄，方可切除病变肠段；但是由于缺乏确定存在动力障碍的结肠肠段的精确检查手段，如放射线标志物法的节段性结肠传输时间计算方法简单地将结肠分为右半、左半及乙状结肠、直肠部，并不能计算出某一具体结肠段的传输时间，而同位素法和腔内压力测定方法远未普及，故即使手术也难免术后便秘不缓解或远期疗效不佳，此术式应慎用。

（5）全结直肠切除联合回肠贮袋肛管吻合术　切除回肠末端至齿线范围内全部大肠，取30 cm回肠作15 cm J形贮袋，行贮袋肛管吻合术。鉴于该术式创伤大，操作复杂，术后可能出现吻合口漏、贮袋炎、贮袋排空障碍、性功能及排尿功能障碍等多种并发症，不作为STC的常规手术方式，仅在结肠（次）全切除术后效果不佳，经测压、排粪造影等证实存在直肠无力时采用，有助于改善其生活质量。Kalbossi报道15例，均行暂时性去功能回肠襻式造口，1例因顽固性盆腔疼痛切除贮袋，平均排便次数每日5～8次，患者生理功能、社会功能和疼痛记分明显改进。Aldulaymi报道1例STC术前直肠排空正常，但最大耐受容积达700 ml，行结肠次全切除后仍然便秘而行回肠贮袋肛管吻合治愈。

目前，手术治疗功能性便秘的疗效均不十分满意，并发症与后遗症难以避免，且复发率较高，就解除排便障碍看，多选用全结肠切除及回直肠吻合术，疗效可达80%，但容易出现腹泻情况，其他几种术式疗效只能达到50%，很少有人采用。故我们认为，对于功能性便秘患者，应仔细评估病情，慎重选择手术治疗。

六、疗效标准

治愈：大便正常，或恢复至病前水平，其他症状全消失。

显效：便秘明显改善，排便间隔时间及便质接近正常，或大便稍干而排便间隔时间在72小时以内，其他症状大部分消失。

有效：排便间隔时间较治疗前缩短24小时，或便质干结改善，其他症状均有好转。

无效：大便干结难解，较治疗前无改善。

第三节　先天性巨结肠

先天性巨结肠(congenital megacolon)又称无神经节细胞症(aganglionosis)或赫什朋病(Hirschsprung's disease)，是肠道神经嵴细胞自近段向远段迁移失败，导致其结肠远段黏膜下层和肌间层神经节细胞缺如而引起肠管持续性痉挛和狭窄，并由此导致近端肠管内容物无法正常排出而被动出现代偿性的扩张与肥厚，最终形成巨结肠。

一、流行病学

本病是小儿外科中较常见的先天性消化道畸形，发病率仅次于直肠肛门畸形，居先天性消化道发育畸形的第二位，发病率为1/2 000～1/5 000，男性多于女性，男女发病之比为(3～4)∶1，且有遗传倾向，家族性巨结肠约占4%。

二、病因病理

(一) 中医病因病机

本病主要由先天因素影响，如父母精血虚损，失于胎养，而致气血虚弱，影响胎儿的生长发育；母亲孕期受六淫侵袭，郁火传于胎儿，蕴结大肠，致阴液不足，肠失濡润或气机郁滞，通降失常，传导失职而致大便不下。

本病病位在肠，又因肝主疏泄，脾主运化、气机升降，大便通调与肝脾的疏泄与正常的运化功能有关，故与肝脾有较密切关系。

（二）西医病因病理

1．病因

先天性巨结肠的主要病因是肠神经系统（ENS）发育过程中神经嵴细胞的迁移异常。神经嵴源性神经母细胞于妊娠第5周形成，并在第12周沿头至尾方向在胚肠迁移，在ENS发育过程中，神经嵴细胞迁移发生阻滞的时间不同，导致了其表型的不同，迁移受阻的时间越早，无神经节细胞段肠管越长。

先天性巨结肠目前已经鉴定的相关易感基因主要有酪氨酸激酶受体（RET）、胶质细胞源性神经营养因子（GDNF）、NRTN、ECEI、内皮素受体B（EDNRB）、人内皮素3（EDN3）、SOX10、ZFHX1B、PHOX2B、KIAA1279等，与之比较密切的主要分布在两个受体、配体系统，即RET-GDNF和ECE3-EDNRB系统。RET基因是一种具有酪氨酸激酶活性受体，它可以调控正常细胞生长和分化，尤其在肠神经系统的发育过程中起重要作用。RET基因编码的跨膜蛋白质在神经嵴源性细胞中均有表达，并担负很重要的生物学功能，基因突变导致受体功能障碍，不能正常调控细胞的发育，导致肠道神经发育不良。GDNF是RET信号转导相关基因家族成员之一，其编码蛋白组产物在神经系统的发育、生长、损伤及修复等过程中发挥重要作用。正常情况下，GDNF基因的正常表达能保证神经节细胞正常移行到肠壁，并继续发育保持其正常的生物学功能，但当GDNF表达下调后，神经节细胞无法在肠壁内正常生长发育，最终导致消化道的神经节细胞丢失，进而发展成为先天性巨结肠。

早期胚胎阶段微环境改变在对神经嵴细胞的迁移途径以及最终分化程度上也起至关重要的作用。肠壁内细胞外基质蛋白、细胞黏附分子、神经生长因子及其受体、神经营养因子及酪氨酸激酶等物质的分布异常或缺如，能影响神经嵴细胞的迁移分化及神经节细胞的发育与成熟。肠壁的缺血缺氧、感染、毒素、炎症等因素亦与先天性巨结肠的发病有关。此外，有研究提示先天性巨结肠遗传病变基因可能在第21号染色体上，但单纯的遗传因子并不能发病，必须要有与环境因素的共同作用才能发生。

2．病理生理

结肠和直肠内括约肌的运动机制主要受三种神经支配：① 外源性神经：包括迷走神经和交感神经两种。迷走神经来自右侧迷走神经内脏支和骶部副交感神经，分布在直肠上部和左侧结肠。交感神经来自胸腰部神经丛的肠系膜上丛，其节后纤维沿着肠系膜上动脉至小肠和右侧结肠。左侧结肠和直肠的交感神经来自腰交感的肠系膜下丛，支配内括约肌的交感神经来自下腹下丛的直肠丛。支配肠壁的运动副交感神经起兴奋作用（收缩）、交感神经起抑制作用（舒张），但对直肠内括约肌的作用则相反，交感神经起收缩活动作用、副交感神经起抑制作用。② 内源性神经：包括能够起到收缩作用的胆碱能和非胆碱能两种兴奋神经，能够起到抑制作用的肾上腺素能和非肾上腺素能两种神经。③ 嘌呤能神经：嘌呤能神经是肠壁内强有力的抑制系统，有人认为，先天性巨结肠症狭窄段缺乏蠕动，可能是嘌呤能神经节细胞不足所致。

先天性巨结肠基本病理改变是受累肠管的远端肠壁肌间神经丛和黏膜下神经丛神经节细胞先天性缺如，副交感神经纤维则较正常显著增生，致使受累肠段发生生理学方面的功能异常，即肠段失去间歇性收缩和放松的正常蠕动，代之以痉挛性收缩，形成功能性肠梗阻。此外，副交感神经纤维增生，大量释放乙酰胆碱酯酶，活性增强，也加重了肠管的痉挛。神经节细胞缺如还丧失了对副交感神经的调节，肛管直肠环肌不断受到副交感神经兴奋的影响而呈痉挛状态。这种处于持续性痉挛的肠管形成一个非器质性狭窄段，从上段肠腔来的肠内容物不能通过，而近端结肠肠壁如常，神经节细胞在肌间神经丛的存在一如正常，副交感神经亦无变化，肠管运动在早期非但不消失反而有增强。然而剧烈的蠕动并不能将粪便推进到远端痉挛的肠腔内，于是发生粪便通过障碍，大量粪便长久淤滞的结果是使其代偿性扩张肥厚，形成巨结肠。

先天性巨结肠的排便障碍不仅是由于无神经节细胞肠段的机能性梗塞，同时还由于存在排便反射机能不健全。正常情况下，当粪便进入直肠时，直肠压力增高，激发排便反射，即降结肠、乙状结肠、直肠收缩，肛门括约肌松弛，排出粪便。在先天性巨结肠患者中，粪便不能充分进入直肠，不能顺利地激发排便反射，即使有少量粪便达到直肠，由于肠壁内脏感觉和运动神经系统的缺陷，也不能产生正常的反射性直肠收缩和肛门括约肌松弛。

3. 病理解剖

典型病例可见于年龄较大的儿童，病变肠段可明显分为三个节段，即痉挛段、移行段和扩张段(图 3-12-9)。

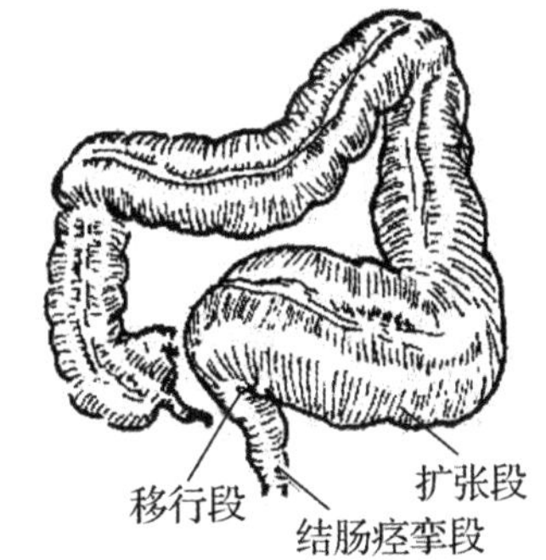

图 3-12-9 先天性巨结肠三节段

(1) 痉挛段

痉挛段位于扩张肠段的远侧端，一般从肛门开始到直肠上端或乙状结肠远端以下距肛门 7～10 cm，细小肠管与扩张肠管直径悬殊，但外表无明显可见异常，呈严重的持续痉挛状态，无正常蠕动及松弛。

(2) 移行段

移行段位于痉挛段近端与扩大肠襻的连接部，长 3～8 cm，由于近侧端肠内容物长期推进，促使狭窄段近端肠管扩大而呈漏斗状，可有轻微的蠕动。

(3) 扩张段

扩张段位于移行段近端，多数波及乙状结肠及部分降结肠，少数可达横结肠，甚至可到升结肠和回盲部。肠腔呈极度扩张状，较正常肠道粗 2～3 倍，扩大肠壁肥厚,丧失柔软性和结肠袋,质地坚韧如皮革状,蠕动往往较弱。肠腔内积有大量粪便,偶能触及粪石。

新生儿期病例,由于结肠代偿性扩张尚未形成,分段不甚明显,近端与远端肠管口径差别也不如儿童期显著,但近端结肠总比远端结肠扩大。

4. 组织学异常

组织学异常主要位于外观比较正常的痉挛段。肌间神经丛和黏膜下神经丛内的神经节细胞在绝大多数的病例中完全缺如,副交感神经纤维显著增多,紧密交织成网。但有时副交感神经纤维也减少,甚至缺如,有时则可见到变性、稀散的神经节细胞。

移行段中偶可见神经节细胞,常有变性等改变。

扩张段神经节细胞分布基本正常,副交感神经纤维的数量及形态也无异常,肠壁极度肥厚,环状纤维增厚,黏膜有炎性表现,或有小溃疡。

5. 分型

(1) 根据无神经节细胞段延伸的范围,先天性巨结肠可分为五型:

① 普通型:约占 75%,为常见型,无神经节细胞段从肛门向上到直肠上端或乙状结肠远端,经 3~8 cm 的移行段进入结肠扩张段。

② 短段型:约占 6%,无神经节细胞段局限于直肠下段。

③ 超短段型:约占 2%,病变肠段仅位于直肠末端的 3~4 cm,即内括约肌部分,因而又被称为内括约肌失弛缓型。

④ 长段型:约占 14%,病变肠段延伸到降结肠或横结肠,其中到脾曲(结肠左曲)者占 10%,到横结肠者占 4%。

⑤ 全结肠型:约占 3%,病变部位包括全部结肠,极个别病例延伸到部分回肠,甚至空肠。

(2) 此外,患儿年龄与临床表现、选择治疗方法和评估预后也有很大关系,因此,根据患儿年龄还可分为新生儿巨结肠、婴幼儿巨结肠和儿童巨结肠三类。

① 新生儿巨结肠:多发生在出生后至 2 个月内的患儿,约占全部病例的 2/3,症状极重,并发症多。

② 婴幼儿巨结肠:多发生在 2 个月至 2 岁的患儿,多是新生儿巨结肠的延续病例,并发症较少见并较轻,预后较新生儿期好。

③ 儿童巨结肠:多发生在 2 岁以上的患儿,在新生儿期无症状或症状轻微,发展缓慢,预后较好。

在临床上,两种分类法常常结合应用。

三、临床表现

（一）临床特点

1. 新生儿巨结肠

新生儿巨结肠，即在出生后 1～6 天内发生急性肠梗阻，主要表现为：

(1) 胎粪排出延迟：24～48 小时无胎粪排出，或只有少量胎粪排出，必须灌肠或用其他方法处理才有较多的胎粪排出。

(2) 腹胀：出生后随着吞咽空气而发生腹胀，一般为中等程度腹胀，少数病例腹部极度膨胀。腹部皮肤发亮，静脉怒张，可见肠型和蠕动波，有时可触及扩张的肠袢，肠鸣音亢进，腹胀抬高膈肌可引起呼吸困难。经灌肠排便排气后，腹胀能很快缓解，但不久又重新出现。

(3) 呕吐：常与便秘和腹胀成正比，呕吐物多为胃内容物，个别为粪样物，严重者可引起继发性失水。

(4) 直肠指检：对诊断颇有帮助，可触及呈痉挛状态的内括约肌，直肠壶腹空虚无粪。当手指退出时，多有大量粪便和气体喷出，腹胀随之减轻，盐水灌肠也多能诱发大量排粪。

2. 婴幼儿巨结肠

婴幼儿巨结肠多是新生儿巨结肠的延续病例，在新生儿期处理得当，渡过最初 2 个月的危险阶段后进入本期。临床仍以顽固性便秘和腹胀为主要表现。便秘通常需要灌肠、塞肛栓或服泻剂才能缓解。如灌肠不彻底或无规则，大便排出不尽，即出现腹胀，有时腹大如鼓，可见乙状结肠型，少数病例在脐周或下腹部可扪及粪石。一般无呕吐，食欲和精神随腹胀加重而变差，一旦灌肠排便或自行排便后肠型消失，腹胀减轻，食欲和精神也恢复正常。手指插入肛门不会引起皮肤黏膜撕裂出血。患儿的营养状况与进食有明显关系，但多因食欲不振而发生营养不良、消瘦、贫血等。

3. 儿童巨结肠

病史多很典型，绝大多数患儿在新生儿期即发生过便秘、腹胀、呕吐等情况，经处理后有时可有数周至数月的缓解期，排便趋于正常。以后又出现大便秘结，症状缓慢加重，排便间隔逐渐延长，最初 3～4 天排便 1 次，逐步发展成 1～2 周一次，甚至于 1 个月以上无便，有时仅有奇臭粪水和气体溢出。与便秘相应发生的是腹胀，腹胀程度与便秘成正比，膨隆的腹部与小的胸部及四肢成为鲜明对比。腹胀以上腹部最为显著，脐平坦或外突，皮肤菲薄，静脉怒张。肠型隐约可见，有时可见蠕动波，肠鸣音亢进，在左下腹有时可触及巨大的粪石。对大多数患儿来说，灌肠已成为生活的一部分。如保守治疗得当，灌肠彻底，粪便清除较好，腹胀较轻，患儿的食欲可正常，健康状况也较正常。但大多数患儿的全身情况较差，智力发育低于正常儿童。也有少数病例便秘为间歇性，在一段时期内排便基本正常，每1～2天一次，此后又出现长时期便秘，有时有便秘与腹泻交替发生等。症状的严重程度个体间有较大差异，可能与病变肠段的长度有关，病变短者，症状出现较晚，程度较轻，但也不是绝对的。

4. 全结肠无神经节细胞症

大多数病例在新生儿期出现症状，表现为胎粪排出时间延迟、呕吐、腹胀；与普通型不同的是：直肠指检多不能诱发排便反射，无大量粪气排出，插管灌肠也多不满意。少数病例在新生儿期没有症状或症状极轻，以后才出现间歇性便秘，并进行性加重，几个月后发生明显的肠梗阻。本型预后极差。

5. 短段型巨结肠

无神经节细胞段仅局限于直肠末端7～8 cm以内，临床症状一般较轻，出现较晚。约半数病例在1岁以前开始便秘，其余病例则在1～10岁间出现便秘。便秘多由间歇性逐渐过渡到持续性，依赖灌肠等处理才能排便，并有少数病例伴有污粪。直肠指检可发现直肠壶腹积粪，手指能通过痉挛段进入扩张的肠腔。患儿的全身情况较好，营养发育较为正常，仅少数有腹胀，并发症也少见。

6. 超短段型巨结肠

超短段型巨结肠是内括约肌功能异常所致，临床以便秘为主要表现，一般出现较晚，症状较轻，间隔较长，以后逐渐加重为顽固性便秘，并多伴有污粪。直肠指检，肛门有特殊的紧缩感，插入数厘米即可触及大量粪便，腹胀多数不明显。

总之，先天性巨结肠在出生后早期表现为一种不完全性低位、急性或亚急性肠梗阻，一般在直肠指检或灌肠诱发排便后好转，可有少量自动排便，但多在几天后出现严重便秘，或在新生儿期无症状，或症状轻微，缓慢发展，逐渐加重，最终发展为顽固的便秘。

(二) 并发症

先天性巨结肠最常见的并发症有小肠结肠炎、肠穿孔、腹膜炎以及肠梗阻等。患儿越小，越易发生，各种并发症均多发于出生后头两个月内，以后则逐渐减少，或程度较轻。但整个婴儿期随时都有可能发生严重并发症死亡。

1. 小肠结肠炎

小肠结肠炎是最严重最常见的并发症，发病率为30%～50%，主要发生于新生儿期。婴幼儿期或儿童期病例，结肠造瘘术后，甚至根治术后也偶有发生。并发小肠结肠炎时，小儿全身情况急剧恶化，表现为高热、呕吐、频泻和腹部极度膨隆，呼吸窘迫。患儿虽排出大量水样奇臭粪便，但腹胀并不减轻，很快出现严重的水、电解质平衡失调。本病与大量粪便长期潴留，结肠极度扩张，肠壁血循环障碍，严重感染及变态反应有关。病变主要累及结肠，小肠也有一定范围受累。重度肠炎的患儿可很快死于中毒性休克。

2. 肠穿孔、腹膜炎

先天性巨结肠肠腔内压力很高，在新生儿期，结肠代偿性肥厚尚未形成，结肠扩张使肠壁变得很薄，受力最大的盲肠以及移行段近端的乙状结肠最易发生穿孔。伴发小肠结肠炎时结肠某些薄弱点也容易发生穿孔。此外，灌肠时使用过硬的肛管偶可造成医源性穿孔。肠穿孔导致弥漫性腹膜炎，全身情况迅速恶化，死亡率极高。

3. 肠梗阻

在便秘和部分性肠梗阻的基础上，逐渐或突然地发生完全性肠梗阻，新生儿和婴儿期都常发生。儿童期也可因巨大粪石堵塞痉挛段入口而发生急性完全性肠梗阻。

（三）辅助检查

1. 肛门指诊

指诊可触及呈痉挛状态的直肠内括约肌，直肠壶腹部有空虚感，无大量胎粪滞积。如果为短型巨结肠，示指可达移行区，能摸到包绕手指顶端的缩窄环，当手指退出时，随即就有大量的胎粪及大量臭气排出，这种暴发式排泄后，腹胀立即有好转。

2. 影像学检查

(1) 直立位腹部平片

腹部X线检查对先天性巨结肠的诊断有重要意义。直立位腹部平片表现为低位肠梗阻征象：可见明显的结肠扩张、结肠袋消失，而直肠内无气体影。部分病例可见大小不等、高低不平的气液平。

(2) 钡灌肠造影

钡灌肠造影可作为先天性巨结肠患者的首选检查方法，不仅可以明确病变的范围、部位、肠管扩张情况及钡剂排出情况，而且有助于鉴别诊断，对于选择合适的治疗方法有较高的临床指导价值。钡剂排空延迟是重要的影像学征象，即24小时钡剂潴留达20%或以上；钡灌肠造影可见整个肠腔边缘呈尖刺状，肠壁轮廓毛糙，是并发结肠炎的表现。

新生儿发病初期，由于近端结肠的代偿性扩张尚未形成，故近端肠管的变化多不大明显，需特别仔细观察。有时无神经节细胞段与近端结肠的直径差异在钡剂充盈较多时不明显，而在钡剂排出一部分后可见到直肠、乙状结肠远端较细狭，乙状结肠近端和降结肠有一定程度扩张。

婴幼儿及儿童巨结肠的X线征象较为典型,扩张段与狭窄段口径呈现明显差异:直肠、乙状结肠远端细狭,乙状结肠近端及降结肠明显扩张;有时移行段也能清晰显影,呈漏斗状。扩张段结肠袋消失,蠕动减弱,而狭窄段则无蠕动。

全结肠型钡灌肠多显示一个轮廓规则、粗细正常的结肠,只个别病例略狭窄,结肠框较短,平坦僵硬,结肠袋不清楚。短段型和超短段型的痉挛段很短,仅位于直肠末端,直肠近端即有扩张。全结肠型、短段型及超短段型的X线征象多不典型,容易漏诊或误诊。

3. 肛管直肠压力测定

肛管直肠压力测定具有操作简便、安全、无创,较高的特异度和灵敏度等优点,为诊断先天性巨结肠的常用方法。直肠肛管抑制反射(RAIR)对本病诊断具有重要价值,健康新生儿一般在出生后24小时内可出现RAIR,而先天性巨结肠患者由于神经节缺如,肛门内括约肌不能正常松弛,故缺乏该反射。肛管直肠压力测定的准确率达90%,在儿童组高达95%以上,新生儿亦有60%～85%。但肛管直肠压力测定仍受多种因素影响而出现假阴性,如直肠测压管径的大小、肠炎、新生儿肛门直肠反射的感觉系统尚未成熟以及操作人员的熟练程度等等。

4. 组织病理学诊断

先天性巨结肠诊断的金标准是在活检标本中发现肠神经节细胞缺如。取检方式主要为直肠黏膜吸引活检(RSB)和直肠全层活检(FTRB)。目前常用的病理检查方法主要包括乙酰胆碱酯酶(AchE)染色、苏木精-伊红(HE)染色及钙视网膜蛋白(CR)免疫组化染色,目前HE染色结合AchE酶联染色在世界范围内应用更加广泛。

直肠黏膜吸引活检无需麻醉、操作简便、并发症少,但会受操作者的水平、标本的量和厚度、取材部位、病理技术受限程度等其他因素影响,故对于年龄大于1岁的患儿、吸引活检结果不确定或病理技术受限的患儿应选择直肠全层活检。

直肠全层活检取材较大,范围较广,加上适当的取材部位可获得敏感度和特异性均高于RSB的准确度,但同时存在需要麻醉,易并发肠出血及肠穿孔等缺点。

5. B超

B超检查同钡灌肠造影一样能显示扩张段、移行段、痉挛段病变形态(图3-12-10),测量其横径以及移行段、痉挛段长度,但同样对超短段型诊断困难。但B超还可以测定肠壁厚度,观察到扩张段内容物呈涡流状,且对人体无损伤,可重复使用。

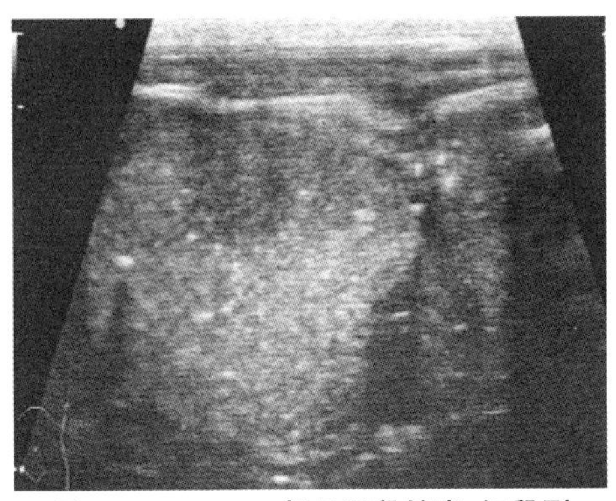

图 3-12-10　B 超示肠段扩张，短段型

四、诊断与鉴别诊断

（一）中医诊断要点

1. 肠燥便秘

证候：大便秘结，或仅排少量臭秽的稀便，腹胀如鼓，或伴呕吐，烦躁哭闹，辗转不安，苔薄黄，指纹紫滞。

2. 肝脾不和

证候：腹部胀满，大便溏，排出不畅，量少，伴食欲不振，烦躁不安，或有呕吐，舌淡红，苔薄。

3. 气血两虚

证候：不大便或仅见少量稀便，腹胀并渐加重，伴呕吐。当灌肠或肛门指检排出气体或粪便后，腹胀、呕吐可暂时消失，但不久后反复发作，可有神疲消瘦、面色苍白、毛发枯黄，舌淡红，苔薄白，脉弦细弱。

（二）西医诊断要点

凡新生儿出生后胎粪排出延迟或不排胎粪，伴有腹胀、呕吐应考虑本病。婴幼儿有长期便秘史和腹胀等体征者即应进行特殊检查，以便明确诊断。诊断要点如下：

（1）出生后不排胎粪或胎粪排出延迟；

（2）腹部高度膨大，腹部可见粗大肠型；

（3）直肠指检大量气体及稀便随手指拨出而排出；

（4）钡灌肠显示狭窄的肠管及扩张肠管，交界处呈“鸟嘴形”；

（5）直肠组织活检无神经节细胞存在。

（三）鉴别诊断

新生儿先天性巨结肠可与其他原因引起的肠梗阻如低位小肠闭锁、结肠闭锁、胎便性便秘、新生儿腹膜炎等相鉴别。较大的婴幼儿、儿童先天性巨结肠可与直肠肛门狭窄、管腔内外肿瘤压迫引起的继发性巨结肠、结肠无力（如甲状腺功能低下引起的便秘）、习惯性便秘以及儿童特发性巨结肠（多在2岁以后突然发病，为内括约肌功能失调所致，以综合保守治疗为主）等相鉴别。并发小肠结肠炎时可与病毒、细菌性肠炎或败血症肠麻痹相鉴别。

1. 单纯性胎粪便秘

早期症状与新生儿巨结肠极为相似，其原因是胎粪特别稠厚，聚积在直肠内，形成胶冻样胎粪栓，肠蠕动微弱不能将其推出，出现低位性肠梗阻症状。直肠指检或盐水灌肠可诱导排粪，以后即排粪正常，此情况可与先天性巨结肠伴发，因此需要继续观察才能确定诊断。

2. 先天性肠闭锁

先天性直肠、结肠、回肠闭锁表现为新生儿期急性完全性低位肠梗阻，可经肛门排出少许浅灰色分泌物，无正常胎粪，指检或灌肠也不能诱导大量排粪。直肠闭锁指检多能发现。直立位腹部平片在肠闭锁和巨结肠的病例中均可见肠腔扩大和液平面，但在回肠闭锁中无结肠扩张，整个盆腔空白无气。钡灌肠造影显示结肠细小，呈袋状阴影（小结肠或胎儿型结肠），但常不易与全结肠无神经节细胞症的征象相区别。

3. 新生儿腹膜炎

新生儿可因各种严重感染而发生腹膜炎、中毒性肠麻痹，表现为腹胀、呕吐、便少或腹泻，与巨结肠并发小肠结肠炎类似，常难以鉴别。出生后胎粪排出是否正常是重要的鉴别依据，需结合全身感染情况以及X线检查等鉴别。

4. 特发性巨结肠

特发性巨结肠多见于儿童，出生后排便正常，多在2岁后突发顽固性便秘，为内括约肌功能失调所致，饮食正常，有腹痛但腹胀不明显，直肠巨大，可见正常神经节细胞，存在内括约肌反射，而排便意识几乎高于正常的一倍，直肠内未摸到狭窄环，可摸到巨大粪块，以中西医结合综合性保守治疗为主，可扩张内括约肌，应用精神及心理治疗，必要时可做内括约肌切除术。

5. 继发性巨结肠

先天或后天因素所致肛门直肠狭窄，表现为长期排便不畅、便细、便秘、腹胀，直肠和乙状结肠可发生代偿性扩张。直肠指诊一般能触及肠壁内的狭窄环。

6. 神经性便秘

中枢神经系统疾患，如腰骶部脊髓脊膜膨出、大脑瘫痪、小头畸形、大脑发育不全、智力障碍等，都可伴发便秘、腹胀以及小肠、结肠、直肠的扩张，但它只是全身严重缺陷的一个表现，容易鉴别，必要时可作腰骶部正侧位摄片和直肠测压检查。

7. 内分泌性便秘

甲状腺功能低下症(呆小病)患儿在婴儿期即有食欲不振、腹胀、便秘等，呈进行性加重趋势，易与先天性巨结肠相混淆。但常伴有肌张力低下、智力发育障碍等，基础代谢率和血清蛋白结合碘低下可以明确诊断。

8. 习惯性便秘

习惯性便秘可由于饮食偏嗜、排便习惯不良、心理因素等造成。人工喂养儿因长期食用牛乳或其他乳品，蛋白质含量高，缺少碳水化合物及纤维素，容易发生便秘。偏食、厌食、食物过于精细、纤维素含量太少，也容易引起大便量少、干燥而造成便秘。儿童生活无规律，不按时排便，或经常性抑制便意，直肠感觉阈值增高，也可引起排便异常。排便恐惧、排便心理变态都可引起长期反复的便秘。反复便秘可以导致直肠扩张，但狭窄段极短，或无狭窄段。肛管直肠压力测定时直肠肛管抑制反射阳性。

五、治疗方法

随着对先天性巨结肠的病理生理的认识逐步深入，诊断技术和治疗方法也在不断改进。中西医结合疗法是国内20世纪70年代以来开展的治疗先天性巨结肠的新方法。大多数患儿通过治疗可以改善症状，维持营养及生长发育，顺利度过危险的新生儿期及婴儿期，争取在合适的时机作根治手术，必要时可采用结肠造瘘术。儿童期先天性巨结肠则以根治术治疗为主。

(一) 中医辨证分型论治

本病多为先天因素所致，临床表现以便秘腹胀为主，属于本虚标实证，病机关键在于气机不利，壅塞不通。治疗以行气通腑为基本原则。病初气机郁滞者，以行气导滞、调和肝脾为主；胎热蕴结者，以清热通下为主；伴气血虚弱者，尚需益气养血润燥；久病脾气虚弱者，以健脾理气为主，配合消导之品，不可骤下，以免伤正使症状加重。

1. 清热润燥，行气通下

① 适应证及辨析：适用于肠燥便秘。此证多见于疾病早期，由于胎热内蕴，热灼津液而致。

② 方药：麻仁丸加减。火麻仁、郁李仁、牵牛子、全瓜蒌润肠通便；枳实、厚朴

下气破结以助通便;杏仁降气润肠。

③ 加减:热象不甚而腹胀明显者可用木香槟榔丸。症状较轻者,可口服轻泻剂,如番泻叶等。体重尚可,热象明显者可选用生大黄开水泡闷数分钟,取汁加蜜适量,微微喂下,以通便为度。

2. 调理肝脾,行气消胀

① 适应证及辨析:适用于肝脾不和。此证多见于疾病中期,由肝脾不和,运化失健、气机升降失常所致。

② 方药:四逆散加减。柴胡疏肝理气;枳实行气消滞;芍药养肝敛阴;甘草和中益气,调和诸药。

③ 加减:腹胀明显者加木香、厚朴;恶心呕吐者加半夏、陈皮;纳食不馨者加鸡内金、谷芽、麦芽、神曲;大便干结如羊屎者加火麻仁、郁李仁;气郁日久化火者加栀子、黄连等。

3. 益气养血,健脾润燥

① 适应证及辨析:适用于气血两虚。此证多见于疾病晚期,早产儿或先天性发育不良患儿。属正虚邪实,不可过用攻下,否则正气内伤,中气愈虚,病必不除。

② 方药:正气散加减。太子参、茯苓、白术健脾益气;白芍、当归、川芎等养血润燥;木香、槟榔等行气导滞;甘草调和诸药。

③ 加减:血虚有热、口干心烦者加玄参、玉竹;面白无华、唇指淡白者加何首乌、生地。

(二) 针灸疗法

(1) 耳针:具有调节自主神经系统功能的作用,取肾、交感、皮质下、直肠穴等穴位,留针 30 分钟,1 次/日。

(2) 体针:针刺次髎、长强、肾俞、大肠俞、气阴穴等,每日 1 次,留针 15~30 分钟。

(3) 穴位注射:肾俞及大肠俞穴轮流用小剂量新斯的明注射,交替封闭。每次 0.1 ml,每日 1 次,10 日 1 个疗程。

(三) 脐疗

取当归 12 g,薏苡仁 12 g,白术 12 g,赤芍 12 g,白芍 12 g,桔梗 6 g,陈皮 6 g,玄明粉 9 g。将上药研末,加麸皮少许拌抄,炒至发黄即喷醋,趁热敷脐,每日 1 次,每次 3 小时。

(四) 西医治疗

1. 一般疗法

一般疗法亦称护理疗法,适用于:① 诊断未完全肯定者;② 新生儿和婴儿巨结肠呕吐较轻，基本不影响吃奶，或每周 1～2 次灌肠即可保持腹不过胀而能正常吃奶者；③ 伴有感染或全身情况较差的患儿；④ 家长拒绝手术者。

对新生儿期的巨结肠患儿，需精心护理，包括保温、解除腹胀和便秘、定期扩肛及灌肠、口服缓泻剂等。灌肠液用 25～30 ℃的生理盐水，用一较粗的软肛管，轻柔地插过痉挛段和移行段，进入扩张段内。先行排气，然后用注射器将温生理盐水注入结肠，每次 50～100 ml，同时按摩腹部，使气、便通过肛管尽量排空，以防吸收后引起水中毒。反复灌注和抽吸，直至流出液不含粪汁，腹胀缓解为止。根据便秘和腹胀的程度，每日或隔日灌洗 1 次。并发小肠结肠炎时，每日灌洗 2～3 次。灌肠需要注意的是：① 肛管要软，插管动作软柔，避免发生肠穿孔；② 灌肠液用温生理盐水，忌用清水或高渗盐水，以避免发生水中毒或盐中毒；③ 灌入量与流出量大体相等，防止过多液体滞留在结肠内。灌肠确有困难者，可用混合洗肠液（甘油 15 ml、50%硫酸镁 30 ml、生理盐水 45 ml，共 90 ml），按30 ml/kg 体重于灌肠前 2～3 小时注入结肠，刺激排便。保守疗法除灌肠外，开塞露和轻泻剂也有所帮助。此外还需注意患儿的营养和预防感染等问题。

2. 结肠造瘘术

结肠造瘘术虽能缓解症状，但术后仍不能完全避免小肠结肠炎的发生，且护理也较为困难，家长常难以接受。随着医疗技术的发展，新生儿一期根治术成功率不断提高，加之中西医结合治疗及护理疗法已取得较好疗效，为择期行一期根治术创造了一定的条件。因此，先行结肠造瘘、再行根治术的二期手术方法已较少使用。

结肠造瘘术适用于新生儿巨结肠保守治疗无效，难以维持正常生活和营养，或因痉挛段较长，灌肠排便极其困难，而全身情况又很差，不能耐受一期手术者。巨结肠合并急性肠梗阻、巨结肠危象、结肠穿孔等也须紧急做结肠造瘘，以挽救患儿生命。

结肠造瘘术有双腔造瘘和单腔造瘘两种术式。双腔造瘘术造瘘部位最常选在横结肠或回肠末端距回盲部 10 cm 左右处。如果痉挛段限于直肠，乙状结肠较长，宜选横结肠造瘘。如果痉挛段长或乙状结肠已经肥厚变性，估计将来根治术时不能保留，则回肠末端造瘘为宜。双腔造瘘术后 2～6 个月可进行根治术，根治术后 1～2 个月再关闭瘘口。单腔造瘘术造瘘部位应在无神经节细胞肠段的上端，肠腔比较扩大但有正常神经结构的部位。要求肠管既有良好的蠕动，又能保留最大长度的结肠段，为以后根治术中游离拖出吻合的正常肠段留有余地。根治术时将造瘘松解游离，拖出肛门吻合。

3. 根治手术

先天性巨结肠的根治手术是针对无神经节细胞的直肠和乙状结肠的，或将其切除，或将其避开，从而达到治愈目的。要求手术创伤小，安全性大，减少或不破坏盆腔神经丛，术后不影响排便及生殖能力。适用于6个月以上的婴儿及低位节段性痉挛巨结肠。1948年Swenson和Bill开展拖出型直肠乙状结肠切除术以来，后来改良的一系列手术方式得应用，治疗水平不断提高。Swenson术、Duhamel术、Soave术及Rebhein术为经典术式，经腹手术腹部切口一般为10～15 cm，进入腹腔后手术操作剥离面广、创面大、出血多等诸多因素增加了患者的损伤与痛苦，术后遗留手术瘢痕，并发症发生率高，其中污粪及大便失禁可达29%，现已不多用。手术方式经过诸多改良，现已进入微创时代，经肛门改良Soave术逐渐获得了较为广泛的应用。

(1) 拖出型直肠乙状结肠切除术(Swenson术式)

该术式是先天性巨结肠的经典术式(图3-12-11)，适应证：短段型、普通型、长段型先天性巨结肠。

手术步骤：

① 体位：取仰卧头低位，两腿和膝弯曲外展，留置导尿管。腹部和会阴部手术准备如常法。

② 切口及探查：左下腹旁正中或经腹直肌切口，上端到脐上2～3 cm，下端到耻骨上缘。进腹后仔细探查病变肠段(痉挛段、移行段、扩张段)，确定切除范围，在切除部位缝线作标志。一般应将扩张的结肠尽量切除。扩张肠段术后无论其功能还是形态都不易恢复正常，而且肥厚扩张的肠段拖出也十分困难，即使勉强拖出，也难以与直肠末端相吻合。因此，切除的界线应在蠕动活跃，肠壁色泽、厚度、管腔粗细均正常的肠管与扩大肠管的交界处，距狭窄段15 cm以上。

③ 游离直肠与结肠：沿直肠膀胱陷凹或直肠子宫陷凹切开腹膜，寻找暴露输尿管，向两侧推开，以免术中误伤。分离直肠采取钝锐结合的方式，要紧靠肠壁进行，防止损伤下腹下丛(盆丛)神经，一直分离到接近肛门的区域。如分离不够，会给直肠外翻、切除和吻合造成困难。然后向上游离乙状结肠系膜和降结肠至脾曲，使正常结肠能在没有张力的情况下拉至肛门。再在膀胱上方切断直肠，切除已发生肥厚扩张的病变肠段(先暂时在保留肠段远端10～15 cm处切断)，直肠及结肠断端分别予以暂时缝合。

④ 直肠外翻，结肠拖出：用手指将缝闭的直肠上部向其肠腔内顶入，并从肛门用长弯钳夹住下拉，将直肠翻出肛门之外。在直肠前壁靠近肛管处作一横切口，插入长血管钳夹住近端结肠残端的缝线，牵引结肠至肛门。也有人指出，可将结肠套叠拖出肛门以减少在盆腔内切断直肠的污染。但由于结肠已发生扩大肥厚，粗大的结肠常难以套出。因此应根据具体情况确定是切除后拖出，还是套出后切除。

⑤ 吻合:将结肠与直肠对合整齐后,结肠与直肠的浆肌层间断缝合。然后切除多余的结肠与直肠,边切边作端端吻合,要求吻合缘越低越好,一般距肛门 2 cm 以内。Swenson 于 1969 年自己又改良了这个步骤,将直肠后半部在距肛缘 0.5 cm 处切断,目的是切除大部分内括约肌,防止术后便秘复发,而直肠前半部则保留 2～3 cm,使直肠与结肠的吻合口呈斜形,对防止术后吻合口狭窄有一定意义。

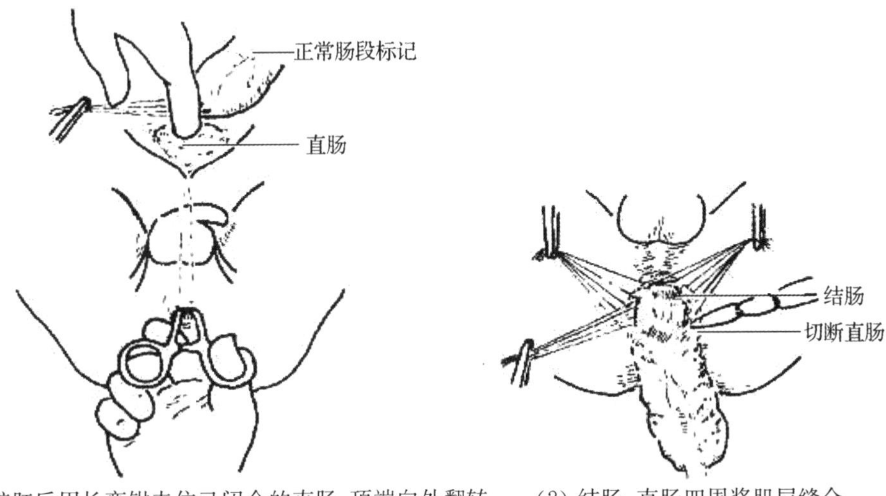

(1) 扩肛后用长弯钳夹住已闭合的直肠,顶端向外翻转　　(2) 结肠、直肠四周浆肌层缝合

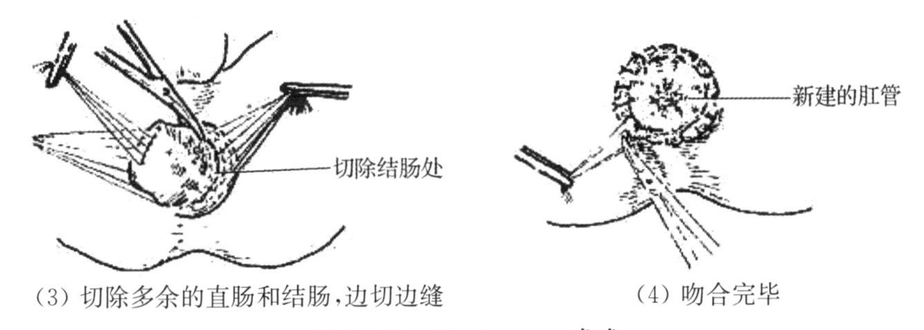

(3) 切除多余的直肠和结肠,边切边缝　　(4) 吻合完毕

图 3－12－11　Swenson 术式

Swenson 术式切除了无神经节细胞肠段和已发生继发病变的肠段,为巨结肠的外科治疗寻得一条途径。该术式需游离全部直肠肛管,容易造成不同程度的盆腔神经损伤,并发术后尿潴留、吻合口瘘、肛门失禁、吻合口狭窄等并发症。此外,由于保留了功能异常的肛门内括约肌,术后仍有发生便秘和小肠结肠炎的可能。

(2) 结肠切除、直肠后结肠拖出术(Duhamel 术式)

本术式是 Swenson 术式的改良术式之一(图 3－12－12),适应证:短段型、普通型、长段型先天性巨结肠。

手术步骤：

① 切口及探查同 Swenson 术式。

② 暴露输尿管：在直肠膀胱或直肠子宫腹膜返折的上方 1 cm 处切开腹膜，暴露两侧输尿管，并向外侧推开，以免术中损伤。

③ 切除病变肠段：在腹膜返折上 2 cm 处切断直肠，直肠残端用缝线内翻缝合两层关闭，向上游离乙状结肠、降结肠至脾曲，使正常肠段能无张力地下拉到会阴部。如降结肠大部受累，可考虑结扎切断结肠中动脉，保留左结肠中的动脉的供应支，使结肠有足够长度下拉到肛门。如左半结肠、横结肠均受累，需切除降结肠和横结肠左半部，将升结肠游离拖出。升结肠游离至回盲部后，应以回盲部为中心，做逆时针方向旋转 180°从右侧绕至直肠后拖出。如将升结肠沿矢状面直接翻下，会使直肠末端肠管、肠系膜及血管扭曲。切除病变结肠后，残端用粗丝线暂时闭合。

④ 分离直肠后间隙：在直肠后正中，用手指或纱布球沿骶前筋膜与直肠固有筋膜之间分离，直至会阴部皮下。

⑤ 拖出结肠：术者转至会阴部，先用手指扩张肛门，然后由盆腔用夹有纱布球的长海绵钳插入直肠后通道，将直肠肛管后壁顶出肛外。沿黏膜皮肤交界线（Duhamel Ⅰ式），或其上方 0.5～1 cm（Duhamel Ⅱ式）横形切开肛管后半部，与直肠后间隙通道相通。用长弯钳从肛管后壁切口伸入腹腔，夹住结肠近端缝线，牵拉结肠至会阴部。

⑥ 建立新直肠：松解结肠近端的暂时闭合线，切端后半部浆肌层与肛管后半部切口下缘的皮下组织对合缝合，再作结肠后半部全层与肛管皮肤缝合。直肠后半壁与结肠切端前半壁对齐贴紧，用两把 Kocher 钳呈倒 V 形钳夹钳之，一臂在直肠腔内，另一臂在拉下的结肠腔内。两钳顶端可稍呈交叉状，底部尽量分开，使将来结肠与直肠的贯通口较大。一般术后约 7 天钳子及针夹的组织自行脱落，结肠直肠贯通，形成永久性的新直肠。

⑦ 关腹：修补盆腹膜、后腹膜，逐层关闭腹腔。

Duhamel 术式具有以下特点：A. 比较简易，损伤较小，对新生儿及婴幼儿也相当安全，手术的年龄可适当提前；B. 不在盆腔内广泛分离，避免了损伤下腹下丛神经而致的膀胱生殖系统功能异常；C. 吻合口破裂的危险性较少；D. 保留了直肠前壁的感觉区；E. 切除了后侧大部分内括约肌，防止了内括约肌痉挛而致便秘复发的情况；F. 如内括约肌切除过多可能发生污粪；G. 直肠前端容易形成盲袋，大便积滞可压迫周围脏器；H. 直肠结肠间隔可能造成“闸门综合征”，交通口较小，排便困难，结肠继续扩张。

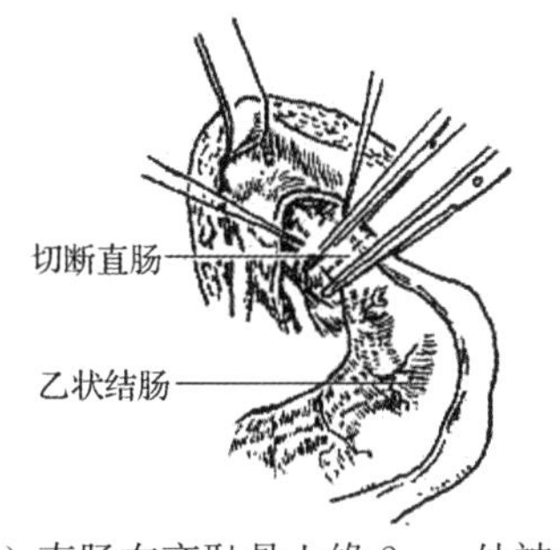

（1）直肠在离耻骨上缘 2 cm 处被切断

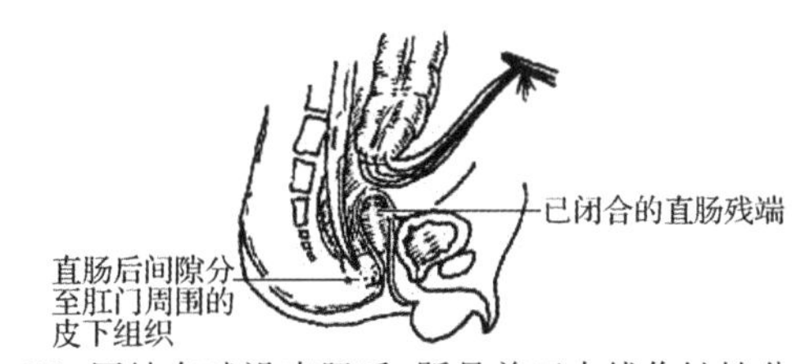

（2）用纱布球沿直肠后、骶骨前正中线作钝性分离

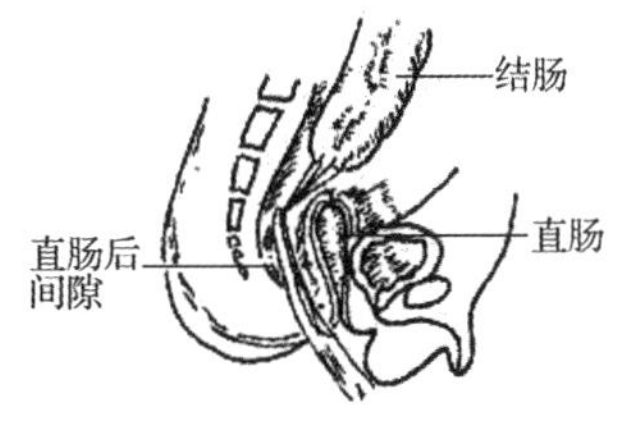

（3）夹住结肠残端缝线，将结肠从直肠后间隙拖出

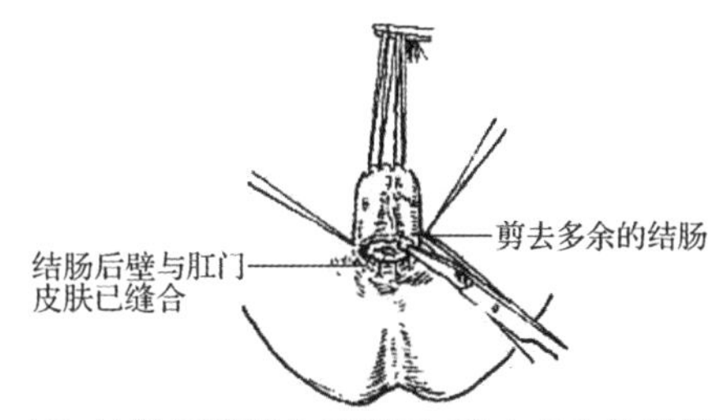

（4）结肠后壁缝合完毕后，剪去多余的肠管

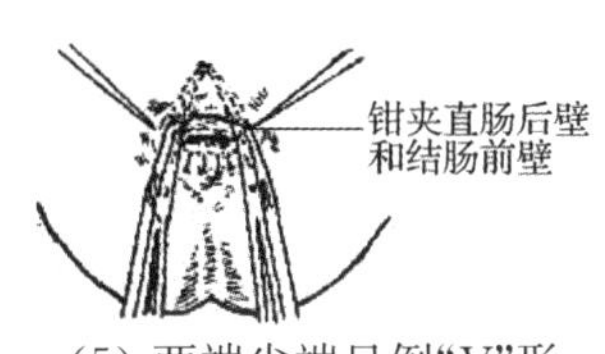

（5）两端尖端呈倒“V”形

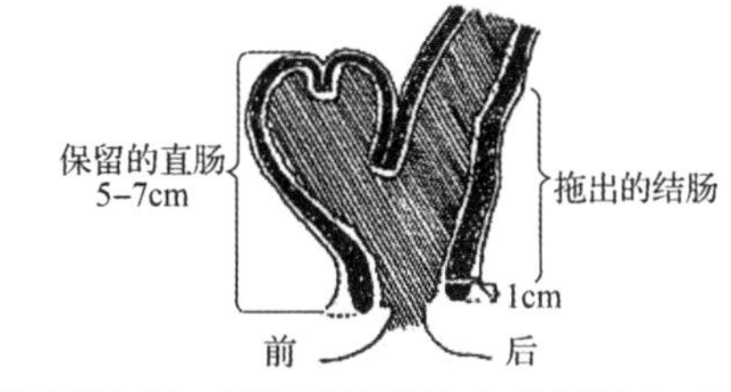

（6）结肠远端切除、直肠后结肠拖出术保留 5～7 cm“盲袋”

图 3-12-12 Duhamel 术式

国内外许多学者针对 Duhamel 术式存在的直肠盲袋和中间隔等问题进行了一系列技术和器械的改进，在原术式的基础上发展了许多改良手术：

直肠后拖出、直肠结肠 Z 形吻合术（Ikeda 术式）：开腹后分离直肠后间隙，游离切除结肠同原术式。直肠上端用直角钳夹住，暂不封闭。扩肛，齿线上横形切开直肠后壁，结肠拖出，后半壁吻合。平行于直肠上端横形切开结肠前半壁，直肠上端后半壁与结肠前壁切口下缘作间断缝合。钳夹器钳夹整个直肠后壁和切口下方的结肠前壁。直肠上端前半壁与结肠前半壁切口的上缘间断缝合两层。约 1 周后钳夹器及钳夹组织脱落，形成新肠腔，吻合口呈“Z”形。本术式直肠前后壁吻合线相距较远，无狭窄，无盲袋等。

直肠内结肠套出、直肠结肠斜形吻合术（Grob-赖氏术式）：切口及游离结直肠同原术式，切断直肠两侧韧带。从会阴充分扩张肛门及直肠下段，经肛门插入长柄小海绵钳或带橄榄头的食管扩张器到乙状结肠远端，用粗丝线将肠管紧缚于钳颈上。在会阴牵拉钳子，同时在腹腔配合推送，使该段肠管呈套叠状拖出肛外。外鞘做环形切断，用钳固定于肛外，继续拖出结肠至正常肠段。直肠后壁完全拖出肛外，前壁在膀胱顶部返折，修补盆腹膜，逐层关腹。齿线上切除直肠后半壁，同一水平切断结肠后半壁，两者间断吻合。用吻合钳或两把弯全齿钳夹住直肠结肠前壁，切除多余肠段。术后 1 周左右钳夹组织坏死脱落，形成新肠腔。直肠前壁要求保留 5～7 cm。本术式不在腹腔切开肠管，减少感染机会，但前后壁吻合线较近，可能发生狭窄等并发症。

总之，Duhamel 术式及其改良术式都采用了以下的共同原则：① 切除无神经节细胞肠段及肥厚变性的肠段；② 不在盆腔做广泛分离，避免神经损伤；③ 保留部分直肠前壁作为发动排便的反射区，使之更接近正常生理状况；④ 保留部分内括约肌的后半部，避免或减少术后发生污粪。

(3) 直肠黏膜剥离鞘内结肠拖出术(Soave 术式)

适应证：短段型、普通型、长段型及全结肠型先天性巨结肠。

本术式乙状结肠无须游离，仅在盆底腹膜以上将直肠的浆膜肌层切开后剥除直肠的黏膜，然后将完全游离的降结肠、肛管直接吻合(图 3 - 12 - 13)。比较适用于新生儿及较小婴儿。6 个月以下的婴儿直肠较短，黏膜松弛，容易分离，出血也较少。较大的患儿常常出血多，显露分离都较困难，因此较少使用。

手术步骤：

① 切口及探查同 Swenson 术式。

② 分离直肠黏膜：用 0.5%普鲁卡因环形注入直肠浆肌层与黏膜层之间，将黏膜分开。在膀胱顶的水平切开直肠浆肌层，保持黏膜完整。用纱布球或手指分离黏膜直达肛门。

③ 结肠拖出：手指扩肛，于皮肤黏膜线上 1 cm 处环形切开黏膜，将完全分离的黏膜由肛门拖出，需切除的病变肠段也一并拖出，使结肠套入直肠浆肌层管内。

④ 吻合：直肠上端浆肌层与结肠壁缝合固定，修补盆腹膜，关腹。会阴部结肠与肛门四周缝合固定，多余结肠外置。

术后 2 周切除肛门外的结肠残端。间断扩肛 2～3 个月。

Soave 术式不需要游离盆腔，直肠黏膜剥离后经直肠肌鞘内脱出结肠，对盆腔神经损伤少，并保留了肛门内外括约肌，因此术后不易并发吻合口瘘，无肛门膀胱失禁、直肠盲袋以及吻合口破裂等并发症，但由于保留了无神经节细胞肠管，直肠段为双层肠壁，易于狭窄痉挛，术后要求较长时间的扩肛。若直肠黏膜剥离不完全，术后可有因夹层残留黏膜分泌黏液而引起感染等并发症。

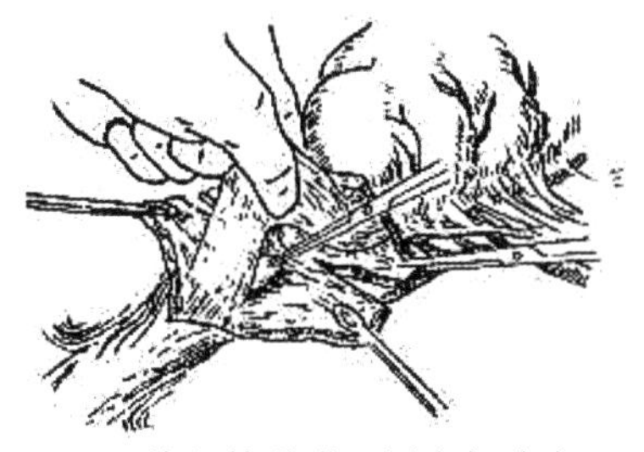
(1) 将肠管黏膜四周全部分离

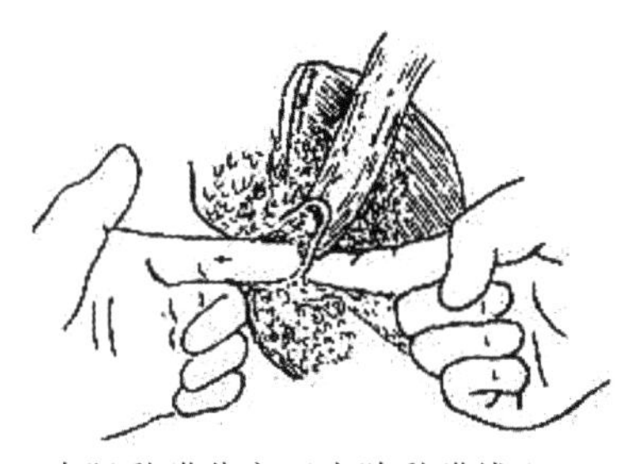
(2) 直肠黏膜分离至皮肤黏膜线上 1.5 cm

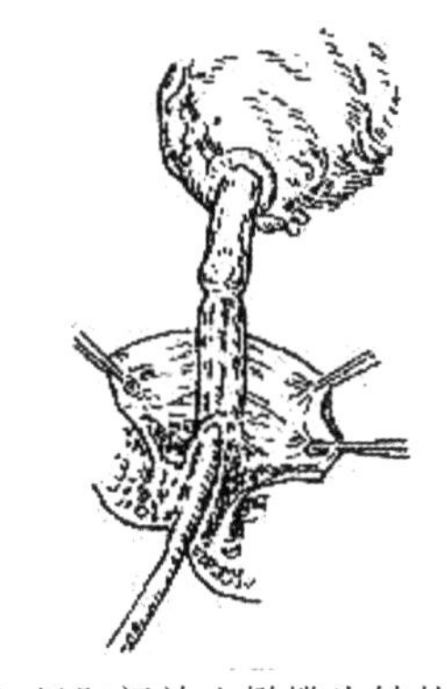
(3) 经肛门放入橄榄头结扎黏膜

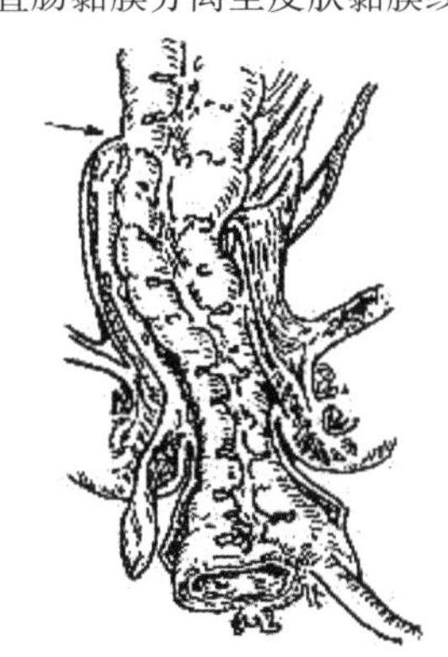
(4) 直肠浆膜肌层与结肠固定,结肠内留置肛管

图 3-12-13 Soave 术式

Gruss 于 1970 年改良了 Soave 术式,即先切除膨大结肠,再剥离直肠黏膜,并将直肠肌层沿后正中切开,从肛门拖出结肠吻合。该术式使结肠拖出较为容易,并避免了无神经节细胞的直肠肌层造成的术后腹胀及肠炎等并发症。但需在腹腔内切除结肠,从而增加了腹腔感染的机会。

(4) 直肠后壁括约肌切除术(Thomas 术式)

适应证:本术式适应于短段型或超短段型巨结肠,由于不经过腹腔操作,损伤很小,新生儿亦可承受;其也可作为其他术后的辅助治疗(图 3-12-14)。

手术步骤:

① 体位及切口:俯卧位,臀部垫高,肛门与尾骨之间纵形切口 3～5 cm。

② 暴露切除直肠肌层:分离肛尾筋膜,牵开耻骨直肠肌,暴露出直肠肌层及肛门内括约肌,手指插入直肠内配合分离肌层,防止损伤肠黏膜而发生粪漏感染。如有损伤应立即予以修补。切除肌层宽度为 1～2 cm,长度则根据术前钡灌肠及活检无神经节细胞肠段长度而定。狭窄段在 6 cm 以内可以直接切除,6 cm 以上常需切除尾骨及骶骨下段才能暴露肌层,超过 10 cm 者经尾路切除多有困难。内括约肌及直肠肌层切除后,耻骨直肠肌放回原位,缝合肛尾筋膜,缝合伤口。术后继续灌肠、扩肛治疗 3 个月左右,以帮助扩大的结肠恢复正常形态和功能。

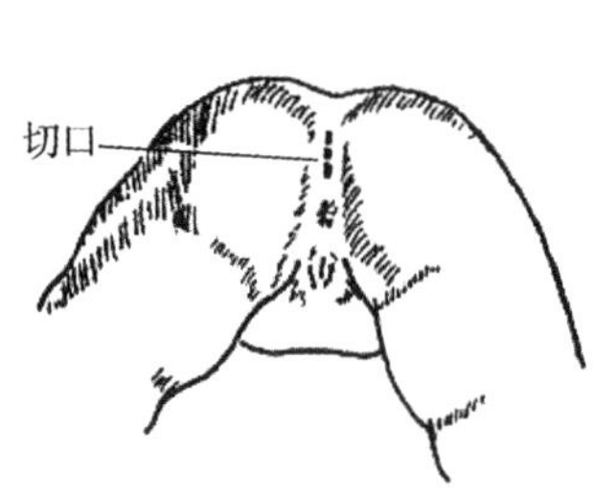

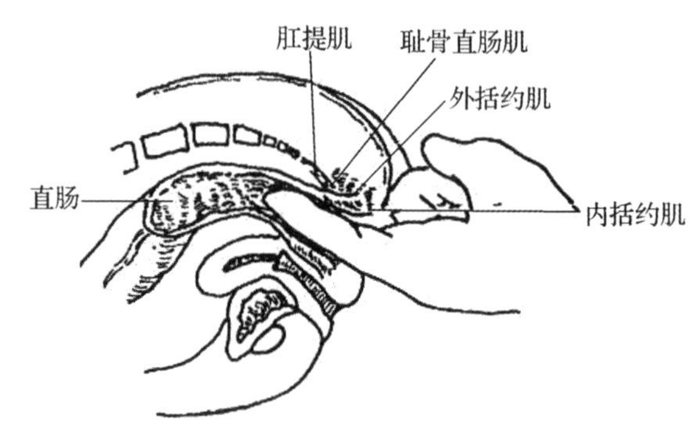

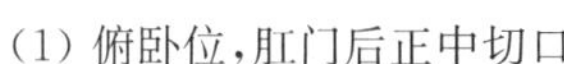
(1) 俯卧位,肛门后正中切口

(2) 术者左手示指放入直肠,触摸内括约肌作为指引

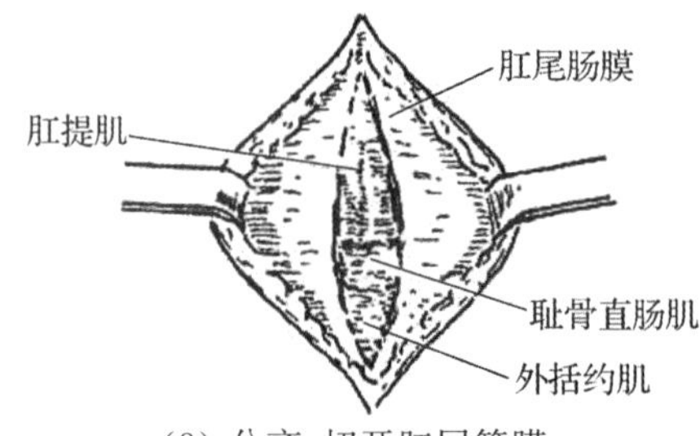

(3) 分离、切开肛尾筋膜,见外括约肌及耻骨直肠肌

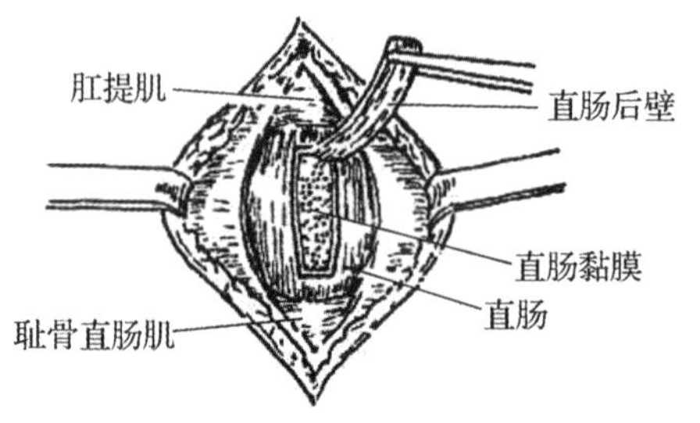

(4) 切除长条状的直肠肌层,其宽度为 1～2 cm,长度依缺乏神经节细胞的肠管长短而定

图 3－12－14 Thomas 术式

(5) 回肠结肠长形侧侧吻合术(Martin 术式)

适应证:本术式适用于全结肠无神经节细胞症,手术保留了左半结肠,借此可吸收水分和营养物质,回肠的正常蠕动功能能够保证肠内粪便的推进和排出,效果较为令人满意(图 3－12－15)。

手术步骤:

① 切口及探查同 Duhamel 术式。

② 进腹后先在正常与病变肠段之间切断回肠,进侧切端暂时封闭。按 Duhamel 术式分离直肠后间隙至肛门。从会阴部切开肛门皮肤黏膜交界的后半圈,从切口内拖出回肠近侧端,回肠后半侧与肛管切口下缘吻合。回肠前半侧与直肠后侧对合,用两把 Kocher 钳做倒“V”形钳夹。

③ 在脾曲处斜形切断结肠,将回肠与降结肠、乙状结肠平行排列,作一长形的回肠结肠侧侧吻合,直到进入盆腔内 Kocher 钳夹部的略上方。

④ 远端病变回肠、盲肠、升结肠以及横结肠分离切除,缝合盆腹膜,逐层关腹。

近年来有人基于右半结肠吸收水分和营养物质的功能强于左半结肠的认识,对 Martin 术式作了一些改良,即直肠后回肠拖出,切除左半结肠和回盲部,保留 15～20 cm 长的右半结肠做回肠结肠长形侧吻合。

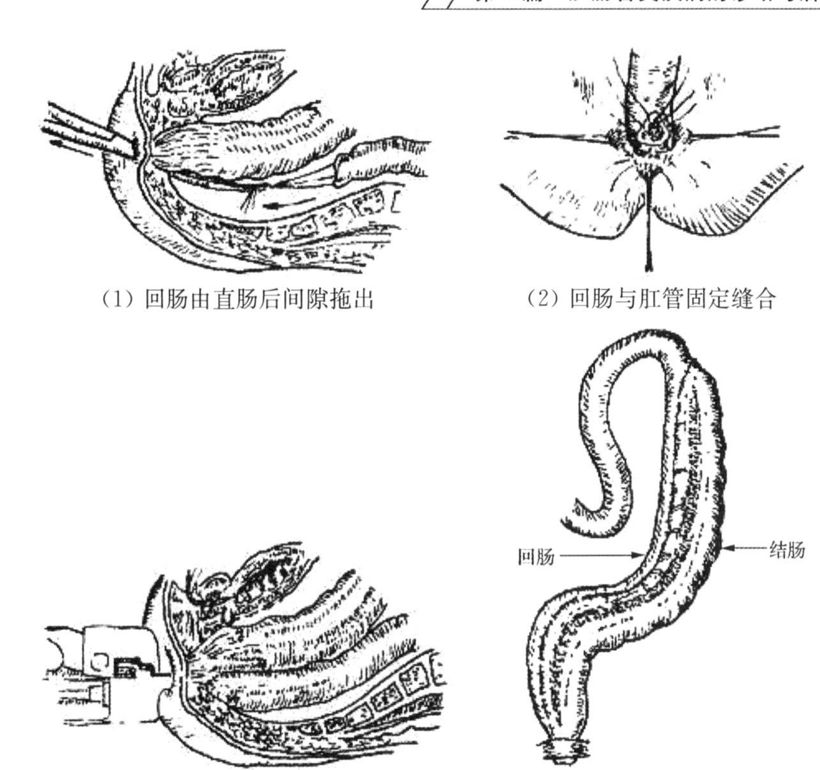

（1）回肠由直肠后间隙拖出　（2）回肠与肛管固定缝合

（3）钳夹吻合的肠管　（4）吻合后的新建肠管

图 3－12－15　Martin 术式

（6）经肛门拖出巨结肠根治术

1998 年 Dela Torre 报道单纯经肛门拖出式先天性巨结肠根治术，是先天性巨结肠外科手术治疗的重大突破，其具有创伤小 ，出血少，腹腔、盆腔干扰少，术后不留瘢痕，恢复快等优点。经肛门拖出巨结肠根治术不会进入腹腔内部，借助肛管就可以有效地将乙状结肠拉至会阴位置，有时横结肠与降结肠也会拉至会阴位置，有助于开展手术。

其分为直肠肌鞘结肠拖出术与经肛门结肠拖出术两种，均已获得较好的临床疗效，且均有自身特点，但手术过程中会存在一些问题：① 剥直肠黏膜时的层次不易控制：直肠肌鞘结肠拖出术直肠后方应游离至尾骨尖，两侧方侧韧带需要切断，前壁游离需根据患儿年龄，对于 1 岁以内的患儿前壁不进行游离，随着患儿年龄的增长，前壁向下游离的长度逐渐增长。② 留存的肌鞘增加缩窄和感染概率：直肠肌鞘结肠拖出术的盆腔分离较少，盆腔内没有吻合口，但极易产生感染与肌鞘内血等不良症状，且该种手术方法保留了短段的无神经节细胞肠管，造成手术过后容易出现便秘复发的情况。③ 扩肛问题：术后对患儿坚持长期强力扩肛是该种手术最基本的要求。经肛门改良直肠肌鞘结肠拖出术可将传统术式的不足充分弥补，有助于患者的治愈率显著提高。经肛门结肠拖出术彻底切除病变直肠肠段，降低便秘复发的概率，但是其分离范围比较广，出血量也比较多，容易造成神经损伤，术后极易产生大便失禁、盆腔腹腔感染、污粪以及吻合口瘘等不良症状。经肛门手术过程中，需要注意的是：于肛门口位置环形切断翻转脱出的直肠肌鞘，对直肠进行充分游离。将直肠肌鞘后壁纵行切开，对直肠上段与乙状结肠进行游离，将痉挛段、移行段拖出，直到扩张段部分肠管，对其进行有效切除，再把正常结肠断端以及直肠黏膜远端切缘位置吻合，对肠道进行重建。

(7) 腹腔镜下巨结肠根治术

1995 年 Georgeson 首次报道腹腔镜下巨结肠根治术，并取得良好的临床疗效，现在采用腹腔镜下巨结肠根治术已然成为常规方法。腹腔镜下行 Soave 根治术适用于常见型、长段型和全结肠型先天性巨结肠的治疗。其术野清晰，容易判断病变肠段，剥离和切除病变肠管完整，创伤小，出血较少，手术感染风险低，肠道功能恢复快，围手术期并发症少，远期并发症同开腹 Soave 手术。同时，手术操作在直肠肌鞘内，不易伤及肛门括约肌、输精管、输尿管及盆底神经等周围器官组织，故对新生儿更易操作，但不适用于腹腔广泛粘连、腹胀明显无法建立气胸，以及不能耐受 CO_2 气腹者。

肛门处方法同开放手术。腹腔内使用超声刀和电钩进行游离，方法同开放手术，但是需要注意超声刀和电刀的热效应。对低龄儿童要注意使用无损伤肠钳夹持肠管，避免肠管穿孔；拖拽结肠时，注意不要扭转，特别是对结肠次全切除患儿，需要将全部结肠放置于盆腔，将结肠拖出后回盲部旋转 180°，一定要反复确认有无扭转。

4. 神经干细胞移植

手术治疗是治疗先天性巨结肠的最佳手段，但仍存在诸多并发症，尤其是全结肠型尚未得到有效根治。目前有研究发现通过神经干细胞移植可恢复部分肠神经功能，国外已有报道从实验动物中制作诱导多功能干细胞已成功，这也为治疗先天性巨结肠提供了一个全新的方向。目前可用于治疗先天性巨结肠的干细胞有胚胎干细胞（ESC）、中枢神经系统来源的神经干细胞（CNS SC）、神经嵴干细胞（NC-SC）、肠神经系统祖细胞（EPC）、其他胚层来源的干细胞等。

六、疗效标准

痊愈：症状、体征消失，主要 X 线征象消失，钡灌肠造影狭窄段消失。

好转：症状减轻，腹部 X 线征象消失，肛管直肠压力测定有所恢复。

七、预防

先天性巨结肠是妊娠早期肠神经系统（ENS）前体未能定植于远侧小肠的一种先天缺陷。国外有研究表明，任何减缓胎儿细胞增殖的条件也会增加先天性巨结肠疾病的风险，包括孕期服用药物（布洛芬、麦考酚酯，抗有丝分裂药物、吸烟、可卡因、酒精）、胎盘功能不全、高血压、叶酸缺乏等原因，由此表明一些先天性巨结肠病例或是可预防的。据此，在孕前纠正微量营养素缺乏症和怀孕期间每天服用多种维生素，明智地使用药物，在早孕期间避免使用毒性药物，戒烟酒及避免已知的有害毒物，并在怀孕前看医生，可减少高遗传风险家庭的先天性巨结肠发病率。

第四节　直肠脱垂

《五十二病方》中记载："人州出不可入者……倒悬其人，以寒水溅其心腹，入矣。"直肠脱垂古称"脱肛"，首出于《神农本草经》，是临床肛肠常见疾病，指患者直肠黏膜、直肠全层、肛管或部分乙状结肠部分或全部移位，脱出肛门之外，好发于老年人、儿童及产妇。如脱出部分在肛管直肠内称为内脱垂或内套叠；脱出肛门外称外脱垂。直肠脱垂在儿童3岁前高发，多为直肠黏膜脱垂。脱肛起病缓慢，临床中以肛门松弛、收缩力减弱，直肠黏膜及直肠反复脱出为主要表现，同时伴有充血、水肿、渗血渗液及糜烂等，病情严重者可伴有大便不尽、下腹坠胀等表现，严重影响患者的生活质量。

一、中医病因病机

隋代《诸病源候论·痢病诸侯》记载："脱肛者，肛门脱出也。"《难经》记载："病之虚实者，出者为虚，入者为实。"本病发生分为虚实两部分。虚证多为患者气血不足、中气下陷、固摄失司所致；实证多为湿热郁滞、下注直肠所致。历代医家认为，直肠脱垂的病因多属虚寒，肺虚则肠下，脾胃虚则气陷，肾气不足、元气不实则固摄无力，皆可使广肠外脱，出而不入。《景岳全书》中论述："大肠与肺为表里，肺热则大肠燥结，肺虚则大肠滑脱，此其要也。故有因久泻、久痢，脾肾气陷而脱者；有因中气虚寒，不能收摄而脱者；有因劳役吐泻，伤肝脾而脱者；有因酒湿伤脾，色欲伤肾而脱者；有因肾气本虚，关闭不固而脱者；有因过用寒凉，降多亡阳而脱者；有因湿热下坠而脱者。然热者必有热证，如无热证，便是虚证。且气虚即阳虚，非用温补，多不能效。凡小儿元气不实者，常有此证。"《临证指南医案·脱肛》体现了叶天士治疗脱肛的特色经验，认为脱肛病位在大肠，与脾胃肾等脏腑相关。从辨虚实、辨脏腑、辨脉象等辨证，以"升举、固摄、益气"为治疗大法。

二、西医病因病理

（一）病因

直肠脱垂的病因不明，可能与腹内压增加、局部结构异常等有关，一般来讲，有以下几个原因解释直肠脱垂的发生。

1. 解剖因素

婴幼儿的骶骨弯曲尚未形成，骶尾骨几乎是平直的，直肠与肛管呈垂直状态，当腹内压增加时直肠失于骶骨的支持，易于脱垂。婴幼儿直肠膀胱陷凹或直肠子宫陷凹较高以及某些成人直肠前陷凹处腹膜较低，当腹内压增加时肠襻直接压于直肠前壁而将其向下推，易导致直肠脱垂。

2. 盆底组织软弱

老年人肌肉松弛，女性生育过多和分娩时会阴撕裂，幼儿发育不全，均可致肛提肌及盆底筋膜发育不全、萎缩、不能支持直肠于正常位置。

3. 长期腹内压力增加

如长期便秘、慢性腹泻、前列腺肥大引起排尿困难，慢性支气管炎引起慢性咳嗽等因素，均可致直肠脱垂。

4. 精神神经疾病

如精神病、脊髓结核、脊髓脊膜膨出、脊柱裂、多发性硬化、中风后的患者直肠脱垂发生率高，其原因不十分清楚。

5. 其他

消耗性疾病、慢性腹泻、直肠癌等也可能导致直肠脱垂。小儿坐便盆排便，直肠与肛管处于一直线，腹压直接传导至会阴，会阴膨出而脱肛。先天性肛门直肠畸形中的高位型和间位型行后矢状路肛门直肠成形术后亦可并发直肠脱垂，其中高位型畸形，耻骨直肠肌发育差和合并骶椎畸形的患儿更易发生。

（二）病理机制

1. 滑动性疝学说

该学说最本质的特点是认为直肠脱垂的起始因素为盆底下降，直肠前壁凸入肠腔，最后疝入直肠形成直肠脱垂。1912 年，Moscowitz 发现直肠脱垂患者直肠子宫陷凹（Douglas 窝）加深，他认为在一些诱因下，直肠前壁通过盆底筋膜的缺损处向下移动，疝入直肠，最后经肛门脱出，实际是种滑动性疝。

2. 内套叠学说

该学说最本质的特点是认为直肠脱垂开始病变在直肠上段，以后直肠固定点下移形成内套叠，Douglas 窝加深，从而形成直肠脱垂。20 世纪中叶，Broden 等应用排粪造影发现，全层的直肠脱垂开始时为距离肛缘6～8 cm处直肠前壁内脱垂，内脱垂逐渐加深，从肛门脱出形成直肠脱垂。目前内套叠学说已得到公认，但是直肠前壁的内套叠和直肠前壁的滑动性疝在解剖学上很难区分，也有学者认为这两种学说是一回事。直肠脱垂常见的病理解剖学的变异包括：肛提肌分离、Douglas窝加深、直肠骶骨分离、肛门括约肌松弛及乙状结肠冗长。这几个病理变异常互为因果，导致直肠脱垂的进一步加重。长期直肠脱垂可导致会阴神经损伤，产生肛门失禁、溃疡、肛周感染、直肠出血、脱垂嵌顿甚至坏死。

3. 盆底松弛学说

一些研究者认为直肠缺乏周围的固定组织，如侧韧带松弛、系膜较游离，以及盆底、肛管周围肌肉的松弛是直肠脱垂发生的主要原因。正常状况下压迫于直肠前壁的小肠会迫使直肠向远端移位，从而形成脱垂。

4. 妊娠和分娩的因素

一些学者认为妊娠期胎体对盆腔压迫、血流不畅、直肠黏膜慢性淤血减弱了肠管黏膜的张力，使之松弛下垂。直肠内脱垂80%以上发生于经产妇，这也是对该理论的支持。脱垂多从前壁黏膜开始，因直肠前壁承受了来自直肠子宫陷凹的压力，此处腹膜返折与肛门的距离在女性为8～9 cm。局部组织软弱松弛失去支持固定作用，使黏膜与肌层分离，是病变发生的解剖学基础。前壁黏膜脱垂进一步发展，将牵拉直肠上段侧壁和后壁黏膜，使之相继下垂，形成全环黏膜内脱垂。病情继续发展，久之则形成直肠全层内脱垂。分娩造成损伤也可导致直肠内脱垂，相关因素有大体重婴儿、第二产程的延长、产钳的应用，尤其多胎，产后缺乏恢复性锻炼，易导致子宫移位。分娩损伤在大多数初产妇可很快恢复，但多次分娩者因反复损伤，则不易恢复。

5. 慢性便秘的作用

便秘是引起直肠黏膜内脱垂的重要因素，且互为因果。便秘患者大便干结，排出困难。干结的大便对直肠产生持续的扩张作用，直肠黏膜因松弛而延长，随之用力解便时直肠黏膜下垂。下垂堆积的直肠黏膜阻塞于直肠上方，导致排便不尽感，引起病人更加用力，于是形成恶性循环。

三、临床表现

（一）临床特点

（1）肛内肿物脱出　直肠脱垂的主要临床表现为肛内肿物脱出，早期仅在排便时脱出，便后可自行缩回，以后逐渐加重，严重者在咳嗽、喷嚏、用力或行走时亦可脱出，且不易回复。直肠黏膜脱垂可见圆形、红色、表面光滑的肿物，黏膜呈放射状皱襞、质软，排粪后自行缩回。若为直肠全层脱垂，则脱出物较长，呈宝塔样或球形，表面可见环状直肠黏膜皱襞。患者多有将脱出物纳入肛内的经验。

(2) 便秘或肛门失禁　25%～50%的直肠脱垂患者可合并便秘。引发直肠脱垂术前便秘的原因有，内脱垂的肠管阻塞直肠，结肠慢运输或盆底肌群矛盾运动，合并直肠膨出、阴道后疝、膀胱膨出、子宫和阴道脱垂等盆底解剖异常。直肠脱垂术后便秘可能与上述原因未纠正或手术损伤等有关。肛门失禁发生率约为28%～88%，多数与长期反复脱垂，括约肌松弛有关，少数与产伤有关。

(3) 黏液或血便　患者长期脱垂可合并直肠孤立性溃疡，产生黏液及血便。

(4) 肛门皮肤病　因黏液分泌增多，粪便污染和反复清洗，会阴皮肤常发生炎症，甚至溃烂、感染。分泌物较多，可继发肛门部皮肤病变，引起肛门瘙痒。

(5) 脱出肠管嵌顿　如脱垂肠段或黏膜未能及时复位，可发生嵌顿，出现肛缘水肿、疼痛、尿频尿急、下腹胀痛等症状，若嵌顿的内容物有小肠或结肠，可出现腹痛、腹胀、呕吐等肠梗阻症状。

(二) 临床分型

根据其脱出的程度、特点，对直肠脱垂进行如下分类和分度：

1. 分类

① 直肠内脱垂：指直肠全层脱垂，但没有脱出肛门外。

② 直肠外脱垂：指直肠全层脱垂，已脱出肛门外。

③ 不完全性直肠脱垂：直肠黏膜脱垂。脱出物呈半球形，可见以直肠为中心的环状黏膜沟。

④ 完全性直肠脱垂：直肠全层脱垂。脱垂的肠管呈圆锥形，脱出部可见以直肠腔为中心呈同心圆排列的黏膜环形沟。

2. 分度

完全性直肠脱垂根据程度分为三度。

Ⅰ度：排便时脱垂肠段小于 3 cm，便后能自行回纳。

Ⅱ度：排便时直肠脱出 4～8 cm，必须用手复位，肛管位置正常。

Ⅲ度：排便时直肠、乙状结肠及肛管脱出，长度超过 8 cm，较难复位。

(三) 辅助检查

1. 局部检查

肛门部视诊可见肛周皮肤潮湿、色素沉着，直肠指诊发现肛门口及肛门括约肌松弛，收缩无力。可触及脱垂肠段，特别是站立位或用力排便后触摸。触摸直肠前壁还可确定直肠膨出和阴道后疝。如脱垂内有小肠，有时可听到肠鸣音。

2. 排粪造影

排粪造影可动态观察排便状态肛直角的变化、直肠脱出肛门外的顺序及高度，观察有无异常会阴下降、盆底疝等，必要时可联合膀胱、阴道和腹腔造影，明确盆底解剖异常。特别是动态排粪造影，可以直接了解直肠脱垂的过程，便于理解直肠脱垂的病理特征。

3. 钡灌肠

钡灌肠可观察结肠走向，评估结肠的情况，这对术前合并便秘患者尤其重要。此外还可排除其他结肠疾病。

4. 肛管直肠压力测定

无论是直肠黏膜脱垂还是直肠全层脱垂，肛管静息压均下降，肛管最大收缩压可正常或下降，直肠肛管抑制反射可减弱甚至消失，直肠最大耐受量明显下降。可作为术前肛门功能评估的检查手段，对于合并肛门失禁的患者尤其重要。

5. 超声检查

超声检查可用于盆底肌电图及会阴神经潜伏期测定。

术前测定盆底肌电图可见肛管外括约肌和耻骨直肠肌肌电活动减弱，会阴神经潜伏期若明显延长，提示存在阴部神经损伤。

6. 结肠传输试验

合并便秘的患者结肠传输试验可以了解结肠传输功能。以往直肠脱垂术后便秘原因不明，最近发现是因为患者合并结肠传输功能减弱。如术前能明确结肠传输时间明显延长，可考虑同时行结肠次全切除术。

7. 电子肠镜

电子肠镜检查可观察脱垂结肠是否合并炎症性改变及排除结肠肿瘤，必要时可夹取黏膜行组织学检查。对于直肠脱垂的患者特别是要行手术治疗的患者，肠镜检查应列为常规，其主要目的是发现合并的结直肠其他病变，特别是恶性肿瘤。

四、诊断与鉴别诊断

(一) 诊断

直肠外脱垂诊断不难，根据病史，让患者蹲下做排粪动作、腹肌用力，脱垂即可出现。直肠内脱垂可行排粪造影诊断分型。

(二) 鉴别诊断

直肠脱垂主要与以下疾病相鉴别：

1. 直肠黏膜内脱垂

在国内的许多参考书中，将直肠黏膜内脱垂规定为直肠脱垂的一种类型，有的书籍将其称为不完全性直肠脱垂。Madoff在《肛管直肠外科学基础》一书中认为直肠脱垂仅指直肠全层脱垂，而单纯的直肠黏膜脱垂为与痔相关的疾病。在临床上直肠黏膜脱垂的患者不具有直肠脱垂的几种常见的病理解剖学特征，而且在处理上也不同。在临床上鉴别直肠黏膜内脱垂与直肠脱垂可用扪诊法和双合诊法。扪诊法是用手掌压住脱垂肠段的顶端，稍加压作复位动作，患者咳嗽，如果有冲击感者为直肠脱垂，没有则为直肠黏膜脱垂。双合诊法是将食指插入脱垂直肠腔，拇指在肠腔外作对指，摸到坚硬有弹性双层肠壁为直肠脱垂，否则为直肠黏膜脱垂。另外，直肠黏膜脱垂很少超过 5 cm，而直肠脱垂可以超过 5 cm。

2. 环状内痔

鉴别较为容易，首先病史不同，其次，环状内痔脱出的痔核呈梅花状，痔块之间出现凹陷的正常黏膜，括约肌有力；直肠脱垂常呈宝塔状或球形，括约肌松弛无力。

五、 治疗方法

(一) 中医分型证治

根据《黄帝内经》所描述的“虚则补之”“下者举之”的治疗法则，故而可以确定本病的治疗大法为：补气、提升、固脱。

1. 气虚下陷

证候：脱垂并见大便带血，肛门坠胀，甚则咳嗽即脱；伴见气短自汗，倦怠无力，或食少腹胀，或大便溏薄、小便淋漓，或腰膝酸软、四肢寒凉，苔薄白，脉细软等。

治则：补气提升，收敛固涩。

方药：补中益气汤加减

2. 气血两虚

证候：脱垂伴见少气懒言、神疲乏力、自汗、眩晕、心悸失眠、面色淡白或萎黄，舌质淡，苔薄白，脉细弱或缓无力。

治则：益气养血，升举固脱。

方药：八珍汤加减。

3. 湿热下注

证候：直肠脱出伴肛门疼痛，口干口臭，伴见少腹拘急、湿热泄泻、小便短赤，或会阴部胀痛，身重疲困，舌红，苔黄，脉濡数等。

治则：清热利湿，升阳举陷。

方药：萆薢渗湿汤加减。

(二) 西医治疗

1. 非手术治疗

(1) 中药外治疗法　中药研末调糊状外敷或者局部熏洗借助药力或热力的作用可以使腠理开疏，局部气血流畅，以达消热除湿、收敛固涩，温经通络、消肿止血之功效。

(2) 外敷　运用中药归经的原则，药物直达病灶，起到活血化瘀、通经走络的功效，并达到消肿、抗炎和镇痛的目的。常用药物如乌梅、五倍子、明矾、大黄、诃子等酸性收敛的药物。

(3) 熨敷　将某些药物或某种物体加热，热熨或者冷敷患处，此法借助药物的药性及温度的作用，使腠理开疏、气血调达、祛风除湿，促进全身气血流通，以达到治疗目的。

(4) 针灸疗法　《灵枢·经脉》云："盛则泻之，虚则补之，热则疾之，寒则留之，陷下则灸之，不盛不虚，以经取之。"脾虚气陷、肾气不固而致脱垂者需采用补中益气、培元固本，针、灸并用之补法；而湿热下注者需采用清热利湿、提升止痛，只针不灸之泻法。《针灸易学》云："脱肛久痔：二白、百会、精宫、长强。小儿脱肛：百会、长强、大肠俞。"《针灸集成》云："脱肛取大肠俞(腧)、百会、长强、肩井、合谷、气冲。"《针灸大成》云："大肠虚冷，脱肛不收：百会、命门、长强、承山。大便艰难，用力脱肛：照海、百会、支沟。"《千金宝要》云："因寒冷脱肛，灸脐中，随年壮。又灸横骨百壮。"脱垂取穴以督脉、足太阳膀胱经穴为主。督脉为"阳脉之海"，具有调节阳经气血的作用；足太阳膀胱经穴具有调节消化系统的作用。

针灸穴位常取百会、大肠俞、足三里、长强、关元、气海、神阙、承山等。其中，百会穴乃是治疗脱垂之常用要穴。百会为手足三阳、督脉之会，有升阳举陷、益气固脱之功效，如《铜人腧穴针灸图经》云："百会，治小儿脱肛久不差……"；大肠俞为大肠之背俞穴，能够充实大肠腑气，调和肠胃；足三里为足阳明经合穴，有调理脾胃、补中益气之功效；长强为督脉之别络，位置近肛门，针刺可增强肛门之约束能力，并有解痉止痛之功效；关元培肾固本，调气回阳，常作为肾虚脱垂的配穴；气海有益气助阳、调经固经的功效；神阙即脐中，具有温补元阳、健运脾胃、益气固脱之功效；承山具有疏通经络、运化水湿，固化脾土、调肠腑、疗痔疾的功效。中气下陷而致脱垂者，可加脾俞、下极、二白等穴位；湿热下注者，可加飞扬、阴陵泉等穴位。百会多采用补法或灸法，其余主穴多用平补平泻之法。根据"陷下则灸之"的原则，运用针灸"补虚泻实"之法则，诸穴配伍共奏益气升提之功效。

2. 手术治疗

迄今为止报道的针对直肠脱垂的手术方法接近百种，手术的目的是控制脱垂、恢复失禁、阻止便秘或解除排便障碍。手术往往通过切除冗长的肠管和(或)把直肠固定在骶骨岬而达到目的。按照常规的路径，直肠内脱垂的术式可分为经腹和经肛手术两大类。但是，目前评价何种手术方法治疗直肠脱垂效果较好是困难的，因为缺乏大宗的临床对照研究结果。临床上应根据患者的临床表现，结合术者的经验个体化选择手术方案。

(1) 直肠黏膜下和直肠周围硬化剂注射疗法

适应证:直肠黏膜脱垂和直肠内脱垂,不合并或合并小的直肠前突、轻度的会阴下降。

手术方法:病人取胸膝位,该体位利于操作,使脱垂的黏膜和套叠的直肠复位,以便于将其固定于正常的解剖位置。黏膜下注射经肛门镜,直肠周围注射采用直肠指诊引导。肛周严格消毒后,经肛旁 3 cm 进针,进针 6 cm 至肠壁外后注射。硬化剂采用 5%鱼肝油酸钠,用量 8～10 ml。一般 2 周注射 1 次,4 次为 1 个疗程。

手术机制:通过药物的致炎作用和异物的刺激,使直肠黏膜与肌层之间、直肠与周围组织之间产生纤维化而粘连固定直肠黏膜和直肠,以防止直肠黏膜或直肠的脱垂。

手术疗效:重庆市第三军医大学大坪医院报道了 85 例直肠内脱垂行注射疗法的结果,大多数临床症状明显改善。国外 Tsiaoussis 等于 1998 年报道了 162 例直肠前壁黏膜脱垂行硬化剂注射治疗的结果,有效率为 51%。硬化剂注射疗法治疗后不满意的原因是会阴下降和合并直肠前突。

并发症:如果肛周皮肤消毒不严格,可发生肛周脓肿。

(2) 直肠黏膜扎法

适应证:直肠中段或直肠远段黏膜内脱垂。

手术方法:病人采用折刀位或左侧卧位。局部浸润麻醉。充分扩肛,使肛管容纳 4 手指以上。在齿线上方进行套扎,先用组织钳钳夹齿线上方 1 cm 左右的直肠松弛的黏膜,用已套上胶圈的两把止血钳中的一把夹住被组织钳钳夹的黏膜根部,然后用另一把止血钳将胶圈套至黏膜的根部,为防止胶圈滑脱,可在套扎前在黏膜的根部剪一小口,使胶圈套在切口处。

(3) 直肠黏膜间断缝扎加高位注射术

适应证:直肠远端黏膜脱垂和全环黏膜脱垂及直肠全层内脱垂。

手术方法:体位取左侧卧位,手术步骤为:

① 钳夹折叠缝合直肠远端松弛的黏膜:先以组织钳夹持齿线上方 3 cm 处的直肠前壁黏膜,提拉组织钳,随后以大弯血管钳夹持松弛多余的直肠前壁黏膜底部,稍向外拉,以 2-0 可吸收线在其上方缝合 2 针,两针距离约 0.5 cm,使局部黏膜固定于肌层。以 7 号丝线在大弯血管钳下方贯穿黏膜,然后边松血管钳边结扎。将第一次缝合的组织稍向外拉,再用组织钳在其上方 3 cm 处夹持松弛下垂的黏膜,再以大弯血管钳在其底部夹持,要夹住全部的黏膜但不能夹住肌层。继以 2-0 可吸收缝线在上方结扎 2 针,再如第一次的方法用丝线结扎黏膜。硬化剂注射距肛缘约 8 cm,在其相同的高度的左右两侧,以 5 号针头向黏膜下层注入 1∶1 消痔

灵液 5～8 ml，要求药液均匀浸润，然后再将消痔灵原液注射于被结扎的黏膜部分，2 分钟后，以血管钳将被结扎的两处黏膜组织挤压成坏死的薄片。至此，对直肠前壁黏膜内脱垂的手术完毕，如果属于直肠全层黏膜脱垂，则在直肠后壁黏膜内再进行一次缝扎。

② 直肠周围注射法：药物以低浓度大剂量为宜，用左手示指在直肠做引导，将穿刺针达左右骨盆直肠间隙，边退针边注药，呈扇形分布，然后穿刺针沿直肠后壁进针 4 cm 左右，达直肠后间隙，注入药物。每个部位注入药物总量 10～15 ml。

手术机制：手术要点在于消除直肠黏膜的松弛过剩，恢复肠壁解剖结构。本手术方法中的间断缝扎，能使下垂多余的黏膜因结扎而坏死脱落，消除其病理改变。另外可吸收线的贯穿缝合，能使被保留的黏膜与肌层粘连，有效地巩固远期疗效，同时也有效地防止了当坏死组织脱落时容易引起的大出血。间断缝扎可以直达直肠子宫（膀胱）陷窝的底部，加固了局部的支持结构。经临床观察，凡直肠黏膜脱垂多起于直肠的中、下瓣，尤以下瓣为多，下瓣的位置正好距离肛缘 8 cm 左右。在其两侧壁注射硬化剂，能使两侧的黏膜与肌层粘连，局部纤维化，与间断缝扎产生协同作用，加强固定，增强疗效。

手术疗效：本手术具有方法简单、容易掌握、创伤小、疗效佳、设计符合解剖生理学要求等优点。金定国等报道 32 例，经 3 个月至 1 年随访，效优 16 例（50.0%），效良 8 例（25.0%），效中 5 例（15,6%），效差 3 例（9,4%），总有效率为 90.6%。

（4）直肠减容术（rectal reservoir reduction）

Irwin 等于 1987 年报道的直肠减容术包括 Delorme's 手术、多排直肠黏膜结扎术、纵行直肠黏膜条状切除术，采用多排直肠黏膜结扎术治疗直肠内脱垂 36 例，纵行直肠黏膜条状切除术 8 例，分别报道了术后疗效。

（5）经改良 Delorme's 手术

Delorme's 手术是 1900 年第一次报道用于治疗直肠外脱垂的一种手术方法。Berman 等于 1990 年采用 Delorme's 手术治疗 21 例直肠内脱垂的病人，15 例（71.4%）病人症状改善。术后随访 3 年，无复发的病例。目前文献报道手术并发症占 0%～34%。Watts 等于 2000 年总结了 1988—1994 年 135 例次 Delorme's 手术疗效，认为 Delorme's 手术是一种简单、安全、有效的手术方法，适用于任何年龄的病人，但该手术的复发率高，术前医师要向病人解释清楚。

适应证：直肠远端黏膜脱垂、直肠远端和中位内脱垂，特别适用于长型内脱垂（4～6 cm）。

手术方法：术前准备同结肠手术，最好采取行电子肠镜检查的肠道准备方法。两叶肛门镜（带有冷光源）牵开肛门，在齿线上 1.5 cm 处四周黏膜下注射

1∶20 万 U 去甲肾上腺素生理盐水，总量 50～80 ml，使松弛的黏膜隆起。

① 环行切开直肠黏膜：用电刀在齿线上 1～1.5 cm 处环形切开黏膜层。

② 游离直肠黏膜管：组织钳夹住远端黏膜边缘，一边向下牵拉一边用组织剪在黏膜下层做锐性分离，显露直肠壁的肌层。环形分离一周，一直分离到指诊发现直肠黏膜过度松弛的情况消失，无脱垂存在，整个直肠黏膜呈平滑状态时为止。一般游离下的黏膜长度为 5～15 cm。黏膜管游离的长度主要依据术前排粪造影所显示的直肠内脱垂的总深度而定。注意切勿分离过长，避免黏膜吻合时张力过大。

③ 直肠环肌的垂直折叠缝合：Delorme's 手术要求将分离后的黏膜下肌层做横向折叠缝合，一般用 4 号丝线缝合4～6 针。如果将黏膜下肌层做垂直折叠缝合，一方面加强盆底的功能，另一方面可以减少肌层出血，同时关闭无效腔。

④ 吻合直肠黏膜：切断黏膜行黏膜端吻合前需再用硫柳汞消毒创面，用 0 号可吸收线做吻合，首先上、下、左、右各缝合 4 针，再在每 2 针间间断缝合，针距为 0.3 cm 左右。

⑤ 吻合完毕后：用油纱条包裹肛管，放置入肛管内，可起到压迫止血的作用。

术后处理：术后 3～5 天进普食后常规应用缓泻药以防止大便干燥。病人正常排便后即可停用缓泻药。

手术注意事项：Delorme's 手术强调剥离黏膜为 5～15 cm，有时手术操作困难，黏膜容易被撕破。对重度脱垂者剥离 15 cm，一般剥离到黏膜松弛消失为止，如果过多黏膜剥离可导致吻合处张力过大，发生缺血坏死，近端黏膜缩回等严重并发症。Delorme's 手术强调折叠直肠肌层，王立勇等认为在剥离黏膜长度＜15 cm 时，可以不做肌层折叠缝合。这样可简化手术步骤，术中行黏膜吻合前彻底止血，加上术后粘连，同样起到肌层折叠的作用。肌层折叠还有导致折叠处狭窄的可能。若合并直肠前突，在吻合直肠黏膜前，用 4 号丝线间断缝合两侧的肛提肌，加强直肠阴道隔。本手术严重的并发症为局部感染，因此术前肠道准备尤为重要，术中严格无菌操作，彻底止血，防止吻合口张力过大。

手术疗效：Liberman 等于 2000 年报道了 34 例 Delorme's 手术结果，与手术前相比，手术后除大便失禁外，大部分症状得到非常显著的改善（$P<0.01$）。但是 12 例病人并发 1 种或 1 种以上的并发症。Watts 等于 2000 年报道了 113 例 Delorme's 手术，101 例术后随访＞12 个月，其中 30 例疾病复发。笔者认为影响手术疗效的因素主要是黏膜切除的长度。Sielezneffa 等于 1999 年报道了 20 例直肠内脱垂的病人行 Delorme's 手术，结果表明术前有低骨直肠分离、慢性腹泻、大便失禁、会阴下降者手术效果差。综述国内文献报道的经肛门治疗直肠脱垂的疗效，手术显著有效率为76.4%。国外 4 篇文献报道的 171 例，手术显著有效率为 73.7%。

(6) 经肛吻合器直肠切除术

经肛吻合器直肠切除术(stapled transanal rectal resection,STARR)的原理是采用经肛双吻合器技术:第一把吻合器在直肠前壁切除直肠套叠脱垂的前半部分和直肠前突的突出部分,同时完成吻合,纠正直肠前壁的解剖异常;第二把吻合器于直肠后壁切除直肠套叠脱垂的后半部分,同时完成吻合。该手术同时纠正了直肠前突和直肠套叠脱垂两种解剖异常,理论上疗效应优于传统手术。经肛门、经会阴,经阴道或经腹等各种传统手术多只能纠正直肠前突或直肠套叠脱垂一种解剖异常,但许多出口梗阻型便秘患者两种因素同时存在,这直接影响了传统手术的疗效。约有 71%的患者同时存在两种解剖异常。2004 年 Longo 采用 STARR 术,同时切除直肠前突及套叠脱垂的直肠壁,以治疗出口梗阻型便秘,疗效满意。

适应证:符合罗马Ⅲ慢性便秘诊断标准的患者。以下症状中至少存在 3 项:排便不尽感,排便梗阻感,排便时间长但排出困难,需要会阴部压迫和(或)采用特殊的姿势排便,需用手指经肛或经阴道辅助排出粪便,只能通过灌肠方能排出粪便。排粪造影检查至少有 2 项以上表现:直肠黏膜内套叠≥10 mm,力排时直肠前突≥3 cm,便后前突直肠中钡剂残留;内科疗效不满意;排除结肠慢传输或便秘型肠易激综合征者。

治疗方法:术前一天下午口服硫酸镁或聚乙二醇电解质散行肠道准备。手术采用腰麻或硬膜外麻醉,患者取折刀位。采用管形痔吻合器(ethicon endosurgery),取折刀位,经肛门置入透明扩肛器并固定,于齿线上2～5 cm 直肠前壁(通常为黏膜最松弛处),用 7 号丝线做 3 个直肠全层半周荷包缝合,每个荷包之间间距 1 cm。在扩肛器后方置挡板于直肠内,以阻隔直肠后壁黏膜滑入吻合器钉仓。置入第一把吻合器,用带线钩将荷包线尾端从吻合器侧孔中拉出,将荷包线收紧使直肠前壁牵入钉仓。击发后退出吻合器,剪断黏膜桥,仔细检查吻合口,如有搏动性出血,用 3－0 可吸收线缝扎止血;然后在直肠后壁做两个全层半周荷包缝合,在扩肛器前方置挡板于直肠内;更换第二把吻合器,余法同第一次吻合。术后予以留置肛管 1～2 天,禁食 1～2 天,流质 2 天,予以静脉补液和抗生素治疗 3 天。

手术疗效:近年国外已有多个研究评价 STARR 术的疗效,近期结果满意。Boccasanta 等对 90 例 STARR 术后患者随访 1 年,排便不尽感缓解率 81.1%、手法辅助排便缓解率 83.4%,并能降低直肠前后直径,恢复直肠顺应性,降低直肠感受阈。Gagliardi 等对 85 例患者随访 17 个月,65%的患者症状得到改善。本组研究结果显示,术后各项出口梗阻症状发生率均有明显下降,尤其是排便困难及排便梗阻感的发生率均下降 50%以上。经量化评分后比较,术后排便不尽感积分较术前下降 65.2%,其余症状积分下降幅度均达 72%以上,总分下降为 77.4%。这提示部分患者术后仍有一些出口梗阻症状，但症状程度较术前已明显减轻。本手术需使用两把吻合器，费用较高，但患者对包括治疗费用在内的总体满意度评分为7.8分，显示了较好的患者依从性。

(7) 乙状结肠部分切除、直肠固定盆底抬高术

适应证：适用于严重的内脱垂，尤其是高位直肠内脱垂。若合并有盆底疝、子宫后倾、孤立性直肠溃疡、骶直分离，或合并结肠传输延缓者，则更是手术指征。

手术方法：直肠固定术或者直肠悬吊术；盆底疝修复和盆底抬高术；子宫固定术；乙状结肠切除术，若伴有结肠无力，应切除相应的肠段或全结肠。

① 直肠固定术：取左正中旁切口，显露直肠子宫陷凹或直肠膀胱陷凹，切开直肠和乙状结肠两侧的腹膜。分离直肠前壁疏松组织，直达肛提肌。锐性或钝性分离直肠后壁，直达尾骨尖。分离直肠前陷凹的腹膜，直到膀胱或子宫后壁。拉直游离的直肠，用4号丝线将直肠的后壁两侧与骶前筋膜缝合3～4针，并将直肠乙状结肠交界处缝合于骶骨岬。② 盆底抬高术：将直肠膀胱或子宫陷凹的前腹膜向上提起，剪去多余的腹膜，缝合于提高并固定的直肠前壁。③ 子宫固定术：用7号丝线缝合子宫圆韧带，并将其缩短。④ 乙状结肠切除术：将冗长的乙状结肠切除。

(8) Ripstein's 直肠固定术

适应证：本术式是治疗直肠脱垂的方法，亦可以治疗中位和高位的直肠内脱垂，亦可以用于经腹手术中的直肠悬吊术。

手术方法：切开直肠乙状结肠两侧的腹膜，分别于直肠前后游离直肠达肛提肌水平。将直肠向上牵拉，在骶骨中线右侧1 cm处，用4号无创伤缝线缝入3～4针，并保留缝线。将Teflon网剪成4 cm宽的条片，其中一侧先缝合于右侧的骶骨前。将直肠拉紧后，用丝线将Teflon网缝合于直肠，一般缝合5行，每行4针。修剪Teflon网，使缝合后无张力，可在直肠后放一手指，左侧网端缝合于左侧。另一种缝合Teflon网方法：将Teflon网条缝合于骶骨中线筋膜，直肠拉紧后，将网条的两端向前绕过直肠两侧至前壁，分别缝合固定。但直肠前壁中央留2 cm宽的空隙，以防止直肠狭窄。

手术疗效：Ripstein's手术是一种安全有效的手术方式，特别对于直肠脱垂或直肠全层内脱垂。该手术最明显的作用是改善了病人的排便节制功能，但确切机制目前尚不清楚。Schultz等于2000年报道了112例Ripstein's手术，包括直肠外脱垂69例、直肠内脱垂43例。便血、肛门疼痛、里急后重症状较术前明显好转。手术后30日内的近期并发症的发生率33.0%(37/112)，其中5例有一种以上的并发症。对患者进行了长期随访，发生晚期并发症的13例，其中直肠阴道瘘2例，分别发生在术后3年和10年。

(9) Well 手术

手术方法类似 Ripstein's 手术。Christiansen 等于 1992 年报道该手术后发现用补片包绕的直肠动力障碍，但并未发现狭窄，并用该手术治疗 8 例直肠内脱垂，3 例临床症状明显改善。

手术方法：切开直肠两侧的腹膜，充分游离直肠至肛提肌的水平。将 Marlex、Telfon 网，或者 Ivalon 海绵片剪成约 8 cm，用 2－0 的不吸收缝线，缝合于骶骨中央的骨膜上。补片两侧包绕直肠，并与直肠固定，前壁中央留 2～3 cm 的空隙，缝合盆底腹膜。

(10) Orr's's 手术

Orr's's 手术是由 Orr's 等于 1947 年首先应用于临床，用于治疗直肠外脱垂。以后人们将其应用于治疗直肠内脱垂。Christiansen 等 1992 年用该手术治疗 14 例直肠内脱垂，6 例临床症状明显改善。

手术方法：取大腿阔筋膜或者腹直肌前鞘筋膜，大小(1～2) cm×10 cm。将两条筋膜带分别缝合于直肠两侧及骶骨岬筋膜，使直肠悬吊。缝合盆底，关闭 Douglas 陷窝。

(11) Nigro 手术

手术方法：切开直肠两侧的腹膜，游离直肠至肛提肌。Teflon 网条缝合固定在直肠两侧及后壁。Teflon 网条固定在耻骨，向前悬吊直肠。

(12) 功能性直肠悬吊和盆底抬高术

长期以来，在治疗直肠脱垂时，外科医生重视从解剖学上纠正直肠脱垂，手术虽然纠正了直肠脱垂，但约一半的患者症状未改善，功能上未治愈。手术的分离可能是造成直肠自主神经损伤的原因之一，部分患者在手术后反而加重了便秘的症状。为此，张胜本等采用功能性直肠悬吊术。所谓功能性直肠悬吊术是通过改进手术操作，纠正直肠内脱垂的同时不游离直肠，从而避免损伤自主神经，达到提高治愈率的目的。

适应证：与乙状结肠切除、直肠固定盆底抬高术相同。

手术方法：张胜本等报道了 38 例功能性直肠悬吊术，详细叙述了手术方法，并报道了术中所见。① 改良的 Orr's's 直肠悬吊术：38 例病人都有较大程度的盆底下降，同时发现直肠周围组织松弛 14 例，周围脂肪堆积 5 例，直肠内脱垂 13 例。对这类病人采用改良的 Orr's's 直肠悬吊术悬吊材料先选用腹直肌前鞘，后改用丝线，甚至将腹膜或松弛的侧副韧带固定在骶骨岬上，开始直肠两侧悬吊，但发现易形成夹角妨碍肠道内容物通过，后改为单侧悬吊。有 3 例腔静脉分支下移掩盖骶骨岬，仅将侧腹膜固定。最初几例直肠固定高而紧，使直肠失去上下活动而术后坠胀感重,改为固定直肠时留下直肠活动的余地,以利于排便动作后症状消失,故改为功能性直肠悬吊术。② 盆底抬高:盆底下降的病人,术中发现 Douglas 陷窝加深,最初几例是将直肠与膀胱或阴道间隙分离后,上提缝合,同时修补直肠前突 4 例,术后坠胀感反而加重。尔后只将过深的盆底腹膜缝合,消除 Douglas 陷窝过深,并缝合疝囊至膨胱颈及子宫低切带水平,病人恢复快且无症状。③ 乙状结肠切除:术中发现乙状结肠冗长 35 例,2 例扭曲,6 例乙状结肠进入盆底疝囊内。最初的 4 例未处理乙状结肠,过多的乙状结肠与直肠固定后成角,术后出现左下腹阻塞症状,以后 30 例常规切除过长的乙状结肠,消灭成角,另有 3 例因左半结肠通过缓慢而行左半结肠切除,未再出现左下腹阻塞症状。④ 子宫固定术:27 例女性除 1 例子宫与前腹膜粘连及 2 例原来做过子宫切除外,24 例都有子宫内脱垂及子宫后倒,并陷入 Douglas 陷窝,其中 2 例子宫较大,把直肠压在骶骨上,增加腹压,排便时子宫阻塞粪便通过直肠,故本组常规做子宫抬高固定与纠正后倾。

术后处理:直肠内脱垂经腹手术针对腹内脏器向下移位做了相应的处理,使其得到形态的纠正。而已松弛的盆底肌若用手术干预,必然带来更严重的反应。因此,加强术后的长期功能锻炼,注意多饮水、多食粗纤维食物及油类,充分利用排便时的生理反射,避免过度用力排便等,才能防止本病的复发。

手术疗效:15 天内排便困难及梗阻症状消失者 29 例(76.3%),好转 5 例(13.2%),差者 4 例(10.5%)。效果差的原因与直肠悬吊过紧,子宫及直肠未处理有关。术后排粪造影 14 例,直肠内脱垂的表现消失,但临床症状存在,可能也与未留下直肠在排便时运动的余地有关。黄显凯、张胜本等于 1993 年报道了 38 例直肠内脱垂几种术式的疗效。综述国内外报道的各种经腹手术 120 例,81 例手术效果明显(67.5%)

(13) 经腹腔镜直肠固定术

与剖腹手术相比,经腹腔镜直肠固定术具有独到的优点,包括微创、疼痛轻、恢复快、腹部切口美观、更短的住院日等。目前经腹腔镜直肠固定术,可以将直肠缝合固定于骶骨岬也可以用补片在直肠后固定。直肠部分切除或不切除视术中情况定。Heah 等于 2000 年报道,自 1994 年至 1998 年经腹腔镜行 25 例直肠固定术,病人为直肠全层内脱垂,4 例因腹腔小肠粘连术中转为剖腹手术,21 例为完全经腹腔镜直肠固定术。术后,2 例再次出现直肠内脱垂,行 Delorme's 手术;另外 2 例合并有直肠孤立性溃疡综合征;16 例临床症状明显改善。2002 年 Solomon 等报道了 39 例行直肠固定术患者的随机对照研究,19 例开腹手术,20 例行腹腔镜固定术。结果发现腹腔镜组具有恢复饮食快、术后下地活动早、住院时间短、并发症少的优势,这些与神经内分泌应激的减少有关。但长远的效果,包括便秘、脱垂复发及失禁的评分等，与开腹手术有显著差异。

综合国外文献报道随访8～30个月的结果，死亡率为0～3%，术后复发率为0～10%，表明经腹腔镜直肠固定术与开腹手术一样安全有效，手术对便秘和失禁的疗效与直肠固定的方式有关。

六、疗效标准

痊愈：Ⅰ度脱垂：症状消失，直肠黏膜不再脱出肛外；

Ⅱ、Ⅲ度脱垂：直肠全层不再脱出肛外。

好转：症状基本消失，脱出显著减轻。

无效：经治疗无明显变化。

第五节　功能性肛门直肠痛

功能性肛门直肠痛(functional anorectal pain，FARP)是临床常见的疑难性痛症，该病疼痛部位特殊，毗邻器官相互影响，使得明确诊断较困难，是临床以疼痛、肛门坠胀为主要不适的功能性疾病，排除明确的器质性病变或病理改变方能诊断。其病因及发病机制尚不明确，国外大样本流行病学研究显示，FARP患病率为7.7%，以女性多见，且随着人们生活压力变大，患病率有明显的上升趋势。患者常自觉肛门部疼痛不适，或伴有肛门坠胀，严重者可有腰骶部和臀部放射痛，难以忍受，部分患者有里急后重感，导致其便意频繁。该病多反复发作，患者大多症状重、体征轻，因得不到有效治疗和周围人的理解，有部分患者常伴有心理障碍和情绪失调，生活质量受到较大影响。

一、流行病学

国内尚缺乏功能性肛门直肠痛的流行病学研究，国外多项大样本流行病学研究调查显示：肛提肌综合征的患病率为1.0%～6.6%，痉挛性肛门直肠痛的患病率为2.0%～8.0%，两者均以女性多见。Boyce在澳大利亚1 225份大样本调查中发现，肛提肌综合征患者占1.2%，痉挛性肛门痛患者占6.6%。专家报告称：慢性肛门直肠痛的发病率，澳大利亚为5%～8%，加拿大为7%，日本为14%～19%(其中女性患者占86%)。

二、病因病理

（一）中医病因病机

中医古籍缺乏对功能性肛门直肠痛较为明确的病名记载。中医认为本病皆为情志抑郁所致，将本病归入“郁症”范畴，又因本病以女性多见，亦常被归属“脏躁”范畴。关于功能性肛门直肠痛的病因病机，中医认为多由于郁怒、思虑、悲哀等情志所伤，导致肝失疏泄、脾失运化，气血运行不畅、湿邪内生而出现气滞挟瘀、挟湿、燥热，致气滞血瘀、湿热下注，多属实证，实则“不通则痛”；久病耗伤营血，气血亏虚或阴虚火旺，转为虚症，虚则“不荣则痛”；或久之脾虚失运，中气不足，承托无力，下坠魄门。

1. 气滞血瘀

气为血之帅，气行则血行，气滞则血瘀，阻于肛门，使肛门紧缩，不通则痛。

2. 肝气郁结

肝主疏泄，七情内伤致脏腑气机失调，气机运行不畅，由气及血，日久成瘀，瘀血聚集于后阴，经脉痹阻，不通则痛，发为本病。

3. 中气下陷

素体脾胃虚弱，气血生化乏源，脏气衰弱，升举无力，中气下陷，发为本病。

4. 肝肾阴虚

肝肾阴虚、脏腑失于濡养，气机不畅，导致情致失调；或因忧思伤脾，湿困于中下焦，清阳不升反降而成。

5. 湿热下注

湿热浊气，循经下注，下迫大肠，蕴结于肛门，致肛门气机不利，气滞血淤，不通则痛，而见疼痛、坠胀。

（二）西医病因病理

1. 盆底肌功能异常

盆底肌功能异常被认为是引起功能性肛门直肠痛的最主要因素，功能性肛门直肠痛是由盆底肌肉处于过度收缩和痉挛的状态所致，即紧张性肌痛；盆底肌过度痉挛收缩一方面引起局部组织缺血、缺氧，另一方面激发中枢神经系统异位的可塑性变化，使之传出信号增多而引起疼痛。盆底肌肉痉挛、张力增高被认为是引起FARP的主要原因，肛提肌综合征其疼痛可能与自主神经对痛觉的高敏感性和盆底肌肌张力的升高有关。南京市中医院盆底疾病中心研究团队近年指出，盆底肌活动低下（低张力）也是功能性肛门直肠痛的一个重要发病机制。

2. 精神心理因素

随着医学模式的改变、神经胃肠病学的发展以及对脑—肠轴研究的不断深入，精神心理因素在 FARP 发病过程中的作用不断被重视。Drossmant 提出了生物—心理—社会模式，心理社会因素（生活压力、精神状态、社会支持等）可以直接导致疼痛，也可以通过脑—肠轴引起胃肠生理学改变（动力、感觉等）而出现。躯体化、行为冲动、焦虑等都是引起疼痛的潜在因素。疼痛的发作往往伴随有紧张的生活事件或焦虑。

3. 阴部神经异常

一些学者已经提出，本病是由阴部神经受压而引起的，肛门指检时发现骨盆内有触痛点，该触痛点起自骶孔，与阴部神经的走向一致，且手指刺激该点引起的疼痛可放射致阴部神经支配的区域。阴部神经嵌压在阴部神经管，引起阴部神经痛，常表现为在阴部神经支配的会阴部持续的自发性疼痛，伴随感觉异常，坐位时疼痛加重。阴部神经支配的任何器官都能感觉到：男性睾丸、女性阴唇、肛门等部位。

4. 遗传性内括约肌肌病

遗传性内括约肌肌病被认为是引起本病的重要原因。有学者指出有遗传性内括约肌肌病史的家族，每 5 代中至少就有一个家庭成员患有本病，常在 30～50 岁发病，同时还经常伴有便秘。患者肛管静息压上升，腔内超声显示内括约肌肥厚。

5. 其他

功能性肛门直肠痛与术后的并发症也有关，包括经腹直肠切除术、痔外剥内扎术、PPH 手术、硬化剂注射治疗等，还与盆腔脏器脱垂、肠易激综合征（IBS）等有关。

三、临床表现

（一）临床特点

肛门直肠肌肉痉挛痛，多在夜间突然发生直肠内绞痛或钝痛，持续 5～30 分钟，肛门部有收缩感，然后自行消退。发作无规律，可间隔数日或数月。指诊发现，有的肛管和耻骨直肠肌痉挛主要是由肛门和会阴区的阵发性剧痛、闪痛引起的，女性多见。患者大多情志紧张，有大便困难史。

（二）辅助检查

1. 肛管直肠压力测定

通过肛管直肠压力测定来评估肛门括约肌功能、直肠反射及感觉功能。肛管直肠压力测定是检测肛门功能的首选方法。患者在疼痛发作时肛管静息张力上升，慢波振幅增强，有时还会出现间歇性的平滑肌功能障碍。但是南京市中医院盆底疾病中心多年研究结果发现：功能性肛门直肠痛患者肛管直肠压力测定表现为肛管静息压偏低，肛管收缩压下降，直肠排便压下降。南京市中医院的研究表明，肛管静息压正常参考值为50～70 mmHg。

2. 盆底肌电图

盆底肌表面肌电是采用经肛门的电极来记录盆底横纹肌潜在的运动电位，分析肌电波幅、变异性、中值频率等，可以诊断和评估盆底肌功能异常。肌肉的稳定性是评估功能性肛门直肠痛的特异性指标。

3. 盆底超声

目前运用于盆底疾病诊治的主要是三维超声，三维超声在评估尿道、肛提肌形态、盆腔脏器脱垂情况以及肛管括约肌等方面更加准确。盆底超声检查能有效排除肛周感染、肛瘘等，并且能有效观察其伴随的盆底功能障碍(尿失禁、脏器脱垂等)，提高诊断其他疾病的检出率。功能性肛门直肠痛主要表现为肌肉运动协调性差。

4. 盆底 MRI

盆底结构比较复杂，常规查体很难对其结构做准确评估，借助影像学检查方法如X线检查、超声检查、MRI检查等能更好地评估盆腔结构。MRI检查软组织分辨力高，能从形态、功能、微观结构等多方面更加全面评估盆腔软组织的情况。在诊断功能性肛门直肠痛时对评估其伴随症状具有重大意义。

5. 电子肠镜检查

电子肠镜检查可排除直肠炎、肠道肿瘤等引起肛门内疼痛不适的疾病。

6. 排粪造影检查

排粪造影检查可动态观察到直肠前突、直肠黏膜内套叠、会阴下降、肠疝、盆底失弛缓等表现，有利于判断功能性肛门直肠痛是否伴随其他盆底功能障碍。

7. 阴部神经末梢运动潜伏期测定

该检查有助于判断是否存在阴部神经损伤所致的疼痛。

四、诊断与鉴别诊断

(一) 中医诊断要点

1. 气滞血瘀证

证候：肛门坠胀疼痛，持续不解或痛如针刺；胸胁胀闷；舌暗红或有瘀斑，苔薄白，脉弦紧或脉涩。

2. 肝气郁结证

证候：肛门处坠重不适；胸胁胀满不适，精神抑郁，善太息，大便失常，先干后稀；舌质淡，苔薄腻，脉弦。

3. 中气下陷证

证候：肛门坠胀不适，体倦且四肢乏力，伴盆腔松弛、脏器脱垂；舌淡，苔薄白，舌边有齿痕，脉细弱。

4. 肝肾阴虚证

证候：肛门灼热疼痛，甚至牵及少腹；腰膝酸软，烦躁易怒，盗汗，少寐；舌质红，苔薄白，脉弦细数。

5. 湿热下注证

证候：肛门灼痛或有潮湿感，伴大便困难、费力，便质黏腻，便时肛门疼痛不适，时有腹部胀满难受，口干口苦，有口臭，纳食不香；苔偏黄腻，脉滑数或濡数。

（二）西医诊断要点

1. 非特异性功能性肛门直肠痛

症状有：① 慢性或反复发作性直肠疼痛或隐痛；② 每次发作持续至少 30 分钟；③ 向后牵拉耻骨直肠肌时无压痛；④ 排除其他原因所致的直肠疼痛，如缺血、炎症性肠病、肛门脓肿、肛裂、痔疮、前列腺炎、尾骨痛和明显的盆底结构性改变。以上症状诊断前至少 6 个月出现，持续至少 3 个月。

2. 肛提肌综合征

症状有：① 慢性或反复发作性直肠疼痛或隐痛；② 每次发作持续至少 30 分钟；③ 向后牵拉耻骨直肠肌时有压痛；④ 排除其他原因所致的直肠疼痛，如缺血、炎症性肠病、肌肉脓肿、肛裂、痔病、前列腺炎、尾骨痛和明显的盆底结构性改变。以上症状诊断前至少出现 6 个月，持续至少 3 个月。

3. 痉挛性肛门直肠疼痛

症状有：① 反复发作的位于直肠部位的疼痛，与排便无关；② 每次发作持续数秒至数分钟；③ 发作间期无肛门直肠疼痛；④ 排除其他原因所致的直肠疼痛，如缺血、炎性肠病、肌肉脓肿、肛裂、痔病、前列腺炎、尾骨痛和明显的盆底结构性改变。在科研中满足标准的发病时间为 3 个月，但用于临床诊断和评估时，发病时间可不足 3 个月。

（三）鉴别诊断

1. 各种肛门直肠器质性疾病

① 内痔：严重的内痔临床多表现为肿物脱出、肛门坠胀，痔核回纳后肛门坠胀好转；② 直肠炎：临床多表现为便血、黏液便、肛门直肠疼痛，通过电子肠镜检查可明确诊断。临床上还有其他肛门直肠疾病，如肛周脓肿、肛瘘、肛裂、直肠黏膜内脱垂、直肠良恶性肿瘤、便秘、直肠前突、直肠脱垂、肛管肿瘤、肛门直肠外伤、肛管直肠异物、手术后遗症等，通过临床症状、辅助检查可明确诊断，以资鉴别。

2. 慢性盆腔炎

临床症状有下腹坠胀、疼痛不适及腰骶部酸痛，疼痛在劳累、性交后或月经前后加重。除此之外，还应鉴别子宫后倾、子宫脱垂、子宫腺肌症等。

3. 外阴痛

外阴痛为一种常见的慢性泌尿生殖道疼痛，表现为不能解释的外阴部不适，常被患者描述为烧灼样疼痛。棉拭子试验阳性。

4. 膀胱疼痛综合征

膀胱疼痛综合征表现为尿频、尿急、夜尿及耻骨弓上压迫感，按压肛提肌会引起耻骨弓上、膀胱、尿道、外阴及直肠区域的疼痛。

5. 尾骨痛

尾骨部局限性疼痛，特点是久坐或从坐位起立时，挤压尾骨尖时疼痛加重。肛门指诊时捏住尾骨并前后移动，表现为尾骨活动时疼痛。X 线检查一般无阳性征象。

五、治疗方法

（一）中医辨证分型论治

中医治疗的原则是以“行气活血通络”为主。凡因邪阻经络脏腑，出现积滞和气逆症状的，以祛邪理气为主；凡脏腑功能亏损，气血阴阳不足，致使气血运行不畅者，以益气养血之法，使正盛气通。

1. 气滞血瘀证

治则：理气活血，化瘀止痛。

方药：止痛如神汤加减。秦艽 10 g，桃仁 10 g，皂刺 10 g，苍术 15 g，防风 10 g，黄柏 10 g，当归 15 g，槟榔 10 g，泽泻 10 g，赤芍 10 g，延胡索 20 g，羌活 10 g，防己 10 g，黄芩 10 g，炙甘草 6 g，酒大黄 6 g。

加减：伴七情郁结者，加白芍、柴胡、厚朴等以和肝理气；伴舌红苔黄，便秘腹痛者，加栀子、芦荟以清肝泻火。

2. 肝气郁结证

治则：疏肝解郁，行气健脾。

方药：柴胡疏肝散加减。柴胡 15 g，白芍 10 g，川芎 10 g，枳壳 10 g，陈皮 10 g，香附 10 g，甘草 6 g。

加减：伴胃纳不和者，加半夏、木香以和中；伴大便夹有黏液，湿热者，加黄连、黄芩等清肠化湿。

3. 中气下陷证

治则：益气健脾，升提固托。

方药：补中益气汤加减。黄芪 20 g，白术 15 g，陈皮 10 g，升麻 10 g，柴胡 10 g，党参 10 g，当归 10 g，炙甘草 3 g。

加减：伴排便困难，腹部坠胀者，可加黄芪汤；伴肢倦腰酸，二便不利者，可用大补元煎兼补肾气。

4. 肝肾阴虚证

治则：滋阴清热，镇心安神。

方药：滋水清肝饮加减。生地 20 g，山萸肉 10 g，山药 10 g，丹皮 10 g，泽泻 10 g，茯苓 10 g，柴胡 10 g，栀子 6 g。

加减：伴口干面红，心烦盗汗者，可加芍药、知母以养阴清热。

5. 湿热下注证

治则：清热利湿，调气行血。

方药：龙胆泻肝合剂。龙胆草 6 g，黄芩 9 g，栀子 9 g，猪苓 9 g，车前子 9 g，当归 8 g，生地 20 g，甘草 6 g。

加减：伴大便干结而坚硬者，加芒硝以软坚通便；伴肠鸣粪软，黏腻不畅者，加皂角子、葶苈子、泽泻等祛痰湿。

（二）针灸治疗

1. 普通针刺

（1）取穴　第一组：气海、关元、足三里、阴陵泉、蠡沟、三阴交、百会、印堂；第二组：中髎、下髎、大肠俞、肾俞、脾俞、腰阳关、大椎。

（2）辨证配穴　气滞血瘀加太冲、血海、次髎；肝脾不调加支沟、合谷、太冲、肝俞；湿热下注加曲池、阴陵泉；中气下陷加灸百会、气海、关元；阴虚火旺加太溪、复溜。精神心理状态异常可加风府、神道、灵台等督脉穴通督调神；失眠宜配印堂、神庭、内关、神门。

（3）操作方法　以上两组穴位隔日交替使用。气海、关元、肾俞直刺 1.5 寸，脾俞直刺 0.5～1 寸，得气后施补法；足三里、阴陵泉、三阴交直刺，1～1.5 寸，得气后平补平泻；蠡沟平刺。中髎、下髎 3 寸针入胀后孔 2.5 寸，使针感放射至肛门部。百会、大椎、印堂低频率、小幅度均匀提插捻转，操作 0.5～1 分钟。中髎、下髎配合电针，疏密波，电针频率 2/15 Hz，刺激以患者舒适为度。

（4）疗程　每日 1 次，留针 30 分钟，10 次为一个疗程，治疗两个疗程。对于无法长期来院治疗的患者，也可采用穴位埋线治疗。

2. 穴位注射

穴位注射是一种利用针刺作用和药物作用相结合来治疗疾病的方法，可根据所患疾病相关穴位的治疗作用和药物的药理性能，选择相应的腧穴和药物，发挥其综合效应，达到治疗疾病的目的。

(三) 西医治疗

1. 物理治疗

(1) 扩肛疗法　使用扩肛的方式使得肛门括约肌得到松弛，从而降低疼痛。

(2) 温水坐浴疗法　患者在 40 ℃恒定水温中坐浴，可以使患者痉挛的括约肌松弛，降低肛管静脉压，达到缓解疼痛的作用。

(3) 电刺激疗法　电刺激疗法是以低压电脉冲刺激神经，通过慢性电刺激调节疼痛的传导和形成等环节，不断阻止疼痛感觉传递到大脑，以使疼痛减轻或消除。其还能够降低直肠、肛门及盆底的压力，提高括约肌的收缩能力，增加机体耐受疼痛的能力。

(4) 超激光疼痛治疗　超激光疼痛治疗仪可产生 600～1 600 nm 波长的近红外线，对双侧 S2、S3、S4 骶后孔照射，可阻滞骶神经，松弛肛提肌，增加血流，加速致痛物质的代谢与清除。

2. 药物治疗

(1) 口服药物　① 钙离子拮抗剂，如硝苯地平、地尔硫卓等；② 非甾体抗炎药；③ 抗抑郁药物：选择性 5-羟色胺再摄取抑制剂类为首选药物。

(2) 吸入药物　沙丁胺醇。

(3) 外用药物　硝酸甘油。

3. 生物反馈治疗

生物反馈疗法是 20 世纪 60 年代由实验心理学发展起来的一项新医疗技术。作为一项认知行为疗法，已被广泛地用于功能性肛门直肠疾病的治疗，其中盆底生物反馈技术治疗功能性便秘已被循证医学推荐为一线疗法。在盆底整体理论下，生物反馈治疗也将是功能性肛门直肠痛的主要研究方向。

(1) 方法　首先通过专科诊断，结合临床评估及盆底表面肌电评估，进行个体化治疗方案的设计。治疗前医师首先向患者讲解功能性肛门直肠痛的生理病理知识、治疗目的和过程，然后将肌电介导的电极塞入患者肛门内，肛门括约肌的舒缩活动可以在屏幕上显示，而被患者感知。通过医师的讲解和指导，患者调动自身潜力，感悟正确的肛门收缩-放松动作，调整肛门肌肉运动，通过大脑皮质、下丘脑形成反馈通路，发挥心理对生理的调节作用。治疗分为四个阶段：第一阶段为盆底肌放松训练，主要目的是降低肛管静息压；第二阶段是肛门肌肉的稳定性和协调性训练；第三阶段为敏感性训练，主要通过电刺激和触发电刺激完成；第四阶段为肌力训练。

（2）疗程　根据患者症状及病情严重程度，可采取短期强化治疗方案，每日1次，每次30～60分钟，10次为一个疗程。一般两个疗程后可进行家庭生物反馈训练，定期随访。

4. 手术治疗

功能性肛门直肠痛的手术方法有局部注射和骶神经刺激两种，因相关报道及临床使用较少，以下就两种方法作一简单介绍：

（1）局部注射治疗　通过在肛门不同部位注射药物，阻滞局部神经，使肛门肌肉放松，从而缓解疼痛。报道的注射药物有肉毒毒素、利多卡因、泼尼松龙（强的松龙）等。其中肉毒杆菌毒素，是一种肌肉松弛剂，其作用机制可能是肉毒毒素抑制病变胆碱能神经递质的相对过度释放，重新恢复肠道自主神经系统的功能平衡，达到缓解肠道痉挛，降低肛门内括约肌静息压力，引起肌肉松弛性麻痹。在特定条件下，可用于某些肌肉张力障碍性疾病的治疗。1994年Pasricha等在动物和临床研究中均证明，食管下括约肌（LES）内注射肉毒杆菌毒素可降低食管下括约肌压力（LESP），在临床上用于治疗贲门失弛缓症，肉毒杆菌毒素在消化道疾病中的临床应用开始受到高度重视。1996年肉毒杆菌毒素开始用于肛门直肠疾病，治疗LAS、肛门失弛缓症。

（2）骶神经刺激　骶神经刺激（sacral nerve stimulation，SNS）在用于神经源性尿失禁治疗后逐步应用于便秘、大便失禁的治疗，并取得较好的疗效。20世纪90年代，泌尿科医生开始采用该方法治疗泌尿生殖道疼痛，发现能明显改善患者疼痛症状和提高生活质量。一些学者也开始进行SNS治疗慢性特发性肛门痛的研究。但SNS治疗功能性肛门直肠痛的研究仍处于起步阶段，一项多中心、前瞻性研究指出，SNS能改善患者疼痛，提高生活质量，远期疗效明显，并建议对于经药物和生物反馈治疗无效的患者应考虑骶神经刺激治疗，但因其操作复杂、价格昂贵，目前在国内推广较难。

（四）其他

1. 精神心理治疗

FARP患者有一部分存在严重的心理疾病，心情抑郁、失去兴趣和快乐感、容易疲乏、注意力不集中、总想不高兴的事、思维和反应迟钝、自责自罪、工作学习和创造能力明显减退，严重时可以有自杀的想法和行为或以持续性焦虑、紧张为主。通过抗抑郁药物辅助治疗后患者可以提高积极情绪，对疼痛的缓解也有很好的作用。

2. 中医定向透药治疗

通过独创的非对称中频电流产生的电场，对药物离子产生定向的推动力，使药物中的有效成分更深入、更有效地透过皮肤黏膜，快速地进入人体，靶向作用于患部病灶。每天 2 次，每次 15 分钟。

3. 外治法

(1) 灌肠法　选用具有清热利湿、活血止痛作用之药液，如升阳止痛汤水煎剂 50 ml，每日于便后行保留灌肠，每天 1～2 次，药液温度以 38～40 ℃为宜。灌肠后让患者俯卧。

(2) 熏洗法　以药物加水煮沸，先熏后洗，或用毛巾蘸药汁趁热湿敷患处，冷则再换，具有活血止痛等作用。常用止痛如神汤、四黄祛毒汤等。

六、疗效标准

治愈：肛门直肠疼痛、坠胀等症状完全消失。

显效：肛门直肠疼痛、坠胀等症状明显改善。

有效：肛门直肠疼痛、坠胀等症状较治疗前减轻。

无效：肛门直肠疼痛症状及体征无改善。

参考文献

[1] Drossman D A, Li Z M, Andruzzi E, et al. U. S. householder survey of functional gastrointestinal disorders [J]. Digestive diseases and sciences, 1993, 38(9): 1569 - 1580.

[2] 石东光. 对直肠肛管测压临床意义的初探[J]. 中国社区医师(综合版)，2005(4)：66 - 67.

[3] Sultan A H, Nicholls R J, Kammt M A, et al. Anal endosonography and correlation with in vitro and in vivo anatomy. British journal of surgery. 1993, 80(4): 508 - 511.

[4] 甄熙奎. 肛肠外科理论与实践[M]. 兰州：甘肃民族出版社，2011：297 - 311.

[5] 魏东，高春芳. 现代结直肠肛门病学[M]. 西安：西安交通大学出版社，2016：573 - 578.

[6] 吉威尔，莫特森，罗氏. 结直肠肛门疾病临床实践指南[M]. 王天宝，王锡山，傅传刚，译. 3 版. 广州：广东科技出版社，2016：614 - 621.

[7] 钱海华，金黑鹰，曾莉. 结直肠肛管疾病诊断治疗新进展[M]. 上海：上海中医药大学出版社，2009：118 - 123.

[8] 郭向东. 肛肠外科疾病诊治[M]. 北京：中国民艺出版社，2006：209 - 212.

[9] 黄星原，夏光. 儿科疾病并发症鉴别诊断与治疗[M]. 北京：科学技术文献出版社，2009：101 - 103.

[10] 于跃明，周保军，赵发. 胃肠外科临床指导[M]. 武汉：华中科技大学出版社，2008：212 - 217.

[11] 史学文,王世清,吴长勤,等. 现代肛肠病学[M]. 天津:天津科学技术出版社,2009:319 - 321.

[12] 吕其安,彭龙祥,张林祥. 现代结直肠外科学[M]. 昆明:云南科技出版社,2008:339 - 351.

[13] 陈永红. 儿科疾病诊断与疗效标准[M]. 上海:上海中医药大学出版社,2006:46 - 47.

[14] 北京市卫生局. 儿科诊疗常规[M]. 北京:中国协和医科大学出版社,2002:228 - 229.

[15] 俞景茂. 中医儿科临床实践[M]. 贵阳:贵州科技出版社,2005:348 - 352.

[16] 王业皇. 肛肠科疾病中医治疗全书[M]. 广州:广东科技出版社,2000:377 - 384.

[17] 李权,张建国,李昭铸. 小儿外科急腹症[M]. 北京:北京医科大学、中国协和医科大学联合出版社,1996:201 - 215.

[18] 张梓荆. 实用中西医结合儿科学[M]. 北京:北京医科大学、中国协和医科大学联合出版社,1997:177 - 179.

[19] Henderson D, Zimmer J, Nakamura H, et al. Hirschsprung's disease in twins: a systematic review and meta-analysis[J]. Pediatric surgery international, 2017, 33(8): 855 - 859.

[20] 高亚. 肛门直肠畸形和先天性巨结肠临床研究简况与规范化诊疗展望[J]. 中华小儿外科杂志,2015,36(6):401 - 404.

[21] Wilkinson D J, Edgar D H, Kenny S E, et al. Future therapies for Hirschsprung's disease[J]. Seminars in pediatric surgery, 2012, 21(4): 364 - 370.

[22] Gunnarsdóttir A, Wester T. Modern treatment of Hirschsprung's disease[J]. Scandinavian journal of surgery, 2011, 100(4): 243 - 249.

[23] Haricharan R N, Georgeson K E. Hirschsprung disease[J]. Seminars in pediatric surgery, 2008, 17(4): 266 - 275.

[24] Kruger G M, Mosher J T, Tsai Y H, et al. Temporally distinct requirements for endothelin receptor B in the generation and migration of gut neural crest stem cells[J]. Neuron, 2003, 40(5): 917 - 929.

[25] 张敏,吴江. 先天性巨结肠遗传分子学研究新进展[J]. 赣南医学院学报,2016,36(2):326 - 328.

[26] 向广俊,刘伟. 先天性巨结肠相关性小肠结肠炎发病机制研究进展[J]. 儿科药学杂志,2019,25(5):59 - 62.

[27] 王慧,姜茜. 先天性巨结肠与 RET 基因的相关研究进展[J]. 医学研究杂志,2019,48(3):144 - 149.

[28] Gui H S, Schriemer D, Chen g W W, et al. Whole exome sequencing coupled with unbiased functional analysis reveals new Hirschsprun g disease genes[J]. Genome biology, 2017, 18(1): 1 - 13.

[29] Bordeaux M C, Forcet C, Gran ger L, et al. The RET proto-oncogene induces apoptosis: a novel mechanism for Hirschsprung's disease[J]. The EMBO journal, 2000, 19(15): 4056 - 4063.

[30] Moore S W. Total colonic aganglionosis and Hirschsprung's disease: shades of the

same or different? [J]. Pediatric surgery international, 2009, 25(8): 659 - 666.

[31] Ohnaka M, Miki K, Gong Y Y, et al. Long-term expression of glial cell line-derived neurotrophic factor slows, but does not stop retinal degeneration in a model of retinitis pigmentosa[J]. Journal of Neurochemistry, 2012, 122(5): 1047 - 1053.

[32] 齐林,郜向阳,靳三丁,等.新生儿先天性巨结肠合并小肠结肠炎的临床治疗及高危因素[J].临床小儿外科杂志,2006,5(1):8 - 9.

[33] 林剑平,李先浪,张高峰.新生儿先天性巨结肠27例X线征象分析[J].中国现代医生,2010,48(12):63 - 64.

[34] 黎钧,邓宏亮,周雄刚,等.新生儿先天性巨结肠的CT表现及文献复习(附6例病例分析)[J].罕少疾病杂志,2019,26(3):12,18,2.

[35] 张金哲,杨啟政,刘贵麟.中华小儿外科学[M].郑州:郑州大学出版社,2006.

[36] Núñez R, Cabrera R, Moreno C, et al. Usefulness of anorectal manometry in the neonatal diagnosis of Hirschsprung disease[J]. Cirugia pediatrica: organo ofical de la Sociedad Espanola de Cirugia Pediatrica, 2000, 13(1): 16 - 19.

[37] 梁晓璐,樊小刚.超声诊断小儿先天性巨结肠的价值[J].中国现代医生,2017,55(19):102 - 104.

[38] 中华医学会小儿外科学分会肛肠学组,新生儿学组.先天性巨结肠的诊断及治疗专家共识[J].中华小儿外科杂志,2017,38(11):805 - 815.

[39] 张会迎,林忠亮,吴俊伟.Swenson术与Torre术在先天性巨结肠治疗上的对比研究[J].黑龙江医药,2017,30(3):513 - 516.

[40] 罗元胜.先天性巨结肠微创治疗进展[J].系统医学,2018,3(13):196 - 198.

[41] Schill E M, Lake J I, Tusheva O A, et al. Ibuprofen slows migration and inhibits bowel colonization by enteric nervous system precursors in zebrafish, chick and mouse[J]. Developmental biology, 2016, 409(2): 473 - 488.

[42] Anderka M T, Lin A E, Abuelo D N, et al. Reviewing the evidence for mycophenolate mofetil as a new teratogen: case report and review of the literature[J]. American Journal of medical genetics part A, 2009, 149A(6): 1241 - 1248.

[43] Lake J I, Tusheva O A, Graham B L, et al. Hirschsprung-like disease is exacerbated by reduced de novo GMP synthesis[J]. The Journal of clinical investigation, 2013, 123(11): 4875 - 4887.

[44] 陈文平,张平.直肠黏膜多点结扎术治疗直肠内脱垂32例临床观察[J].结直肠肛门外科,2010,16(4):245 - 246.

[45] 张萍.直肠前突并直肠黏膜内脱垂68例手术治疗体会[J].实用临床医药志,2010,14(19):125 - 126.

[46] 郭锡泉,曾兵,肖桂玲.自动痔疮套扎术(RPH)在直肠黏膜内脱垂中的应用[J].结直肠肛门外科,2010,16(2):85 - 87.

[47] 邓嘉秋.吻合器治疗直肠黏膜内脱垂的临床观察[J].中国现代医生,2007,45(14):

52,89.

[48] 张桢,郑发娟,康健,等.间断纵行缝扎硬化注射治疗直肠黏膜内脱垂 68 例临床分析[J].结直肠肛门外科,2006,12(3):140-142

[49] 刘宝华.出口梗阻型便秘的外科治疗[J].医学新知杂志,2007,17(4):195-196.

[50] Peters W A 3rd, Smith M R, Drescher C W. Rectal prolapse in women with other defects of pelvic floor support[J]. American journal of obstetrics and gynecology, 2001,184(7):1488-1494.

[51] Altman D, Zetterstrom J, Schultz I, et al. Pelvic organ prolapse and urinary incontinence in women with surgically managed rectal prolapse a population-based case-control study[J]. Diseases of the colon and rectum, 2006, 49(1): 28-35.

[52] González-Argenté X F, Jain A, Nogueras J J, et al. Prevalence and severity of urinary incontinence and pelvic genital prolapse in females with anal incontinence or rectal prolapse[J]. Disease of the colon and rectum, 2001, 44(7):920-925.

[53] Heah S M, Ed FRCS. Hartley J E, et al. Laparoscopic suture rectopexy without.

[54] 张声生,李乾构,时昭红.慢性便秘中医诊疗共识意见[J].北京中医药,2011,30(1):3-7.

[55] Zhao Y F, Ma X Q, Wang R, et al. Epidemiology of functional constipation and comparison with constipation-predominant irritable bowel syndrome: the systematic investigation of gastrointestinal diseases in China(SILC) [J]. Alimentary pharmacology therapeutics, 2011, 34(8): 1020-1029.

[56] Raahave D, Loud F B, Christensen E, et al. Colectomy for refractory constipation[J]. Scandinavian journal of gastroenterology, 2010, 45(5): 592-602.

[57] Boyce P M, Talley N J, Burke C, et al. Epidemiology of the functional gastrointestinal disorders diagnosed according to Rome Ⅱ criteria: an Australian population-based study[J]. Internal Medicine Journal, 2006, 36(1): 28-36.

[58] 张东铭.慢性盆底痛综合征[C]//中华中医药学会肛肠分会.中医肛肠理论与实践:中华中医药学会肛肠分会成立三十周年纪念大会暨2年中医肛肠学术交流大会论文汇编.福州:中华中医药学会,2010:111-115.

第十三章　肠道炎症性疾病

第一节　溃疡性结肠炎

溃疡性结肠炎(ulcerative colitis,UC)是一种病因尚不十分清楚的结肠和直肠慢性非特异性炎症性疾病。UC与克罗恩病(Crohn's diease,CD)统称为炎性肠病(inflammatory bowel diseases,IBD)。病变主要局限于大肠黏膜以及黏膜下层,病变高发区域在乙状结肠和直肠,也可向降结肠,甚至整个结肠蔓延。主要临床表现为腹泻、黏液脓血便、里急后重等,疾病主要特点是病程漫长,常反复发作。

在中医学文献中虽无溃疡性结肠炎病名记载,但根据其病因、病机及临床表现,可将其归属于中医学的"痢疾""泄泻""肠游""肠澼"等病范畴内。早在《素问·通评虚实论》中有相关症状及脉象预后的记载:"帝曰:肠澼便血,何如?岐伯曰:身热则死,寒则生。……帝曰:肠澼下脓血,何如?岐伯曰:脉悬绝则死,滑大则生。"

一、流行病学

本病见于任何年龄,但以20～49岁最多见。1973年国际医学科学组织委员会(CIOMS)正式将本病命名为溃疡性结肠炎。西方国家的发病率高于亚洲,但有研究表明在中国其发病率正在逐渐上升。

二、病因病理

(一)中医病因病机

在中医学中,溃疡性结肠炎可归属于"痢疾"范畴,在不同历史时期又被称为"肠澼""赤白""下利"等。在《太平惠民和剂局方》中言:"皆因饮食失调,动伤脾胃,水谷相伴,运化失宜,留而不利,冷热相搏,遂成痢疾。"本病多因外感时邪、饮食不节(洁)、情志内伤、素体脾肾不足所致,基本病理因素有气滞、湿热、血瘀、痰浊等。本病病位在大肠,涉及脾、肝、肾、肺诸脏。表实里虚,外邪乘虚攻于肠胃为主要病机,脾虚失健为主要发病基础,饮食不调常是主要发病诱因。本病多为本虚标实之证,活动期以标实为主,主要为湿热蕴肠,气血不调;缓解期属本虚标实,主要为正虚邪恋,运化失健,且本虚多呈脾虚,亦有兼肾亏者。

不同症状的病机侧重点有所不同。以脓血便为主的病机重点是湿热蕴肠,脂膜血络受伤。以泄泻为主者,实证为湿热蕴肠,大肠传导失司;虚证为脾虚湿盛,运化失健。以便血为主者,实证为湿热蕴肠,损伤肠络,络损血溢;虚证为湿热伤阴,虚火内炽,灼伤肠络,两者的病机关键均有瘀热阻络,迫血妄行。腹痛实证的主要病机是湿热蕴肠,气血不调,肠络阻滞,不通则痛;虚证为土虚木旺,肝脾失调,虚风内扰,肠络失和。

(二) 西医病因病理

目前溃疡性结肠炎的病因病机尚不明确,有研究表明,本病具有种族倾向性和家族聚集性,可能和遗传、生活方式、感染及环境等因素有关。一些欧美地区国家的发病率明显高于亚太地区国家,白人发病率明显高于黑人。组织学上看,UC 患者在疾病的活动期或缓解期均会有慢性炎症改变的背景。临床和内镜下活动性疾病或疾病暴发是以慢性炎症改变的顶部发生急性炎症性改变为特征,如中性粒细胞或嗜酸性粒细胞浸润,隐窝炎,隐窝脓肿、溃疡和糜烂等。这些急性炎症改变经过有效的药物治疗后可能会消失(称为组织学黏膜愈合)。但与此相反的是,慢性黏膜炎症改变通常仍会持续存在。

UC 的病位主要在大肠,通常的发病过程可以是开始于直肠并向近端延伸,也可以是直肠和结肠同时发生。活动期在疾病的初期,UC 肠道病变的分布通常是连续性的。而必须注意到的是,应用抗炎药物治疗后,UC 病变的分布也有可能是片状的,甚至直肠表现为没有明显病变,这使得其很容易被认为是节段性病变,而被误诊为 CD。活动期黏膜呈弥漫性炎症反应,固有膜内弥漫性淋巴细胞、浆细胞、单核细胞等细胞浸润是 UC 的基本病变,活动期有大量嗜酸性粒细胞、中性粒细胞浸润。大量中性粒细胞浸润发生在固有膜、隐窝上皮、隐窝内及表面上皮。肉眼见黏膜弥漫性充血、水肿,表面呈细颗粒状,脆性增加、出血、糜烂及溃疡。

UC 的病变过程并非只局限于黏膜上皮细胞,同时也可侵及固有层、黏膜肌层,并且在重症 UC 病人中可达到黏膜下层。此外,严重的或暴发型 UC 可能会导致深溃疡和伴水肿或淋巴聚集的透壁性炎症,尤其是在深溃疡区域下方更易发生透壁性炎症,并发急性穿孔。结肠炎症的慢性反复发作过程中,黏膜不断被破坏和修复再生,易致正常黏膜组织破坏,促进炎性息肉等增生,癌变风险增高。

三、临床表现

(一) 临床特点

UC患者的典型临床表现为反复腹泻、黏液脓血便、腹痛、里急后重、大便失禁或其他夜间症状。起病多呈急性或亚急性,也可隐匿发作,暴发性结肠炎少见。病程多呈慢性反复,间歇性发作,一些缓解期患者可能会于居住环境改变、劳累、情志不畅、使用抗生素或停止吸烟等诱因下发病。另外,部分患者可能伴有肠易激综合征(irritable bowel syndrome,IBS)病史。

1. 腹泻

腹泻是胃肠道疾病最常见的症状之一,按起病时间可以分为急性腹泻和慢性腹泻,UC一般属于慢性腹泻。以黏液血便为主,亦有黄色稀糊状或为水样便。病情轻重不一,轻者每天排便3～4次,重者每天7～8次甚至数十次。腹泻常在餐后或清晨出现,有的在夜间发生。大便次数和性状与病情的轻重及病变的累及范围有关。UC患者腹痛排便后不能得到缓解,并且可能出现排便失禁和夜间起夜排便的情况。黏液血便和腹泻相伴而生,当病变仅局限于直肠者,可仅有黏液或血液,大便可正常甚至有便秘。溃疡范围广泛或重症病例可有明显黏液血便甚至大量出血。病变侵及黏膜下层时,可致严重出血。

2. 腹痛

由于UC病变主要是以直肠及左侧结肠溃疡为主,黏膜多处于损伤和修复交替状态,故病人多有左下腹或下腹疼痛,亦可随病情进展遍及全腹。轻型病人或在病变缓解期可无腹痛或仅有腹部不适;如并发中毒性巨结肠或炎症波及腹膜,则有持续性剧烈腹痛。

3. 全身症状

全身症状一般出现于中、重症UC患者,可出现发热、畏寒、腹胀、盗汗、体重减轻等症状。重度患者甚至出现贫血、营养不良等。暴发性结肠炎和中毒性巨结肠病可出现高热、心动过速、中重度贫血等严重不良表现。疾病的严重程度主要参考蒙特利尔分级(表3-13-1)和Mayo评分分级(表3-13-2)。

表3-13-1　UC蒙特利尔分级

分布	定义
E1:直肠	病变局限于直肠,未达乙状结肠
E2:左半结肠	病变累及左半结肠(脾曲以远)
E3:广泛结肠	广泛病变累及脾曲以近乃至全结肠

表 3-13-2　UC 的疾病活动指数(Mayo 评分)

因素	得分			
	0	1	2	3
排便次数[a]	正常次数	较常人多1～2次	较常人多3～4次	较常人多5次及以上
便血[b]	无	少于50%的时间有少量出血	大部分时间有明显的出血	仅有血性物排出
内镜发现	无或仅有非活动性的结肠炎	轻度易碎、红斑、血管减少	易碎、明显的红斑、血管形态缺失、黏膜糜烂	溃疡并自发性出血
医师总体评估[c]	正常	轻度病情	中度病情	重度病情

注：a:每位受试者作为自身对照，从而评价排便次数的异常程度；b:每日出血评分代表一天中最严重的出血情况；c:医师总体评价包括 2 项标准，受试者对于腹部不适的回顾、总体幸福感和其他表现，如体格检查发现和受试者表现状态，评分≤2 分，且无单个分项，评分＞1 分为临床缓解，3～5 分为轻度活动，6～10 分为中度活动，11～12 分为重度活动。有效，定义为：评分相对于基线值的降幅≥30%，以及≥3 分，而且便血的分项评分降幅≥1 分，或该分项评分为 0 或 1 分。

4. 肠外表现

溃疡性结肠炎目前被认为是免疫介导性疾病，故虽以胃肠道症状为主症，但可累及包括关节、皮肤、黏膜等在内的全身多个脏器。主要表现如下：

(1) 关节炎　UC 患者可以有关节疼痛为主诉，且以大关节受累为主，常为关节病变，以关节肿胀，骨膜积液为主，骨质无损害，常与眼部、皮肤黏膜等肠外表现同时存在。中央或轴向关节炎均可发生，如强直性脊椎炎、颈椎炎、骶髂关节炎等。

(2) 皮肤黏膜损害　以结节性红斑和坏疽性脓皮病最为常见，结节性红斑发生率为 4%～6%。结节性红斑主要表现为轻度、稍肿大的红色或紫色皮肤损伤，并有疼痛或压痛，常发生于四肢伸侧。全身皮肤黏膜损伤溃疡皆可发生。

(3) 眼部损害　以巩膜炎和葡萄膜炎最为常见，其他眼部病变也可发生。可通过局部糖皮质激素眼部治疗，以缓解症状。

(4) 肝胆管病变　发生率为 1%～2%，可有脂肪肝、慢性活动性肝炎、坏死后肝硬化、胆管周围炎、硬化性胆管炎等。

(5) 血栓栓塞症　发生部位多在腹腔内、下肢、颅内。其原因与溃疡性结肠炎病人血小板增多症，因子Ⅴ、因子Ⅷ及纤维蛋白增高，使血液容易凝固有关。

5. 常见并发症

(1) 中毒性肠扩张　是本病的一个严重并发症，其发生率国外报道为 1.6%～13%，多发生于全结肠炎患者，死亡率可高达 44%。临床表现为肠管高度扩张并伴有中毒症状，腹部有压痛甚至反跳痛，肠鸣音减弱或消失。可引起溃疡穿孔并发急性弥漫性腹膜炎。

(2) 肠穿孔　多为中毒性肠扩张的并发症，也可见于重型患者，发生率国外报道为2.5%～3.5%，多发生于左半结肠。

(3) 下消化道大出血　是指短时间内大量肠出血，伴有脉搏增快、血压下降、血红蛋白降低等，其发生率为1.1%～4.0%。

(4) 上皮内瘤变以及癌变　目前已公认本病并发结肠癌的概率要比同年龄和性别组的一般人群明显增高，一般认为癌变趋势与病程长短有关，病程15～20年后癌变概率每年增加1%。我国报道直肠癌的并发率为0.8%～1.1%。因此，对于本病病程在10年以上者要注意癌变的可能。

(二) 辅助检查

1. 血液检查

红细胞总数、血红蛋白在轻症患者中可出现轻度下降，在中重度患者中可有明显下降。活动期多有中性粒细胞、白细胞计数升高，C-反应蛋白增高，血沉加快。严重暴发者可出现血小板计数明显升高，凝血功能亢进，出现白蛋白下降，水、电解质紊乱的症状。

2. 粪便检查

粪便常规检查肉眼可见大便中常混有脓血和黏液，涂片检查可发现大量红、白细胞或脓细胞，及多核巨噬细胞。粪便病原学检查排除感染性结肠炎，为明确诊断的重要方法，排除如痢疾杆菌、沙门菌、阿米巴滋养体、血吸虫卵等常见致病菌。

3. 影像学检查

(1) 钡灌肠检查　早期可见结肠黏膜紊乱、结肠袋形加深、肠壁痉挛、溃疡所引起的外廓小刺或锯齿形阴影；晚期可见结肠袋形消失、管壁强直呈水管状、管腔狭窄、结肠缩短、息肉所引起的充盈缺损等。气钡双重造影明显优于单纯钡灌肠，可更清晰地显示病变情况。钡灌肠或气钡双重造影检查不宜在急性期或病情加重时进行，以免引起结肠急性扩张。

(2) CT、磁共振成像(MRI)检查　CT及CT小肠造影、MRI或MRI小肠造影可以用于鉴别UC、CD和其他肠炎或结肠炎症。在UC患者中，CT或MRI可显示明显的肠壁增厚、结肠扩张，甚至是微小穿孔。此外，横断面成像可以显示IBD相关的门静脉—肠系膜静脉系统血栓或者多能干细胞(PSC)的存在。重度UC患者行影像学检查，可排除微穿孔或重度扩张型结肠炎，防止结肠镜检查时出现不良事件。

4. 电子肠镜检查

电子肠镜检查是UC的主要诊断手段。此外，电子肠镜检查经常用于监测疾病活动情况和排除合并病毒感染。同时，电子肠镜检查是结肠癌检测的确切有效的工具。腹泻超过4周的患者应该行电子肠镜检查，尤其是伴随血便、夜间症状、排便失禁、消瘦和贫血等症状，接受电子肠镜检查的诊断评估显得尤为重要。电子肠镜检查时行黏膜活检对UC的诊断和鉴别诊断是十分必要的。

电子肠镜检查能够确定结肠黏膜炎症的程度和分布情况。在最初诊断UC时，所有的患者都伴有直肠的累及(伴或不伴临近结肠的累及)。UC的诊断和鉴别诊断很大程度上依赖于炎症的分布及其黏膜组织学特征。UC病变多侵犯直肠及左半结肠，病变呈连续性损害。早期黏膜充血、水肿，血管纹理紊乱或模糊不清，而后出现黏膜粗糙，呈颗粒状，质脆，极易出血，有糜烂或出血。溃疡多为针尖大小，少数呈不规则斑点状，有分泌物。溃疡性结肠炎缓解期，溃疡缩小或消失，分泌物减少，黏膜充血、水肿消退。病变反复发作，晚期有肠壁增厚，肠腔狭窄，假性息肉形成，甚至癌变。在溃疡性结肠炎急性期，镜检应暂缓进行，以防穿孔。在病变活动期镜检时，要警惕肠壁易被器械创伤造成穿孔的可能性。

在使用任何药物治疗前最早的电子肠镜检查，UC的病变通常表现为自直肠开始的连续性分布，可与CD患者的炎症相鉴别。UC的疾病分布在使用局部、口服和静脉药物治疗后，可以变成片状和节段性分布，从而使其易与CD相混淆，因此，在初次结肠镜检查中记录内镜下炎症的分布和组织学改变是十分重要的。在接受电子肠镜检查时，应着重注意进境至末端回肠以及拍照存档。

5. 组织学检查

黏膜活检和结肠镜检查配合进行，对UC的诊断和鉴别诊断具有至关重要的意义。在结肠镜检查时，应于回肠末端、右半结肠、左半结肠和直肠处分别取黏膜活检，并分别保存。如左侧结肠或直肠内出现上皮内淋巴细胞增多，右侧结肠或直肠结肠内潘氏细胞化生，是UC病变的主要病理特征。因此，左侧和右侧结肠随机活检的标本应分别标记并提交病理检测。组织学上慢性炎症表现，如隐窝畸形和基底淋巴浆细胞增多，是UC诊断的重要前提。而急性炎症改变，如多形性中性粒细胞浸润、隐窝脓肿、黏膜糜烂或溃疡，仅反映了疾病活动，不能排除包括感染性结肠炎及药物性结肠炎等非IBD的结肠炎。

6. 肛门指检

肛门指诊用于评估是否合并肛周病变，常因腹泻次数增多而引起疼痛不适。指套常有血染，应注意与肛裂、痔病、肛周脓肿、癌变等的鉴别。

四、诊断与鉴别诊断

（一）中医诊断要点

溃疡性结肠炎可分为活动期与缓解期。

1. 活动期

（1）肠道湿热证

证候：大便赤白脓血相杂，腹痛或里急后重，肛门灼热，口臭，或兼寒热、心烦口渴、尿赤等；舌苔黄厚或腻，脉滑数或濡数。

（2）瘀阻下焦证

证候：腹痛泻下脓血，血色紫暗有血块，腹痛拒按，食少腹胀，舌质紫暗有瘀点，脉弦或弦细。

（3）肝郁脾虚证

证候：下痢多受情志影响，善太息，嗳气，腹痛欲便，便后痛减，胸胁胀闷，食少腹胀，矢气频作；舌质淡红，苔薄白，脉弦或弦细。

（4）热毒炽盛证

证候：发病急骤，暴下脓血或血便，量大，发热面赤，口渴，腹痛拒按，小便黄赤；舌质红绛，苔黄腻，脉滑数。

2. 缓解期

（1）阴血亏虚证

证候：下痢时发时止，日久不愈，便次较少，或有腹中隐隐灼痛，午后低热，盗汗，头晕目眩，发则下利脓血，腹痛，里急后重，倦怠怯冷，饮食减少，苔腻，脉细缓。

（2）脾气虚弱证

证候：面色萎黄腹泻、便溏，有黏液或少量脓血，食欲缺乏，食少，腹胀肠鸣，肢体倦怠，舌质淡胖或有齿痕，苔薄白，脉细弱或濡缓。

（3）脾肾阳虚证

证候：久痢迁延，脐腹冷痛，喜温喜按，或有腰膝酸软，形寒肢冷，腹胀肠鸣，面色白，少气懒言，舌质淡胖，苔白润或有齿痕，脉沉细或尺脉弱。

（二）西医诊断要点

UC目前仍缺乏诊断金标准，主要通过结合临床症状体征，排除细菌性痢疾、阿米巴痢疾、慢性血吸虫病、肠结核等感染性结肠炎以及缺血性结肠炎、放射性结肠炎、孤立性直肠溃疡、结肠克罗恩病等非感染性结肠炎后，可作出诊断。

1. 典型临床表现

典型临床表现为持续或反复发作的腹泻、黏液脓血便伴腹痛、里急后重和不同程度的全身症状，病程多在4～6周以上，可有皮肤黏膜、关节、眼、肝胆等肠外表现。黏液脓血便是UC最常见的症状，超过6周的腹泻病程可与多数感染性肠炎鉴别。

（1）全身表现　多发生于中型或重型患者，可有发热、消瘦、低蛋白血症、贫血、水与电解质平衡紊乱等表现。

（2）消化系统表现　典型表现为腹泻、黏液脓血便、腹痛、里急后重等，可出现腹泻和便秘交替，同时具有两项或两项以上症状者占大多数。

（3）体征　轻型甚至中型患者多无阳性体征，部分患者受累肠段可有轻度压痛。直肠指诊有时可感觉黏膜肿胀、肛管触痛，指套有血迹。急性重症UC可有鼓肠、腹肌紧张、腹部压痛或（和）反跳痛。有的患者可触及痉挛或肠壁增厚的乙状结肠或降结肠。

2. 诊断要点

在排除其他疾病的基础上，可按下列要点诊断：① 具有上述典型临床表现者为临床疑诊，安排进一步检查；② 典型临床表现伴有放射影像学特征者，可以临床拟诊；③ 同时具备结肠镜检查和黏膜活检或手术切除标本组织学表现可以确诊；④ 初发病例如临床表现结肠镜检查以及活检组织学改变不典型者，暂不确诊，应予半年时间随访。

（三）鉴别诊断

1. 急性感染性结肠炎

各种细菌感染，如痢疾杆菌、沙门菌、直肠杆菌、耶尔森菌、空肠弯曲菌等。多有饮食不洁、免疫功能障碍等诱因。多急性发作，发热、腹痛、腹泻较明显，粪便检查可分离出致病菌，抗生素治疗有良好效果。根据这些即可诊断，病程通常在4周内。

2. 阿米巴肠炎

病变主要侵犯右半结肠，也可累及左半结肠，溃疡较深，边缘潜行，溃疡间的黏膜多正常。粪便或结肠镜取溃疡渗出物检查可找到溶组织阿米巴滋养体或包囊。血清抗阿米巴抗体阳性。抗阿米巴治疗有效。

3. 血吸虫病

有疫水接触史，常有肝脾大，粪便检查可发现血吸虫卵，孵化毛蚴阳性，直肠镜检查在急性期可见黏膜黄褐色颗粒，活检黏膜压片或组织病理检查可发现血吸虫卵。免疫学检查亦有助鉴别。

4. 克罗恩病

两者鉴别有一定困难，尤其是当克罗恩病单纯累及结肠。一般两者鉴别主要通过电子肠镜、自身免疫抗体检测结合相关临床症状，鉴别要点见表3-13-3。

表 3-13-3 UC 和 CD 的鉴别要点

项目	UC	CD
症状	脓血便多见	脓血便少见
病变分布	连续分布	阶段性分布
直肠受累	绝大多数	少见
肠腔狭窄	少见,中心性	多见,偏心性
溃疡及黏膜	溃疡表浅,黏膜弥漫性充血水肿,颗粒状,脆性增加	纵行溃疡,黏膜呈鹅卵石样,病变间的黏膜正常
组织病理	固有膜全层弥漫性炎症,隐窝脓肿,隐窝结构明显异常,杯状细胞减少	裂隙状溃疡,非干酪性肉芽肿,黏膜下层淋巴细胞聚集

5. 结直肠肿瘤

结直肠肿瘤多见于中年以后,男性高于女性,直肠指检常可触到肿块,电子肠镜与 X 线钡灌肠检查对鉴别诊断有价值,活检可确诊。需注意,溃疡性结肠炎也可引起结肠癌变。

6. 肠易激综合征

粪便可有黏液,但无脓血,显微镜检查正常,电子肠镜检查无器质性病变的证据。

7. 其他

如感染性肠炎(如肠结核、真菌性肠炎、出血坏死性肠炎、抗生素相关性肠炎)、缺血性结肠炎、放射性肠炎、过敏性紫癜、胶原性结肠炎、贝赫切特综合征、结肠息肉病、结肠憩室炎以及 HTV 感染合并的结肠炎应与本病鉴别。

五、治疗方法

(一) 中医分型证治

中医注重整体观念和辨证论治,在口服传统汤剂的基础上,可以配合中药灌肠治疗 UC,疗效确切。对于部分 UC 患者针灸也可以取得疗效,针刺主穴如合谷、天枢、上巨虚、大肠俞等,辨证选穴。

1. 活动期

(1) 肠道湿热证

治则:清热燥湿,调气行血。

方药:芍药汤(《素问病机气宜保命集》)。

加减:大便脓血较多者,加白头翁、地榆、槐花凉血止痢;大便白冻、黏液较多者,加苍术、扁豆、薏苡仁健脾燥湿;腹痛较甚者,加延胡索、乌药、枳实理气止痛;身热甚者,加葛根、金银花、连翘解毒退热。

(2) 瘀阻下焦证

治则:活血逐瘀,通腑下气。

方药:少腹逐瘀汤(《医林改错》)。

加减:腹满痞胀甚者加枳实、厚朴行气通胀;腹有痞块者,加皂角刺、山甲珠消痞散结;腹痛甚者,加三七、白芍、川芎活血止痛;晨泻明显者,加牛膝、补骨脂。

(3) 肝郁脾虚证

治则:疏肝理气,健脾止泻。

方药:痛泻要方(《景岳全书》)。

加减:排便不畅、矢气频繁者,加枳实、槟榔理气导滞;腹痛隐隐,大便溏薄,倦息乏力者,加党参、茯苓、炒扁豆健脾化湿;胸胁胀痛者,加青皮、香附疏肝理气;夹有黄白色黏液者,加黄连、木香清肠燥湿。

(4) 热毒炽盛证

治则:清热解毒,凉血止血止痢。

方药:白头翁汤(《伤寒论》)。

加减:便下鲜血、舌质红绛者,加紫珠草、生地榆、生地;高热者,加水牛角粉、栀子、金银花;汗出肢冷,脉微细者,静脉滴注参附注射液或生脉注射液。

2. 缓解期

(1) 阴血亏虚证

治则:益阴润肠,养血宁络。

方药:驻车丸(《外台秘要》)。

加减:气虚者,加太子参、山药、炙甘草;阴虚明显者,加生地、麦冬、乌梅、石斛。

(2) 脾胃虚弱证

治则:健脾益气,化湿止泻。

方药:参苓白术散(《太平惠民和剂局方》)。

加减:大便中伴有脓血者,加败酱草、黄连、广木香;大便夹不消化食物者,加神曲、枳实消食导滞;腹痛畏寒喜暖者,加炮姜;寒甚者,加附子温补脾肾;久泻气陷者,加黄芪、升麻、柴胡升阳举陷。

(3) 脾肾阳虚证

治则:温阳止泻,健脾益肾。

方药:理中丸(《伤寒论》)或四神丸(《证治准绳》)。阳虚较甚者,两者可合用。

加减:阳虚明显者,加附子;腹痛甚者,加白芍缓急止痛;小腹胀满者,加乌药、小茴香、枳实理气除满;大便滑脱不禁者,加赤石脂、诃子涩肠止泻。

（二）西医治疗

治疗原则：以诱导并维持症状缓解，以及黏膜愈合、防治并发症、改善生存质量为主。

1. 内科治疗

（1）一般治疗　强调休息、饮食和营养。对于治疗活动期患者应强调充分休息，以减少精神和体力负担，待病情好转后改为高营养、少渣饮食。减少或避免进食辛辣刺激之品。急性重症患者需住院治疗，及时纠正水、电解质紊乱，监测生命体征。病情严重者应禁食，给予肠外营养治疗。

（2）氨基水杨酸制剂　是治疗轻—中度溃疡性结肠炎的首选药物，包括传统的柳氮磺吡啶（SASP）和其他各种不同类型的5-氨基水杨酸（5-ASA）制剂，如美沙拉嗪（2～4 g/d）、奥沙拉嗪（2～4 g/d）和巴柳氮（4～6 g/d）。5-ASA制剂疗效与SASP相似，但不良反应远较SASP少见，尚缺乏证据显示不同类型5-ASA制剂的疗效有差异。在病人耐受的情况下可考虑口服联合灌肠，疗效更佳。UC患者以激素或氨基水杨酸制剂缓解者在缓解期按原诱导剂量的全量或半量维持。

（3）糖皮质激素　轻-中度UC患者在足量氨基水杨酸制剂治疗下病情控制不佳，应及时改用激素，或者症状较重，需要尽快控制症状，可以口服激素甚至激素灌肠。按泼尼松0.75～1 mg/(kg·d)（其他类型全身作用激素的剂量按相当于上述泼尼松剂量折算）给药。达到症状缓解后开始逐渐缓慢减量至停药，该过程在3～6个月左右。快速减量易导致复发。对重度UC患者，可以静脉滴注激素为首选，甲泼尼龙60 mg/d，或氢化可的松400 mg/d，剂量不宜减小或增大，该剂量为最大受益，可快速缓解病人症状。

（4）免疫抑制剂　主要用于转换替代治疗方案以及激素依赖型UC患者。环孢素（CsA）2～4 mg/(kg·d)静脉滴注。该药起效快，短期有效率可达60%～80%，可有效减少急诊手术率。使用期间需定期监测血药浓度，严密监测不良反应。有效者，待症状缓解改为口服继续使用一段时间（不应超过6个月），逐渐过渡到硫嘌呤类药物维持治疗；4～7天治疗无效者，应及时转手术治疗。难治性UC患者，包括激素依赖型和激素无效型：① 即在激素（足量>1个月）治疗无效情况下，可尝试激素联合硫唑嘌呤（AZA）或6-巯基嘌呤（6-MP），若条件允许可考虑生物制剂。② 在激素减量过程中复发者，或停用激素以5-ASA维持，缓解短期复发者，可考虑激素联合硫唑嘌呤或6-巯基嘌呤。运用免疫抑制剂必须密切检测患者的不良反应。UC患者中以免疫抑制剂诱导缓解者在缓解期按原诱导剂量的全量维持。

（5）生物制剂　如英夫利西单克隆抗体（infliximab，IFX）、阿达木单克隆抗体

(adalimumab,ADA)、乌司奴单克隆抗体(ustekinumab,UST)和维得利珠单克隆抗体(vedolizumab,VDZ)等,生物制剂的使用的疗效评估指标主要包括临床疾病活动度、内镜下病变及其范围、黏膜愈合情况,以及血清或粪便炎症反应指标。每次注射前需检查血常规、肝功能、肾功能、CRP、ESR、粪便钙卫蛋白等指标,评估生命体征和疾病活动度。

2. 外科治疗

目前大多数 UC 患者标准术式为全结直肠切除及回肠储袋—肛管吻合术(IPAA),该术式具有保留肛门括约肌功能的巨大优势。现已出现众多改良术式。

手术指征:① 药物治疗失败的顽固性溃疡性结肠炎;② 激素依赖或不耐受病例;③ 在结肠炎基础上发生黏膜不典型增生或恶变是择期行全结直肠切除及回肠储袋—肛管吻合术的适应证;④ 合并严重并发症或药物治疗无效的溃疡性结肠炎急性发作通常需要急诊行结肠全/次全切除术,然后分期行直肠切除及回肠储袋—肛管吻合术。

禁忌证:进展期低位直肠癌、肛门括约肌功能障碍及病理学确诊的克罗恩病是全结直肠切除及回肠储袋—肛管吻合术的禁忌证。尽管年龄不是绝对禁忌,但肛门括约肌的静息压和收缩压通常随年龄增长而下降,对 60 岁以上的老年女性病例尤其需要加以注意。

(三) 外治法

1. 保留灌肠治疗

中药口服与灌肠相结合,可提高对 UC 治疗的疗效,灌肠直达病位,起效快且效率高。治疗 UC 的常用灌肠药物有:① 锡类散 1.5 g 加 100 ml 0.9%氯化钠,保留灌肠,每天 1 次。② 康复新液 50 ml 加 50 ml 0.9%氯化钠,保留灌肠,1 次/d(本品也可口服,10 ml/次,3 次/d)。③ 溃结灌肠液(南京市中医院院内制剂):金银花、地榆、白及、珠黄散等,保留灌肠,每天 1 次。

2. 塞药法

塞药法即将药物纳入肛内的方法。常用的栓剂有美沙拉嗪栓、柳氮磺胺吡啶栓、洗必泰栓、清肠栓等。

六、疗效标准

1. 临床治愈

① 临床主要症状消失,次症消失或基本消失;舌、脉基本恢复正常。② 肠镜复查黏膜病变恢复正常,或溃疡病灶已形成瘢痕。③ 大便常规镜检 3 次正常。

2. 显效

① 临床主要症状基本消失,次症改善程度达两级以上(3+~+);舌、脉基本

恢复正常。② 肠镜复查黏膜病变恢复程度达二级以上(3＋～＋)。③ 大便常规检查红、白细胞数每高倍视野在3个以下。

3. 好转

① 临床主要症状改善程度达一级以上(3＋～2＋或2＋～＋)。② 肠镜复查黏膜病变恢复程度达一级以上。③ 大便常规检查红、白细胞数每高倍视野在5个左右。

4. 无效

达不到有效标准的病例,而未恶化者。

5. 恶化

有下列指标之一:① 主要和次要症状明显加重;② 肠镜检查黏膜病变加重。

第二节　克罗恩病

克罗恩病(Crohn's disease,CD)又被称局限性肠炎、节段性肠炎、肉芽肿性肠炎等,是一种原因未明的胃肠道慢性非特异溃疡,常伴有炎性肉芽组织增生。该病可侵犯消化道的任何部分,以回肠末端和右半结肠为多见,其次为空肠、升结肠,而不常见于上消化道,呈节段性分布。临床上以腹痛、腹泻、腹部肿块、瘘管形成和肠梗阻为特点,伴发全身关节、皮肤黏膜病变,肛周脓肿和肛周瘘管可为本病首先发病症状,必须注意鉴别。本病以20～38岁多发,多表现为迁延不愈,病程缠绵,重症患者甚至可出现生命危险,预后不良。从地区分布来看,本病在欧美国家发病率较高,我国发病较少,但并不罕见。目前,本病在全球范围内的发病率都有上升趋势。

本病在中医理论中并无确切对应病名。根据本病发病特点、症状表现,可以将本病归纳为"腹痛""肠痈""久痢""肠结"等。

一、流行病学

在过去的数年里,有证据表明在全世界范围内UC与CD的发病率呈逐年上升的趋势。一项最大型的研究分析了美国9百万人的健康保险,结果显示美国成年人中CD的患病率为201/10万人。UC和CD的患病率在西方国家的高发病率地区似乎开始趋于稳定。相反,在亚洲、欧洲南部和南美等低发病率地区,IBD的报道逐年增加。在亚太地区施行的关于IBD发病率的一项大型前瞻性人口基础的研究结果显示:CD粗略的年总发病率为0.54/10万人,中国是亚洲IBD发病率最高的国家(3.44/10万人)。在人群易感性方面,犹太人最常发病,白种人发病高于黑种人和黄种人。IBD患者发病率的高峰出现在15～40岁之间。然而，在西方人群中观察到UC和CD的发病率呈双峰年龄分布状态，50～80岁之间可能存在发病率的第二个高峰。与此不同的是，在亚洲IBD患者人群中，无论是UC和CD的发病率，均没有出现双峰年龄分布的状态。

二、病因病理

（一）中医病因病机

中医古籍中未有明确论述本病，但可有类似症状可对应本病发病不同阶段。可参考“腹痛”“肠痈”“久痢”“肠结”等病的辨证论治。一般认为本病多由素体禀赋不足，饮食不节，情志所伤或感受外邪而发。本虚标实、虚实夹杂是本病发病特点。病机主要表现为或虚或瘀，气机不畅，湿邪内蕴，气血壅滞，脾肾亏损。本虚责之于脾肾，标实责之于肝郁气滞、气血瘀滞。

（二）西医病因病理

CD病因尚未清楚，目前主要从下面几个方向考虑：

1. 感染因素

（1）细菌　有学者从克罗恩病患者切除的肠段和肠系膜淋巴结中培养出堪萨斯分枝杆菌或副结核分枝杆菌，但目前未能从流行病学和免疫学方面佐证。近年，有研究发现CD的复发与难辨性梭状芽孢杆菌的外毒素有关。在CD发病期，在患者大便中可检测出这种毒素。

（2）病毒　1976年，Beeken从炎性肠病病灶中分离出细小的核糖核酸物质。在动物接种后，部分动物产生类似克罗恩病的病灶。麻疹病毒是另一个可疑的病原微生物。流行病学研究表明，妊娠期患过麻疹的母亲所生子女本病发病概率增高。目前而言，虽尚未有一种明确的病原微生物可以引起CD，但病原微生物与CD的诱发及发病存在密切关系。

2. 遗传因素

有研究显示：CD病人10%左右有家族史，该病人配偶的发病率并未增加。单卵双胎同胞本病发病率远高于双卵双胎同胞。国外学者在相关报道中分析了39名克罗恩病患者，其第一代亲属中有7人患CD。目前，学者认为本病符合多基因病的遗传规律，涉及多个基因、多个位点，在某些诱发因素作用下由于遗传易感性而发病。

3. 免疫因素

IBD的发病通常与免疫反应有相关性，部分CD患者有免疫障碍的表现。① 本病病理组织改变是肉芽肿性炎症，该反应往往是迟缓型变态反应的组织学的病理改变。② 在部分患者病变组织中，利用免疫酶标法能发现抗原抗体复合物和补体C3等。血清中发现有抗结肠抗体。③ 切除病变肠管，可使CD患者淋巴细胞对结肠上皮细胞的细胞毒性作用消失。④ 同时应用免疫抑制药可缓解病情；而且本病有肠外表现。推测本病可能与免疫因素有关。

4. 其他因素

外伤、吸烟、饮食喜好、口服避孕药等因素在国内外研究中也有相关报道，这些因素可增加CD患病率。

5. 病理改变

CD可以累及消化道任何部位，以末端回肠多见。可以多发或单发，可以单独累及小肠或大肠，或同时侵犯。克罗恩病主要病理变化特点是贯穿肠壁各层的增殖性炎，并侵犯肠系膜和局部淋巴结。病程变化可分为急性炎症期、溃疡形成期、狭窄期和瘘管形成期(穿孔期)；也可分为急性期、亚急性期和慢性期。急性期以肠壁水肿、炎性改变为主；慢性期肠壁增厚、僵硬，受累肠管外形呈管状狭窄，肠管狭窄上端可见肠管扩张，伴穿孔、肠梗阻。典型病理改变有如下四种：

(1) 溃疡　早期为浅小溃疡，后成纵行或横行的溃疡，深入肠壁的纵行溃疡形成较为典型的裂沟，沿肠系膜侧分布。肠壁可有脓肿形成。

(2) 卵石状结节　由于黏膜下层水肿和细胞浸润形成小岛凸起，加上溃疡愈合后纤维化和瘢痕的收缩，黏膜表面似卵石状。

(3) 肉芽肿　多见于黏膜下层，但肠壁各层以及肠系膜、局部淋巴结，甚至肝脏、骨骼和肌肉均可出现。小的肉芽肿直径<200 μm，肉眼不易发现。肉芽肿由类上皮细胞组成，常伴朗格汉斯巨细胞，但无干酪样变，有别于结核病。但肉芽肿并非克罗恩病独有，且20～30%的病例并无肉芽肿形成。

(4) 瘘管和脓肿　肠壁的裂沟实质上是贯穿性溃疡，使肠管(段)与肠管(段)、肠管(段)与脏器或组织(如膀胱、阴道、肠系膜或腹膜后组织等)之间发生粘连和脓肿，形成内瘘管。肠管(段)如穿透肠壁、经腹壁或肛门周围组织而通向体外，即形成外瘘管。

CD标本的组织病理学改变有：① 节段性、透壁性炎症；② 固有膜炎症细胞呈局灶性不连续浸润；③ 裂隙状溃疡；④ 阿弗他溃疡；⑤ 隐窝结构异常，腺体增生，个别隐窝脓肿，黏液分泌减少不明显，可见幽门腺化生或潘氏细胞化生；⑥ 非干酪样坏死性肉芽肿见于黏膜内、黏膜下、肌层，甚至肠系膜淋巴结；⑦ 以淋巴细胞和浆细胞为主的慢性炎症细胞浸润，以固有膜底部和黏膜下层为重，常见淋巴滤泡形成；⑧ 黏膜下淋巴管扩张，晚期黏膜下层增宽或出现黏膜与肌层融合；⑨ 肌间神经节细胞增生和(或)神经节周围炎。

三、临床表现

（一）临床特点

本病和 UC 统称为炎性肠病，有共同的临床表现，如腹痛、腹泻等，但 UC 和 CD 间、不同个体临床表现各有不同。CD 常发生于青年期，男性略多于女性(1.5∶1)，临床表现多取决于病情的严重程度、疾病累及部位，以及相关个体感觉差异。

1. 消化系统表现

(1) 腹痛　约有 90%以上的患者可出现不同程度的腹痛，常为间歇性发作，轻者仅有肠鸣和腹部不适，重者多发生肠腔狭窄，引起肠绞痛、胀气并易产生梗阻。右下腹疼痛通常发生于末端结肠炎或回结肠炎的 CD 患者。进食 30 分钟内出现右下腹痛和 3～4 小时后再发作，提示回肠末端病变；病变侵犯胃和十二指肠时，常有上腹部疼痛，病变在回盲部时，开始常发生在脐周，以后局限于右下腹部。肠道纤维化狭窄是穿透性炎症进展结果，这些狭窄往往导致小肠或少见结肠反复梗阻，形成难治性便秘。有的突发腹痛，易与急性阑尾炎或肠穿孔混淆。病变侵犯空肠，可表现为上腹痛。肠道运动之前和随后的疼痛提示病变侵犯结肠部位。发生肉芽性脓肿和广泛的肠系膜损害时，可出现背痛。

(2) 腹泻　腹泻是另一个常见症状，多为间歇性发作，大便次数与病变范围有关。多表现为稀便或水样便，多不含有脓血或黏液，排便窘迫、大便失禁和夜间症状。严重的小肠病变可出现水样便或脂肪泻。克罗恩病腹泻的原因很多，包括过多的水液分泌，肠道吸收功能受损。相对无蠕动、梗阻的小肠的细菌过度生长可造成胆盐去结合，脂肪吸收不良和腹泻。乙直肠受累时可出现大便便意频繁，肛门里急后重或便秘等症状。

(3) 瘘的形成　CD 患者慢性活动性炎症的穿透性常会导致瘘的形成。瘘的临床表现很大程度上取决于病变肠段的位置。例如，肠—肠瘘可能无症状或仅表现为可触及的包块；回肠膀胱瘘可引起多种大肠菌培养阳性的尿路感染和气尿；直肠阴道瘘可能会导致气体或粪便通过阴道排出；肛周瘘管可能出现肛周溢液或肛周脓肿。CD 伴瘘的患者可能会在腹部、骨盆或肛周部位表现为蜂窝织炎或脓肿，患者可出现发热、寒战、进行性加重的腹痛、腹部或盆腔肿块及压痛、白细胞增多。然而，CD 患者的瘘很少会出现自发性穿孔或并发弥漫性腹膜炎，除非有医源性的原因，如内镜下损伤肠道。

2. 肠外表现

(1) 全身症状　病程较长期的 CD 患者常见多种因素所致的营养不良，这些因素包括经口摄入量少(食欲不振、肠道炎症和肠狭窄)、脂肪和胆盐吸收不良(因为疾病或手术切除末端回肠和细菌过度生长)、蛋白丢失性肠病(肠道炎症或瘘)。

起病隐袭,症状变化不一,早期常无症状,或症状轻微,容易被忽略。所以诊断常被延误数月或数年。体重下降,每天渐消瘦为最常见症状,发生率约为65%。约13%的病人有低热或中等发热,提示病变处于活动期或有并发症出现。肠道广泛的病变可引起吸收面积减少,腹泻、食欲缺乏可造成营养吸收障碍,从而导致营养不良。表现为消瘦、贫血、低蛋白血症、维生素缺乏、电解质紊乱等。由于钙缺乏,可见骨质疏松,四肢躯干疼痛。幼年及青春前期病人可因营养不良影响生长发育。

(2) 局部症状　口腔可有鹅口疮样溃疡,黏膜有铺路石样改变。其他伴发疾病有多发性关节炎、结膜炎、虹膜睫状体炎、角膜溃疡、结节性红斑、皮肤溃疡、荨麻疹、多形红斑、皮肤和口眼干燥、硬化性胆管炎、淀粉样变、脂肪肝、肝硬化、肾结石等。本病与UC肠外表现相似,可详见本章节第一小节。

① 肠梗阻:占25%~30%,有的报道达66%。梗阻的原因与纤维性狭窄、急性炎症水肿有关,少数由于脓肿或粘连包块压迫引起。梗阻部位以回肠多见,结肠较少见。

② 瘘管形成:是最为常见的并发症,发生率为20%~40%。可形成肠与肠之间的内瘘,肠—肠瘘可无症状或出现大量的腹泻;也可形成膀胱、阴道、肛周或腰部瘘管。外瘘说明有广泛的肠周围炎,常被认为是手术治疗的指征。约有35%并发肛门直肠周围脓肿、瘘管,肛门周围和臀部可有广泛溃疡和肉芽肿性病变,个别病人以肛门瘘管作为克罗恩病的第一个征象。其他还有肛裂、直肠阴道瘘等。

③ 消化道出血:国外报道发生率高达41%,国内为17%~25%。上、下消化道均可发生出血,以结肠病变的出血较为多见。少数病例可发生严重出血。长期出血可引起缺铁性贫血。

④ 腹腔脓肿:多为腹腔内脓肿,少数为后腹膜脓肿。有的脓肿发生在实质器官内,好发部位多在相当于末段回肠的右腹;其次是肝曲部位。主要症状为发热和腹痛,可触及有压痛的包块。白细胞增高。B超、CT检查有助于诊断。

⑤ 穿孔:可在并发中毒性巨结肠的基础上出现,但发生率低。

⑥ 癌变:克罗恩病癌变发生率,国内外报道为1%~3%,一般认为克罗恩病并发结直肠癌的危险性比溃疡性结肠炎病人少得多,但如考虑到相当的患病时间及病变范围,则与溃疡性结肠炎并发结肠癌的危险性事实上可能相同。

(二) 辅助检查

1. 内镜检查

(1) 电子肠镜检查　是诊断CD最重要的手段,同时也是结肠癌变唯一有效的检测工具,同时可见检测疾病的活动情况。电子肠镜检查应达末端回肠。其典型内镜下表现为：① 病变呈跳跃式：病变之间的黏膜基本正常。② 病变好发于右半结肠，以回盲部多见：早期口疮样溃疡，随病程发展可出现匐行溃疡。溃疡不连续，形态不规则，大小不等，即被称为阿弗他溃疡。③ 黏膜隆起：因为黏膜下层高度充水肿而使黏膜隆起，呈鹅卵石样改变。④ 多发炎症性息肉：形态与溃疡性结肠炎的炎症性息肉相同，并常伴纵行溃疡。⑤ 肠狭窄，狭窄区长短不一：典型者为末端回肠的管形狭窄，狭窄处肠壁弥漫性增厚，呈水管状。

(2) 小肠胶囊内镜(SBCE)　胶囊内镜与其他检查相比较的优点是非侵袭性、无痛舒适。可以直接观察到整个小肠表面的黏膜病变、部位及病变范围。胶囊内镜扩展了传统内镜的视野范围，能发现传统内镜及放射学检查可能遗漏的小肠病变，对发现小肠病变，特别是早期损害及黏膜表面的病变意义重大。主要适用于疑诊 CD 患者，但电子肠镜即小肠放射影像学检查阴性者。虽检查结果有一定参考意义，但胶囊内镜并不能作为 CD 诊断的独立依据。该检查的局限性在于对 IBD 诊断缺乏特异性及组织学诊断的能力，同时有胶囊滞留肠道内的风险。

(3) 小肠镜　目前国内主要有双气囊小肠镜及单气囊小肠镜。双气囊小肠镜(DBE)比放射学检查在发现小肠病变上具有更高的敏感性，其最主要的优势是可以取活检以及采取一些进行治疗措施。单气囊小肠镜(SBE)具有观察范围大、图像清晰、视野控制自如等优点。两者均为侵入性检查，并发症发生率高。主要适用于高度怀疑小肠病变，但 SBCE 或放射影像学无法确诊的；或已确诊 CD 需要小肠镜检查来观察疾病严重程度及指导治疗。

(4) 胃镜检查　IBD 患者，上消化道病变可以通过胃镜及小肠镜检查活检评估。原则上胃镜检查应当作为 CD 患者常规检查。

2. 影像学检查

(1) CT 或核磁共振肠道造影　目前小肠 CT 造影(CTE)和磁共振小肠成像(MRE)是评估 CD 小肠炎性病变的标准影像学检查。两者可以反映肠壁的炎症改变、病变分布的部位和范围、狭窄情况及性质、有无肠瘘形成以及腹腔脓肿等。CD 患者可出现的 CTE 或 MRE 征象：肠壁明显增厚(>4 mm)；肠黏膜明显强化伴有肠壁分层改变，黏膜内环和浆膜外环明显强化，呈“靶征”或“双晕征”；肠系膜血管增多、扩张、扭曲，呈“木梳征”；相应系膜脂肪密度增高、模糊；肠系膜淋巴结肿大等。两者对评估小肠炎性病变的精确性相似。CTE/MRE 可更好地扩张小肠尤其是近段小肠，可能更有利于高位 CD 病变的诊断。

(2) 钡剂造影检查　活动期 CD 可见小肠黏膜皱襞粗乱、裂隙状、带状或纵行溃疡、鹅卵石样、假息肉、多发性狭窄、瘘管形成等 X 线征象，病变呈节段性分布。由于病变肠段激惹及痉挛，钡剂很快通过而不停留该处，称为跳跃征；钡剂通过迅速而遗留一细线状影，称为线样征。该征亦可能由肠腔严重狭窄所致。由于肠壁深层水肿，可见填充钡剂的肠襻分离，但其不能很好地显示肠壁的受累程度及肠外并发症。目前钡剂造影检查因为在小肠的敏感性较低，已经被 CTE、MRE 取代，但缺乏 CTE 条件的机构，小肠钡剂造影仍然是小肠病变检查的重要技术。

（3）腹部超声　超声检查对发现肿大的淋巴结、脓肿、结节甚至瘘管有一定价值。超声造影和彩色多普勒可增加诊断准确性。由于其具有无创、可多维观察病灶、简便易行和价格低廉的特点，对 CD 诊断的初筛及治疗后活动性随访具有重要意义。欧洲和北美国家已把超声检查纳入克罗恩病的常规检查，作为克罗恩病首选的筛查和随访手段。常规超声及口服造影剂超声造影诊断克罗恩病的敏感性分别为 91.4%和 96.1%，而对肠道狭窄病变的诊断敏感性则分别为 74%和 89%。超声检查的缺点是结果判断带有一定的主观性，采用计算机软件对观察结果进行定量处理可望提高对克罗恩病活动性判断的准确性。

3. 病理组织学检查

（1）黏膜活检　是 IBD 的诊断和鉴别诊断的重要检查之一。内镜下取活检最好包括随机监测和可疑病变区域靶向活检。UC 诊断的前提是组织学上慢性炎症改变的出现。而急性炎症改变，如多形性中心粒细胞浸润、隐窝脓肿、黏膜糜烂或溃疡，反映疾病活动并且能表现在感染性结肠炎及药物性肠炎等非 IBD 肠炎中。非干酪性肉芽肿是诊断 CD 的主要标准之一，可以与肠结核相鉴别。但活检标本中该病变发现率仅 15%～36%，人们普遍认为反映炎症程度方面内镜下疾病活动更加准确，且临床运用较多。

（2）手术切除标本　大体标本中可见肠管局限性病变、节段性损害、鹅卵石样外观、肠腔狭窄、肠壁僵硬等特征。病变肠段镜下可见壁性炎症、肠壁水肿、纤维化以及系膜脂肪包绕等改变，局部淋巴结亦可有肉芽肿形成。手术切除标本中肉芽肿病变发现率达 40%～60%。

4. 实验室检查

目前没有特异的实验室检查，可做的检查有：

（1）血液检查　活动期可出现白细胞、血小板计数以及急性反应性蛋白增加（如 C-反应蛋白、高敏 C-反应蛋白）。初发克罗恩病者中超过 95%的病人可出现炎症活动指标的异常。C-反应蛋白与克罗恩病活动性密切相关。ESR 对克罗恩病疾病活动性判断准确度较低。但其与结肠病变的相关性优于回肠病变。对由炎活动引起的血小板计数升高需密切关注。血小板血栓并发症可发生于 1%～6%的炎症性肠病病人，且多为深静脉血栓（>60%）。疾病持续性活动的克罗恩病病人常有贫血，且贫血的程度和炎症活动相关。

（2）粪便检查　查找病原体，包括细菌、病毒、寄生虫及其虫卵，以及艰难梭菌毒素的检测，对于 CD 患者的鉴别诊断有一定价值。隐血试验常阳性。

四、诊断与鉴别诊断

（一）中医诊断要点

1. 湿热蕴结证

证候：腹痛、腹胀，拒按，右少腹处可扪及肿块，发热，大便秘结，小便短赤；舌红，苔黄糙，脉弦数。

2. 热毒壅盛证

证候：腹部痛甚，腹壁紧绷，手不可近，心下满硬，腹胀，矢气不通，壮热，面红目赤，小便短涩；舌质红绛，舌苔黄糙或黄腻，脉洪数。

3. 脾虚湿阻证

证候：大便泄泻，完谷不化，腹痛绵绵，纳呆乏力，面色淡白；舌淡苔白腻，脉细无力。

4. 肝郁脾虚证

证候：右少腹或脐周胀痛，痛则欲便，便后痛减，大便稀溏，胸胁胀闷，嗳气食少，抑郁恼怒或情绪紧张时易于发生腹痛、腹泻、肠鸣，矢气频作；舌淡苔薄，脉弦。

5. 脾肾阳虚证

证候：病久迁延，反复泄泻，黎明腹痛，肠鸣即泻，泻后痛减，形容肢冷，腰膝酸软；舌淡，脉沉细。

6. 气滞血瘀证

证候：腹部积块，固定不移，腹部胀痛或刺痛，大便溏泻，胃纳不振，形体消瘦，神疲乏力；舌质紫暗或有瘀点，脉细涩。

（二）西医诊断要点

在排除肠结核、阿米巴痢疾、耶尔森菌感染等慢性肠道感染、肠道淋巴瘤、憩室炎、缺血性肠炎、贝赫切特综合征及溃疡性结肠炎等基础上，可按下列标准诊断：

（1）具备典型临床表现者可临床疑诊，安排进一步检查。

（2）同时具备上述结肠镜或小肠镜特征及影像学（CTE、MRE）特征者，临床可拟诊。

（3）如上述两条结合黏膜活检提示 CD 的特征性改变且能排除肠结核，可做出临床诊断；或者结合手术切除标本（包括切除肠段及病变附件淋巴结），可做出病理诊断。

（4）对无病理确诊的初诊病例，随访 6～12 个月以上，根据对治疗的反应及病情变化时段，符合 CD 自然病程者，可作出临床诊断。如与肠结核混淆不清者，应按肠结核做诊断性治疗 4～8 周，以观疗效。

世界卫生组织提出的CD诊断标准中6个诊断要点，具体如表3-13-4。

表3-13-4　CD诊断要点

项目	临床	影像	内镜	活检	切除标本
① 非连续性或阶段性病变		+	+		+
② 卵石样黏膜或纵行溃疡		+	+		+
③ 全壁性炎性反应性改变	+(腹块)	+(狭窄)	+(狭窄)		+
④ 非干酪性肉芽肿				+	+
⑤ 裂沟、瘘管	+	+			+
⑥ 肛门部病变	+			+	+

注：具有诊断要点①②③者为疑诊，再加上④⑤⑥三项中的任何一项可确诊；有第④项者，只要加上①②③三项中的任何两项亦可确诊。

(三) 鉴别诊断

CD主要与各种肠道感染性和非感染性炎性肠病及肠道肿瘤鉴别，分述如下：

1. 急性阑尾炎

克罗恩病急性发作时，易与急性阑尾炎发生混淆，尤其是青年病人伴有右下腹反跳痛及白细胞升高者，但急性阑尾炎很少发生腹泻，发病急，有发热。腹部CT扫描有助于两者的鉴别。如病情重，症状和体征明显，可行剖腹手术探查证实。

2. 肠结核

肠结核是由结核分枝杆菌感染引起的肠道慢性炎症。肠结核好发于回盲部，与克罗恩病不易鉴别，X线表现也很相似。病者常伴腹泻、黏液便呈糊状，可间有便秘与腹泻交替出现。多有其他部位如肺部等结核灶。病者常有结核毒血症，如午后低热、不规则热，伴盗汗、消瘦、苍白等。痰菌阴性而粪便中找到结核菌有重要诊断意义。抗结核治疗有助于明确诊断。增生性肠结核有时须行剖腹探查才能确诊。

3. 小肠恶性淋巴瘤

原发小肠恶行淋巴瘤可较长时间局限在小肠，部分患者呈多灶性分布，不易与CD鉴别。临床表现相似，但腹泻、腹痛、发热、体重下降更为明显，病程进展快，肿块坚实，小肠弥漫性结节，但无节段性狭窄多提示为淋巴瘤。可伴有浅表淋巴结和肺门淋巴结大以及肝、脾明显肿大。小肠活检有助于诊断。

4. 慢性溃疡性结肠炎

详见本章第一节。

5. 缺血性结肠炎

缺血性结肠炎为血管供血障碍所致，多见于50岁以上老年人。起病急骤，多先有腹痛，继之腹泻、便血。病程为急性经过。结肠镜或钡灌肠造影检查有助于诊断。

6. 其他

如阿米巴肠病、血吸虫病、耶耳森菌感染、药物性肠病、放射性肠炎、胶原性结肠炎及各种肠道恶性肿瘤，均需在诊断不明确的鉴别诊断中考虑。

五、治疗方法

（一）中医辨证分型论治

1. 湿热蕴结证

治则：清热解毒，活血化瘀。

方药：仙方活命饮（《校注妇人良方》）合大黄牡丹汤（《金匮要略》）。

加减：伴腹胀者，加厚朴、枳壳以行气消胀；腹痛明显者，加木香、玄胡以行气止痛。

2. 热毒壅盛证

治则：通里攻下，清热解毒。

方药：大承气汤（《伤寒论》）加味。

加减：腹部包块者，加丹参以散结消肿；并发弥漫性腹膜炎者，加败酱草、黄柏以清热解毒；热盛伤阴者，加鲜生地、麦冬以养阴生津；腹胀明显者，加炒莱菔子、大腹皮以行气消胀。

3. 脾虚湿阻证

治则：健脾助运，化湿止泻。

方药：参苓白术散（《太平惠民和剂局方》）。

加减：食欲缺乏者，加麦芽、谷芽、鸡内金以健脾开胃；脘腹痞胀，苔白腻者，加苍术、厚朴、藿香以化湿止泻；形寒怕冷，泻如稀水者，加熟附子、炮姜以温中健脾；湿郁化热，口苦，苔黄腻者，加黄连、败酱草以清肠化湿；肛门坠胀者，加黄芪、升麻以补气升提；便血者，加炮姜、仙鹤草、阿胶、当归以养血止血。

4. 肝郁脾虚证

治则：健脾化湿，疏肝理气。

方药：痛泻要方（《丹溪心法》）加味。

加减：神疲乏力者，加党参、黄芪、山药以健脾助运；纳呆者，加山楂、谷芽、麦芽；腹痛较剧，胸胁胀满者，加柴胡、制香附、延胡索以疏肝理气；泻下垢腻者，加黄连、白头翁以清肠化湿；便血鲜红者，加仙鹤草、地榆以凉血止血。

5. 脾肾阳虚证

治则：温肾健脾，化湿止泻。

方药:四神丸(《证治准绳》)合附子理中汤(《三因方》)。

加减:久泻不止者加赤石脂、诃子肉涩肠止泻;形寒肢冷,气虚乏力者加黄芪。

6. 气滞血瘀证

治则:理气活血,通络消积。

方药:膈下逐瘀汤。

加减:有腹痛、腹部包块者加丹参、皂角刺、刘寄奴以活血散结止痛;脾虚明显者,加党参、黄芪、白术;肾虚加补骨脂、巴戟天、益智仁;兼肠腑湿热者加黄连、黄芩、败酱草;伴湿浊内盛者加苍术、厚朴、土茯苓;久泻不止者加石榴皮、诃子、肉豆蔻以涩肠止泻。

中成药可运用归脾丸、附子理中丸、参苓白术散等,对本病有一定帮助。

(二) 西医治疗

控制病情活动,维持缓解及防治并发症是本病治疗目的。CD 目前尚无完全治愈的有效方法,部分病人有自然缓解趋向。CD 的治疗原则及药物与 UC 基本相似,但具体方案有所区别。CD 的治疗主要可以分为活动期治疗和缓解期治疗两部分。

1. 活动期的治疗

(1) 一般治疗

① 补液、补充电解质防治水电解质、酸碱平衡紊乱。② 改变生活习惯,戒烟戒酒。吸烟会明显降低药物疗效,增加手术率及术后复发率。③ 调整饮食结构,饮食尽量少渣,多吃高热量、易消化、富含维生素、低脂肪及适量蛋白质的食物,避免辛辣刺激之品。④ 加强支持疗法,作营养评估,补充微量元素;贫血明显者适量输血,低蛋白血症者给予补充白蛋白。对重症病人可给予肠内营养和全静脉营养(TPN)。

(2) 药物治疗

① 氨基水杨酸类药物:柳氮磺吡啶(SASP)是目前治疗炎性肠病最常用的药物,尤其是小肠型,主要用于轻中度 CD 患者。美沙拉嗪在回肠末段、结肠定位释放,适用于轻度回结肠型及轻、中度结肠型患者,副反应较柳氮磺吡啶小。本品对肠壁炎症有显著作用,对发炎的结缔组织效用尤佳。急性发作期,每次 1 g,每天 4 次,或一次顿服。

② 激素类:本类也是 CD 治疗常用药。轻症患者病位局限在回肠末端、回盲部或升结肠者,布地奈德效果优于美沙拉嗪。对中度活动性 CD 的治疗,激素是首选用药。病位局限在回盲部,可考虑布地奈德,以降低药物不良反应,但疗效不如全身作用类激素。激素可与硫嘌呤类药物或甲氨蝶呤(MTX)合用,起协同作用,但起效较慢,免疫抑制剂用药 3 个月以上才可取得最大疗效。对重度活动性 CD,在评估全身症状后可尽快积极运用全身作用类激素,口服或者静脉给药,剂量为相当

泼尼松 0.75～1 mg/(kg·d)。激素也适用于 SASP 类治疗无效、暴发型病例肠外表现如关节炎、皮肤病及结节性红斑、术后复发等。激素诱导缓解后，需缓慢减量，防止复发，亦可用免疫抑制剂维持缓解状态。

③ 免疫抑制剂：目前免疫抑制剂主要用于中重度 CD。中度 CD 患者可激素联合免疫抑制剂使用。其作用主要是激素诱导缓解后维持缓解。主要免疫抑制剂为甲氨蝶呤(MTX)和硫嘌呤类包括硫唑嘌呤(AZA)和 6-巯基嘌呤(6-MP)。开始选用 AZA 还是 6-MP 主要按医生个人经验。使用 AZA 出现不良反应后转用6-MP，部分患者可出现耐受。硫嘌呤类不能耐受或无效者可试用 MTX、环孢素等。对类固醇激素与氨基水杨酸类药物无效者，应尽早使用 6-巯基嘌呤(6-MP)或硫唑嘌呤，也可试用 MTX、环孢素等。也可用于瘘(肛瘘、肠外瘘、肠内瘘)既往行肠切除的复发克罗恩病病人，为以避免手术为目的的治疗。

④ 生物制剂：自 2007 年我国引进首个生物制剂抗 TNF-α 单克隆抗体[英夫利西单克隆抗体(infliximab，IFX)]用于 CD 的治疗，截至 2020 年 3 月阿达木单克隆抗体(adalimumab，ADA)、乌司奴单克隆抗体(ustekinumab，UST)和维得利珠单克隆抗体(vedolizumab，VDZ)也相继被批准用于 IBD 的治疗。

IFX 是抗 TNF-α 人鼠嵌合体免疫球蛋白(immunoglobulin，Ig)G1 单克隆抗体，可结合可溶性和跨膜性的 TNF-α，从而发挥阻断炎症、改善 IBD 病情的作用。1) IFX 在我国获批的适应证包括成人 CD、瘘管型 CD、儿童和青少年 CD、成人 UC。2) 应用 IFX 前建议对机会性感染疾病进行筛查，以期避免用药后发生不良事件，IFX 治疗前应筛查血清 HBV 标志物、肝功能和结核分枝杆菌。3) 治疗方法：第 0、2、6 周以 IFX 5 mg/kg 静脉输注作为诱导缓解，以后每隔 8 周一次以相同剂量作为维持缓解，根据疗效和药物浓度监测调整使用间期和剂量。

ADA 是全人源化抗 TNF-α 单克隆抗体，与 IFX 作用机制相似，通过阻断 TNF-α 炎症通路治疗 IBD。1) 适应证：ADA 在我国获批的适应证为足量皮质类固醇和(或)免疫抑制治疗应答不充分、不耐受或禁忌的中至重度活动性成人 CD 患者的诱导和维持缓解。2) ADA 治疗前需进行活动性感染筛查，需特别注意结核分枝杆菌和 HBV 的感染。3) 使用方法：首次治疗剂量为 160 mg 皮下注射，2 周后改为 80 mg 皮下注射，之后每 2 周 1 次 40 mg 皮下注射，诱导缓解后每 2 周 1 次 40 mg 皮下注射作为维持缓解。

UST 是抗 IL-12/23 全人源化 IgG1 单克隆抗体，可结合 IL-12 和 IL-23 的共同亚基 p40，阻断下游的 Th1 和 Th17 等效应通路，从而达到抑制炎症反应、治疗 IBD 的作用。1) 适应证：对传统治疗药物(皮质类固醇激素或免疫抑制剂)治疗失败或抗 TNF-α 单克隆抗体应答不足、失应答或无法耐受的成人中至重度活动性 CD 患者。2) 用药前筛查：排除活动性细菌、真菌和病毒感染(结核、HBV)。3) 使用方法：首次 UST 治疗需根据体重计算 UST 静脉输注剂量。体重≤55 kg 者，UST 剂量为 260 mg；体重＞55～85 kg 者，剂量为 390 mg；体重＞85 kg 者，剂量为 520 mg。首次给药后第 8 周 UST 90 mg 皮下注射作为诱导缓解方案，之后每 12 周 90 mg 皮下注射 1 次作为维持治疗方案。如果患者每 12 周给药 1 次期间失去应答，可缩短至每 8 周注射 1 次。

VDZ 是重组人源化 IgG1 单克隆抗体，特异性拮抗 α4β7 整合素，阻断 α4β7 整合素与肠道血管内皮细胞表达的黏膜地址素细胞黏附分子 1（mucosaladdressin cell adhesion molecule-1，MAdCAM-1）的结合，从而阻止 T 淋巴细胞从血管中迁移至肠黏膜，减轻肠道局部炎症反应。1）适应证：对传统治疗或 TNF-α 抑制剂应答不充分、失应答或不耐受的中至重度活动性成人 CD 和 UC 患者。2）用药前筛查：常规筛查并排除细菌、真菌、病毒感染，以及特殊病原如结核分枝杆菌、寄生虫感染，尤其需要排除肠道艰难梭菌感染。3）使用方法：VDZ 的建议剂量为 300 mg，静脉输注给药，在第 0、2、6 周以及随后每 8 周给药 1 次。

四种生物制剂的使用的疗效评估指标主要包括临床疾病活动度、内镜下病变及其范围、黏膜愈合情况，以及血清或粪便炎症反应指标；且在每次注射前均须检查血常规、肝功能、肾功能、CRP、ESR、粪便钙卫蛋白等指标，评估生命体征和疾病活动度。

⑤ 抗生素：甲硝唑和喹诺酮类抗生素对重度、结肠型或回结肠型克罗恩病、并发瘘管的克罗恩病病人有一定治疗作用，但一般不用于小肠型克罗恩病。该类药物长期运用不良反应多，不运用于缓解期 CD 的维持治疗。

（3）手术治疗　外科治疗不能改变 CD 的基本病程，仅适用于其他疗法无效或出现严重并发症、多次复发者。外科手术指征与时机需要严格掌握，主要用于致命性并发症（中毒性肠炎、穿孔、肠梗阻、腹腔感染持续不能控制等）、癌变、解除梗阻、治疗腹腔内化脓性并发症及顽固性克罗恩病、生活质量极差者。应按病人情况、病变部位、侵犯范围和并发症的性质，选择手术方法。外科治疗目的主要是解决并发症带来的症状，改善患者生活质量。同时并发症的发生伴随着全身情况较差，需要与消化科医生配合，做充分的术前准备。

① 手术指征

A. 急性肠穿孔引起全腹膜炎急需手术治疗。B. 中毒性巨结肠需积极手术治疗。C. 大出血经积极治疗后仍继续大出血的做全结肠切除和直肠切除术。D. 慢性肠穿孔形成腹腔脓肿。E. 肠外瘘和腹壁肠瘘。F. 肠狭窄和肠梗阻。G. 长期药物治疗无效或急性加重。H. 手术后复发。I. 儿童和青年发育迟缓。

② 常用术式

A. 部分肠段切除吻合术。

B. 全结肠切除术：结肠病变广泛不能做部分切除吻合，直肠无病变、膨胀性好、肛门括约肌功能良好、肛门部无感染及瘘管、回肠病变不严重的病人，适用这种手术。手术方式分为一期吻合术和二期手术。a. 全结肠切除一期吻合术：无中毒结肠炎、腹内无感染营养不良或不显著的病人，一期手术是安全手术。b. 二期手术：发现腹内有感染，营养不良显著的病人，适用二期手术。

C. 全结肠直肠切除、回肠造口术：大肠克罗恩病侵犯结肠、直肠、肛管和肛门部的病人适用于全结肠直肠切除和永久性回肠造口术。

D. 回肠襻状造口、横结肠喷口造口术：对患中毒性巨结肠、全身极度衰竭，急需减压，以挽救生命的病人做这种手术。

E. 腹会阴联合切除、结肠造口术：适用于直肠、肛门部和乙状结肠的克罗恩病。

F. 肛周克罗恩病手术：一旦发现肛周脓肿，应及时切开引流。低位肛瘘行切开引流术，高位肛瘘行挂线术，多采用非切割挂线。回肠、结肠造口术对肛周克罗恩病治疗有效。如形成肛裂、肛周皮赘、肛管直肠狭窄等时，可采用部分对症治疗等。

③ 术后处理

CD 外科治疗术后处理基本相同，主要包括早期术后对症治疗(纠正贫血、防治水电解质酸解平衡紊乱等)、手术并发症治疗及防治术后复发。术后复发的预防仍然是一个难题，当前一般很少选用美沙拉嗪；甲硝唑可短期使用；硫唑嘌呤或甲氨蝶呤对于具有高位复发因素的患者可以考虑；用生物制剂维持缓解成为当前的趋势。预防用药术后 2 周开始，使用不少于 3 年。术后并发症主要有如下：

A. 短肠综合征(short bowel syndrome)。广泛或多次行小肠切除，小肠吸收面积减少、排空过速，从而出现消化和吸收功能不全、水电解质紊乱，即短肠综合征。

B. 吻合口瘘及肠瘘：为避免术后吻合口瘘或肠瘘，术中应注意：a. 吻合端系膜缘侧的游离无血管附着的肠管长度不应超过 1 cm。b. 吻合口应采取斜切，即肠管的对系膜缘应多切除一些，以保证血供。c. 吻合以双层缝合为安全。全层缝合用细丝线作内层的间断缝合，针距及边距均取 0.5 cm；浆肌层的 Lembert 缝合应完全掩盖内层的全层缝合线。系膜缘侧的第一针全层缝合和浆肌层第一针缝合必须确切、妥切对合，不可疏忽遗漏。

C. 术中输尿管和生殖血管的损伤：在高危患者尤其是反复手术腹腔粘连严重、解剖层次不清者，应常规术前放置输尿管支架，以降低术中损伤输尿管的风险。

D. 造口狭窄：狭窄不严重时，可用戴橡皮指套的手套逐渐扩张，但不能使用暴力；狭窄严重或伤疤组织过多时，可将造口处周围疤痕组织切除或切除原造口后重新造口。

(三) 外治法

1. 中药保留灌肠

用灌肠器推注 50 ml 药液保留灌肠，或用 100 ml 药液灌肠仪给药，每日 1～

2次,1个月为一个疗程。药物主要有:南京市中医院的院内制剂“溃结灌肠液”,临床疗效确切,以及锡类散、云南白药等,对于症状较严重者可加氢化可的松。

2. 栓剂

氨基水杨酸栓剂,每日1～2次纳肛,适用于直肠病变。

六、疗效标准

临床缓解:经治疗后临床症状消失,X线或结肠镜检查发现炎症趋于稳定。

有效:经治疗后临床症状减轻,X线或结肠镜检查发现炎症减轻。

无效:经治疗后临床症状无改善X线、内镜及病理检查结果无改善。

第三节　缺血性肠炎

缺血性肠炎(ischemic colitis,IC)是由于肠系膜血管阻塞,或非阻塞性疾病所致的血流动力学改变,造成肠道缺血导致肠壁缺血性损伤所引起的炎症性病变,缺血性结肠炎是其中最常见的类型。缺血性结肠炎多由于肠系膜上动脉的中结肠动脉、右结肠动脉非阻塞性缺血造成。以急性腹痛、腹泻和便血为其临床特点,发病年龄多为50岁以上的老年人,多数伴有高血压、动脉硬化、糖尿病等基础疾病。Marston等按病变程度将缺血性肠病分为三型:坏疽型、一过型和狭窄型。虽然目前仍沿用该分类方法,但临床特点仅有两种:透壁性肠道坏疽、局限于黏膜层和黏膜下层的非透壁性坏疽。

一、病因病理

(一) 中医病因病机

在中医学中,缺血性肠炎可归属于“便血”“腹痛”范畴,本病多由外感时邪、饮食不节(结)、情志内伤、脾肾阳虚所致,基本病理因素有湿热、血瘀、痰浊等。本病病位在大肠,涉及脾、胃、肺、肾诸脏。年老体虚,脾气运化无力,气虚血脱或血瘀于肠胃为主要病机,脾虚失健为主要发病基础。本病多为本虚标实之证,主要为湿热下注肠道,迫血妄行;或有气虚运化无力,则血瘀,瘀则不痛,不通则痛,故腹痛。

(二) 西医病因病理

引起结肠缺血有很多原因,主要分为两大类:一类为血管阻塞型,另一类为非血管阻塞型(血流动力学改变)。

1. 血管阻塞型

结肠缺血在血管阻塞型结肠缺血中,比较常见的原因有肠系膜血管血栓形成或栓塞，多见于动脉粥样硬化、闭塞性血栓性脉管炎、风湿性二尖瓣狭窄、感染性心内膜炎、血小板增多等，肠系膜动脉的创伤，以及腹主动脉重建手术或结肠手术时结扎肠系膜下动脉。

2. 非血管阻塞型

结肠缺血通常不伴有明显的血管阻塞，多由于各种原因引起血管收缩与低血流量，导致肠系膜血流灌注不足，临床上难以找到明确的引发结肠缺血的原因。有多种原因可以诱发自发性结肠缺血，其中各种休克引起的微循环障碍最为常见，如感染性休克、心源性休克、过敏性休克、神经性休克等，同时伴有心脏病、高血压、糖尿病以及同时服用可影响内脏血流的药物(如升压药等)，可以明显增加结肠缺血的发生机会。肠系膜血供减少，引起结肠缺血；而大范围急性肠系膜血供障碍又可引起明显的不可逆性心排血量减少，因而导致肠系膜缺血的恶性循环。

女性较男性更易患缺血性结肠炎。慢性阻塞性肺病患者的发病率是普通人群的2～4倍。另外，便秘也是缺血性结肠炎的危险因素之一，因为便秘会引起肠腔内压力增加，导致血管腔受压。本病在急性发作期主要表现为黏膜充血、水肿、糜烂及不规则的深度溃疡，黏膜及深部有不同程度的坏死，浆膜面有炎性渗出。

二、临床表现

本病的发病症状和体征无明显特异性，腹痛、腹泻和便血是最常见的临床表现，大部分患者为50岁以上的老年人，没有明显的诱发因素。腹痛的部位大多与结肠缺血病变部位一致，多为突然发作的剧烈腹痛，呈痉挛性发作，持续数小时或数天，继而出现腹泻，粪便少量带血，严重的患者可出现暗红色或鲜血便，常有恶心、呕吐和腹胀，同时伴有体温和血白细胞计数和中性粒细胞的升高。腹部检查，在病程早期或非坏疽型患者可闻及活跃的肠鸣音，病变部位的腹部有压痛，直肠指诊常可见指套上有血迹。在非坏疽型患者，缺血性结肠炎常为自限性，多数患者随着侧支循环供血的建立，肠黏膜水肿逐渐吸收，黏膜损伤修复，症状在数天内好转，腹痛、腹泻和血便逐渐消失。如果肠壁缺血较重，溃疡愈合需较长时间，腹痛消失后，腹泻和便血可持续数周，但无加重趋势。由于一过性缺血性结肠炎患者病程比较短，临床表现比较轻，许多患者在发病时由于各种原因没有行电子肠镜检查，误诊率很高。坏疽型缺血性结肠炎患者大多为全身情况较差的老年人，常伴有其他慢性疾病。腹主动脉手术后伴发缺血性结肠炎的患者也可为坏疽型，由于术后早期手术本身引起的临床表现与缺血性结肠炎的临床表现难以鉴别，诊断困难，误诊率高。大部分坏疽型缺血性结肠炎起病急，腹痛剧烈，伴有严重的腹泻、便血和呕吐。由于毒素吸收和细菌感染，患者常伴有明显的发热和血白细胞计数增高，早期即可出现明显的腹膜刺激征。病变广泛的患者还可伴有明显的麻痹性肠梗阻，结肠膨胀，肠腔内压力增高，肠壁受压，使结肠缺血进一步加重。同时，有效血容量的减少和毒素的吸收，可诱发休克，使肠壁的血供进一步受阻，发生肠壁坏死和穿孔，出现高热、持续腹痛、休克等腹膜炎的表现。

40%～50%的患者伴有肠腔狭窄造成的肠梗阻表现。梗阻大多为不完全性，部分患者于发病后早期出现，同时伴有危险的结肠炎的其他临床表现，尤其是坏疽型结肠炎，需要与结肠肿瘤引起的结肠梗阻鉴别。大部分患者的梗阻发生于发病后2～4周，由病变部位有纤维化和瘢痕形成引起，此时腹痛、腹泻等临床症状已逐渐缓解。电子肠镜检查对鉴别诊断有很大帮助。

三、辅助检查

1. 实验室检查

血常规可见白细胞和中性粒细胞的计数升高；D-二聚体升高对本病诊断有一定意义。

2. 组织病理学检查

肉眼可见结肠黏膜浅表性坏肠死和溃疡形成，或黏膜全层坏死。镜检可见黏膜下增生的毛细血管、成纤维细胞和巨噬细胞，黏膜下动脉中可有炎症改变和纤维蛋白栓子，黏膜固有层可呈透明样变性，肉芽组织周围可有嗜酸性粒细胞和含血红蛋白铁的组织细胞浸润。慢性期表现为病变部位与正常黏膜组织相间的黏膜腺体损伤和腺体再生。

3. 直肠指诊

直肠指诊可见指套上有血迹。

4. X线腹部平片

X线腹部平片可见结肠和小肠扩张，结肠袋紊乱，部分患者可有肠管的痉挛和狭窄。坏疽型缺血性结肠炎有时可见结肠穿孔引起的腹腔内游离气体以及由于肠壁进行性缺血、肠壁通透性升高引起的肠壁内气体和门静脉内气体。

5. 钡灌肠造影

该检查可以对病变的程度，尤其病变的范围有比较全面的了解，但有引起结肠穿孔的危险，因此对病情严重，伴有大量便血以及怀疑有肠坏死的患者应慎用。腹膜刺激征阳性者禁用。

6. 电子肠镜检查

该检查是诊断缺血性结肠炎最有效的检查方式。当患者被怀疑有缺血性结肠炎，但不伴有腹膜炎体征，X线腹部平片没有明显结肠梗阻和结肠穿孔的影像表现时，应考虑行内镜检查。内镜下取活检在鉴别缺血性结肠炎和溃疡性或感染性结肠炎方面会有帮助。

7. 肠系膜动脉造影

由于大部分缺血性结肠炎患者的动脉阻塞部位在小动脉，肠系膜动脉造影检查难以发现动脉阻塞的征象。另外，由于造影剂有可能引起进一步的血栓形成，应谨慎使用。

8. B超检查

B超检查具有无创、便捷、有效等特点。主要检查腹主动脉、肠系膜上动脉、肠系膜下动脉及肠系膜上静脉的狭窄和闭塞等情况。脉冲多普勒可检查血流速度，对血管狭窄有提示意义。

9. CT及CTA

部分患者可见到肠腔扩张、肠壁水肿引起的肠壁变厚等非特异性变化。CTA可提高诊断的敏感性，可显示腹主动脉扭曲、管壁粥样斑块生成及肠系膜动脉小分支狭窄等。

另外，建议常规行心电图、超声心动图检查，甚至是Holter检查以排除心源性栓子。

四、诊断与鉴别诊断

（一）中医诊断要点

1. 肠道湿热证

证候：便血色红，腹泻，腹痛，泻下急迫或泻而不爽，肛门灼热，粪色黄褐而臭，小便短黄，烦热口渴；舌质红，苔黄腻，脉濡数。

2. 气虚不摄证

证候：便血色红或紫暗，腹泻，腹痛，食少体倦，面色萎黄，心悸，少寐；舌质淡，脉细。

3. 脾胃虚寒证

证候：腹部隐痛，喜温喜按，肠鸣，久泻不愈，呕吐清水，神疲乏力，四肢畏寒；舌质淡，苔薄白，脉沉迟。

（二）西医诊断要点

（1）50岁及以上患者，伴有高血压、动脉硬化、冠心病、糖尿病等疾病，有时可有便秘、感染、服降压药、心律失常，休克等诱因。

（2）突发腹痛、腹泻及便血。

（3）多有贫血，结肠镜检查发现特征性缺血坏死表现；钡灌肠X线检查，急性期可见拇指印，后期肠道狭管征象；肠系膜动脉造影发现血管狭窄或阻塞表现。

（三）鉴别诊断

1. 溃疡性结肠炎

两者共同特点是都出现腹痛、便血，肠镜下都可出现黏膜充血、糜烂、浅溃疡形成。不同的是溃疡性结肠炎患病人群多为中青年，发病原因未明，病程较长，反复发作。多表现为腹痛及黏液脓血便，可出现关节、皮肤、眼、口及肝胆等肠外表现。肠镜下表现为病变呈连续性、弥漫性、多发性糜烂或溃疡。病理可见隐窝有急性炎性细胞浸润，可形成隐窝脓肿及杯状细胞减少等。

2. 克罗恩病

两者临床都可出现腹痛、腹泻等症状，肠镜下可见假息肉、假瘤样改变。不同的是克罗恩病病程漫长，疾病反复，发病原因未明，多表现为反复发作的右下腹或脐周腹痛、腹泻，可伴腹部肿块、梗阻、肠瘘、肛周病变，以及发热、贫血、体重下降、发育迟缓等全身症状。病变部位可累及全消化道，肠镜下病变呈节段性、跳跃式，可有非对称性的黏膜炎症、纵行溃疡、瘘管、假息肉形成及鹅卵石样改变等。较典型的病理改变有：① 非干酪性肉芽肿；② 阿弗他溃疡；③ 裂隙状溃疡；④ 固有膜慢性炎细胞浸润；⑤ 底部和黏膜下层淋巴细胞聚集，治疗周期长。

3. 结肠癌

两者发病多为中老年人群，都可表现为腹痛、便血、消瘦。缺血性肠病多与高血压、糖尿病等疾病密切相关，肠镜下病灶与正常部位界限分明，表现为肠黏膜缺血、血管网消失、溃疡形成，可发现假瘤样变，病理检查可排除结肠癌诊断。结肠癌呈慢性起病，可有排便习惯改变，少数以急性肠梗阻为首发症状，直肠指检可触及肿块，结肠镜检查可发现癌肿，钡灌肠检查可表现为充盈缺损，病理检查可资鉴别。

4. 肠结核

该病多有肺结核或淋巴结结核史，伴有全身结核中毒症状，病变多呈弥漫性，好发于回盲部，肠镜下溃疡多为横行或环形。病理检查可发现干酪样肉芽肿，抗酸杆菌染色阳性。实验室检查 T-SPOT、PPD 试验阳性。

5. 细菌性肠炎

细菌性肠炎为各种细菌，如痢疾杆菌、沙门菌、大肠杆菌、耶尔森菌、空肠弯曲菌等感染肠道所致。急性发作时发热、腹痛较明显，外周血血小板不增加，粪便培养可分离出致病菌，抗生素治疗通常在 4 周内可治愈。

五、 治疗及预后

（一）中医分型证治

1. 肠道湿热证

治则：清化湿热，凉血止血。

方药：地榆散或槐角丸加减。

加减：若热偏重，可加金银花、马齿苋以增清热解毒之力；若湿偏重，症见胸脘满闷、口不渴、苔微黄厚腻者，可加薏苡仁、厚朴、茯苓、泽泻、车前子以增清热利湿之力。

2. 气虚不摄证

治则：益气摄血。

方药：归脾汤加减。

加减：若便血色红、量多，可加地榆、槐角清热凉血止血；若久泻不止，可加石榴皮、诃子肉固涩止泻。

3. 脾胃虚寒证

治则：健脾温中，养血止血。

方药：黄土汤加减。

加减：若中焦寒盛，可加炮姜、高良姜温中祛寒。

（二）西医治疗

1. 治疗原则

禁食，中、高流量供氧；积极消除诱因及治疗伴发病；扩充血容量、疏通微循环，改善肠黏膜缺血状况；使用抗生素；改善全身状况，抗休克、补液及纠正心衰；伴发病与并发症治疗；必要时手术治疗。病理早期及时支持治疗，包括禁食、补充血容量、维持水电解质平衡，维持心排血量。可选用抗生素预防感染。严重患者如有肠穿孔或腹膜炎体征，及早行剖腹探查术。

2. 治疗方法

（1）保守治疗　绝大多数局限于肠壁内的非坏疽型病变的发展具有自限性，可以逐渐被吸收。即使部分患者发生结肠狭窄，也大部分为不完全性肠梗阻，可以通过保守治疗缓解。需要肠道休息的患者或有手术禁忌的患者可以应用肠外营养。要严密监测是否有发热、白细胞计数升高、酸中毒、腹痛加重等。24～48 小时内临床症状无缓解者，要重新行结肠镜或影像学检查评估疾病的严重程度。对腹膜炎症状加重、出现穿孔、出血难以控制者，要及时行手术治疗切除病变肠道。

（2）手术治疗　坏疽型缺血性结肠炎的病死率在很大程度上取决于诊断和手术治疗的及时与否、患者的全身情况以及并发症的发生情况。一旦出现呼吸窘迫综合征、肾衰竭和持续性感染等严重并发症，病死率很高。手术治疗大多仅限于缺血性结肠炎的坏疽型患者，一旦确诊，应尽早手术。坏疽型缺血性结肠炎伴明显结肠扩张的患者应考虑行全结肠切除。对于病情持续 2 周以上，虽经积极保守治疗病情仍无明显缓解的患者，也应考虑手术治疗。大部分缺血性结肠炎引起的结肠狭窄为不完全性结肠梗阻，因而一般可以避免手术。对伴有慢性结肠梗阻临床症状的患者，经积极保守治疗不能缓解或与结肠恶性肿瘤鉴别有困难者，宜采取手术治疗，切除狭窄肠段，一期吻合重建肠道连续性，切除组织送病理检查。另外，肠道切除范围需要参考术前影像学或内镜检查结果，因为有些缺血性结肠炎仅局限于黏膜层或黏膜下层，浆膜层可未见异常。

3. 预后

缺血性结肠炎患者多为患有多种基础疾病的老年人群，大多采用保守治疗，如禁食、水化疗法及抗生素治疗，可缓解。对于部分坏疽型，需要早期做剖腹探查，一般需切除所有缺血结肠，但即便早期诊断，死亡率仍高达 30%，若延迟诊断或误诊，死亡率最高可达 80%以上。

参考文献

[1] 吴开春，梁洁，冉志华，等. 炎症性肠病诊断与治疗的共识意见（2018 年・北京）[J]. 中国实用内科杂志，2018，38(9)：796－813.

[2] 陆琴，章蓓，张苏闽，等. 溃结灌肠液治疗溃疡性结肠炎临床疗效回顾性多因素分析[J]. 时珍国医国药，2018，29(4)：893－895.

[3] 李军祥，陈誩. 溃疡性结肠炎中西医结合诊疗共识意见（2017 年）[J]. 中国中西医结合消化杂志，2018，26(2)：105－111，120.

[4] 孙健，高文艳，林一帆. 溃疡性结肠炎病因和发病机制研究进展[J]. 辽宁中医药大学学报，2017，19(4)：94－97.

[5] 江学良，权启镇，王志奎. 溃疡性结肠炎的诊断、分型及疗效标准[J]. 世界华人消化杂志，2000，8(3)：332－334.

[6] 中华医学会消化病学分会炎症性肠病学组. 炎症性肠病诊断与治疗的共识意见（2018 年・北京）[J]. 中华消化杂志，2018，38(5)：292－311.

[7] 中华医学会消化病学分会炎症性肠病学组，中华医学会肠外与肠内营养学分会胃肠病与营养协作组. 炎症性肠病营养支持治疗专家共识（第二版）[J]. 中华炎性肠病杂志（中英文），2018，2(3)：154－172.

[8] 杨善兵，杜树文，张丽敏，等. 炎症性肠病发生消化道狭窄的临床特点分析[J]. 胃肠病学和肝病学杂志，2020，29(3)：291－295.

[9] 周单，邢智浩，杨翔，等. 克罗恩病诊断技术研究进展[J]. 局解手术学杂志，2017，26(12)：913－916.

[10] 何永恒，凌光烈. 中医肛肠科学[M]. 北京：清华大学出版社，2011.

[11] 姜春燕，谭漫红，李敏. 缺血性肠炎的临床特点[J]. 世界华人消化杂志，2010，18(35)：3767－3771.

[12] 汪建平. 中华结直肠肛门外科学[M]. 北京：人民卫生出版社，2014.

[13] 崔焌辉. 缺血性结肠炎临床诊断与治疗[C]//中国中西医结合学会大肠肛门病专业委员会、广东省医学会结直肠肛门外科学分会. 第十六届中国中西医结合学会大肠肛门病专业委员会学术会议. 广州：中国中西医结合学会大肠肛门病专业委员会、广东省医学会结直肠肛门外科学分会，2013：4.

第四篇

名中医郑雪平肛肠病临证经验与学术研究

第一章　痔病临证经验与学术研究

第一节　对痔病本质的认识

一、掌握中医痔病文献，才能充分认识痔病本质

郑雪平教授认为，祖国医学很早对痔的诊治就有较系统的认识，需要我们对传统文献有深入了解。

关于痔的历史起源，经文献资料分析，首推《山海经》。《山海经·南山经》记载："南流注于海，其中有虎蛟，其状鱼身而蛇尾，其音如鸳鸯，食者不肿，可以已痔。"这里最早提出了痔的病名和饮食疗法。秦汉时期已有了关于痔病的病因病机、治疗方剂和辨证的记载。如《素问·生气通天论》曰："因而饱食，筋脉横解，肠澼为痔。"《神农本草经》记载有槐实、黄芪和蛇蜕等21味中药可治疗痔。《金匮要略》记述："先血后便，此近血也，赤小豆当归散主之。先便后血，此远血也，黄土汤主之。"在解剖生理方面，《素问》记载："魄门亦为五藏使，水谷不得久藏。""阴味出下窍，阳气出上窍。"《难经》记载："肛门重十二两，大八寸，经二寸大半，长二尺八寸，受谷九升三合、八分合之一。"在此时期记载详细者首推《五十二病方》，该书对肛门疾病作了三大分类，记载了"牡痔""脉痔""血痔"等多种痔疾病。治法有灸法、涤法(熏洗)、熨法和敷药法等。可以肯定地说，这些都是世界上最早、最详细的痔疾病诊疗方法。由此可知，秦汉时期的医学家们不仅创造了理、法、方、药，而且对人体解剖生理方面的认识也具雏形。

晋隋唐时期的《针灸甲乙经》记载用针刺疗法治疗痔疾，曰："痔痛，攒竹主之，痔。会阴主之……脱肛下，刺气街主之。"《外台秘要》在痔的认识上提出了气痔和酒痔，理论上提出了出血与不出血、疼痛与不疼痛之分，以便辨证施治。

宋金元时期是中国文化极为发达的时期，医学也不例外，古人谓方书之多莫过于宋，即可说明其发达程度。在此时期最负盛名的各派医学家，在治疗上俱以凉血散瘀、清热解毒的法则为治。《丹溪心法》记载："痔疮专以凉血为主……痔者，皆因

脏腑本虚，外伤风湿，内蕴热毒，醉饱交接，多欲自戕，以故气血下坠，结聚肛门，宿滞不散，而冲突为痔也。”元代窦汉卿的《疮疡经验全书》进一步将肛门疾病，按部位、症状、形态不同分为25种，为辨证施治提供了依据。肛肠科现行的治疗方法大多起于此时。“枯痔法”始载于元代《外科精义》，挂线疗法据《古今医统大全》记载是从“复斋治痔法”演变而成的。明代对痔疾等肛肠疾病更有突出成就，《外科正宗》记载：“凡疗内痔者……搽枯痔散，早午晚每日三次……轻者七日，重者十一日，其痔自然枯黑干硬……待痔脱之后，换搽生肌散或凤雏膏等药，生肌收口。”同书也记载治痔的结扎疗法，曰：“治诸痔及五瘿六瘤，凡蒂小而头面大者，宜用此线缠系其患根百效。……两头留线，日渐紧之，其患自然紫黑，冰冷不热为度，轻者七日，重者十五日后必枯脱。后用珍珠散收口，至妙。”至此肛肠科已开始成为独立学科，有了从事此专业的专家。总之，我国的明代在肛门疾病的诊断和治疗方法上，无论是内治还是外治，皆臻于完善。

清代对痔疾病的诊治，以《医宗金鉴》记载较详，该书还绘有二十四痔图、肛周肿胀图和图解，并编有歌诀，曰：“痔疮形名亦多般，不外风湿燥热源，肛门内外俱可发，溃久成漏最难痊。”而该书介绍的内服药物和外用药物也较之前全面。《外科图说》记有“探肛筒”“过肛针”“钩针”“镰形刀”等检查方法和治疗工具的图样，并注明了规格尺寸，以便照图制作。对于怎样使用工具，也有详细说明。清代的《古今图书集成》是一部总结历代医学成果的巨著，内外妇儿各科俱全，在诊治肛肠疾病的“后阴门”一章中，介绍治疗肛肠疾病的法则和方药竟达500余种，对每一法则的理论阐述、方药的适应证都有具体说明，时至今日仍有临床指导意义。此书还有针灸、导引、医案、治验和外治各法的详细描述。

郑雪平教授认为，只有掌握了中医痔病文献，才能充分认识痔病的本质。

二、 西医对痔病的认识是基础

郑雪平教授认为，西医对痔的认识远迟于中医，但其认识方式更为直接有效。

国外医学对痔的概念存在很多不同观点。1749年Morgami提出痔是肛直肠区静脉扩张引起的团块。“静脉曲张学说”认为直肠下端或肛管内丰富的静脉丛发生扩张或曲张即成为痔，也就是说痔是曲张的静脉团块，是各种原因造成的血管本身病变。这种认识着眼于病理学，而痔的现代概念是从解剖、组织和生理学的角度来研究，证明扩张的静脉并无任何病理性损害，属生理现象，血管的扩张只是肛垫调节血量的表现。直肠上动脉分支模式与母痔好发部位关系的传统概念错误地认为，三个母痔(右前、右后和左侧)的成因与直肠上动脉三个终末支分布相应，但近代研究证明，直肠上动脉的分布无固定模式，上述典型三支分布者仅占6.6%，且直肠上动脉的分支均位于直肠壁外面，并非走行于黏膜下，其血供范围限于直肠的中下部，一般不达痔区；而肛垫的动脉血供主要来源于直肠下动脉和肛门动脉。因此，直肠上动脉分支模式与母痔的好发部位无关。

门脉高压导致痔静脉丛瘀血成痔的错误观点认为，痔上静脉丛的静脉血经直肠上静脉回流至门静脉系统，而痔下静脉丛的静脉血引流至腔静脉系统，当门脉高压时，门脉血经痔上和痔下静脉间扩张的交通支流至腔静脉，此扩张的交通支易形成痔。但现在的观点认为，痔是齿线以上肥大下移的肛垫，肛垫黏膜下静脉丛（痔上丛）是直肠静脉丛的一部分，后者只有吸收前者过度充血的作用。和直肠上动脉分布与母痔形成无关一样，直肠上静脉与痔并无直接的解剖关系，门脉高压时并发的只是直肠上静脉曲张，而不是痔。临床上的统计也表明，门脉高压患者的痔发生率并不比正常人高。因此，传统的门脉高压导致痔静脉丛瘀血成痔的观点是错误的，应予摒弃。

1963 年 Stelzner 则提出痔是直肠海绵体组织勃起所致。1975 年 Thomson 首次提出肛垫的概念，经过众多学者的不断完善，肛垫指的是“位于直肠末端的组织垫，为平滑肌纤维、结缔组织及血管丛构成的复合体，其功能是协助肛门括约肌完善肛门的闭锁”；痔病是“支持组织松弛导致肛垫下移，因下移而出现充血、水肿、肥大和出血而形成”。以此为基础，1994 年 Londer 等提出了肛垫下移学说，此学说受到许多国内外学者的支持，在我国肛肠外科学界亦逐渐得到承认，如我国 2006 年制定的《痔临床诊治指南》中将内痔、外痔分别定义为“内痔是肛垫（肛管血管垫）的支持结构、血管丛及动静脉吻合发生的病理性改变和移位；外痔是齿线远侧皮下血管丛扩张、血流淤滞、血栓形成或组织增生。”

第二节　对常用痔病手术方法的点评

郑雪平教授根据现代痔的概念，总结了痔的治疗原则，他认为是治疗痔的症状而不是根治痔本身，因此“见痔就治”很显然是一种错误的观念，需要加以纠正。

郑教授认为，痔无症状时不需要治疗，只有合并脱垂、出血、嵌顿和血栓时才需要治疗。对有症状的痔，治疗目的是消除或缓解症状，不是根治有病理改变的肛垫。由于肛垫在控便过程中发挥作用，因而从保持肛垫和肛管黏膜完整性的角度出发，应该加强保守治疗和非手术治疗。

只有在保守治疗无效后才考虑手术治疗。在手术方法上，将既往尽可能彻底切除解剖学上的痔组织，改为通过手术将脱垂的肛垫复位，并在手术的过程中尽可能保留肛垫的结构，以达到术后不影响或尽可能少地影响精细控便能力的目的。在手术方式的漫长演变过程中，一些方法被继承和沿用下来，而另一些方法被逐渐摒弃。目前比较常用的手术方法主要有:外剥内扎术、新近在国内外相继开展的吻合器痔上黏膜环切术(PPH 术)以及超声多普勒引导下痔动脉结扎术(DG-HAL 术)等。

一、外剥内扎术点评

该术分为开放式和闭合式两种。开放式手术最早由 Miles 在 1919 年提出,1937 年英国圣・马克医院的 Milligan 和 Morgan 对该手术方式进行了改良,目前一般被称为 Milligan-Morgan 手术或开放式外剥内扎术,是临床上常用的手术方式。手术要点是在痔下缘皮肤与黏膜交界处做尖端向外的"V"字切口,沿内括约肌表面向上剥离到痔核的根部,局部缝合结扎,切除痔核组织。其优点是手术简单、对于单发或相互之间相对独立的内痔根治效果好。缺点是一次最多只能切除 3 个痔核,在切除的 3 个母痔创面之间需要保留一定的黏膜桥,否则术后容易引起肛门狭窄,术后复发率可达 10%左右。另外,术后常伴有肛门部明显水肿,疼痛明显并且时间长,创面愈合慢,一般需要 3～4 周的时间。如果切除的组织过多,术后可伴有一定程度的肛门失禁或肛管狭窄。为了减轻术后肛门部疼痛,近年来尝试了许多新的方法进行改良,例如痔切除的同时加侧方内括约肌部分切除,用电刀或激光刀替代剪刀或普通手术刀切开皮肤等。

闭合式外剥内扎术由 Ferguson 和 Heaton 于 1959 年首次报道,旨在克服开放式痔切除术的缺点,达到以下三个目的:① 在不牺牲黏膜的情况下,尽可能多地切除痔血管组织。② 通过对创面的一期缝合减少术后创面的渗出,缩短愈合时间。③ 避免开放式痔切除术后创面瘢痕收缩引起的肛门狭窄。手术方式与开放式基本相同,但在切除痔核后间断缝合手术创面,或仅在切口的下方保留部分开放以利于引流。与开放式手术相比,术后肛门部疼痛减轻,切口愈合时间明显缩短,但需比较好的术前肠道准备、手术无菌操作以及术后处理等。由于肛门部位的特殊性,其创而的愈合过程不可能与身体其他部位的切口相同,在手术过程中切口处于牵开状态,即使不进行缝合,其在括约肌张力的作用下也可以自然回缩,在排便时切口被动扩张,创面靠肉芽组织填充、上皮生长而愈合。缝合的肛门部位切口,虽增加了创口的张力,但减少了肛门在排便时的扩展度,容易在排便时因括约肌扩展而使缝合线张力增加引起疼痛,同时缝合处易引起感染导致引流不畅反而会延长愈合时间。

Milligan-Morgan 痔切除手术是目前最普遍使用的痔切除术,被认为是痔切除的经典术式。Ferguson 所倡导的闭合式痔切除术,在痔切除的基础上闭合切除,此术式能够减轻术后疼痛和出血,在某些局部地区较为流行,但术后疼痛、愈合时间长等并发症在一定程度上已经无法满足现代社会患者的需求。

二、痔环切术点评

最早由 Walter Whitehead 于 1882 年创用，主要适用于环形脱出的内痔或环形混合痔，后于 20 世纪 40 年代由 Sareola 和 Klose 改良，目前一般被称为 Saresola-Klose 法或 Klose 法，又称 Whitehead 法。该手术的基本要点是齿线上方 0.3～1 cm 处沿内括约肌表面上分离，环形切除宽约 2～3 cm 的直肠黏膜、黏膜下组织及其全部组织，将直肠黏膜与肛管黏膜皮肤缝合。

痔环切术的优点是痔核完全被切除，术后复发率低，但缺点是手术时间长，术后出血多，术后 10%～13%的患者伴有比较严重的并发症，如肛管狭窄、黏膜外翻、肛管感觉丧失导致的感觉性大便失禁等，目前已很少采用。

三、黏膜下内痔切除术点评

Petit 于 1774 年、Cooper 于 1809 年分别介绍了一种痔切除方式，其实质即高位结扎和黏膜下痔切除。1955 年 Parks 改良了黏膜下内痔切除，利用 Fansler 手术暴露肛管的方法行黏膜下内痔切除，因此该术式也被称为"Parks 痔切除"。

Parks 黏膜下内痔切除的主要优点在于：① 结扎内痔的部位不包含任何肛管上皮，术后疼痛轻；② 不切除黏膜和皮肤，因切开的部位手术后自然回缩覆盖伤口，避免术后纤维瘢痕形成和肛管狭窄。但同时此术式也存在不少缺点：① 手术难度大，容易出血；② 比其他痔切除所需时间多；③ 复发率高。

四、PPH 术点评

PPH 术是近年来治疗重度脱垂性痔的一种新的手术方法。意大利的 Longo 于 1998 年首先将此技术用于治疗痔的脱垂，并对其治疗脱垂痔的机理做了描述。国内姚礼庆于 2000 年开展此手术，用于重度痔的治疗。但手术一直无统一名称。PPH 或形吻合器痔上黏膜环切术，其实质是经肛门吻合器直肠下端黏膜及黏膜下层环型切除，肛垫悬吊。它以"肛垫下移学说"为理论基础，以"悬吊(固定)、断流(减流)、减积"为治疗机理。Longo 认为，PPH 环形切除直肠下端 2～3 cm 黏膜和黏膜下组织，恢复直肠下端正常解剖结构，即肛垫复位。同时，黏膜下组织的切除，阻断痔上动脉对痔区的血液供应，术后痔体萎缩。因为 PPH 术仅切除直肠下端黏膜和黏膜下组织，在感觉神经丰富的肛管和肛周不留切口，理论上减轻了术后疼痛，且吻合位于肛管直肠环上，括约肌损伤的机会亦相对减少。PPH 术一经出现，便有大量随机对照试验研究术后减轻疼痛的特点，以及由此带来的患者的社会和经济得失。这些随机对照试验多来自欧洲和亚洲，其共同特点认为 PPH 术可减轻术后疼痛。

与传统痔切除手术相比，PPH 术治疗Ⅲ～Ⅳ度内痔及混合痔的主要优点在于：① 主要症状缓解率高；② 住院时间短，很快恢复正常工作和生活；③ 术后疼痛轻。Arnaud 等通过压力测定、腔内超声、失禁评分比较术前术后直肠和肛管压力、形态、功能，通过问卷调查和术后复查观察患者满意度、术后并发症，结果显示 PPH 术增加了治疗费用，但缩短了患者恢复正常活动的时间，分析治疗的费用-效益比，较为客观地说明了 PPH 术治疗脱垂痔安全、有效。虽然增加治疗费用，但减轻术后疼痛、缩短恢复正常活动时间。目前临床报道的 PPH 手术近期效果良好，对于其远期疗效，国外 Pernice、国内姚礼庆等作了相关报道，目前临床报道尚不多见，尤其缺乏大宗长期前瞻性随机对照研究的支持。

第三节　痔的治疗应符合微创理念

郑雪平教授认为，痔的治疗方法、手段的出现和发展与人们对痔发病机理的研究发展是密不可分的。早期认为痔不是病，因此很多人宁愿忍受痔带来的不适也不会治疗。在以后痔病的治疗中，又走向另一个极端，认为只要是痔就应该去掉，从而导致大量的并发症和后遗症的出现。随着科学的发展和解剖学的发展，人们对痔的认识走向了一个比较客观的认识，形成了现代痔的概念。在这一概念的指导下改进了各种治疗方法，也减少了很多的并发症和后遗症。但对于痔的发病机理，我们仍然没有完全搞清楚，首先需要做大量工作，以明确痔症状的产生原因，是同一病因还是病因各异，社会、文化和心理因素对痔症状的产生是否与生理因素同等重要等，都需要进一步的研究。也许当痔的病因、发病机理被完全解释清楚的时候，现在的一些治疗方法也将被淘汰。

随着医学科学技术的发展，英文医学文献中出现了“minimally invasive”一词。1985 年 Payne 和 Wickham 在内镜治疗泌尿道结石的报道中首次使用了“minimally invasive procedure”一词，使“微创”被广泛采用，并在此基础上建立了一门新的医学理论体系——微创医学，它包括微创理念和微创技术两部分内容。微创理念贯穿于疾病诊断、治疗的全过程；微创技术在实施过程中，以微创理念为指导、“以病人为主体”，处处体现出“微创人文思想”。现阶段微创医学逐渐被运用于临床，微创技术方法主要包括内镜外科技术、腔镜外科技术、介入超声技术、介入放射技术及微创化外科技术等五种基本技术。肛肠科中应用于临床的如结肠镜技术，可用来辅助诊断和治疗结直肠疾病，属于微创技术方法的一种。

注射疗法、物理治疗、套扎疗法是已在临床广泛应用的痔病微创治疗方法。

一、注射疗法

注射疗法是目前国内外普遍使用的一种非手术疗法，其优点是治疗内痔的效果可以和手术相比，痛苦小，治疗时间短，适宜于Ⅰ～Ⅱ期内痔，特别对出血症状效果明显。注射疗法依据注射药物对组织的作用，可分为硬化萎缩法、坏死枯脱法等。现采用最多的是5%石炭酸植物油注射疗法，此方法术后反应小，局部产生瘢痕较少；且石炭酸本身有杀菌作用，有益于肛门被污染部位。

二、物理疗法

近年来国内外物理疗法治疗痔病逐渐增多，如冷冻、激光、红外线、铜离子电化学疗法等，操作方法简单，容易掌握，治疗时间短，不需住院，深受患者欢迎。临床对激光治疗痔病的报道较多，该疗法手术时间短，侵袭性小，术后反应轻。手术适应证较广，妊娠期、高龄患者或有其他合并症的患者，不适合创伤性较大的手术，但经激光治疗均可取得良好的治疗效果，部分心脏病、高血压患者亦可采用此术式。

三、套扎疗法

目前使用较多的是胶圈套扎疗法，因为套扎具有“简、便、廉、验”的特点，较其他手术治疗痔疮，术后肛门疼痛、排便困难、水肿等症状不明显，至今在国内外被广泛应用，主要适用于Ⅰ、Ⅱ、Ⅲ期内痔及混合痔的内痔部分。该疗法的不足在于：治疗时间相对较长，患者痛苦大，并发症中仍有出血、疼痛、坠胀、水肿、小便困难等，甚至有引起严重感染的报道；如结扎、套扎过多，容易引起肛门狭窄。郑教授认为尽管套扎疗法缓解症状非常有效，但有疼痛和血管神经性晕厥的并发症；临床还曾报道多起因破伤风或梭状芽孢杆菌属感染而死亡的病例，应引起警惕。

四、多普勒引导痔动脉结扎术

1995年日本Morinaga教授首次运用了痔动脉结扎方法治疗痔病，此作为一种简便、安全、无痛、有效和低侵袭性的微创外科治疗手段，在日本、欧美等发达国家取得了成功，获得了比较令人满意的疗效。超声多普勒引导下痔动脉结扎术是一种集超声波探查、缝扎手术为一体的新的诊疗技术。通过特制的带有超声波探头的直肠镜可快速确定痔动脉的位置，并可通过操作窗口准确、方便地缝扎痔动脉，从而阻断血流，降低痔体内压，达到迅速止血、使痔体萎缩的目的，对出血性痔病疗效较好。

郑雪平教授认为该术式是治疗痔病的理想方法，符合微创手术的条件，操作简单、安全、有效，疼痛轻、并发症少，其止血疗效确切，创伤小，术后恢复时间短，符合微创外科发展的潮流。但此术式在临床使用时间尚短，虽然近期疗效满意，远期疗效尚待观察，且并发症也是有的，如术后并发大出血、疼痛等。

第四节　痔病治疗中存在的问题

一、治疗过度化

根据现代痔的概念，痔病治疗原则是治疗痔的症状而不是根治痔本身，因此“见痔就治”很显然是一种错误的观念需要加以纠正。痔无症状时无需治疗，只有合并脱垂、出血、嵌顿和血栓时才需要治疗。对有症状的痔，治疗的目的是消除或缓解症状，而不是根治有病理改变的肛垫。由于肛垫在控便过程中发挥作用，因而从保持肛垫和肛管黏膜完整性的角度出发，应该加强保守治疗和非手术治疗。只有在保守治疗无效后才考虑手术治疗，而手术治疗时不应破坏或尽量少破坏肛垫组织。所以对痔病的治疗，总的趋向是采用中医与西医相结合、非手术疗法与手术疗法相结合，微创无痛的综合治疗。

二、治疗方法不规范

治疗痔病的方法众多，但每一种手术方法都有其各自的适应证，各种方法利弊并存。如何合理选择手术方法，使得治疗疗效最好、并发症最少、痛苦最小，成为临床亟待解决的问题。

三、对肛门功能有一定影响

临床常用的外切内扎术损伤齿线及上下黏膜和皮肤，创面大，术后易发生出血，愈合时间长，易发生不同程度的肛门松弛、黏膜外翻，甚至肛门失禁或肛管狭窄等，影响肛门精细的控便、排便能力。

四、病患痛苦程度严重

常规的痔的手术，创伤较大，并发症较多，患者住院时间长，伤口愈合缓慢，疼痛程度难以想象。如今，微创外科成为外科临床的发展潮流，痔病的治疗亦如此。随着对痔病因病理认识的逐渐深入，对痔病治疗研究的不断发展，结合微创理念的不断深入，痔病的治疗趋于微创化。如何针对不同阶段的痔病综合合理地选择微创治疗方法，减少患者的痛苦，加快术后恢复时间，研究出既安全有效又经济简便的低侵袭性外科治疗手段，真正做到“微创”，是肛肠专科医师急需研究解决的问题。

第五节　中医疗法“简、廉、效”，应予首选

一、中医内治法

郑雪平教授始终认为中医临证的核心在于辨证论治，总结中医对痔的内治方法，可概括为“消”“清”“补”三法。

1. 消法

运用不同的治疗方法和方药，使初起的肿疡得以消散，即为消法，是一切肿疡初起的治法总则。消法包括三层含义：一是针对痔的病因之一“饮食不节”，对机体进行全身调理，即消导体内的积滞，以杜生痔之源，如用保和丸、枳壳丸等消导通利肠胃；二是消局部之肿痛，即用凉血活血化瘀、通络止痛的药物（如乳香、没药、丹皮等），消除肛门局部之肿痛；三是通过软坚散结以消其形——局部突出之物，可分别采用唤痔、枯痔等法，使痔消而症状除。如内痔可用《疡医大全》中“唤痔散”（磁石、草乌、枯矾、干姜），使内痔外脱，再用枯痔药（如明矾、轻粉、朱砂等）涂之，以消其痔。

2. 清法

用寒凉的药物，使内蕴之热毒得以清解即为清法。清法是治疗痔疮最为常用的方法，尤其是用于疾病的早期。《东垣十书》就记载有：“治痔漏大法以泻火、凉血、除湿、润燥为主。”清法具体包括：清热凉血、清热利湿、清热润燥、清热通下。

3. 补法

补法适用于病程日久或痔疮常伴有便血使气血亏虚者或便后内痔脱出者，临床有补气、养血、滋阴之别，而又以补气养血为多。用补养的药物恢复其正气，助养其新生，“正气存内，邪不可干”，人体正气充足，一可防病邪入侵，二可使邪祛而病愈。《外科正宗》云：“内痔去血，登厕脱肛而难上收者，当健脾、升举中气。便前便后下血，面色萎黄，心松耳鸣者，宜养血健脾。”《疡医大全》亦云：“痔贵早为培补，益气保元。”《万病回春》记有：“一男子患痔，脓血淋漓，口干作渴，晡热便血，自汗盗汗。余谓此肾肝阴虚出。……余先用补中益气汤加茯苓、半夏、炮姜，脾胃渐醒；后用六味丸朝夕而服。两月余，诸症悉愈。”

二、中医外治法

外治法在肛肠病的治疗中起着举足轻重的作用，而现代治疗痔的重点放在消除症状上，不是痔本身，只要没有明显的症状及体征就可以不必进行治疗，对有症

状者,症状及体征消失即达到治疗目的,因而痔的治疗首先是考虑内治与外治相结合,而并非手术治疗。

1. 熏洗

熏洗疗法是将药物煎汤熏洗坐浴,对肛肠病有着良好的疗效,可以治疗痔嵌顿、发炎、水肿、感染等。《素问·阴阳应象大论》有:"其有邪者,渍形以为汗。"这里所说的"渍形"就是用热汤熏洗。汉代以来,熏洗疗法已被广泛地应用于临床各科。《五十二病方》中最早记载了蒸气熏熨疗法治疗痔疮,如治疗血痔时"以溺熟煮一牡鼠,以气熨"。在记载牡痔的治疗时提到的"燔小椭石,淬醯中,以熨"的疗法,即是将小砭石烧热后,蘸醋热熨牡痔的方法;还记载了坐浴疗法,如治疗牡痔而"未有巢者"时,所采用的"煮一斗枣、一斗膏,以为四斗汁,置盘中而居之"的方法,既是当时所采用的坐浴法。

中药熏洗治疗肛门疾病,在古代医学著作中记载很多,仅《古今图书集成·医部全录》一书就收集熏洗方300余种。此外,《疡医大全》记有"大黄、朴硝熏洗治诸痔立效",《妇人良方》记有用五倍子、白矾煎汤熏洗治产后肠脱。清代吴尚先指出,熏洗、熨、敷诸法,即使是虚弱的病人也能接受得了,不会产生虚虚实实的祸患,充分说明了熏洗疗法适应面广的优点。

郑雪平教授认为,肛门病的局部病理改变在整个病变过程中占较重部分,局部用药在治疗中也相应较为重要,而在局部用药中,药物熏洗疗法又占据较大比重,在各类肛门病的保守治疗和术后护理中应用广泛。

2. 栓剂

我国汉代医圣张仲景在著述《伤寒杂病论》时,将栓剂治法收入书中,取名为"蜜煎导方",用来治疗伤寒病津液亏耗过甚、大便硬结难解的病症,备受后世推崇。这就是肛门栓剂的雏形。中医运用栓剂治疗痔最早见于唐代著名医学家孙思邈《备急千金要方》中,记载治五痔十年不瘥者方:"七月七日多采槐子,熟捣取汁,纳铜器中,重绵密盖,着宅中高门上,曝之二十日以上,煎成如鼠屎大,纳谷道中,日三……"方取槐子(槐米)凉血止血。药物纳肛对脾胃虚弱者影响较小,其用药方式简便易行,因此栓剂的应用正在日趋广泛。

3. 枯痔法

枯痔法历史悠久,早在《周礼》疡医就有剐杀之剂(腐蚀剂)的应用,后变续为枯痔法、枯痔钉疗法。追溯起来,唐代已有萌芽,如《备急千金要方》中就有"用药导下部,有疮纳药疮中,无疮纳孔中"的记载,但根据文献记载,最早应用药物外敷枯痔,首见于长沙马王堆出土的《五十二病方》,牡痔条下存"牡痔……先蠡之,弗能蠡……与地胆虫相半,和以傅之"。文中用地胆虫(即地胆,外用腐蚀药)等药物外敷牡痔的方法,类似后来的枯痔法。《外台秘要》有"以肥大枣一颗,削去赤皮,取水银掌中，以唾研令极熟，涂枣瓤上，内下部中差”的记载，可以说是最早用水银、白矾等枯痔剂涂以期痔枯萎或硬化的方法。宋代王怀隐《太平圣惠方》记载，将砒溶于黄蜡中，捻为条子，纳于“痔瘘疮窍”之中的枯痔钉疗法。南宋《魏氏家藏方》详细记载了使用枯痔疗法的具体方法：“用篦子涂在痔上，周遭令遍，一日上三次。须仔细看痔头颜色，只要色转焦黑，取落之渐，至夜自有黄膏水流出，以布帛衬之，水尽多为妙，乃是恶毒之水，切勿它疑。至中夜更上药一遍，至来日依旧上药三次。”明代陈实功的《外科正宗·痔疮论》记载枯痔散，“凡疗内痔者，先用通利药荡涤脏腑……搽枯痔散，早午晚每日三次，每次温汤洗净，搽药。轻者七日，重者十一日，其痔自然干硬。……待痔落之后，换搽生肌散……”；还记载了“三品一条枪”的配制法（明矾、白砒、雄黄）和使用方法，内容已相当完善。后世进一步发展完善此疗法，使其得到了进一步的应用。

祖国医学在出现枯痔散疗法之后又出现了枯痔钉疗法。传统的枯痔钉是由砒、矾、乳香浸药、朱砂、雄黄、糯米粉等药物配制成的，一种两端尖并有一定硬度的钉状物。将其直接插入痔核后药钉逐渐溶解，使痔核发生炎症反应，而插药的局部液化坏死而萎缩。无论是有砒枯痔钉还是无砒枯痔钉治疗内痔，其作用与枯痔散疗法有相似之处，由于药钉在痔静脉丛中缓慢溶解，因此枯痔的过程不是一种剧烈的破坏作用，又由于炎症发生比较缓慢，组织修复也比较有利，这样既可避免因组织的剧烈反应而招致的痛苦，又能防止血管急剧破坏而引起的出血。枯痔钉直接作用于痔核，其用药量少，插钉后痔核复位不脱出肛外，使肛门水肿疼痛反应大大减轻，加上操作简便，在我国使用了许多年。它与枯痔散一样，成为祖国医学治疗痔疾的传统方法。

由于枯痔钉比枯痔散的优点多，但在各地使用中又发现枯痔钉远期疗效不如枯痔散好，加上枯痔钉仍含有砒，与枯痔散临床反应相似，甚至有枯痔钉引起中毒的报道。在师从“国家级非物质文化遗产——丁氏痔科”传承人、国家级名中医丁义江教授学习期间，郑雪平教授联合恩师丁义江教授逐步对传统的枯痔钉配方进行改进，先是将含砒量降低，后来又开始探讨使用无砒的枯痔钉，这就使传统的枯痔钉疗法又得到了进一步发展。

为发扬枯痔散和枯痔钉的长处，克服其不足，郑教授又联合恩师丁义江教授，在继承祖国医学枯痔疗法渐进性坏死的理论基础上，制成了枯痔液，采用西医注射方法治疗痔核。后来，又去掉白砒，用明矾和胆矾配制枯痔注射液，对各期内痔进行治疗，不少单位也使用了这一方法，取得了令人满意的疗效。

在实践中，发现不同浓度的明矾对内痔治疗的原理和效果不同：低浓度的明矾注射液治疗内痔仅有硬化萎缩作用，而高浓度的明矾注射液治疗内痔都产生腐蚀坏死作用。为了探索扩大注射硬化疗法的适应证，郑教授和同事从中药中寻找出了许多比较理想的药物，如明矾、乌梅、五倍子等，或以其有效成分配成适宜浓度治疗各期内痔，使枯痔注射疗法又有了新的发展。

4. 注射法

痔注射疗法在西方国家沿用至今已有一百多年的历史，至20世纪60年代初，随着研究的深入及注射疗法标准的制定，减少了并发症，又重新兴起。痔注射疗法在我国是从20世纪50年代开始兴起的，特别是注射枯脱法，是在中医枯痔散疗法的基础上发展起来的。根据注射药物对组织的作用，主要有硬化萎缩法、坏死枯脱法。硬化萎缩法是目前注射疗法的主流，其主要机制是使痔组织产生炎症反应，导致痔核组织纤维化，痔区血供减少，痔核萎缩、粘连、固定，使痔脱出症状减轻或消失。由于选用收敛作用较强又不易使组织坏死的中药，既可以增大注射量，使痔核硬化萎缩较全面，又由于药液能注射到痔动脉部位、痔核的基底部、痔周围的黏膜下层，使组织粘连还不易坏死，提高了疗效。

郑雪平教授总结了操作的注意事项：① 注射时必须严格消毒；② 注射针头不能太大，如果针孔大，进针处容易出血，一般可用5～7号长针头；③ 进针后应先作回血试验，注射药液宜缓缓进行；④ 防止注射部位过浅或过深，过浅易引起黏膜溃疡，过深则易引起肌层组织硬化或坏死；⑤ 勿使药液注射位置过低或注入外痔区，否则可造成肛门周围水肿疼痛；⑥ 操作时宜先注射小的痔核，再注射大的痔核，以免小痔核被大痔核挤压、遮盖而增加操作的困难；⑦注射后当天避免过多活动，亦不宜排便。

5. 结扎法

痔结扎法是古老的疗痔方法，最早见于马王堆出土帛书《五十二病六》中，书中记载："牡痔居窍旁……系以小绳，剖以刀。"宋代王怀隐《太平圣惠方》云："用蜘蛛丝缠丝系痔鼠乳头，不觉自落。"明代徐春甫《古今医统大全》记载："治外痔有头者，以药线系之，候痔焦黑落下，再用棉裹猪鬃蘸药纳于窍中，永不发。"清代吴谦《医宗金鉴》曰："顶大蒂小者，用药线勒于痔根，每日紧线，其痔枯落，随以月白珍珠散撒之收口"和"凡遇痔疮瘿瘤，顶大蒂小之证，用线一根，患大者二根，双扣系扎患处，两头留线，日渐紧之，其患自然紫黑，冰冷不热为度。轻者七日，重者十五日后必枯落"。

目前结扎法仍然是我国最常用的痔的治疗方法之一，包括单纯结扎、分段结扎等。丁氏痔科在总结古人经验的基础上，结合现代生物力学原理，开创了分段齿形结扎法，在保证疗效的基础上又保护了肛门功能。

第六节　各种微创方法经验总结

一、PPH 术

PPH 术的并发症处理及预防

PPH 术的出现是痔病手术治疗史上的里程碑式的革新，虽然目前公认其并不是治疗痔病的“金标准”，但如若适应证选择恰当，加强规范操作，该术式依然不失为治疗环状脱垂性痔病的优良微创术式。其可能出现的并发症的处理及预防如下：

1. 吻合口出血

PPH 术后吻合口出血是最常见的并发症，多发生于术后 24 小时以内。郑雪平教授认为其主要原因为：① 术中止血不彻底；② 吻合口位置过低或痔核过大，术后患者用力排便时吻合钉脱落导致黏膜出血；③ 吻合时吻合器旋钮旋转过紧导致黏膜坏死并发出血，或旋钮旋转过松，导致吻合钉脱落，吻合口术后裂开出血。所以术中的彻底止血和术前适应证的选择至关重要，同时在吻合时吻合器旋钮的旋转应注意适当，不宜过紧或过松。术后如若并发出血，应立即行彻底的缝合止血，并注意密切观察有无再次继发出血。

2. 尿潴留

尿潴留亦为 PPH 术后常见的并发症之一。术后疼痛的刺激或输液过多是引起尿潴留的主要因素，同时部分病人术后肛门内填塞止血纱布引起肛门坠胀不适的刺激也是引起术后尿潴留的原因之一。所以 PPH 术后不宜输液过多，同时术中肛门内止血纱布的填塞亦不应过紧。术后如发生尿潴留，可行导尿术。

3. 残留皮赘

PPH 术后有部分患者发生皮赘残留，其原因有以下三点：① 对于内痔为主或黏膜脱垂为主的肛门皮赘，PPH 术后效果较为理想，但对于外痔为主的，行 PPH 术后常并发皮赘残留，效果较内痔为主的差；② 荷包缝合的黏膜下组织不够，达不到向下提拉所需要的程度，或荷包缝合不完整，缝合黏膜下组织深浅不均；③ 巨大的混合痔，尤其是伴有程度较重的黏膜脱垂者。

所以在行 PPH 术时首先应注意适应证的选择，对以外痔为主或痔核过于巨大的患者，不宜行 PPH 术。如有皮赘残留的发生，局麻下切除即可。

4. 肛门坠胀感

PPH 术后肛门坠胀感的发生率明显高于传统的外切内扎术，其发生的原因可能与以下因素有关：① 吻合口发生炎性水肿；② 直肠功能性损伤；③ 直肠黏膜下神经结节侵犯；④ 吻合口位置偏低，或与钛钉过敏有关。

术后对于发生肛门坠胀感的处理以对症处理为主，有报道术后应用抗生素或应用复方角菜酸酯栓可以减轻症状。

5. 吻合口狭窄

PPH 术后吻合口狭窄多发生在开展 PPH 术时间不长、经验不足时，发生吻合口狭窄的原因可能与以下因素有关：① 吻合口位置过高，且荷包缝合时不在一个平面上。因为肛直环的上缘即直肠壶腹部，这一段是直肠最大的功能容积储备部，所以在这个位置吻合且不在一个平面比较容易发生狭窄。② 吻合口炎症是导致吻合口狭窄的最常见因素，尤其是质量较差的吻合器，容易出现吻合钉露头而不脱落，导致吻合口炎症，引起吻合口组织增生、变厚、痉挛，从而发生吻合口狭窄。③ 荷包缝合太深，将肠壁肌肉组织钉合过多而引起狭窄。④ 术中发生吻合口出血行缝扎止血时，未能纵行缝合，横向缝合过多，引起吻合口狭窄。所以要避免吻合口狭窄，要做到"术中预防，术后复查"。术中应注意吻合口位置适当，钉合组织不宜过深，缝扎止血切忌过多的横行"8"缝扎，同时术后应注意观察，定期检查，早发现早处理。

如术后发生吻合口狭窄，可做如下处理：① 早期狭窄吻合口组织尚未老化时，可用食指或直肠镜扩肛。② 狭窄严重时可行手术治疗，麻醉后打开狭窄环，并行纵切横缝术。③ 亦有报道可行肠镜下气囊扩开术治疗吻合口狭窄。

6. 直肠阴道瘘

直肠阴道瘘是 PPH 术后较为少见但相对严重的并发症，其发生的原因主要有：① 荷包缝合过深导致直肠全层被切除；② 闭合吻合器前部分阴道后壁被牵拉到吻合器内导致阴道壁损伤；③ 吻合口感染。

临床医师在行 PPH 术时应尽可能地避免直肠阴道瘘的发生，所以术中应注意荷包缝合不宜过深，尤其在女性直肠内前侧做荷包时应特别注意；同时在吻合器击发前应做阴道检查，避免阴道后壁被牵拉到吻合器内。

7. 手术关键及注意事项

(1) 适应证的选择是手术成功的关键

PPH 手术能否成功，取得较好的患者满意度，适应证的正确把握至关重要。意大利学者 Longo 教授在创立 PPH 术式时是基于痔病的肛垫下移发病学说理论的，所以 PPH 术的适应证中痔核黏膜松弛脱垂是必需的。2002 年在全国吻合器痔上黏膜钉合术学术研讨会上，专家们一致认为 PPH 术的适应证是Ⅲ、Ⅳ度脱垂性内痔，或反复出血的Ⅱ度内痔。这提示我们，PPH 术的适应证一定是以内痔为主的痔病，而以结缔组织性外痔、静脉曲张型痔、炎性外痔、血栓性外痔、嵌顿痔为主的痔病并非 PPH 术所宜。同时，郑雪平主任等南京市中医院肛肠科专家通过大量的临床实践认为，Ⅲ、Ⅳ度脱垂性内痔中，如若痔核过于巨大，亦非 PPH 术所适宜，只有严格按照适应证标准选择病人行 PPH 术，方可最大程度地体现 PPH 术的微创优势，否则易导致手术失败、痔病复发，亦可增加相关并发症的发生率。

对于是否可以运用 PPH 合并相关手术治疗相对复杂的痔病，目前尚存在争论。绝大部分欧美学者对此持坚决否定的态度，而不少国内学者则认为 PPH 合并手术治疗重度痔病临床上有效可行。郑教授认为，只要不过度增加手术创伤，能体现痔病的微创化治疗原则，PPH 合并一些简单术式治疗复杂性或重度痔病是完全可行的。

(2) 荷包缝合的方法和位置选择是决定手术疗效优劣的关键

PPH 手术过程中，黏膜下荷包缝合是核心步骤，而荷包缝合的方法和位置的高低乃是重中之重，它将直接影响到黏膜环切的完整性、切割肠壁的深浅、切割黏膜的多少、切割线的高度和肛垫提吊的效果。目前临床医师荷包缝合的方式不甚规范，有使用单荷包、双荷包和双半荷包缝合加前后牵引的“四点牵引法”等。郑教授认为 PPH 术中，荷包缝合的目的是将痔上黏膜牵入钉仓内行切除吻合，切除的痔上黏膜的深浅、多少是与痔核的大小密切相关的，所以应根据患者痔病的脱垂程度、痔核的大小不同选择合适的荷包缝合方法。

至于荷包缝合的位置高低，国内外学者亦有不同见解。欧美学者大部分认为应将吻合口放在齿线上 5 cm 处为宜，而国内学者则认为吻合口应在齿线上 2～3 cm 为好，在悬吊肛垫的同时，亦起到对痔核的“减积”作用。我们通过临床实践亦认为吻合口位置不宜过高，否则会影响手术效果，导致复发率增加。当然吻合口位置亦不可过低，否则患者肛门坠胀不适及急便感会显著增加。

(3) 术前和患者的充分沟通是避免医患纠纷发生的关键

PPH 术在我国开展亦有 20 年时间，作为一种新兴的痔病的微创治疗技术，已使数以万计的痔病患者受益。但在这 20 年间，发生的与 PPH 术相关的医疗纠纷亦不在少数，某些医疗纠纷甚至使临床医师不能维持正常工作。我们认为术前和患者的充分沟通和告知，是避免医患纠纷发生的关键。众所周知，PPH 术吻合器价格较为昂贵，加之某些患者对于其治疗痔病的期望值极高，这就为医患纠纷埋下了隐患。临床医师必须在术前充分告知患者其治疗的原理、适应证及相关并发症，得到患者的充分理解和认可后方可手术。同时手术时更应谨小慎微，严格按照规范化流程去操作，使术后并发症的发生率降至最低。如果不可避免地发生了并发症，亦应尽早处理，使其对患者的损伤程度降至最低。

(4) 术中细节上的注意是减少并发症的关键

PPH 术的术后并发症相对较多，有些甚至是较为严重的并发症，如何减少并发症的发生是每个肛肠外科医师应该极为注意的问题。郑教授认为在术中某些细节上的注意是减少术后并发症的关键所在：① 荷包缝合时，避免反复进出针，减少血肿的发生，从而减少术后因血肿引起的疼痛不适的发生率。② 荷包缝合的位置高低应适当，位置过低，易导致术后肛门坠胀不适感增加。③ 在吻合器操作中，收紧吻合器时需同时收紧缝线，防止吻合切除的直肠黏膜不完整；旋转收紧吻合器时应在安全窗标线内；击发吻合器时，应保持吻合器纵轴与直肠纵轴一致；击发后保持吻合器处于闭合状态至少 20 秒以上，以帮助止血；在取出吻合器前，应先逆行旋转半圈后再取出，不可强行取出，防止撕裂吻合口。④ 女性患者在吻合器击发前应做阴道检查。⑤ 术中击发吻合器后应彻底止血。⑥ 尽量减少皮赘的残留。

二、超声多普勒引导下痔动脉结扎术(DG-HAL 术)

(一) 并发症及处理

1. 黏膜下血肿

DG-HAL 术中或术后黏膜下血肿的发生可能与在缝扎痔动脉血管时，缝针刺破血管有关。所以在行痔动脉“8”字缝扎时，第一针缝扎完毕后，应迅速将缝线轻轻提起，再行第二针缝扎。如术中发生黏膜下血肿，应立即压迫，可避免血肿进一步增大。如术后发生黏膜下血肿，应运用抗菌药物以预防血肿继发感染，同时可口服活血化瘀、消肿止痛的中药，缓解疼痛症状。

2. 黏膜下感染

DG-HAL 术后发生黏膜下感染可能与手术操作窗口的污染或黏膜下血肿继发感染有关。所以在缝扎痔动脉血管时应做到每进针必须消毒，同时还应积极预防黏膜下血肿的发生。如若发生黏膜下感染，应足量有效使用抗菌药物，必要时行切开引流。

3. 肛缘水肿

DG-HAL 合并痔体围扎悬吊术后，有时会发生肛缘水肿，可能与缝扎位置过低，引起局部淋巴血流障碍，渗出增加有关。同时，术后排便失常，过久、用力努挣均可造成肛门血流循环障碍，回流不畅，并发肛缘水肿。所以在行 DG-HAL 合并痔体围扎悬吊术时，应保证缝扎位置至少在齿线上 0.5 cm，同时术后应保证大便通畅。如若术后发生肛缘水肿，可运用清热燥湿、活血止痛的中药坐浴，微波照射局部治疗，外敷清凉膏，内服消脱止或地奥司明片等对症治疗即可。

（二）手术关键及注意事项

1. 准确缝扎痔动脉

痔上动脉（即直肠上动脉）是肠系膜下动脉的延续，通过盆腔内结肠系膜穿入直肠后壁，随即分为小支。根据张东铭的研究，分为左右两个分支的最为多见，约占53.3%。左右两分支在肛直线上方5 cm处再各分出粗细均等的前后两支，然后再分为若干小支，伴行静脉与动脉分布呈对应的形式排列，但各个患者痔体的数目和位置各不相同。因此痔上动脉的分支错综复杂，但还是以左侧、右前、右后（即截石位3,7,11点）三条最为常见。运用超声多普勒定位技术为准确缝扎痔上动脉提供了有利的条件，痔上动脉结扎后痔供血减少，痔体明显缩小。因此准确寻找痔动脉并行缝扎，是手术成功的关键。

2. 围扎掌握"上紧下松""纵紧横松"的原则

对痔体本体缝扎的高度和两针缝合的间距可随痔体大小及脱垂程度的轻重而适当增减，但最低应在齿线上（0.5～1.0 cm）。围扎痔体的宽度应窄而长，间距应以0.3～0.5 cm为最佳。"上紧下松"指的是痔上动脉结扎需紧扎，而痔体围扎需松扎，为悬吊上提余留空间。"纵紧横松"指的是悬吊时对缝线松紧度的把握，当出针点将痔体悬吊到进针原位时需要紧扎，而横缝痔体是需松缝，以保证缝扎的方向及作用力主要沿肛管纵轴进行。这样可以充分悬吊，又可有效地避免肛门狭窄。

3. 优质的针线非常必要

DG-HAL术使用可吸收线，第一，可加强术中止血作用，同时利用其10～15天开始吸收的周期缝扎固定，避免术后继发性出血；第二，可吸收线本身的刺激性作用，可使组织纤维增生，封闭动脉血管，固定肛垫，达到止血防脱的目的，同时其可被组织吸收，不用拆线，防止了线头被包埋而引起的异物刺激甚至感染。

4. 其他

理想的体位；充分暴露术野；进针必消毒，以防感染；出针后适当牵引，防止血肿；深度达肌层，保证效果。这些均不可忽视。

三、套扎术

（一）并发症及处理

套扎疗法比注射法稍有不适感，约有2%的患者感觉行动不便，这种不适可持续48小时，多趋缓和，常通过温热坐浴、肛门栓剂塞肛或服缓和的止痛药即可。胶圈套扎疗法可见的并发症主要有以下几种：

1. 疼痛

有4%的患者常在套扎后短时间内出现疼痛，可能是套扎位置太靠近齿线之故。如果疼痛较剧烈，需要去除胶圈。有人在内痔组织中注入少量麻醉剂，试图减轻术后疼痛和不适，但是郑雪平教授认为这是不必要的。他采用随机对照试验，分析三组痔核套扎和减轻术后疼痛的方法。试验将符合套扎治疗的Ⅰ～Ⅲ期痔随机分为两组。一组按照 Barron 的方法在一次治疗中套扎 3 枚痔核，套扎选择在齿线线以上，套扎完成以后在痔组织中注射 2%利多卡因，术后缓泻。治疗组中方法相同，但不注射局部麻醉剂。术后随访。结果：在两组治疗中均没有严重并发症出现，术后疼痛和下坠感没有显著差异。在三组痔核套扎的患者中，89%的患者得到了满意效果。此外还发现除少数患者感觉轻微疼痛以外，实际上患者对下坠的感觉超过疼痛，44%的患者根本无须服用止痛药。因此郑雪平教授认为，在一次治疗中套扎 3 枚痔核安全、经济，可有效地控制症状，局部使用麻醉剂无助于减轻术后疼痛。

2. 继发性出血

一般在内痔脱落时可能有少量便血。但约有 1%的病例在套扎治疗后 7～16 天内发生继发性大出血，如同痔手术后的晚期出血，这可能是因为蒂部感染所致。一旦发生大出血，应立即在麻醉下缝扎出血点。若在套扎后在内痔组织中注入少量 4%明矾液，可防止术后出血，还能够防止胶圈滑脱。

3. 肛缘皮肤水肿

肛缘皮肤水肿多发生于混合痔，也是导致疼痛的原因之一。预防方法是行高位套扎，远离齿线或套扎前先行外痔“V”形切开。如果经过对症治疗后疼痛仍不缓解，则要对患者重新检查，特别是对那些合并发热或存在排尿困难的患者，肛管直肠部如并发感染，可引起局部坏疽甚至更严重的后果。

4. 溃疡形成

套扎部位溃疡形成是胶圈套扎治疗后的正常结果，胶圈引起组织坏死，并在 2～5 天左右脱落。出现巨大溃疡的情况很罕见。治疗包括坐浴与使用可的松软膏。若溃疡持续存在，应当行内括约肌切开术。

5. 血栓形成

内痔套扎治疗后，相应部位的外痔继发性血栓的发生率约为 2%～3%。血栓形成后，可采用温热坐浴、软化大便治疗，必要时需行血栓剥除术。

6. 感染

由于套扎疗法会使局部组织缺血性坏死，所以应注意防止厌氧菌感染。Murph 及 Rusell 曾相继报道多起因破伤风或梭状芽孢杆菌属感染而死亡的病例，应该引起警惕。近来有人报道美国加利福尼亚州有几位因胶圈套扎而死亡的病例，这些病人的死亡是因免疫性抑制(immuno-logically suppressed)，抑或是因不寻常的菌株感染所致，尚不清楚。但是有种现象值得注意，即患者出现肛门痛较迟，套扎后逐渐严重，此种延迟性疼痛是极不寻常的，暗示炎性过程，需要加倍小心监护。近年文献报道有 15 例发生严重并发症，且 6 例死亡，其他有发生盆腔蜂窝组织感染及败血性感染，经抢救后出院。

7. 胶圈滑脱

脱圈滑脱或断裂可发生于任何时候，但常见于第一、二次排便，缓泻剂可避免大便干燥，胶圈移位。胶圈套扎的内痔组织过大，胶圈张力大，可能断裂。

（二）操作注意事项

（1）建议一次套扎只能 1 枚痔核，间隔 2～3 周进行一次。此种分次套扎法遭到学者们的反对。目前多数医生经验主张，一次可以套扎 2～3 枚或更多痔核，不会导致疼痛和其他并发症，但年老、体弱及合并有全身慢性疾病者可酌情采用延长套扎间隔时间的分次套扎法。

（2）胶圈应套于痔核基底，如未套于基底者应重新套扎之。

（3）当钳夹内痔患者感觉疼痛时，可能钳夹处靠近齿线，此时要松开痔钳重新向上钳夹内痔。Keighley 建议在齿线上 1.5～2 cm 处套扎，可减轻疼痛，甚至无痛。当有必需邻近齿线时，可作止痛处理。

（4）每个内痔最好套扎 2 个胶圈，以防胶圈断裂或脱落。胶圈不宜高压消毒，以免胶圈弹性减弱甚至脆断。

（5）套扎治疗后 24 小时内不宜排便，以防内痔脱垂，引起肛门水肿、嵌顿或出血。

（6）若套扎部位靠近齿线，或套扎混合痔，可先在局麻下行“V”形剪开外痔两侧皮肤，向上剥离外痔组织，然后将剥离的外痔与内痔一起套扎，这样可以减轻术后肛门疼痛及水肿。

（7）套扎后因坏死组织剥离或脱落，可能发生继发性大出血，应提醒病人在套扎后 14 天内运动量不宜过大。

（8）首次套扎后的短短几周内难以重复套扎，因为黏膜不够松弛，应告诉病人 2 个月后进行复查。如果发现套扎失败，可在原套扎处两侧进行第二次套扎。约有 70%的病人在首次套扎后痊愈，有 15%的病人第二次套扎后痊愈。

（9）治疗结束后，每天 2 次给予直肠肛管黏膜保护剂（复方角菜酸酯栓），可减轻肛门部不适并有通便的效果。便后坐浴。

四、透皮吸收治疗

（一）巴布剂的一般评价

巴布剂（拉丁学名为 Cataplasma）系指药材提取物、药材或和适宜亲水性基质混合后，涂布于背衬材料上制成的外用制剂，主要供皮肤敷贴，可产生局部或全身作用。

巴布剂分为三层：① 保护层：贴剂表面的一层聚酯保护膜，使用前揭去。② 储药层：一层含水分子和药物的水溶性高分子框架结构。③ 支持层：一层容许空气流通的无纺布，非常接近动物、人的皮肤含水状况。在这样的环境下，小分子药物可以在其中沿着浓度梯度自由移动，由此造成膏体内药物最大限度地渗透人皮肤进入局部组织。优点：巴布剂采用高分子材料作基质，具有药物容量高、剂量准确，透皮效果好，药物成分可测、质量可控，透气性、贴敷性、保湿性好，贴着舒适，不污染衣物，无致敏与刺激性等特点，同时，不会产生铅中毒、皮肤过敏等不良反应，在温度、湿度变化的贮藏条件下软硬度适宜，不变质，稳定性高。

相比其他外用贴膏，巴布剂的优点在于：① 与传统橡胶硬膏剂相比，巴布剂主要以水溶性高分子材料为基质，对皮肤无过敏、刺激反应，剥离时无疼痛感和残留；② 对低离子强度和水溶性组分承载能力强；③ 生产过程中不使用有机溶剂，对环境无污染；④ 较高的含水量可促进药物从贴布向皮肤释放，并且水分在蒸发时会带走皮肤上的热量，带来凉爽感。与口服药相比较，无需经过消化道，不受食物、胃液的影响和破坏，生物利用度高。在迅速起效的基础上，追求治疗效益的最大化，避免了通常口服给药对胃肠黏膜和肝脏所造成的刺激和损害。由于生产过程中不使用汽油和其他有机溶剂，既避免了中药中挥发性成分在生产过程中的损失，保证药效，又避免了汽油对环境的污染。运用中医药理论，通过穴位经络吸收，疏通脏腑而起全身作用。

巴布剂的缺点是：中药巴布剂多为复方制剂，药味多、基质多、有效成分含量少，为了确保疗效，必须对有效成分进行含量测定。因此，要摸索出不同药物、不同基质配方下的含量测定方法。中药巴布剂缺乏系统性和较深层次的技术研究，缺乏统一、科学的巴布剂制剂质量检测指标和方法。

（二）清凉痔疮巴布膏

巴布剂问世以来，作为一种新型外用贴剂，在治疗软组织挫伤、关节炎、骨质增生、腰椎突出、腹腔疾病及癌症等各种疾病引起的疼痛方面取得了令人满意的疗效，但在肛肠领域尚未应用。在长期的临床应用中发现：对于炎性痔、血栓性痔等肿痛型痔病，传统的油膏剂（清凉膏）具有使用不便、多发湿疹反应等缺陷。清凉膏是原中华中医药学会肛肠会会长、国家级名老中医丁泽民教授经验方，南京市中医院院内制剂，具有清热解毒、活血止痛之效，主要由黄连、血竭、乳香、没药、青黛等中药组成。将其剂改为巴布剂，并做相关的抗炎、镇痛效应观察。研究表明，清凉痔疮巴布膏具有明确的镇痛作用和良好的抗炎作用，具有生物利用度高、使用方便、给药恒定、无刺激性及致敏性、无残留污染、载药量较大、可经皮肤经络穴位吸收、保湿透气性好且反复揭帖不影响疗效等优点。

第二章　高位肛瘘手术及术后管理相关研究

第一节　高位复杂性肛瘘治疗经验

郑雪平教授对高位肛瘘的诊治，治法灵活，思路新颖，不囿传统，善辟蹊径，并能借鉴和运用现代医学的新知识、新发现、新成果，研发和拓展中医的新理论和新思路，发扬中医药的特色和优势。结合多年的临床实践，他不断总结，形成了自己独特的辨证思路和论治规律。在长期的医疗实践中，郑雪平教授建立了“精心护肛”的临床理念。要达成这一理念，必须先掌握疾病的诊断、发病、概念，在对疾病充分认识的基础上，首先考虑不损伤肛门功能的微创的手术方法。郑教授的临证法则可提炼为：“诊断第一，中医首选，微创优先。”他认为治病不能停留在“术”的层面，而应该追求“道”的方向，主张认清疾病的本质，以理清治疗的思路，在诸多方法中优先微创，以达成快速康复。对于高位复杂性肛瘘的治疗，他提出了“重视内口，力主拔根塞源”，“强调功能，微创护肛”，“挂线疗法，虚实相兼”，“全身辨证，药术并用”这四大主张。

一、重视内口，力主拔根塞源

治漏“疏胜于堵”，以“通”为要。疏者，疏导也；堵者，堵塞也。郑雪平教授认为，高位复杂性肛瘘原发感染灶位于括约肌间间隙，多年来人们似乎忽略了括约肌间隙瘘管/脓肿的复杂性，括约肌间瘘管像一个密闭间隙中的脓肿，需打开并彻底清除才能达到高治愈率。若一味封堵内口、切断感染途径，将造成“闭门留寇”之祸，肌间感染灶进一步扩展蔓延；唯有疏导，把肌间原发感染排出体外，疾病方能治愈。在伤口愈合过程中，任何感染（积液）的积聚都会阻碍伤口愈合，致使愈合停止，随之形成纤维化管壁。一旦纤维化管壁形成，即使清除诱发因素（积液）也无济于事，需再次手术。为确保持续引流并避免愈合期间产生感染积聚，需打开括约肌间间隙，同时进行充分引流，只有感染排空后才可进行二期愈合。因此，彻底清除括约肌间感染，并保持创面充分引流直至二期愈合是治疗高位复杂性肛瘘的基础。

高位复杂性肛瘘只有在遵循以上两原则时才能得到充分治疗，在不根除肌间感染或保持创面通畅引流的情况下，单纯封闭内口或清除外部瘘管可能导致复发，这也能解释此类手术治疗高位复杂性肛瘘复发率较高的原因所在。而括约肌间瘘管结扎术（LIFT）虽然解决了肌间瘘管问题，但由于肌间未能保持开放状态以确保术后可持续引流，因此治疗失败率也较高。

现代医学认为高位复杂性肛瘘是肛腺反复感染形成多个管道并存，有管道跨越外括约肌深部以上而致。中医学没有解剖学上“高位”的具体认识，但也认为复杂性肛瘘乃肛痈溃后余毒不清，污秽经内口入腔道，湿热毒邪壅盛，致瘘道广泛蔓延。郑雪平教授认为，中、西医学均肯定了内口在高位复杂性肛瘘的发病和预后中的重要意义。上百例高位复杂性肛瘘术后复发的病案回顾性分析发现，除外特异性因素如结核、克罗恩病等，复发的原因虽然有合并支道未清除干净，但均存在内口未处理好的情况。在国家非物质文化遗产丁氏痔科学痔瘘学术思想指导下，郑教授结合自己长期的临床经验，提出了“重内口、轻支道”的指导思想，这在高位复杂性肛瘘的治疗学上意义重大。

目前在国内众多肛肠专科医生中存在着这一不良倾向：把肛瘘支道当作肿瘤般扩大、隧道式切除，遇到内口却简单处理，甚至不用探针而用血管钳捅入肛管，形成人为内口，而遗漏真正的原发内口。其结果是复发率居高不下，进入了“重支道、轻内口”的误区。其实内口既是发病的途径，也是预后的关键因素，因此在治疗上一定要高度重视括约肌间间隙，做到拔根塞源、根除源清、污寇闭外，则毒散窦实，即使遗留部分支道未除，之后也会机化充实，而无复发之虞。

而如何巧妙选择手术路径，精准寻找内口并彻底处理内口？郑雪平教授认为打开括约肌间间隙清除肌间感染灶，其路径有三：一为经坐骨直肠窝切开外括约肌（肌外）入路；二为经肛门切开内括约肌（经肛）入路；三为经括约肌间沟（肌间）入路。显然肌外入路存在更大的手术切口，更重要的是损伤外括约肌（外括约肌对肛门自制至关重要）；经肛入路需切开部分内括约肌，且若术中出现大出血，因操作空间狭小、不易暴露，将造成止血困难。而肌间入路手术创面小，可直接进入括约肌间间隙，无需切开括约肌，保留了括约肌的完整性。因此，无论从微创角度，还是从功能保护角度，肌间入路不失为最理想的手术路径。术中经肌间入路，在内口相对应的下方括约肌间沟处作一弧形切口（长约 2.5 cm），以弯血管钳就此切口沿括约肌间间隙向上分离至肛管直肠环水平（指诊时僵硬处）。

因此，精准寻找内口并合理处理内口对成功治愈肛瘘来说其重要性不言而喻。由于高位复杂性肛瘘特殊的病理及生理环境，内口往往难以寻找，用探针从已打开的括约肌间间隙入路探查内口，由于避开了弯曲的瘘道以及外括约肌，因此探针探查内口十分轻松并且精准。同时，郑教授将“拔根塞源”理论思想应用于具体实践，

“内口不除漏不愈”，内口不应只局限于肛腺感染的脓肿破入肠腔内用探针或是其他辅助检查方法可查明的“内口”，还应包括“区域化的内口”，即瘘道相对应的肛窦、肛腺及其周围组织及可能残留有碎屑的肛腺，术中都应彻底清除。探针探查找到内口后，将齿线以下的组织予以切开，两侧黏膜给予结扎，使伤口引流通畅，这样使内外括约肌间隙保持开放，因括约肌间即为“区域化的内口”所在地，因此以上操作足以解决所谓的“内口问题”。

二、强调功能，微创护肛

高位复杂性肛瘘之所以难治，是因为存在根治与维护肛门括约功能之间的矛盾，这一难题至今仍未攻克。临床常见经多次手术，肛瘘已愈，然肛门失禁，病人痛苦一生！因此，郑雪平教授认为，肛肠专科医生必须建立正确的指导理念，即：功能重于疾病！如何才能在清除瘘管、治愈肛瘘的情况下，保证括约功能的完备？除外众所周知的保留肛直环，微创是重要的措施。郑雪平教授治疗高位复杂性肛瘘微创之法主要体现在：一是术中经肌间入路打开括约肌间间隙，全程保护外括约肌，肛门功能完好无损；二是对于外括约外侧瘘道的处理，自外括约肌外侧的外口做隧道式剥离至外括约肌外侧壁，对穿经外括约肌及其余弯曲度较大无法剥离的瘘道给予搔刮。这样外括约肌得以完整保留，外括约肌下方皮肤也得以保留，外观创面最小化。与此同时，他还强调肛门正常解剖形态的维护，预防术后肛门变形，漏气、漏液，肛管前移等并发症。

基于括约肌间感染机制，并在“拔根塞源”“护肛温存”“治漏疏胜于堵”等理论思想的指导下，郑雪平教授创新性地提出了括约肌间切开术这一保留括约肌的微创术式。该术式疗效确切，达到挂线疗法类似疗效的同时，相比于切开挂线术具有三大明显优势：① 全程保护肛门外括约肌；② 创面外观最小化；③ 内口寻找精准化，可避免由挂线带来的痛苦，缩短住院时间，同时在保护肛门功能的基础上降低了高位复杂性肛瘘的复发率；除此之外，还具有术中失血少、手术时间短、术后并发症少等优点。

三、挂线疗法，虚实相兼

明代即广泛采用的挂线疗法，是祖国医学治疗高位肛瘘的瑰宝，其机理是通过橡皮筋的持续弹力慢性切割所紧的肛直环，而切割处随切随长，肛直环不致锐性切断而失禁。由此可见，中医传统的挂线疗法所起作用在于慢性切割，是谓“实挂”，这一方法仍在国内肛肠领域广泛采用。郑雪平教授在长期的临床实践中发现，全程实挂后患者的括约功能在肌电图和压力测定下仍显示轻度下降，而实挂后随内口下移至齿线以下，即可抽去挂线，内口可愈，因此，创新地提出“半实挂疗法”。该疗法的原理是先以实线慢性切割至齿线以下，内口避开了齿线高压区，粪污不会压入，内口可闭肛瘘得愈，而肛管括约功能几近保全。相对于实挂，“虚挂”也是一种治疗高位复杂性肛瘘的佳法，其作用不在切割而在于引流，主要用于主管道与支道、支道与支道间引流。复杂性肛瘘管道之间存在的炎症坏死组织属中医“湿热毒邪”范畴，手术完全切除显然损伤太大，虚挂引流则泄毒于无形、温存于有形。半实挂疗法、虚挂疗法都是对中医传统挂线疗法的传承与创新。

四、全身辨证，药术并用

肛肠专科医生往往以为高位复杂性肛瘘只是局部病变，与全身无关，然临床常见克罗恩病、溃疡性结肠炎、结核、血液病等并发高位复杂性肛瘘，单纯手术切除无法治愈。在积累大宗病例回顾性分析之后，郑雪平教授认为高位复杂性肛瘘的发生与预后大都与某些全身性因素有关，不能只“肛病医肛”，而应有全局观念，发挥中医整体辨证的优势，药术并用，进一步提高高位复杂性肛瘘的疗效。

通过对临床高位复杂性肛瘘的辨证分型，发现大多数属湿热下注型，少数属气血两虚型。前者单纯手术后局部往往存在硬结聚集不散，肿痛不适，假愈而发；后者单纯手术后往往出现创口胬肉虚浮，色淡乏泽，经久不愈。针对前者，口服黄连、黄柏、苍术、蒲公英、皂刺、紫草等清热利湿之品，同时局部外敷我院院内制剂乌蔹莓软膏，以清湿热、散肿结。针对后者，口服八珍汤等益气补血之品，同时创口外敷丁氏痔科经验方复方珠黄霜(珍珠粉、牛黄、五倍子)，以益肌敛疮。所谓“从局部而观全身，由施术而为大法”。

理想的创面管理方案能促进创面愈合，愈合后肛门功能正常，且无肛门形态改变。在临床实践中郑雪平教授总结出了一套科学的创面管理方案。换药前予消肿洗剂(南京市中医院院内制剂)熏洗坐浴，其药物组成为：大黄、赤芍、苍术、泽兰、泽泻、朴硝、制川乌、佛耳草、制草乌、五倍子。方中制川乌、制草乌消肿止痛；苍术、朴硝、五倍子燥湿收敛；大黄、赤芍、泽兰、泽泻、佛耳草清热利湿、活血化瘀。全方共奏清热燥湿、活血止痛之效。换药时密切观察创面有无异常分泌物、有无出血、有无结扎线脱落、引流是否通畅、肉芽组织生长是否健康结实等；换药动作要轻柔，避免破坏肉芽组织生长，使创面引流通畅，不留异物以防假性愈合；最后予适量的乌蔹莓膏(南京市中医院院内制剂)涂敷创面一层，然后采用无菌纱布覆盖创面。乌蔹莓膏是由单纯乌蔹莓一味中药组成的外用制剂，主要功效为清热解毒、消肿散结，药少力专，制作简单，已在南京市中医院肛肠中心临床应用三十余年，可用于肛瘘术后创面恢复的各个阶段，能显著促进术后创面愈合、缓解疼痛、减少创面细菌生长并降低复发率。

大多数高位复杂性肛瘘病程较长，长期流脓(血)，而脓、血皆由气血化生，久病必耗气伤阴，加之手术本身，易致正气亏虚，无力托毒外出，湿热邪毒留恋，胬肉虚浮,色淡乏泽,渗出较多,经久不愈。针对上述问题,郑雪平教授治以清热养阴、解毒消痈、益气健脾之法,选用托里消毒散和四君子汤加减。其中,连翘、白芷、赤芍、黄柏、金银花、蒲公英等以清热养阴、解毒消痈;黄芪、苍术、茯苓、山药、薏苡仁、炙甘草、炒白术等以益气健脾;川芎、当归、白芍等以滋养血分。诸药配伍,扶正祛邪,以使气血调和,促进腐去新生,加速创面愈合。

第二节　高位复杂性肛瘘相关临床研究

一、基于内口高压原理先实后虚挂线法治疗高位肛瘘研究

(一) 理论基础

1. "隐窝腺感染学说"理论依据

"隐窝腺感染学说"是由 Eisenhammer 在 1956 年正式提出,后来 Parks 将此学说进一步完善,指出肛腺感染是大多数肛瘘发病的原因,而且这一学说一直沿用至今,成为大家公认的肛瘘发病学说。该学说从理论上揭示了肛腺是感染入侵肛周的门户。虽然肛腺的形态,数量及深度存在差异,但绝大多数肛腺的开口位于肛门后侧正中肛隐窝处,这也是绝大多高位肛瘘以及马蹄形肛瘘内口在肛门后侧齿线处的原因,因此在临床实践中强调肛瘘手术成功的关键在于正确寻找并处理感染的内口。挂线疗法正是通过挂橡皮筋慢性勒割瘘管与内口,达到彻底敞开瘘管与处理内口的目的。

2. "肛瘘内口高压区"理论依据

肛瘘原发内口是治病之源,找准并正确处理内口是治愈高位肛瘘的关键所在。我们认为压力差是造成肛瘘不愈的重要原因。同时肛肠动力学研究结果表明,正常的肛管是个高压区,肛管压力高于直肠,肛管静息压最高点在齿线处。而大多数高位肛瘘及马蹄形肛瘘 90%内口的位置在肛后侧正中的隐窝部。由于内口位于齿线高压区,高压经内口不断将肠腔中的粪便、肠液和细菌等感染物质压入瘘道,而外口闭合、括约肌活动等因素使瘘管常处于引流不畅状态,感染物质难以排出,滞留于瘘管内,形成长期慢性炎症和反复感染,因此导致肛瘘迁延不愈的一个重要原因是内口位于肛管高压区,减低内口压力是瘘管闭合的条件。丁义江教授也指出全程实挂对患者肛门括约功能损伤较大,实挂后随着内口下移至齿线以下,即可抽去挂线,内口可愈。郑丽华教授等运用双向等压引流理论(在瘘管顶端行肠腔内人工造口,使内口上移避开齿线高压区)采用虚实挂线法治疗治疗高位肛瘘,结果

试验组在愈合速度，治愈率和复发率等方面均优于对照组。

高位肛瘘手术成功的关键在于减压，清理病灶。基于此，采取术中实挂线，通过结合定向挂线生物力学在被挂组织下方和橡皮筋之间套以硅胶管，以减轻向上切割力，加速向下切割力，使所挂皮筋尽早向下移出高压区。术后观察，若所挂橡皮筋向下移出齿线高压处即停止紧线，待局部脓性分泌物干净时即可抽去橡皮筋。内口可闭，肛瘘得愈，而肛管括约功能得以保护。

（二）研究方法

选取南京中医药大学附属南京中医院全国肛肠中心住院收治的有手术指征并且符合诊断标准的高位肛瘘患者，共计 72 例。按照随机数字表法随机分为试验组和对照组，其中试验组 36 例，采用基于内口高压原理先实后虚挂线法；对照组 36 例，采用传统切开挂线术。术后对两组创面愈合时间、住院天数、疼痛评分（采用视觉模拟（VAS）评分法）、肛门失禁评分（Wexner 评分）、肛门括约功能（肛门直肠压力测定）、肛门指诊积分等指标进行比较，并随访半年到一年。

（三）具体操作方法

患者鞍麻成功后，侧卧于手术台上（根据瘘管分布情况，左侧/右侧卧位），碘伏棉球由外向内消毒肛周皮肤，铺无菌洞巾，用碘伏棉球消毒肛管及直肠下端。

手术开始，对有外口的肛瘘患者以探针从外口探入，沿经外括约肌深部的瘘道从齿线处内口探出，提起探针，以电刀垂直切开表面皮肤、皮下组织、外括约肌皮下部、外括约肌浅部，保护内括约肌及外括约肌深部。清除腐烂组织，搔刮修剪硬结瘘管壁组织，保证肛直环以下的管道部分引流通畅，切口间适当保留皮桥。对无外口的患者，可在肛周皮肤炎症最明显处作切口。

在探针尾部系上橡皮筋，抽出探针以橡皮筋勒住被挂组织，收紧约 0.5 cm，在被挂组织下方和橡皮筋之间套以硅胶管（见图 4－2－1），以减轻向上切割力，加速向下切割力，使被挂组织内口部分尽早移出齿线高压处。若术中切除组织较深，瘘管空腔较大，术中可暂不予紧线，等到术后创面肉芽组织生长到与挂线平齐的时候再予以紧线，收紧约 0.5 cm。

适当修剪创面，使创面自然状态下无张力，检查无活动性出血后油纱填塞创面，无菌纱布加压包扎。

术后每日常规换药 2 次。

术后过段时间观察若所挂橡皮筋部分向下移出齿线高压即停止紧线，待局部脓性分泌物干净时即可抽线。

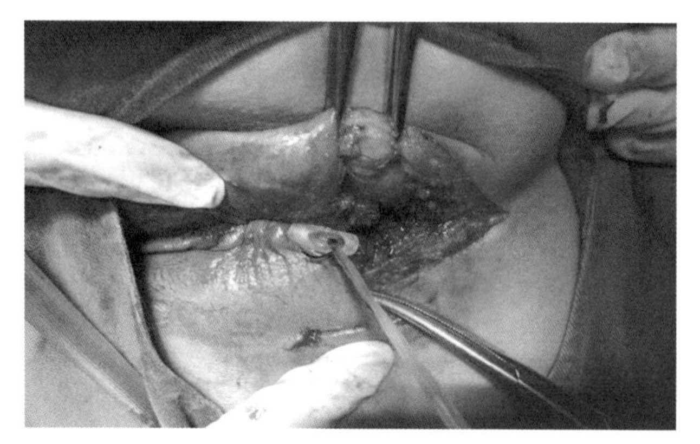

图 4-2-1　先实后虚挂线治疗高位肛瘘

扫一扫

看图更清晰

(四) 研究结果

1. 疗效、复发率分析

术后随访 3 个月到半年，试验组痊愈 34 例，显效 1 例，有效 1 例，有效率 100%，随访过程 1 例复发，复发率为 2.7%；对照组痊愈 33 例，显效 2 例，有效 1 例，有效率 100%，复发 2 例，复发率为 5.5%。两组疗效级复发率对比 $P>0.05$，结果表明基于内口高压原理先实后虚挂线法与传统切开挂线法手术的总体疗效相近。

2. 愈合、住院时间及创面分泌物结果分析

(1) 创面愈合时间结果分析　在创面愈合时间上，试验组患者创面愈合平均为 28.61 天，对照组患者平均为 34.47 天，经 t 检验，$P<0.05$，提示差异有统计学差异。结果表明，基于内口高压原理先实后虚挂线法较传统切开挂线术保留了部分括约肌组织，可以有效缩短创面愈合时间。

(2) 住院时间结果分析　住院时间能部分反映全程紧线与首程紧线对创面愈合及康复出院的影响。两组患者住院时间，试验组和对照组分别为(16.52±2.07)天和(18.88±4.89)天，经t 检验，$P<0.05$，提示两组患者住院时间有统计学差异。虽然在临床中可能受床位周转因素等因素的影响，但结果仍能部分反应基于内口高压原理先实后虚挂线法因较传统切开挂线术减少了术后紧线次数，因而缩短了部分住院时间。

(3) 创面分泌物结果分析　术后创面分泌物的量可作为衡量创面肉芽是否新鲜，组织生长快慢以及感染与否的重要参考指标。根据创面分泌物评分标准，对两组患者术后第 1、4、7 天创面分泌物积分进行比较，经统计学检验，P 值均大于 0.05，提示两组在术后 1、4、7 天创面分泌物积分上没有显著性差异($P>0.05$)。表明基于

内口高压原理先实后虚挂线法对肛瘘术后肉芽组织新鲜程度、局部感染发生与否与传统切开挂线法没有差异。

3. 术后疼痛指数结果分析

疼痛是肛肠科术后最常见的并发症之一，而高位肛瘘术后紧线更是给患者带来了极大的痛苦。两组患者术后第1、7、14天疼痛积分进行比较，经统计学检验，术后第1天疼痛积分提示无统计学意义($P>0.05$)；术后第7、14天疼痛积分对比，提示有显著性差异($P<0.05$)。原因是我们在临床过程中常常把高位肛瘘术后紧线的时间节点定在术后7天，部分试验组患者在术后7天我们观察，紧线部分已逾过齿线高压区，此时我们不紧线，待局部脓性分泌物干净时即抽去挂线，因此较对照组术后分次紧线大大减少了术后紧线的次数，从而降低了紧线给患者带来的痛苦，减轻了局部疼痛，符合当今提倡的人文关怀理念。

4. 肛门功能保护结果分析

(1) 肛门失禁评分结果分析　根据Wexner评分标准，肛门失禁的严重度可由分值高低判定。对两组患者术前、术后1个月、3个月、6个月进行肛门功能积分评测。经检验，两组术前积分无统计学差异($P>0.05$)，表示两组具有可比性。在术后1个月、3个月、6个月积分比较有显著性差异($P<0.05$)，且对照组的肛门失禁评分明显高于试验组，随着后期时间延长，积分差距在逐渐缩小。结果表明本术式因未全程切割挂线，与传统切开挂线术比较，有一定保护肛门功能的作用。之所以出现积分差距逐渐缩小，我们考虑可能与后期括约肌断端纤维化粘连，手术瘢痕形成有关。

(2) 肛门直肠压力测定结果分析　目前对肛门功能的评估，大多以主观指标为主，包括患者术后主观感觉及临床医生的肛门指诊情况。肛门直肠压力测定是目前临床上唯一评判肛门功能的客观检测指标，很多专家也认为其是最好的客观检测方法。肛管静息压(ARP)可以反应肛门内括约肌的功能，肛管最大收缩压(AMCP)可以反应肛门外括约肌及耻骨直肠肌的功能。此次我们采用固态测压，选取ARP、AMCP及肛管功能长度(HPZ，亦称为肛管高压区长度)这三个检测指标。以南京市中医院肛肠中心正常值参考范围：肛管静息压：50～70 mmHg(1 kPa=7.50 mmHg)，肛管最大收缩压：120～170 mmHg，肛管功能长度：3.2～3.5 cm。来对两组患者术前及术后的压力测定值进行比较，经统计学检验，术前两组患者肛门静息压，最大收缩压，肛管功能长度无统计学差异($P>0.05$)。试验组肛管静息压术前术后对比无显著性差异($P>0.05$)，对照组肛管静息压、最大收缩压、括约肌功能长度术前术后对比有显著性统计学差异($P<0.05$)，同时与试验组对比，三项压力测定指标均有显著性统计学差异($P<0.05$)。说明本术式因未全程挂线切割括约肌，较传统切开挂线法能更大程度保护肛门括约功能。

(3) 肛门形态及指诊积分结果分析　肛门锁孔样畸形是高位肛瘘术后的并发症,是由于局部缺损较大,疤痕挛缩而形成。患者术后出现的肛门漏液、漏气现象与此密切相关。对两组患者术后随访3个月到6个月,肛门形态均完整(100%),无锁孔样畸形出现。

肛门指诊是肛肠科医生在临床诊疗过程中最简便实用的检查手段,不仅可以辅助我们判断瘘管走行的大致方向及瘘管与肛管直肠环之间的关系,也可以帮助我们了解肛门括约肌的功能。同时与肛门直肠压力测定相结合,全面的判定术后肛门括约功能。通过对两组患者术前、术后1月、3月、6月肛门指诊积分进行对比,经检验,两组患者术前肛门指诊积分没有差异($P>0.05$),表明具有可比性。但在术后1月、3月、6月肛门指诊积分具有显著差异($P<0.05$),且对照组积分明显高于试验组。结果又一次表明,此术式较传统切割挂线术的全程切割括约肌能更大程度保护肛门括约功能。

5. 研究结论

基于内口高压原理先实后虚挂线法治疗高位肛瘘,在有效率、复发率、改善术后创面分泌物方面与传统切开挂线法基本一致,但在减轻术后疼痛、缩短创面愈合时间、保护肛门括约功能等方面具有一定优势。即基于内口高压原理先实后虚挂线法在保证传统切割挂线法疗效的基础上,因较传统切开挂线法(全程实挂)保护了部分组织,在肛门括约功能保护、减轻局部疼痛、创面愈合等方面优于传统切开挂线法(全程实挂),具有一定临床推广价值。

二、乌蔹莓膏结合VAC在高位肛瘘术后应用研究

(一) 研究背景

肛瘘是中医外科学的优势病种,也是肛肠科的常见病和多发病,其中高位复杂性肛瘘一直是国内外关注的焦点。高位复杂性肛瘘属肛肠科疑难病种,常规开展手术治疗,但术后巨大创面的愈合缓慢带给病人的身心痛苦、住院费用增高、床位周转延缓等问题始终困扰医患双方,可见其治疗的困难性。目前,国内外在肛瘘术后创面管理方法上大致可分为中医学和现代医学两方面,其中中医学对肛瘘术后创面的管理可分为外治法(中药外敷、中药熏洗坐浴及其他治疗方法)和内治法。现代医学管理肛瘘术后创面的方法包括负压封闭引流、生长因子治疗、生物敷料治疗、TDP特定电磁波治疗及其他治疗方法。仅管在管理肛瘘术后创面方面存在许多的治疗方式,且各有特点。其中中医药管理肛瘘术后创面,虽然能够将辨证论治与辨病相结合,且具有简单、方便、安全、便宜的特点,但其方式单一,观察指标粗放,缺乏生化,乃至分子生物学等客观指标,且临床研究不够深入,不能有效推广。

因此，临床如何发挥中医中药的特点，并有机地与现代创面治疗方法结合，从而减轻肛瘘术后患者痛苦、降低术后并发症的发生率、缩短病程、提高患者生活质量，值得深入研究。

负压创面治疗技术（negative pressure wound therapy，NPWT）作为创面治疗的新方法，通过将吸引装置与特殊的伤口敷料连接，使伤口保持在负压状态，从而达到创面治疗目的。从创立至今，该方法已经被不断发展完善并广泛用于各种急慢性创面的治疗而且取得了较好的疗效。1993 年，德国外科医师 Fleischmann 等首次将负压应用于治疗软组织创面感染，获得了积极效果。1994 年，裘华德引进负压治疗技术应用于普通外科手术以及感染性创面治疗，并将之命名负压封闭引流法（vacuum sealing drainage，VSD）。1997 年，美国外科医师 Argenta 和 Morykwas 又利用封闭环境负压吸引原理，发明了负压辅助愈合（vacuum assisted closurc，VAC）系统，这为临床治疗难愈伤口打开了新思路，成为 NPWT 的治疗新理念。NPWT 包括 VSD 和 VAC 两项关键技术，许多文献常常将两者混为一谈，事实上正如学者裘华德在其主编的《负压封闭引流技术》一书中所言：VSD 和 VAC 虽都运用了负压封闭吸引原理，但二者的方法和适应证却不同。

VAC 是选用内孔隙相对较大的医用泡沫覆盖伤口，封闭包括整个伤口在内的类似吸盘装置，通过粘贴材料上附带的管道做负压吸引治疗，负压直接作用于创面，这样可以使创口局部血流量增大、激活伤口内细胞活性，国外学者通常称之为 VAC 装置或 VAC 系统。相对于 VSD 采取的负压范围，VAC 采用低负压治疗，负压范围一般为 50～200 mmHg。根据适应证不同，对压力进行微调，一般较低负压力 50～70 mmHg 适用于浅表性溃疡，较高负压 150 mmHg 适用于有大量渗出的全层伤口，尤其是有潜行的伤口。VAC 主要用于体表伤口，国内外很多文献报道 VAC 在治疗深度压疮、下肢静脉溃疡、四肢软组织挫裂伤、整形植皮区、糖尿病足溃疡及痈等方面都有积极疗效。

VAC 是一种治疗手段，采用间断循环式或持续式负压吸引，使负压直接作用于创面，不仅可及时吸出伤口渗液，防止液体积聚而成为细菌培养基，形成了洁净的伤口床，而且持续式负压吸引促进伤口处细胞的张力及机械性牵引作用，有利于创面愈合。因此，VAC 较适合高位复杂性肛瘘术后创面，故本研究选用 VAC 技术。VAC 是一种高效促进伤口愈合的治疗技术，与临床常规开放式换药相比，具有创面愈合速度快、低感染率、较少更换敷料次数等优势。

乌蔹莓膏是全国肛肠界著名老专家、国家级名老中医丁泽民教授创制的纯中药外用制剂（院内制剂），由乌蔹莓一味中药组成。乌蔹莓 Cayratia japonica (Thunb) Gagne. 为葡萄科乌蔹莓属（Cayratia Juss.）植物，别名母猪藤、五爪龙、五叶藤、地五加等，具有良好的抑菌作用、抗凝血和增强细胞免疫等作用。乌蔹莓膏具有清热解毒消肿散结功效，药少力专，制作简便，已在南京市中医院全国肛肠中心临床应用三十余年，专治肛周感染性疾病，可用于肛周脓肿未成熟期至肛瘘术后创面恢复的各个阶段，取得了良好的临床疗效。

在此背景下，乌蔹莓膏结合负压辅助愈合系统（VAC）在高位复杂性肛瘘术后应用研究应运而生。乌蔹莓膏结合负压辅助愈合系统（VAC）与临床常规开放式换药相比，具有创面愈合速度快、低感染率、较少更换敷料次数、减少术后复发率，从而大幅度减少住院费用等优势。

（二）研究方法

本研究采用随机对照研究，通过乌蔹莓膏结合负压辅助愈合系统（VAC）与临床常规开放式换药在高位复杂性肛瘘术后的应用对比，评估乌蔹莓膏结合负压辅助愈合系统（VAC）治疗高位复杂性肛瘘术后创面的临床疗效以及可能作用机制，着重探究该方法在创面愈合速度、细菌培养、疼痛指数、活性形式明胶酶（活性MMP-2、活性 MMP-9）、复发率等方面的问题，从而探索出一种疗效确切的创面管理方式，为中西医结合治疗高位复杂性肛瘘术后创面提供临床思路和科学依据，从而更好地发挥中西医在管理高位复杂性肛瘘术后创面的优势与特色。

（三）该研究的具体操作方法

1. 对照组治疗方法

先对术后创面用碘伏棉球消毒，再以凡士林油纱覆盖创面，外以敷料固定。每天换药 2 次。疗程为自术后第 2 天至出院为止。

2. 试验组治疗方法

先对术后创面用碘伏棉球消毒，再以乌蔹莓膏涂敷创面一层，涂药后创面覆盖隔离垫，将一次性负压治疗吸附垫放置在隔离垫上，医用胶带密封创面，放置负压吸盘，连接负压治疗仪。设置间歇治疗工作模式及压力参数，3 min 负压，1 min 间歇，每天治疗 8 h，压力为负压－50～－70 mmHg，每 2 天换药、更换辅料一次。疗程自术后第 2 天至出院为止。

（四）研究结果

1. 两组患者创面愈合速度比较

以术后第 2 天创面面积为基线评估，术后第 7 天两组差异无统计学意义（$P>0.05$），术后第 10、第 15 天试验组均显著快于对照组（$P<0.05$）。

2. 两组患者术后创面分泌物积分比较

术后第 2、7、10、15 天试验组创面分泌物均显著低于对照组，两组差异有统计学意义（$P<0.05$）。

3. 两组患者术后创面肉芽生长情况积分比较

经统计学处理后发现，术后第2、7、10、15天试验组创面肉芽生长情况优于对照组，差异有统计学意义（$P<0.05$）。

4. 创面细菌培养情况

术前两组病人创面细菌培养阳性者试验组25例，对照组28例，差异无统计学意义（$P>0.05$）。术后第10天试验组创面细菌培养阳性者6例，对照组22例，治疗组创面感染率明显低于对照组，差异有统计学意义（$P<0.05$）。

5. 术后疼痛指数

术后第7、15天试验组疼痛指数低于对照组，差异有统计学差异。

6. 高位复杂性肛瘘复发情况

术后随访半年，两组复发率比较，试验组复发率为8.33%，对照组复发率为33.33%。两组经统计学分析（$P<0.05$），两组之间有显著性差异。

7. 活性形式明胶酶（活性MMP-2、活性MMP-9）指标比较

创面渗液标本中所含活性MMP-2（72 KD）和活性MMP-9（92 KD）均是术后第1天较弱，第3、5天明显增强。治疗前创面活性MMP-9活性为0，治疗后均有增强。第3天和第5天试验组的活性MMP-2、活性MMP-9以及活性形式明胶酶总活性（MMP-2和MMP-9的活性之和）较对照组显著增强（$P<0.05$）。治疗过程中，各组创面的活性MMP-2、活性MMP-9并非呈直线增高，而是在治疗后第3天达到高峰，第5天有所衰减，但与第3天数值差异无统计学意义，第10、15天明显衰减，显著低于第3天和第5天数值。

（五）研究结论

高位复杂性肛瘘术后创面属外科系统少见的开放性巨大伤口，伤口愈合迟缓、疼痛剧烈、伤口炎症反应较重、术后复发率高等有关问题通过常规换药均无法解决，乌蔹莓膏结合VAC可能是全面解决方案。

乌蔹莓膏是中华中医药学会肛肠分会创始人丁泽民老中医研制的纯中药外用制剂（院内制剂），组方仅乌蔹莓一味，药少力专，具有清热解毒、消肿散结的功效。常用于肛瘘术后创面的治疗，临床反响很好。肛瘘患者中医分型多属于湿热下注型，较适用于乌蔹莓膏治疗。

高位复杂性肛瘘术后复发率高一直是困惑医患双方的难题，其主要原因：一是术中内口或支道清除不彻底；二是术后肛门部细菌感染、伤口炎症反应较重。支道残留的管壁组织有两种转归：一是逐渐机化，不再产生临床症状；二是病菌感染，产生炎症反应继而复发。我们通过观察发现乌蔹莓膏能影响这种转归。乌蔹莓膏具有消肿散结的功效，局部外敷可以促进支道残留的管壁类硬结组织的消散。乌蔹

莓膏具有清热解毒的功效，局部外敷可以缓解因细菌感染产生的伤口炎症反应。本研究显示试验组能显著降低创面细菌检出率（$P<0.05$），同时换药时发现试验组伤口大多脓性分泌物较少，伤口周围炎性硬结组织消散较快，初步验证了乌蔹莓膏的功效，这两方面的功效可能是应用后复发率较低的机制。有报道乌蔹莓膏能显著消除肛门部炎性反应，乌蔹莓具有明显杀菌抑菌效应，均支持以上观点。肛瘘术后伤口的疼痛程度和伤口的炎症反应程度紧密相关，乌蔹莓膏即能缓解伤口的炎症反应，亦可以减轻伤口的疼痛度，本研究显示试验组 VAS 评分显著低于对照组（$P<0.05$）。

负压创面治疗技术（negative pressure wound therapy，NPWT）包括负压封闭引流法（vacuum sealingdrainage，VSD）和负压辅助愈合系统（vacuum assisted closure，VAC）这 2 种方法。VAC 和 VSD 原理相同，但选材、方法和适应证不同的两种技术。二者都是采用封闭负压吸引原理。VAC 是一种治疗手段，采用间断循环式或持续式负压吸引，使负压直接作用于创面，不仅可及时吸出伤口渗液，防止液体积聚而成为细菌培养基，形成了洁净的伤口床，而且持续式负压吸引促进伤口处细胞的张力及机械性牵引作用，有利于创面愈合。VSD 是一种引流技术，其高效引流体现在全方位、高负压下被引流区“零积聚”，因而能有效地预防伤口积液，加快感染腔隙闭合和感染伤口愈合，更适合体腔引流。二者比较，VAC 更适合肛瘘术后开放创面引流。

临床评估创面愈合一直缺少合适的评价指标。羟脯氨酸、各类生长因子等指标均需切除创面小块组织才能开展检测，这在现代伦理学上难以通过。高位复杂性肛瘘术后创面均为持续开放创面，有大量的渗出物，较适合分泌物检测，明胶酶被认为是开放创面较适宜的检测指标。细胞外基质重建障碍是创面愈合迟缓的原因之一，明胶酶作为细胞外基质的重要分解酶起到核心作用。因其酶原形式（proMMP-2，72KD，明胶酶-1；proMMP-9，92KD，明胶酶-2）在体内没有活性，所以本实验仅研究其活性形式（活性 MMP-2，活性 MMP-9）。本研究显示活性 MMP-2，活性 MMP-9 在术后 3 天内逐渐增高，到第 3 天达到高峰，第 10 天以后明显衰减，大致与伤口愈合的基本规律（前 3 天为炎症期，3-7 天为胶原增殖期，7-10 天后为疤痕增殖期）相一致。第 3 和第 5 天试验组的活性 MMP-2、活性 MMP-9 以及活性形式明胶酶总活性（MMP-2 和 MMP-9 的活性之和）较对照组显著增强（$P<0.05$），这提示试验组能调节高位复杂性肛瘘术后创面中的活性形式明胶酶的活性，可能与 VAC 使其创基内微循环得到改善，促进了创面中 MMP-2、MT-MMP（膜型基质金属蛋白酶）的合成，后者可激活 proMMP-2、proMMP-9，从而使这些样本中活性 MMP-2 和活性 MMP-9 活性增强，这可能是 VAC 促进高位复杂性肛瘘术后创面愈合的原因之一。